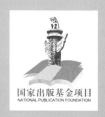

国家出版基金项目
NATIONAL PUBLICATION FOUNDATION

"十三五"国家重点图书出版规划项目

Precision
Medicine

精准医学出版工程

精准预防诊断系列

总主编 詹启敏

食品营养与精准预防

Food Nutrition and
Precision Prevention

王 慧 刘烈刚 等

编著

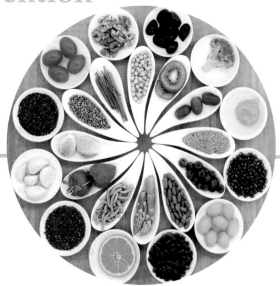

上海交通大学出版社
SHANGHAI JIAO TONG UNIVERSITY PRESS

内容提要

本书为"精准医学出版工程·精准预防诊断系列"图书之一。作为精准医学的重要分支,食品营养近年来依托于基因组学、表达组学、代谢组学、微生物组学及相关的大人群样本研究等的支撑,逐渐走向精准化,得到快速的发展,并日益受到临床医学、健康管理、疾病预防等专业领域科研人员、临床专家以及群众的关注和重视。精准营养学在传统的营养学基础上,进一步系统考察社会经济发展状况、文化背景、疾病状态、生活习惯和遗传背景等差异在营养干预和预防中的作用,促进更为安全、有效且经济的营养干预模式,从而满足人体生长发育需要,维持人体健康和正常机体生理功能。本书从多个角度和层次出发,阐明在人群中进行精准营养干预的重要性和必要性,探讨影响人群营养代谢的主要因素,从而为人群的精准营养干预提供指导。

本书对于精准医学研究人员,特别是在精准营养学领域从事研究工作的专家学者具有重要的学术参考价值,也适合健康管理师作为参考书使用。

图书在版编目(CIP)数据

食品营养与精准预防/王慧等编著. —上海:上海交通大学出版社,2020
精准医学出版工程/詹启敏主编
ISBN 978-7-313-20473-8

Ⅰ.①食… Ⅱ.①王… Ⅲ.①食品营养 Ⅳ.①R151.3

中国版本图书馆 CIP 数据核字(2018)第 269045 号

食品营养与精准预防

SHIPIN YINGYANG YU JINGZHUN YUFANG

编　　著:王　慧　刘烈刚 等			
出版发行:上海交通大学出版社		地　　址:上海市番禺路 951 号
邮政编码:200030		电　　话:021-64071208
印　　制:苏州市越洋印刷有限公司		经　　销:全国新华书店
开　　本:787 mm×1092 mm　1/16		印　　张:27.25
字　　数:543 千字		
版　　次:2020 年 1 月第 1 版		印　　次:2020 年 1 月第 1 次印刷
书　　号:ISBN 978-7-313-20473-8		
定　　价:218.00 元		

医师)

邬堂春(华中科技大学同济医学院副院长、公共卫生学院院长,教授)

曾　强(中国人民解放军总医院健康管理研究院主任,教授)

张军一(南方医科大学南方医院精准医学中心副主任,主任医师)

张路霞(北京大学健康医疗大数据国家研究院院长助理,北京大学第一医院肾内科主任医师、教授)

张　学(哈尔滨医科大学校长、党委副书记,教授)

朱宝生(昆明理工大学附属医院/云南省第一人民医院遗传诊断中心主任,国家卫健委西部孕前优生重点实验室常务副主任,教授)

学术秘书

张　华(中国医学科学院、北京协和医学院科技管理处副处长)

《食品营养与精准预防》
编 委 会

主 编

王　慧（上海交通大学医学院公共卫生学院院长，教授）

刘烈刚（华中科技大学同济医学院公共卫生学院副院长，教授）

副主编

宋海云（上海交通大学医学院公共卫生学院教授）

杨雪锋（华中科技大学同济医学院公共卫生学院教授）

陈培战（上海交通大学医学院公共卫生学院副研究员）

编 委

（按姓氏拼音排序）

巴　乾（上海交通大学医学院公共卫生学院副研究员）

冯　英（中国科学院上海营养与健康研究所研究员）

高　莹（中国科学院上海营养与健康研究所研究员）

侯　敏（上海交通大学医学院公共卫生学院讲师）

乐颖影（中国科学院上海营养与健康研究所研究员）

李　于（中国科学院上海营养与健康研究所研究员）

李增宁（河北医科大学第一医院教授、主任医师）

牟　为（上海交通大学医学院公共卫生学院讲师）

秦立强（苏州大学医学部公共卫生学院教授）

瞿宇晋（首都儿科研究所遗传研究室副研究员）

桑仲娜（天津医科大学公共卫生学院副教授）

杨建军（宁夏医科大学公共卫生与管理学院教授）

杨　巍（华中科技大学同济医学院公共卫生学院讲师）

姚　平（华中科技大学同济医学院公共卫生学院教授）

应　浩（中国科学院上海营养与健康研究所研究员）

詹丽杏（中国科学院上海营养与健康研究所研究员）

章海兵（中国科学院上海营养与健康研究所研究员）

周　丹（上海交通大学医学院公共卫生学院讲师）

周婧琪（上海交通大学医学院公共卫生学院讲师）

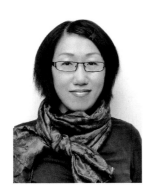

  王慧,天津医科大学和美国伯明翰阿拉巴马大学联合培养医学、理学博士,现任上海交通大学医学院公共卫生学院院长,教授、博士生导师。长期从事慢性病防控、营养与食品安全基础和应用研究,重点探究遗传、营养和食源性危害因素及其交互作用在肿瘤等慢性病个体化诊断、预防和预后预测中的功能和作用;筛选发现肿瘤防控新靶标,探讨营养和药物靶向防控肿瘤的新机制和新方法。承担国家杰出青年科学基金等多项课题,入选中国科学院"百人计划",获得"中国青年女科学家奖"、上海市三八红旗手、上海市优秀学术带头人、上海市领军人才等多项奖励与荣誉。同时担任国务院食品安全委员会专家委员会委员,食品安全国家标准审评委员会微生物分委会主任委员,中国营养学会营养转化医学分会副主任委员,中国毒理学会理事、食品毒理学专业委员会副主任委员,上海市预防医学会副会长等。在 *Nature Genetics*、*Gut*、*Environmental Health Perspectives*、*Proceedings of the National Academy of Sciences of the United States of America*、*Clinical Cancer Research* 等国际期刊发表 SCI 收录论文 120 余篇,申请专利 24 项(授权 14 项),实现成果转化 7 项,形成国家标准、行业标准 8 项,获计算机软件著作权登记 1 项。

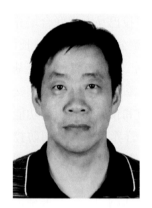

刘烈刚,华中科技大学同济医学院劳动卫生与环境卫生学博士、德国柏林洪堡大学博士,现为华中科技大学同济医学院公共卫生学院副院长,食品营养与安全湖北省重点实验室主任,华中科技大学"华中学者"特聘岗教授、博士生导师。长期从事营养与食品卫生学教学、研究工作,在糖尿病发病机制和营养干预等方面有丰富的研究经验。承担及参与国家科技支撑计划项目、国家自然科学基金面上项目、973计划项目、863计划项目等多项国家级课题。研究成果荣获教育部高等学校科学研究优秀成果奖自然科学奖二等奖(排名第一)、湖北省自然科学奖二等奖(排名第一)、国家级教学成果奖二等奖(排名第三)等多个奖项。同时担任食品安全国家标准审评委员会委员、国家卫健委营养标准审评委员会委员、中国营养学会常务理事、湖北省营养学会理事长。作为通讯作者在 the British Medical Journal、Diabetes Care、Environmental Health Perspectives、Diabetes、the American Journal of Clinical Nutrition、the American Journal of Epidemiology 等国际期刊发表 SCI 收录论文 80 余篇。

"精准"是医学发展的客观追求和最终目标,也是公众对健康的必然需求。"精准医学"是生物技术、信息技术和多种前沿技术在医学临床实践的交汇融合应用,是医学科技发展的前沿方向,实施精准医学已经成为推动全民健康的国家发展战略。因此,发展精准医学,系统加强精准医学研究布局,对于我国重大疾病防控和促进全民健康,对于我国占据未来医学制高点及相关产业发展主导权,对于推动我国生命健康产业发展具有重要意义。

2015年初,我国开始制定"精准医学"发展战略规划,并安排中央财政经费给予专项支持,这为我国加入全球医学发展浪潮、增强我国在医学前沿领域的研究实力、提升国家竞争力提供了巨大的驱动力。国家科技部在国家"十三五"规划期间启动了"精准医学研究"重点研发专项,以我国常见高发、危害重大的疾病及若干流行率相对较高的罕见病为切入点,将建立多层次精准医学知识库体系和生物医学大数据共享平台,形成重大疾病的风险评估、预测预警、早期筛查、分型分类、个体化治疗、疗效和安全性预测及监控等精准预防诊治方案和临床决策系统,建设中国人群典型疾病精准医学临床方案的示范、应用和推广体系等。目前,精准医学已呈现快速和健康发展态势,极大地推动了我国卫生健康事业的发展。

精准医学几乎覆盖了所有医学门类,是一个复杂和综合的科技创新系统。为了迎接新形势下医学理论、技术和临床等方面的需求和挑战,迫切需要及时总结精准医学前沿研究成果,编著一套以"精准医学"为主题的丛书,从而助力我国精准医学的进程,带动医学科学整体发展,并能加快相关学科紧缺人才的培养和健康大产业的发展。

2015年6月,上海交通大学出版社以此为契机,启动了"精准医学出版工程"系列图书项目。这套丛书紧扣国家健康事业发展战略,配合精准医学快速发展的态势,拟出版一系列精准医学前沿领域的学术专著,这是一项非常适合国家精准医学发展时宜的事业。我本人作为精准医学国家规划制定的参与者,见证了我国精准医学的规划和发展,欣然接受上海交通大学出版社的邀请担任该丛书的总主编,希望为我国的精准医学发展及医学发展出一份力。出版社同时也邀请了吴孟超院士、曾溢滔院士、刘彤华院士、贺福初院士、刘昌孝院士、周宏灏院士、赵国屏院士、王红阳院士、曹雪涛院士、陈志南院士、陈润生院士、陈香美院士、徐建国院士、金力院士、周琪院士、徐国良院士、董家鸿院士、卞修武院士、陆林院士、田志刚院士、乔杰院士、黄荷凤院士等医学领域专家撰写专著、承担审校等工作,邀请的编委和撰写专家均为活跃在精准医学研究最前沿的、在各自领域有突出贡献的科学家、临床专家、生物信息学家,以确保这套"精准医学出版工程"丛书具有高品质和重大的社会价值,为我国的精准医学发展提供参考和智力支持。

编著这套丛书,一是总结整理国内外精准医学的重要成果及宝贵经验;二是更新医学知识体系,为精准医学科研与临床人员培养提供一套系统、全面的参考书,满足人才培养对教材的迫切需求;三是为精准医学实施提供有力的理论和技术支撑;四是将许多专家、教授、学者广博的学识见解和丰富的实践经验总结传承下来,旨在从系统性、完整性和实用性角度出发,把丰富的实践经验和实验室研究进一步理论化、科学化,形成具有我国特色的精准医学理论与实践相结合的知识体系。

"精准医学出版工程"丛书是国内外第一套系统总结精准医学前沿性研究成果的系列专著,内容包括"精准医学基础""精准预防""精准诊断""精准治疗""精准医学药物研发"以及"精准医学的疾病诊疗共识、标准与指南"等多个系列,旨在服务于全生命周期、全人群、健康全过程的国家大健康战略。

预计这套丛书的总规模会达到60种以上。随着学科的发展,数量还会有所增加。这套丛书首先包括"精准医学基础系列"的10种图书,其中1种为总论。从精准医学覆盖的医学全过程链条考虑,这套丛书还将包括和预防医学、临床诊断(如分子诊断、分子影像、分子病理等)及治疗相关(如细胞治疗、生物治疗、靶向治疗、机器人、手术导航、内镜等)的内容,以及一些通过精准医学现代手段对传统治疗优化后的精准治疗。此外,这套丛书还包括药物研发,临床诊断路径、标准、规范、指南等内容。"精准医学出版工程"将紧密结合国家"十三五"重大战略规划,聚焦"精准医学"目标,贯穿"十三五"始终,力求打造一个总体量超过60种的学术著作群,从而形成一个医学学术出版的高峰。

本套丛书得到国家出版基金资助,并入选了"十三五"国家重点图书出版规划项目,体现了国家对"精准医学"项目以及"精准医学出版工程"这套丛书的高度重视。这套丛书承担着记载与弘扬科技成就、积累和传播科技知识的使命,凝结了国内外精准医学领域专业人士的智慧和成果,具有较强的系统性、完整性、实用性和前瞻性,既可作为实际工作的指导用书,也可作为相关专业人员的学习参考用书。期望这套丛书能够有益于精准医学领域人才的培养,有益于精准医学的发展,有益于医学的发展。

本套丛书的"精准医学基础系列"10种图书已经出版。此次集中出版的"精准预防诊断系列"系统总结了我国精准预防与精准诊断研究各领域取得的前沿成果和突破,将为实现疾病预防控制的关口前移,减少疾病和早期发现疾病,实现由"被动医疗"向"主动健康"转变奠定基础。内容涵盖环境、食品营养、传染性疾病、重大出生缺陷、人群队列、出生人口队列与精准预防，纳米技术、生物标志物、临床分子诊断、分子影像、分子病理、孕产前筛查与精准诊断，以及健康医疗大数据的管理与应用等新兴领域和新兴学科，旨在为我国精准医学的发展和实施提供理论和科学依据，为培养和建设我国高水平的具有精准医学专业知识和先进理念的基础和临床人才队伍提供理论支撑。

希望这套丛书能在国家医学发展史上留下浓重的一笔！

北京大学常务副校长

北京大学医学部主任

中国工程院院士

2018 年 12 月 16 日

前言

在过去几十年中，慢性非传染性疾病（简称慢性病）已经代替传染性疾病成为影响中国人口健康和导致人口死亡的主要疾病。以高血压、糖尿病、脑卒中（中风）、冠心病和肿瘤等为代表的慢性病发病率逐年升高。随着人口预期寿命的增加以及老龄化时代的到来，慢性病将给我国带来沉重的经济和社会负担。2016年10月25日开始实施的《"健康中国2030"规划纲要》明确提出，到2030年，我国人均预期寿命达到79岁，因重大慢性病导致的过早病死率较2015年下降30%，居民健康素养水平提升至30%。相关纲要和计划的实施对于促进中国人口健康起了重要的促进作用。

慢性病病因复杂，生活方式、运动、膳食因素和环境暴露等均不同程度地影响个体的慢性病发病风险。因此，在明确慢性病病因的基础上有针对性地进行预防和干预是相关疾病防治的主要手段和方法。在转化医学的概念提出后，2015年美国总统奥巴马提出的"精准医学计划（PMI）"为推动疾病的个体化诊断和治疗规划了前景。由于精准医学计划的远景和宏伟目标具有很强的吸引力，2016年美国国立卫生研究院将该计划升级为"全民健康研究项目"，以期通过精准化技术、手段和方法的研究和开发，为全民健康提供更为合理、有效的疾病早期预防和干预策略。在我国科学技术部和卫生部（现国家卫生健康委员会）相关部门的带领下，国内高校、科研机构、医院和企业等展开了针对慢性病预防和控制的相关精准医学研究，这使得我国在医疗卫生方面取得了快速的发展和进步。

营养是保障个体生理和生命活动的基本要素。除了传统的七大营养素——水、膳食纤维、维生素、矿物质、碳水化合物、脂肪和蛋白质外，我们从日常膳食中获取的其他植物源和动物源性化合物成分也对个体的健康产生重要影响和调控作用。值得注意的是，营养失衡是慢性病形成的主要原因，由营养失衡导致的慢性病占相关疾病的40%～80%。随着中国经济水平的发展，过去几十年中居民的膳食谱发生了重大变化，并且这种动态变化也伴随着中国传统饮食文化的逐渐演化。由此可见，食品营养的均衡与合理，对于保障人群的健康具有重要的社会意义和科学价值。随着生物医学研究手段的进步,我们对营养的理解逐渐从生理功能深入到细胞、分子水平和基因组水平,尤其是第二代测序技术、代谢组学、蛋白质组学等技术的发展,使我们能够更加完整、全面地考量营养素对人体靶细胞和靶器官等的生物学调控作用,也为今后进行个体化营养干预和研究提供了基础。

因此,我们对目前营养学研究的前沿进展,尤其是生理学功能、慢性病调控、分子信号机制以及营养调控的组学数据方面的进展进行了系统总结,并根据不同类型人群包括婴幼儿、老年人、慢性病患者(肿瘤、糖尿病以及罕见遗传性疾病患者)的营养需求和精准干预手段、方法及标准等分别进行了阐述,旨在为从事相关领域工作的医疗工作者、营养学家、科研人员和研究生等提供参考。

本书第 1 章由王慧、刘烈刚、宋海云、陈培战、孙金丽、周丹和杨巍执笔,第 2 章由宋海云、冯英、高莹、乐颖影、李于、应浩、詹丽杏和章海兵执笔,第 3 章由秦立强、桑仲娜、杨雪锋和姚平执笔,第 4 章由王慧、巴乾、牟为、侯敏和周婧琪执笔,第 5 章由杨建军、李增宁和瞿宇晋执笔。

本书在撰写阶段得到了众多专家的支持和帮助,引用了一些作者的论著及其研究成果,在此向他们表示衷心的感谢!

本书如有疏漏、错谬或值得商榷之处,恳请读者批评指正。

王　慧　刘烈刚
2018 年 5 月 26 日

目录

1

概　论

伴随着医学技术的发展，我们对疾病病因学的认识已经从宏观走向微观，这为相关疾病的精准预防、诊断和干预等带来了契机。针对慢性非传染性疾病(non-communicable chronic diseases，NCD，简称慢性病)，人群流行病学和实验科学揭示其致病因素复杂，环境暴露、饮食习惯、心理健康与个体遗传因素的交互作用在其发生和进展中起关键作用。如何经济、有效地预防慢性病成为目前慢性病防控的首要目标。膳食营养作为维持机体正常生理活动的关键因素，其摄入和代谢失衡在慢性病发生中的作用和机制被广泛认可，也被认为是慢性病防控的重要防线。如何通过对个体进行精准营养干预降低慢性病的发生风险，已成为当前疾病防控的重要问题。

1.1　引言

2015 年 1 月 20 日，美国总统奥巴马在其国情咨文报告中提出了"精准医学计划"(Precision Medicine Initiative，PMI)，呼吁通过增加经费投入，推动个体化基因组学研究，并依据个人基因信息为癌症及其他疾病患者制订个体化医疗方案。精准医学集合了对疾病病因、发展过程的认知，传统医学的治疗和预防方法，以及最新诊断、分析等科技手段，为患者提供最有效、安全和经济的医疗方案[1]。此计划一经提出就受到国际相关医学机构、科研单位、相关领域专家和患者的高度重视。2016 年，美国国立卫生研究院将该计划更名为"全民健康研究项目"(All of Us Research Program)，更加体现出该项目是对全民开放且所有人将从中获益，而且所有参与项目将会分享相关的数据信息，这将有力地加速和推动相关科学研究项目的发展。中国紧随其后，将精准医学纳入"十三五"国家科技重大专项，并上升为国家战略，使其成为医药大健康产业发展的驱动引擎。2015 年 2 月，习近平总书记批示科技部和国家卫生计生委，要求成立中国精准医疗战略专家组；2015 年 3 月，科技部召开了国家首次精准医学战略专家会议，并决定在2030 年前在精准医疗领域投入 600 亿元，包括中央财政投入 200 亿元，地方和企业财政配套 400 亿元，以促进中国精准医学相关学科、技术的发展和人才的培养。

作为现代医学重要分支的营养学，更多地强调了营养和膳食因素对于满足人体生长发育的需要、维持人体健康和正常生理功能的作用。摄取合理、足量的营养素不仅在疾病预防方面具有现实意义，而且在疾病干预控制、改善治疗效果、提高生存预后方面均具有重要的价值。近年来，随着生物医学的发展和对疾病发病机制的深入认识，人们发现营养代谢异常是多种慢性代谢性疾病、罕见单基因遗传病、急性病的重要致病因素，而且通过相应营养干预能够有效地预防和控制相关疾病的发生、减缓疾病进展，这说明营养因素对疾病预防控制具有重要的作用和价值[2,3]。

由于社会经济发展状况、文化背景、生活习惯和遗传背景等存在差异，营养素摄入在种族和个体之间存在显著差别。普遍存在的营养失衡（营养过剩或者营养不良），是导致世界不同地区慢性病包括糖尿病、心脑血管疾病和肿瘤等的发病率迅猛攀升的重要因素之一。进行合理的营养补充也是改善急性疾病患者的临床治疗效果、缩短治疗时间、降低临床感染和不良反应的重要措施[4]。传统的应对营养失衡的方法是"缺什么补什么""多什么减什么"，而干预剂量的选择往往根据经验进行判定。但由于个体受遗传背景、代谢能力和肠道微生态等因素的影响，其对营养素的需求和不同干预方式的效应存在显著差异。与此同时，在不同疾病状态下患者对特定营养素的需求也有所不同。因此，如何根据不同个体以及个体的不同状态对特定营养素的需求采取精准化的干预措施，实现安全有效的营养干预以预防和控制疾病，成为现代营养学要探讨的重要问题，这也是精准营养主要研究和关注的内容。具体来讲，精准营养就是通过考察个体的遗传特征、肠道微生态、代谢特征、生理状态、生活方式以及临床指标等相关个体因素对营养需求和干预效果的影响，实现对个体营养状态的最优化选择、判别和干预[5]。那么个体的精准营养需求如何判断？如何实现精准营养？不同人群对营养的基本需求、常见遗传病和慢性代谢性疾病如何进行精准营养干预，将是今后营养科学领域的重点研究内容。

1.2 中国慢性病发病概况

慢性病是一组潜伏期较长、发病病因复杂、无法自愈且通常难以治愈的疾病。在过去几十年中，慢性病正逐渐代替传染性疾病成为影响中国人口健康的主要原因。国际上，慢性病主要包括精神和行为障碍、呼吸系统疾病、循环系统疾病、消化系统疾病、内分泌和营养代谢性疾病、肌肉骨骼系统和结缔组织疾病以及恶性肿瘤等类型。研究发现，慢性病的疾病病因复杂，往往呈现"一因多果、一果多因、多因多果、互为因果"的状态。值得庆幸的是，慢性病大多可以预防和控制。例如，如果能够有效控制主要危险因素，80%的心脏病、脑卒中（中风）、糖尿病，以及 40% 的癌症可以得到有效的预防和控制[6]。

1.2.1　中国慢性病的总体发病情况

近年来,慢性病的发病率持续上升,慢性病已经成为人群的主要死因。肥胖、糖尿病、心血管和呼吸系统疾病是较为传统的慢性病。随着早诊手段和治疗方式的不断进步,肿瘤患者的生存期也不断延长,因此,一些肿瘤如今也被纳入慢性病的范畴内。这些慢性病在人群中普及度十分高,诊治代价也非常高。数据显示,2012 年仅美国就有 1/2 的成年人患有 1 种以上的慢性病,1/4 的成年人患有 2 种以上的慢性病[7]。2010 年,十大最易致死因素中慢性病占到了 70%,患心脏病和癌症去世者就占据了这一年总死亡人数的 48%[8]。而在 2009—2010 年,美国 1/3 的成年人(约 7 800 万人)因体重指数(BMI)超过 30 kg/m^2 而被定义为肥胖;同时,12~19 岁之间的青少年也有 1/5 成为肥胖群体[9]。糖尿病是引起肾功能衰竭、下肢截肢(外伤导致除外)和成年人失明的首要危险因素[10]。而慢性关节炎是最常见的导致身体残疾的因素,在 5 300 万关节炎患者中,不少于 2 200 万人认为关节炎影响了他们的日常生活。

全国疾病监测系统资料显示,中国因慢性病死亡的人数占总死亡人数的比例从 1991 年的 73.8% 上升到 2000 年的 80.9%,死亡人数已近 600 万。受慢性病影响的不仅仅是城市人口,即使在贫困地区,慢性病导致死亡的比例也在上升。在纳入这项统计的人群中,肺癌、肝癌、乳腺癌、脑血管疾病、冠心病和糖尿病的死亡率均显示出逐年上升的趋势,占总死亡率的 35.67%[11]。仅 2000 年一年,死于心血管疾病的人数就达到 250 万(占总死亡人数的 19.3%)、死于肿瘤的人数达到 140 万(占总死亡人数的 34.0%)、死于慢性阻塞性肺疾病的人数达到 128 万(占总死亡人数的 17.6%)、死于糖尿病的人数达到 9 万(占总死亡人数的 1.2%)。2003 年中国居民因恶性肿瘤、脑血管疾病、心脏病、高血压及糖尿病 5 种慢性病就诊高达 6.51 亿人次,占门诊总人次数的 14.5%,患病人群以 45 岁以上的中老年人为主(第三次国家卫生服务调查)。2004 年,因这 5 种慢性病出院的人次数高达 1 017.76 万,占总出院人次数的 16.1%(《2005 中国卫生统计年鉴》)。由于工业化、城市化、老龄化等进程的加快,中国慢性病发病人数迅速上升。根据 2012 年的统计,我国已有 2.6 亿人确诊患有慢性病。2012 年全国居民慢性病死亡率为 533/10 万,慢性病导致死亡人数占总死亡人数的 86.6%。其中,心脑血管疾病、癌症和慢性呼吸系统疾病为主要死因,占总死亡人数的 79.4%。其中心脑血管疾病死亡率为 271.8/10 万,癌症死亡率为 144.3/10 万(死因前五位分别是肺癌、肝癌、胃癌、食管癌、结直肠癌),慢性呼吸系统疾病死亡率为 68/10 万[《中国居民营养与慢性病状况报告(2015 年)》]。经标准化处理后,多数慢性病死亡率呈下降趋势,但形势亦不容乐观。根据 2013 年中国肿瘤登记结果分析,中国癌症发病率为 235/10 万,肺癌和乳腺癌分别位居男、女性发病率首位。10 年来中国癌症发病率呈上升趋势[《中国居民营养与慢性病状况报告(2015 年)》]。

1.2.2　心血管疾病的发病情况

心血管疾病是一组涉及心脏和血管的疾患,包括冠心病和高血压等。据美国心脏协会统计,从 1996 年至 2006 年,心血管疾病的病死率降低了 29.2%,2006 年美国全国死于心血管疾病的比例是每 1 万人约有 26 人,占当年死亡构成比的 34.3%,也就是说平均每天有 2 300 人死于心血管疾病[12]。在这项报告中,每 6 个冠心病患者中有 1 人死于该病,每 18 个卒中患者中有 1 人死于该病。除此以外,据美国国家健康与营养检验调查(NHANES)显示,2003—2006 年间 33.6% 的 20 岁以上美国成年人患有高血压,并且在男、女间平均分布。高血压发展到后期会引起严重的并发症,使患者暴露于脑血管疾病、冠心病或高血压性心脏病等致死性疾病的危险中。据《中国居民营养与健康状况调查报告之一 2002 综合报告》显示,中国 18 岁以上成年人高血压患病率为 18.8%,全国约有 1.6 亿高血压患者。在 1991—2001 年间,高血压发病率上升了 31%,患病人数增加了 7 000 多万。截至 2012 年,全国高血压患者已达到 2 亿人,并以每年增加 1 000 万人的速度持续上升。预计到 2020 年,心血管疾病的发病率将会超过传染性疾病成为世界首位的致死、致残原因[13]。

1.2.3　糖尿病的发病情况

2017 年发表在《高血压》(*Hypertension*)杂志上的一篇文章,讨论了多种与心血管疾病和高血压相关的慢性病 1999—2012 年间在美国成年人群体中的发病率。在 1999—2000 年和 2011—2012 年间,前期糖尿病的患病率从 9.6% 增加到 21.6%,糖尿病从 6.0% 增加到 8.5%,超重比率从 33.5% 增加到 37.3%,肥胖从 30.6% 提升到 35.2%。与此同时,对停止高血压饮食模式指导大纲的依从性却显著性下跌(从 18.4% 到 11.9%)[14]。糖尿病在临床上也被定义为一种代谢性疾病,它的重要特征是由于胰岛素分泌不足(1 型)或组织不耐受(2 型)导致的血糖升高。如果不加以控制,糖尿病会导致多种器官受损,比如眼睛、肾脏、神经和心血管系统[15]。糖尿病是当下最常见的慢性病,并且患者数量仍在不断增加。据 2002 年中国居民营养与健康状况调查综合报告显示,全国糖尿病患者约有 2 346 万人,空腹血糖受损者约 1 715 万人,相比于 1996 年的统计数据上升了 40.0%;糖尿病患者(18 岁以上)在大城市、中小城市和农村居民中的比例分别达到 6.1%、3.7% 和 1.8%;患病群体多为老年人。据 2011 年的数据统计,全世界大约有 3.6 亿人患有 2 型糖尿病,这一数字预期将在 2030 年上升至 5.52 亿[16]。超过一半的糖尿病患者同时患有并死于心血管疾病(以心脏病和脑卒中为主),并且糖尿病易导致终末期肾病。虽然目前糖尿病是一种难以根治的终身性疾病,但糖尿病引起的并发症,如眼睛视网膜病变等,均可以通过预防干预来降低发病率。2011 年的数据统计还显示,年龄段在 20～79 岁人群中,糖尿病导致了约 460 万人的死亡。更值得思考的是，人们对于预防和治疗糖尿病的意识十分薄弱，在某些地区，人们甚至不知道糖尿病这一慢性病及其并发症所导致的后果。通过营养干预预防和治疗糖尿病已成为广为关注和备受认可的手段[17]。

1.2.4　肥胖的发病情况

肥胖是一种复杂的、受多个基因和内外因素影响的慢性病，患者会因此衍生其他慢性病，如心血管疾病、2 型糖尿病、高血压和脂肪肝等。从 1980 年到 2014 年，全世界范围内的肥胖患病率增长了 1 倍。到 2014 年，18 岁以上成人有 19 亿人体重超重，其中又有 6 亿人属于肥胖患者。而 2013 年的统计数据显示，不少于 4 300 万 5 岁以下儿童体重超重或患有肥胖[18]。目前，超重和肥胖已成为城市儿童和青少年群体中突出的健康问题。2002 年，中国约有近 3 亿人超重和肥胖，相较于 1992 年增加了 1 亿人；18 岁以上成年人超重率为 22.8%、肥胖率为 7.1%，相较于 1992 年分别上升了 40.7% 和97.2%。在世界范围内，美国肥胖儿童的总体数量在过去 30 年中上升了 3 倍之多，2～5 岁间的肥胖儿童比例从 1980 年的 5% 上升到了 2008 年的 10.4%，同时 6～11 岁的儿童和 12～19 岁的青少年肥胖比例均上升了 2 倍[19]。肥胖带来的健康问题多种多样，发展到后期会引发严重的并发症。例如，血脂异常是心脑血管疾病的重要危险因素。2002 年中国居民营养与健康状况调查获得了中国人群血脂的资料，揭示中国居民血脂异常的患病人数约为 1.6 亿，总患病率为 18.8%，其中包括高胆固醇(2.9%)、高三酰甘油(11.9%)和低高密度脂蛋白胆固醇血症(7.4%)，患病年龄群体以中年和老年为主。

1.2.5　非酒精性脂肪肝的发病情况

近年来，非酒精性脂肪肝的患病率也有所升高，尽管目前仍然没有一个具体的统计数字，其发病率在西方国家人群中为 20%～30%，在亚洲国家人群中为 5%～18%[20,21]，并以每年每 100 个人中出现 2 例患者的速度增长。非酒精性脂肪肝会导致肝硬化和肝癌的发生，尽管后两者的发病率并不高[22]，但足以与丙型肝炎诱发肝癌的比例相提并论[23]。不同地区的脂肪肝患病率差异较大，比如中国成都居民脂肪肝的患病率(12.5%)仅是中国其他中部城市居民的一半(24.5%)，并且农村居民的发病率(23%)也高出城市居民(13%)将近 1 倍[24]。发病人群中，男性的比例远超于女性，但是 50 岁以后，女性的发病率陡然上升[25]。在正常体重范围内，体重增长超过 2.3 kg 就与肝性脂肪变性的产生具有潜在的联系了。但是 BMI 本身并不能够很好地预测非酒精性脂肪肝的风险，因为脂肪囤积于皮下和外周脂肪组织时，不会显著性增加患非酒精性脂肪肝的概率，而囤积于躯干和内脏时才具有更好的指示作用[26]。非酒精性脂肪肝的发病与糖尿病呈正相关性，在正常人、前期糖尿病患者和糖尿病患者中统计非酒精性脂肪肝的患病率分别为 23%、33% 和 55%[27]。由于非酒精性脂肪肝是系统代谢综合征的一种重要表征疾病,与氧化应激、炎症反应、凝血能力的改变和导致动脉粥样硬化的血脂指标均有关联,因此它也是增加心血管疾病风险的危险因素之一[28]。这一关联性在一项人群调查中得以验证,脂肪肝提高了冠心病的发病率达 8 倍之多[29]。

1.2.6 恶性肿瘤的发病情况

2018 年 2 月,国家癌症中心发布的全国癌症统计数据为全国肿瘤登记中心收集汇总的 2014 年在全国肿瘤登记处登记的资料[30]。据此报告,2014 年全国恶性肿瘤估计新发病例数为 380.4 万例(男性 211.4 万例,女性 169.0 万例);肿瘤发病率为 278.07/10 万(男性为 301.67/10 万,女性为 253.29/10 万),中标率(人口标准化率按照 2000 年中国标准人口结构)为 190.63/10 万,世标率(人口标准化率按照 Segi's 世界标准人口结构)为 186.53/10 万;0~74 岁累积发病率为 21.58%;肿瘤死亡率为 167.89/10 万,中标率为 106.98/10 万,世标率为 106.09/10 万;0~74 岁累积死亡率为 12.00%。

据报告,恶性肿瘤地区发病率由高到低依次为东部、中部、西部。调整人口结构后地区间发病率的差异缩小,但趋势并未改变。各地区中男性发病率均高于女性。按发病例数排位,肺癌位居全国发病首位,每年发病约 78.1 万;其后依次为胃癌、结直肠癌、肝癌和乳腺癌。肺癌和乳腺癌分别位居男、女性发病的第 1 位。同时,报告显示恶性肿瘤地区死亡率由高到低依次为东部、中部、西部;调整人口结构后,中部地区死亡率高于东、西部地区。各地区肿瘤年龄别死亡率趋势相似,主要恶性肿瘤死因大致相同,肺癌、肝癌、胃癌、食管癌、结直肠癌在各地区均为主要恶性肿瘤死因。在年龄段上,各地区 0~30 岁组恶性肿瘤发病率均较低,30 岁以上人群发病率快速增高,80 岁以上组达到高峰,之后有所下降。各地区 20~50 岁组女性发病率均略高于男性,但 50 岁以上人群男性发病率显著高于女性。30 岁以上年龄组发病人数快速增高,60~64 岁组的发病人数最多,其后发病人数有所下降。

1.2.7 慢性阻塞性肺疾病的发病情况

慢性阻塞性肺病(chronic obstructive pulmonary disease,COPD)是一种以持续性气流受限为特征,并进行性加重的呼吸系统疾病,主要发生在 40 岁以上的中老年人群中。根据 2013 年中国人口死因监测数据显示,COPD 目前已成为第 3 位死亡原因的疾病。由于近年来气候变化、环境污染等问题日益突出,预计到 2020 年,COPD 将成为中国疾病负担第 1 位、世界疾病经济负担第 5 位的疾病。

1991—1992 年,中国北部及中部地区农村的调查研究显示,15 岁以上人群的 COPD 患病率约 3.17%;2000—2001 年,在江苏南京地区开展的一项调查研究显示,35 岁以上人群中 COPD 的患病率为 5.9%。上述研究主要基于患者的自我报告和内科诊断,缺乏人群肺功能的监测,使得 COPD 的患病率可能被低估。一项在中国 7 个省 2.5

万人群中开展的人群流行病学调查研究显示,40 岁以上人群的 COPD 患病率大约为 8.2%(其中男性 12.4%、女性 5.1%)[31]。在 COPD 的诊治中,由于公众和医务人员对该疾病的认知不足,疾病的诊断率较低,漏诊率高。唐文芳等人通过对 1990—2014 年中国大陆地区 40 岁及以上社区人群 COPD 患病率的荟萃(Meta)分析发现,总体人群的 COPD 患病率为 9.4%(95% CI:8.4%～10.1%),其中男性患病率为 12.5%(95% CI:11.2%～13.8%),高于女性的 6.1%(95% CI:5.3%～6.8%)。COPD 患病率随着年龄的增长而上升,由 40～49 岁的 3.8%(95% CI:3.1%～4.5%)上升至 70 岁以上的 18.9%(95% CI:16.3%～21.6%);吸烟人群 COPD 的患病率高于非吸烟人群,农村人群 COPD 的患病率高于城市人群,而学历水平越高其患病率越低[32]。

　　总之,目前中国慢性病的发病率和死亡率相对较高,并且伴随着经济水平的增长、生活方式的改变和老龄化人口的增加等因素,中国慢性病的疾病谱发生了巨大变化,而且主要危险因素的暴露水平也在不断提高,给中国居民带来了沉重的经济和健康负担。

1.3　慢性病与环境、营养失衡的相关性

　　慢性病的患病和死亡与众多因素密切相关,比如环境、行为、经济等。具体来说,缺乏日常运动、不合理的膳食结构、吸烟和过度饮酒是导致健康问题的四大主要隐患,对疾病尤其是慢性病的发生具有重要的推动作用。据数据统计,接近一半的美国成年人(47%)具有至少一项可能导致心脏病或脑卒中的危险因素,包括高血压、高胆固醇或吸烟[33];而 90% 的人口由于摄入过多的盐导致血压升高[34]。2011 年的数据显示,多于 2/3 的青少年和成年人难以实现每日摄入一定量的水果甚至蔬菜[35]。另一方面,每年约有 8.8 万人的死亡与饮酒直接相关,而其中将近一半都是由于过度饮酒[36]。

　　合理的膳食结构讲究三大特点:均衡(balance)、适量(moderation)、多样化(variety)。随着生活节奏的不断加快,人们对合理饮食的重视程度逐渐降低,主要表现为:烹饪用油、动物脂肪和糖分摄入的增加导致能量供应过度,谷类食物消费明显下降,食盐摄入居高不下(《2002 年中国居民营养与健康状况调查综合报告》),与此同时,中国居民身体活动不足的问题日益突出,自主锻炼意识薄弱,每周参加 3 次以上体育锻炼的比例不足 1/3,并且 30～49 岁的中年人最缺乏锻炼(《2000 年过敏体质监测分析报告》)。缺乏运动导致过剩的能量无法消耗,囤积在身体内部,脂肪淤积在内部脏器,久之,身体负担加重,并导致一系列如肥胖、脂肪肝、糖尿病和高血脂等慢性病。

1.3.1　心血管疾病和高血压发病风险与营养失衡的相关性

　　心血管疾病的风险性评估表明社会经济状态对发病率具有明显的导向性,参考因素包括收入、工作类型和教育水平等,这些因素将人群划分为不同层次的社会经济地

位,而这些决定社会经济地位的因素不可避免地涉及饮食的质量和选择。社会经济水平较低的群体往往具有较高的冠心病和心血管病病死率,而这类群体在饮食上更偏好于含碳水化合物较高的面包、土豆、白米和甜品等升血糖较快的细粮和高油脂的油炸食品、罐装食品。相反,处于高经济水平的人群则偏好食用具有较低血糖指数和含有较高膳食纤维的全麦面包或全麦产品,并且相较于低经济水平的人群,他们更能摄入大量的水果、新鲜蔬菜、优质瘦肉和海产品,并有饮红酒的习惯[37]。而孕期妇女由于经济原因导致的不合理饮食会使后代呈现低出生体重的现象,并加重后期患高血压的风险[38,39]。

导致高血压发病率差异的社会经济因素主要是由于饮食习惯的差异,尤其体现在盐的摄入量上。在一系列实验、流行病学、对照临床和人群试验中,盐的过量摄入都证明是诱发高血压的主要元凶[40]。基于对 32 个不同研究的分析整合,科学家们提出每日降低 70~80 mmol 的钠摄入会显著性降低高血压和正常血压人群的主动脉血压[41]。而 1997 年,美国的一项大型高血压防治计划是专门为降低血压而制定的饮食模式(Dietary Approaches to Stop Hypertension,DASH[42]),即尽量减少饮食中油脂量(特别是富含饱和脂肪酸的动物性油脂),可以有效地降低血压。该饮食干预措施如果配合低钠摄入,可以更加显著地降低高血压和冠心病的发病率[43]。

慎重选择食源性物质对预防心血管疾病的发生和降低心血管疾病的风险极为重要。比如,豆科植物被认为是一种具有保护心血管作用的食物。这主要是因为豆科植物可以有效地调节体重和血糖,并且能降低血压和血脂[44]。黄豆含有大量的优质蛋白、单不饱和脂肪酸和膳食纤维,以及植物化合物如异黄酮类化合物,因而具有降低胆固醇[45]和体重的作用[46],并且可以改善血管内皮功能[47],对肾功能也具有一定的保护作用[48]。日本的一项研究结果表明,黄豆的高食用量(101 g/d)可降低心血管疾病导致的死亡率,两者具有一定的相关性[49]。黄豆中所含有的异黄酮类化合物可以引起类雌激素效应,有可能对抗在更年期来临后由于内源性雌激素消失所导致的心血管疾病陡增风险。染料木黄酮(genistein)也是豆科植物中含量较高的一种植物性雌激素化合物,一系列动物实验研究结果表明,染料木黄酮具有抗氧化、扩张血管、抗凝血和抗动脉粥样硬化的作用,从而可能具有降血压、保护心血管系统的作用[50]。

1.3.2　胰岛素不耐受和糖尿病与营养失衡的相关性

除去不可逆转的危险性因素,如年龄、基因和种族,其他可控因素如饮食习惯和生活方式与糖尿病的发生、发展亦紧密相关。人们最早发现糖尿病高发于生活较富裕的人群中,这些人的膳食常常含有较高的油脂、面粉和大量的糖分[51]。在很多文献报道中,人们都发现糖分的过量摄入和 2 型糖尿病具有十分显著的正相关性[52]。很多前瞻性研究也发现膳食脂肪的摄入与后期糖尿病的发生、发展也有关联。例如,一项对 1 000 多例无糖尿病记录人群进行了 4 年跟踪的研究发现,脂肪的过量摄入与葡萄糖不耐受和 2 型糖尿病的发生显著相关[53]。但是同时也有一些研究结果否定了这一观点，认为糖尿病与脂肪、蔗糖和碳水化合物的摄入量无关[54]。近年来有研究发现肥胖和糖尿病与软饮料之间存在一定的联系，并推论这是由于软饮料中含有大量的可升高血糖和 BMI 的果葡糖浆[55]。相反，摄入富含营养元素、膳食纤维和抗氧化剂的蔬菜和水果则可以有效预防 2 型糖尿病的发生。在地中海国家，人们发现橄榄油具有降低 2 型糖尿病患者视网膜病变的效果[56]，并且可以改善葡萄糖代谢，降低糖尿病、肥胖和心血管疾病的风险[57]。

对以蔬菜为主的饮食方式进行研究后发现，这种饮食习惯可以显著改善糖尿病的状况，并降低肥胖、高血压、高血脂、心血管疾病导致的死亡率，甚至降低癌症的发生率。这种饮食方式注重多摄入豆科植物、全麦食品、蔬菜、水果、坚果等，同时降低动物来源性食品的摄入[58]。一项招募了 6.1 万人的大型人群调查研究发现，由于动物来源性食品摄入从非素食（1 周食肉多于 1 次）、半素食（平均每周少于 1 次）到全素食主义者的逐步降低，这三类群体的糖尿病发病率也从 7.6% 逐步降低至 6.1% 和 2.9%[59]。这项研究也证明，即使是轻微地增加红肉和禽肉的食用量，也会显著提高罹患 2 型糖尿病的风险。另一项前瞻性研究对 4.1 万人进行了为期 2 年的跟踪调查，在矫正了 BMI 和一些其他变量后，发现相比于非素食主义者，素食主义者患糖尿病的比例大幅降低，而每周都有食肉习惯的人群比起一直食素的人群患糖尿病的风险高出 74%[60]。这种惊人的差异主要是由于素食者日常摄入的食品中富含全麦粗粮、蔬菜、水果、豆制品和坚果，而这些食品被证实都具有预防糖尿病风险的效用。

饮食通过影响肠道菌群也可以达到调节糖尿病的目的。肠道菌群约占体重的 2%，种类多种多样，以放线菌、杆菌、厚壁菌等为主。肠道菌群组成的改变与肥胖和糖尿病的关系密切，并且有调控代谢和平衡能量的功能[61]。饮食是影响肠道菌群的主要因素之一，近年来越来越受到科研人员的重视。一系列的研究结果表明，高脂肪食物会降低小鼠肠道菌群的种类与数量，并且打破菌群平衡，而富含膳食纤维的食物具有调控并稳定肠道菌群的作用[62]。

1.3.3　肥胖和非酒精性脂肪肝与营养失衡的相关性

肥胖作为心血管疾病的主要诱因之一，与胰岛素敏感性降低和高血糖也有密不可分的关联。为了揭示社会经济水平与肥胖的关系，科学家们分别对 140 篇 1960—1980 年间的文献和 333 篇 1988—2004 年间的文献进行了调研分析。结果显示，低收入和发展中国家的人群均具有较高的肥胖患病率，并且这一点在女性中尤为明显[63]。这一现象与高收入人群具有更强的经济能力去选择健康均衡的饮食密不可分。这种关联性在青少年儿童中亦有体现，贫穷或发展相对落后地区的儿童患肥胖的比例更高，而且少年时期经济条件落后会增加成年后患肥胖和其他代谢性紊乱疾病的风险，比如糖尿病和代谢综合征[64,65]。

调整生活方式对非酒精性脂肪肝的治疗具有显著作用,包括坚持有氧运动、控制脂肪和能量摄入等,单一使用一种方式的效果不如将两者配合使用更明显。食物与肥胖的关联不仅仅体现在摄入量上,更取决于食物的品质、成分和摄入方式。一些实验性研究发现,n-3(又称 ω-3)多不饱和脂肪酸能够提高胰岛素的敏感性,降低肝脏中三酰甘油的含量并缓解脂肪肝病情[66,67]。在流行病学调查中,非酒精性脂肪肝的患者在饮食习惯上偏好饱和脂肪酸和胆固醇含量较高而多不饱和脂肪酸含量低的食物[68]。另外一些研究发现,在非酒精性脂肪肝患者的日常饮食中,n-3 多不饱和脂肪酸含量较低,且 n-6(又称 ω-6)和 n-3 的比值较高[69]。让实验对象进食饱和脂肪酸和 n-6 脂肪酸都会造成体重增长,然而只有前者会同时导致肝脏脂肪堆积和内脏脂肪增加[70],而食用 n-3 脂肪酸却可以降低肝脏脂肪[71]。但是这些人群实验并没有观察到显著改善胰岛素耐受的效果。由于地中海饮食风格富含蔬菜、水果、豆类和鱼(富含单、多不饱和脂肪酸),少含碳水化合物和脂肪,具有明显改善糖尿病和心血管疾病的功效,这类饮食习惯对非酒精性脂肪肝也可能具有类似的益处。一项让体重超重的患者坚持 6 个月地中海风格的饮食习惯的研究,最终发现他们的非酒精性脂肪肝有了显著降低[72],并且相比起低脂肪高碳水化合物的饮食,碳水化合物含量低的地中海风格饮食具有更显著的疗效[73,74]。在一项维持了 6 周的调查中,人们发现与主食一起或在两顿主食之间食用高脂肪、高糖的食品,只有后者显著增加了肝脏和腹部脂肪的含量[75]。除了三大营养元素外,一些微量元素如维生素 C、维生素 D、胆碱也被发现与非酒精性脂肪肝发病相关。在多项人群调查中,人们都发现非酒精性脂肪肝患者摄入的维生素 C 和维生素 D 水平较低[76],而摄入胆碱不足则会加剧更年期妇女的肝纤维化程度[77]。

1.3.4 癌症与营养失衡的相关性

营养摄入和饮食习惯与一些癌症的发病也有不可分割的关联。比如红肉经油炸或烧烤后会产生异环胺类化合物,诱导肠癌的发生;肉类纤维素含量低,易引起便秘,因而导致有毒物质长期刺激大肠上皮细胞,增加结肠癌风险;红肉导致结肠癌还可能是由于它富含血红素铁的原因[78]。一项动物实验结果发现,相对于正常饮食,用含有血红素铁的西化饮食(高脂、高糖)喂养大鼠,会导致其粪便中钠和铁的排出量分别增加 9 倍和 3 倍,提示血红素可能具有降低表皮细胞吸收营养元素的能力,且由于上皮细胞受到损伤使其增殖能力增强、凋亡减弱从而进行代偿。同时,处理组大鼠还会发生红细胞裂解的现象,提示血红素造成了一种具有细胞毒性的内环境[79]。一项对小鼠诱导结肠癌并喂以红肉的试验发现,红肉组的异常隐窝病灶出现的频率相较于对照组显著升高,并且这种现象不能被同时进食抗氧化剂或橄榄油抵消。另一项动物实验证明,无论是腌制的、烹调的或者冻干的火腿肉,以及血红素导致的脂质过氧化作用都会使结肠组织受损、排泄物毒性增加[80]。

　　膳食纤维是一类不能被人体小肠消化吸收的多种单体成分形成的碳水化合物聚合物,主要来源于食物中的蔬菜、水果、谷物以及大豆等。膳食纤维具有吸收并保存水分的特点,它们的缺乏与多种肿瘤的发病密切相关,而且在排出体外时可以与肠道内有害及致癌物质结合促进其排出,促进致癌物质的分解。同时,膳食纤维可以促进益生菌的生长,抑制致病菌群的生长,从而抑制致癌物质的生成,并促进肠内分解;膳食纤维也可提高巨噬细胞吞噬能力,阻断亚硝胺的合成并降低雌激素水平。除此之外,膳食纤维还能在结直肠内经细菌的酵解产生短链脂肪酸(short-chain fatty acid,SCFA)。研究证明,SCFA 可通过抑制细胞内凋亡抑制基因 $Bcl-2$ 和促进凋亡 Bax 基因的表达,促进细胞凋亡发挥抗肿瘤活性。SCFA 可同时抑制包括 $c-myc$ 和 $H-ras$ 等癌基因的表达,并发挥促肠陷窝基地细胞生长和抑制肿瘤细胞生长的双重作用。SCFA 还能抑制肠上皮细胞炎症因子包括 IL-6、TNF-α 和 IL-17 等表达,降低 AOM/DSS 诱导模型下的肠癌发生风险[81]。近年来,伴随着经济的发展和生活条件的改善,中国居民膳食谱发生了巨大的改变,膳食变得更加精细,肉类、蛋类和奶制品等摄入增多,同时粗粮摄入量显著降低,膳食来源的膳食纤维摄入量显著减少,可能会导致相关慢性病发病风险的增加。大量的流行病学研究揭示,膳食纤维摄入量与乳腺癌、结直肠癌、食管癌、肾癌、子宫内膜癌和前列腺癌的发生呈负相关,提示高膳食纤维的摄入具有潜在的预防肿瘤效果。

　　脂肪尤其是饱和脂肪酸来源的脂肪摄入导致了肥胖、心脑血管疾病等发生,饱和脂肪酸的摄入也进一步促进了肿瘤疾病风险的增加。人群的队列研究显示,内脏脂肪的堆积与多种癌症的风险显著相关。Moore 等人在 Framingham 人群队列中研究发现,腰围超过 99.1 cm 的女性和腰围超过 101.6 cm 的男性相对于腰围小于 81.3 cm 的女性和腰围小于 83.8 cm 的男性,其罹患结直肠癌的风险增加了 2 倍,并且伴随着腰围尺寸的增加患病风险也显著增大[82]。BMI 是衡量人体体脂水平的重要指标。最近一份前瞻性队列研究的全球荟萃分析,涉及 325 篇文章、150 多万病例,对 23 种不同类型的肿瘤类型进行了综合分析,结果显示包括子宫内膜癌、食管癌、结直肠癌、脑癌和肾癌等在内的 18 种癌症的疾病风险与 BMI 显著相关,BMI 每增加 5 个单位,相关癌症的患病风险增加 2%～48%[83]。高脂肪摄入导致癌症风险的分子机制尚不完全清楚。有研究显示堆积在腹部内脏上的脂肪会通过 FGFR 信号通路刺激上皮细胞在细胞因子 FGF2 暴露条件下的恶性转化[84];肥胖人群血液中胰岛素样生长因子(IGF-1)水平相对较高,它可作为促生长因子刺激结直肠、肾、前列腺和子宫内膜细胞的增殖[85];脂肪细胞还通过直接和间接作用促进其他细胞中能量代谢、增殖和炎症反应相关信号通路的活化,尤其是 PI3K/Akt/mTOR 信号通路的活化,参与细胞的增殖和抗凋亡等过程,促进相关细胞的恶性转化和进展[86]。

　　绿叶蔬菜和水果的摄入也可能导致多种肿瘤风险的降低。果蔬类物质除了提供膳食纤维、维生素类物质(例如维生素 C、维生素 A 和维生素 E)和微量元素(例如硒、锌、铜等)之外,还富含多种植物活性化学成分,显示出较强的抗癌活性。例如十字花科的蔬菜西兰花、萝卜、荠菜、芝麻菜和芥末等,此类蔬菜中含有重要活性成分异硫氰酸酯、莱菔硫烷,具有较强的抗癌活性,能够降低癌症的发生风险。近年来的流行病学研究发现,与少吃或者不吃十字花科蔬菜的人群相比,食用较多十字花科蔬菜的人群总死亡风险下降 11%～14%,胰腺癌风险大约下降 22%、卵巢癌风险下降 11%、肾癌风险降低 19%、食管癌风险降低 28%,并且肿瘤导致的总体死亡风险也显著下降[87-89]。研究发现十字花科蔬菜中富含的异硫氰酸类物质可以通过多种信号通路产生抗癌活性,包括异硫氰酸类物质能够诱导肝脏细胞表达 II 相代谢 CYP450 酶的表达,从而促进人体有毒物质的代谢;异硫氰酸类物质可以负调控 NF-κB 信号通路,抑制其下游炎性反应信号通路的活化;负调控 Cyclin 所诱导的细胞增殖过程;通过调控组蛋白去乙酰酶的活性调节细胞表观遗传学过程等,产生抑制肿瘤生长的过程[90]。

1.3.5　膳食中暴露的环境有毒物质对慢性病发病的影响

1.3.5.1　双酚 A

双酚 A(bisphenol A,BPA)即 2,2-双(4-羟基苯基)丙烷,又称二酚基丙烷,是一类在工业和日常塑料中常用的添加材料,包括奶瓶、口杯、食品和饮料罐中的涂层以及塑料玩具等。BPA 可以在高温条件下释放至饮料或者食物中进入人体,可导致内分泌失调,威胁胎儿和儿童的健康。动物实验显示,BPA 具有雌激素类似物的功能,可促进雌性小鼠早熟、雄性小鼠精子数量下降以及前列腺增长等作用,提示 BPA 具有促进儿童性早熟的不良作用[91]。BPA 暴露在小鼠和细胞水平能够影响胰岛 B 细胞功能,诱导胰岛素的释放形成高胰岛素血症。同时 BPA 可能通过其雌激素模拟物效应作用于脂肪组织引起炎性因子(IL-6)和肿瘤坏死因子(TNF-α)的释放,从而抑制脂联素的释放,造成外周细胞胰岛素抵抗,导致 2 型糖尿病风险的增加[92]。动物实验发现,每日以 100 μg/kg 剂量的 BPA 处理妊娠 9～16 天的小鼠,可以增加小鼠妊娠期间的胰岛素抵抗,降低糖耐受并增加血清胰岛素水平[93]。荟萃分析显示,高水平的 BPA 暴露人群的糖尿病患病风险相对于较低暴露人群的 2 型糖尿病的风险增加了 45%之多[94]。对于孕期妇女,较高 BPA 水平的暴露和新生儿出生缺陷、早产、低出生体重以及习惯性流产显著相关。2010 年,加拿大率先宣布 BPA 具有毒性,之后欧盟、美国和加拿大等国家已经禁止在婴幼儿奶瓶中使用 BPA,并逐渐扩大到在与食物直接接触的包装、容器或者餐具中使用 BPA。中国自 2011 年起禁止 BPA 在婴幼儿奶瓶中使用,但是对于其他食品接触材料并未大规模地禁用。因此,关于 BPA 的人群有害性还有待于进一步研究分析,为今后相关标准的制定提供参考。

1.3.5.2　黄曲霉毒素

食品存放不当或超过保质期都会使黄曲霉和寄生黄曲霉菌通过聚酮途径产生一类

剧毒物质即黄曲霉毒素(aflatoxin,AFT)。黄曲霉毒素具有多种异构体和类似物,其中毒性最强为 B1 型结构(aflatoxin B1,AFB1)。在自然条件下,黄曲霉毒素的稳定性很强。黄曲霉毒素具有强烈的致癌性,可以诱发肝癌、胃癌、肾癌、直肠癌以及其他部位的肿瘤,1988 年国际癌症研究机构将其归为 1A 类致癌物质。黄曲霉毒素主要通过致癌、致畸、致突变和免疫抑制等过程产生致癌活性,其主要靶器官是肝脏,可引起肝脏出血、脂肪变性和胆管增生等,导致肝癌产生。AFB1 具有亲肝性,可以在肝脏细胞中的细胞色素 P450 酶的作用下转变为 8,9-环氧 AFB1(AFB1-8,9-epoxide,AFBO),可以自发地与核酸以及蛋白质等生物大分子结合,形成相应的加合物。AFBO 与 DNA 结合后,会造成 DNA 碱基的修饰引起突变或者 DNA 损伤,甚至导致 DNA 单链断裂和双链断裂损伤。有研究发现,AFB1 及其代谢产物可导致细胞中关键抑癌基因 *p53*、癌基因 *RAS* 的突变,造成基因功能的丧失或者活化,同时 AFB1 能够调控凋亡蛋白抑制因子(inhibitor of apoptosis proteins,IAP)家族成员生存素(survivin)的表达,抑制细胞凋亡、促进细胞增殖及恶性转化等途径促进肝癌的发生[95]。在实验动物中,黄曲霉毒素可促进肝组织 c-fos 的过度表达,促进肝癌的发生和恶性进展[95]。非常有意思的是,AFB1 还可能与乙型肝炎病毒(HBV)协同影响 DNA 修复系统,降低肝组织 DNA 修复基因及药物代谢酶基因表达水平,增加了 AFB1 对肝脏的致癌效应。此外,AFB1 还可能与其他多种因素(遗传因素、过量饮酒等)协同促进肝癌的发生。因此,在粮食和食物储存过程中防止其霉变并避免摄入霉变食物,对于减少黄曲霉毒素的摄入至关重要。

1.3.5.3　多环芳烃类化合物

多环芳烃类化合物既存在于食品污染中,也存在于大气污染中。食物中最具代表性的是苯并芘[B(a)P]。食物在经受烘烤或熏制时由于受热会分解形成苯并芘,如果是含有蛋白质的物质,则会产生杂环胺类物质如 2-氨基-3-甲基咪唑并喹啉、2-氨基-1-甲基-6 苯咪唑并吡啶等[96]。在烟草燃烧过程中也会形成苯并芘类物质通过肺组织进入器官。苯并芘类物质本身不具有致癌活性,当其进入人体后可以在混合功能氧化酶例如细胞色素 P450 酶 CYP1A1、CYP1A2 等的代谢活化下形成终致癌物二氢二醇环氧化物(BPDE)类物质。BPDE 具有较强的亲电子活性,可以与 DNA 的亲核位点鸟嘌呤的外环氨基端共价结合,形成 BPDE-DNA 加合物,引起 DNA 碱基的变化,造成基因变异导致肿瘤的发生。BPDE 具有(＋/－)-anti-BPDE 和(＋/－)-syn-BPDE 4 种异构体,其化学活性各不相同,其中(＋)-anti-BPDE 的致畸性和致癌性大大强于其他 3 种异构体,因此(＋)-anti-BPDE 受到更为广泛的关注。anti-BPDE 易与 DNA、蛋白和脂肪等物质结合形成复合物,造成上述生物大分子化合物不可逆的损伤,从而导致疾病的发生。目前的研究发现,苯并芘的暴露可导致结肠癌、乳腺癌、皮肤癌等[97]。

1.3.5.4　亚硝酸盐

不合理的食物加工方式和保存条件例如烟熏或腌制肉类如咸鱼、腊肠、腊肉以及泡菜和变质的蔬菜可导致食物中产生一类重要的致癌物质——亚硝酸盐。人体摄入高剂量的亚硝酸盐会使血液中正常携带氧的血红蛋白氧化成高铁血红蛋白,从而使其失去携带氧的能力而引起组织缺氧。因此,亚硝酸盐是剧毒物质,成人摄入 $0.2\sim0.5\,g$ 可引起中毒,$3\,g$ 可导致死亡。通常食物中暴露的低浓度亚硝酸盐可以在胃酸条件下与胺类物质结合形成亚硝胺;在酶的作用下,亚硝胺先在烷基的碳原子上进行羟基化,形成羟基亚硝胺,再经脱醛作用,生成单烷基亚硝胺,再经过脱氮作用,形成亲电子的烷基自由基,后者在细胞内使核酸烷基化,生成烷基鸟嘌呤,引起细胞遗传变异,从而显示出致癌性,如图 1-1 所示。

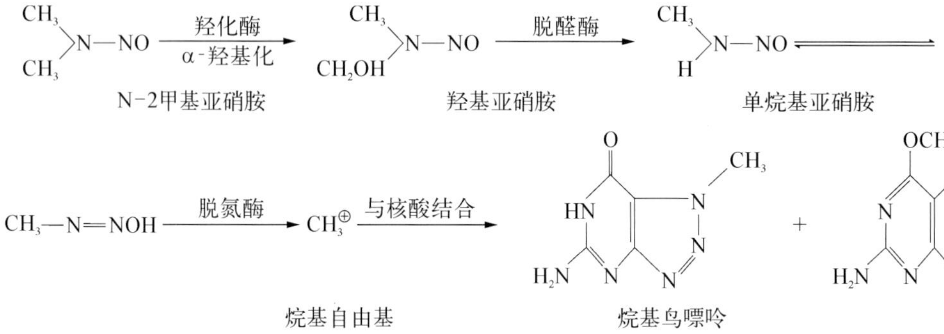

图 1-1　亚硝酸盐的致癌机制

1.3.5.5　槟榔

也有一些癌症的发生与饮食习俗相关,比如中国台湾地区口腔癌患者中约 80% 都有长期咀嚼槟榔的习惯,因而 2003 年国际癌症研究总署将槟榔列为第一类致癌物质[98]。槟榔中富含槟榔碱,能够活化 M-胆碱受体,可促进唾液渗出增多、肠道蠕动和支气管的收缩,并可使血管扩张。同时槟榔碱还可以刺激 G-胆碱受体,促进骨骼肌、神经节和颈动脉体的兴奋,具有一定的药用价值。但是长期咀嚼槟榔能够导致免疫抑制、消化道和口腔黏膜的破损以及增加粪-口途径的感染机会。槟榔碱可刺激口腔黏膜细胞的成纤维细胞中 S100A4 蛋白表达增加,可造成口腔黏膜下纤维化癌变,同时槟榔碱可活化 6-O-甲基鸟嘌呤-DNA 甲基转移酶在人口腔黏膜中的表达,促进热休克蛋白 27 表达的增加,从而促进口腔癌的发生[99]。

1.3.5.6　其他环境污染物、重金属和农药残留

农药残留物对环境和食品均会造成不同程度的污染,而环境中的农药可以通过食物链由入口的食物带入到人体中,对健康造成危害。农药中含有的氨基甲酸酯在弱酸条件下可与亚硝酸盐生成亚硝胺,具有潜在致癌作用和诱发 DNA 突变的可能。具有强致癌性环境污染物还有以 2,3,7,8-四氯二苯-对-二噁英(TCDD)为代表的二噁英类化

合物,它主要源于城市垃圾、废弃物、汽车尾气等含氯碳氢化合物的燃烧,这类化合物也可随食物链进入人体内,促进癌症发生[100,101]。工业废料和含砷农药会造成环境中的砷污染,并进一步通过食物链进入人体[100]。砷可以诱导 DNA 突变,可导致基因突变、染色体畸形等问题。作为一些食品容器和包装材料的氯乙烯单体,是众所周知的致癌物[102]。工业污水中的重金属镉可以通过水产品、饮水或者灌溉土壤中通过植物的富集进入食物链。重金属镉具有脂溶性且难以排出体外,造成其在靶器官的累积。镉暴露可能会导致乳腺癌、肾癌、肺癌和前列腺癌风险的增加。已报道的受镉暴露所影响的细胞内分子超过 200 余个,涉及 60 多个信号通路,包括雌激素、RAS、PI3K-Akt、NF-κB、HIF-1α、Jak-STAT 和 TGF-β 信号通路等多条参与肿瘤的恶性转化和进展相关信号通路,提示通过膳食暴露的重金属镉可能通过多条信号通路影响肿瘤的产生和恶性进展[103]。

总之,饮食和营养的均衡对于维持机体的健康、降低慢性代谢性疾病的发生具有重要的保护作用。营养的失衡和膳食中有害物质的暴露会通过多种生物学过程和分子机制促进相关慢性病风险的增高。因此,根据人体需求,提供合理水平的营养素或者进行精准化的营养控制,避免有害物质的摄入,对于保障人体健康具有重要意义。

1.4　不同人群中实现精准营养的基本需求

我们知道,不同的个体在不同生长发育阶段、疾病生理情况乃至不同生活方式条件下对营养的需求大不相同。因此,在人群中进行个体的精准营养干预需要同时满足以下条件。

首先,需要对个体进行精准营养需求的衡量,建立科学合理的营养素摄入标准。营养素需求量通常是根据营养素水平和表型(疾病风险和状态、人体生理反应等)的相关性获得的,基于此,营养学家制订了普通人群、特殊人群(婴幼儿、孕妇和老年人群)和从事特殊职业者(如运动员、航天员和矿工等)的每日营养推荐量。针对普通人群,中国营养学会结合中国人口膳食特征、不同年龄和性别人群生理需求状况以及营养学研究进展制定和完善了适合中国人口营养需求的《中国居民膳食指南(2016)》,并发布了《中国居民膳食营养素参考摄入量(2013 版)》,这为精准营养干预提供了基准。相关标准是基于人群调查和研究数据制定的,以满足人群预防已知营养缺乏疾病的需求,但随着科技发展对疾病认识的深入,相关标准并不能完全满足不同个体的营养需求。因此,应在此基础上根据不同个体的生理状态制订更加合理的营养需求标准和干预方式,这也是精准营养的研究目标之一。

其次,需要具有衡量人群营养水平的标准化分子标记物和相应的检测手段与技术,用于监测相关营养状态及其动态变化过程。目前绝大多数营养素以其血液(包括血浆、血清和红细胞等)、组织水平作为衡量指标,也有部分营养素尤其是脂肪类营养物质水平缺乏直接的衡量标准。例如我们以血浆总三酰甘油来衡量脂类水平,但是不同结构脂肪酸具有不同的生物学功能,多不饱和脂肪酸和饱和脂肪酸水平与心脑血管疾病、糖尿病等慢性病的关系截然不同,但是目前缺乏针对特定类型的脂肪酸水平的标准和特异性分子标记物,这为针对相关营养素物质的精准营养干预带来了障碍。与此同时,目前常用来衡量相关脂肪酸水平的血液脂肪酸浓度能否准确地反映相关营养素的长期暴露状态,值得进一步考察。

再次,精准营养依赖于精准化干预方案的发展。由于个体对营养需求或者所要接受的营养干预方案受遗传、生活习惯、生理状态等影响,固定剂量的标准化干预方案的结果往往因人而异,因此结合个体特征进行大数据分析,选择更精准、更有效、更安全的个体化干预方案,包括干预方式、强度、频度等,建立系统化的干预-效应反应的评估体系,从而达到精准干预目标。

最后,精准营养的目的是通过更精准和更有效的方式改善个体营养状态,从而实现对疾病的预防和控制。因此,全面地探究营养干预后的生理效应和功能,对于评估精准营养干预效果具有重要意义。

下面我们就如何在不同疾病类型的人群中进行精准的营养干预进行讨论。

1.4.1 针对罕见遗传病患者的精准营养干预

目前国际诊断明确的单基因遗传病多达 6 600 余种,其中大多数类型是因为营养代谢通路的基因变异造成其生物学功能异常,影响机体生理功能,从而产生疾病表征。常见的单基因遗传性疾病包括苯丙酮尿症、半乳糖血症、葡萄糖-6-磷酸脱氢酶缺乏症、抗维生素 D 性佝偻病、遗传性血色素沉着病等。如何对其进行快速、精准的临床诊断是目前临床上面临的最关键问题。在明确诊断基础上,单基因遗传病的病因学和疾病特征相对明确,对其进行精准营养干预往往能够达到较好的预防和治疗效果。例如苯丙酮尿症是一种典型的氨基酸代谢缺陷病,其病因是由于苯丙氨酸代谢途径中的酶缺陷,造成苯丙氨酸无法转变成为酪氨酸,导致苯丙氨酸及其酮酸蓄积,并从尿中大量排出。苯丙氨酸及其代谢产物的蓄积会造成婴幼儿智力低下、精神神经症状、湿疹、皮肤抓痕征及色素脱失和尿鼠气味等。针对此类疾病的患者,在生长发育的早期阶段如果进行低苯丙氨酸饮食的治疗,并辅以酪氨酸补充,可较好地控制疾病症状的发生,可维持其正常的生长和智力发育[104]。典型性半乳糖血症由于个体 1-磷酸-半乳糖尿苷转移酶缺乏导致前体 1-磷酸-半乳糖堆积,可引起腹水、肝功能衰竭、出血等恶性临床症状。婴幼儿在早期诊断明确后可通过避免摄入富含半乳糖的母乳、牛乳和奶粉等,替换为使用豆浆、米粉等喂养,并适当补充钙剂和维生素等,可降低半乳糖代谢产物对肝、肾、眼睛及脑组织的损伤和婴幼儿的死亡,保障婴幼儿正常发育和健康成长。葡萄糖-6-磷酸脱氢酶缺乏症婴幼儿避免摄入可能造成溶血过程的食物(如蚕豆)、食用蚕豆后的母乳以及伯氨喹啉型药物,可避免溶血和黄疸等症状的出现。遗传性血色素沉积症患者减少摄入富含铁或者促进铁吸收的食物。抗维生素 D 性佝偻病患者可通过补充 $1,25-(OH)_2-$D 和磷酸盐促进其骨骼正常生长发育等,从而达到控制疾病病程进展,维持和促进健康的目标。因此,针对单基因遗传性疾病,通过深入了解遗传变异对营养素及相关代谢产物的代谢过程以及对机体脏器和细胞的影响,并在此基础上设计具有针对性的营养素补充(或缺失)产品和干预方案,能够有效预防和控制疾病发生进程。总之,对遗传性营养代谢异常相关的疾病,通过精准干预能够非常有效地预防和控制疾病的发生和恶性进展,保障患者的正常身体机能和生长发育过程。

1.4.2　针对常见病患者的精准营养干预

复杂代谢性疾病包括糖尿病、代谢综合征、动脉粥样硬化、脑卒中、肿瘤等疾病的精准营养干预相对比较复杂。首先,复杂疾病的病因较多,通常难以判定最为主要或者最具有显著特征的病因因素;其次,单个因素的影响效应较弱,难以被发现和验证,而且针对单影响因素,临床干预效果在短时间难以见效;再次,各种影响因素,包括环境-环境、环境-基因和基因-基因之间的交互作用复杂多变、难以考察;最后,营养干预的过程较长,手段和方法也较为复杂,受试者的依从性也可能会发生变化,导致干预失败。基于以上原因,通常复杂疾病的营养干预更难以实现精准干预。然而,基于现代生物技术的发展和对疾病的认识加深,以及生物化学、生物信息学技术的发展和整合,可以建立较为普遍的干预方式,从而在此基础上进行人群干预的精准化。

以糖尿病患者为例,高糖、高脂肪和低纤维饮食均是造成患者血糖过高的主要因素。糖尿病患者往往以有效控制血糖尤其是餐后血糖浓度为主要目标,并避免血糖水平在日间具有较大幅度水平的波动,从而减少血糖波动对靶器官的影响。已知的影响个体餐后血糖浓度的因素有很多,包括遗传、生活习惯、胰岛素水平和敏感性、胰腺外分泌能力以及葡萄糖转运能力等。由于个体的差异,单纯控制糖的摄入量无法精准有效地调控血糖水平。近年来,全基因组关联分析发现了多个慢性病的易感位点和因素,其中包括众多营养素的代谢、合成和水平等影响因素。个体在同样的干预方式下,其干预效果存在较大差别,遗传因素在其中起到了重要的调节作用。人群研究发现,*FTO* 基因的变异与饱腹感神经信号相关、*MC4R* 遗传变异和食欲相关、*GIPR* 遗传变异和胰岛素不耐受以及 *CDKAL1* 和胰岛素敏感性相关等[3],说明不同个体应当按照遗传背景合理地选择饮食方案、限制能量摄入、强调摄入低升糖指数饮食,从而更加有效地控制血糖水平。

近年来,伴随着基因组、转录组、代谢组、蛋白质组和微生物组以及大数据分析技术的发展,极大地促进了我们对疾病发生过程的认识,为实现基于个体特征进行有效营养干预提供了可能。《细胞》(*Cell*)杂志中发表的一项来自以色列魏兹曼研究所(Weizmann Institute)的科学家考察不同个体特征对餐后血糖影响的研究论文,提示根据相关的个体特征进行个性化的血糖干预指导,其效果显著好于传统经验的血糖控制方案[105]。在此研究中,研究人员通过对800人进行为期1周的血糖水平监测,发现针对标准化的食物摄入水平,个体血糖变化因人而异。研究进一步基于个体的生活方式、医疗背景及肠道微生物组成和功能,进行标准化的葡萄糖餐食干预,并记录其餐后葡萄糖水平。通过计算机学习的方法对不同个体血糖变化的影响因素进行了大数据分析,探讨了影响餐后葡萄糖水平的关键因素,构建了用于餐后血糖水平预测的模型。随后在另外100名参与者的研究中,研究者利用该算法成功预测了不同参与者机体应对同样膳食所表现出的不同血糖变化情况。这为今后糖尿病患者和健康人群进行精准的葡萄糖控制提供了重要思路。上述研究进一步说明,通过个体化的多组学大数据的整合分析,能够较好地对个体营养干预效果进行预测,也将成为未来营养干预和膳食指导的重要内容[5]。

对于肿瘤患者,由于肿瘤组织代谢率较高,荷瘤患者的基础能量消耗也较高。肿瘤患者的蛋白质分解速度加快、脂肪消耗较多、葡萄糖酵解使得患者对糖代谢需求增多,而且伴有多种膳食营养素吸收和代谢调控紊乱过程。因此,在抗肿瘤治疗阶段,特异的营养干预对于增加治疗效果、维持器官功能、减少不良反应和并发症具有重要的临床意义[106]。对肿瘤患者营养干预的主要目标是改善营养不良而非直接发挥治疗效果。目前临床上针对癌症患者的营养干预指征包括术前体重快速下降、清蛋白(白蛋白)水平较低、存在严重营养不良、发生胃肠道不良反应和晚期肿瘤患者。近年来,研究发现肿瘤代谢可能依赖于某些特殊营养物质比如蛋氨酸和谷氨酰胺,通过对其进行营养干预可能会降低肿瘤细胞的增殖而对正常细胞不存在显著影响[107]。同时,研究发现精氨酸、二十二碳五烯酸(EPA)和二十二碳六烯酸(DHA)具有调控患者免疫反应的能力,提高其膳食摄入水平可能改善肿瘤患者预后[108]。然而,由于肿瘤细胞的多样性和异质性,目前针对肿瘤细胞代谢的营养干预方案仍在探索中。除此之外,某些特定的营养和膳食因素可能会影响临床上肿瘤患者的治疗效果,食物和药物的混用可能会降低药物的安全性,例如葡萄柚汁液会增加贝沙罗汀的药物作用效果,饮酒会增加化疗药物甲氨蝶呤的肝损伤,摄入维生素D补充剂和钙会降低普卡霉素的药效等。未来,伴随着对肿瘤细胞异常代谢信号通路认识的加深,极有可能通过精细化调控个体营养状态来实现对肿瘤的干预、控制和治疗。

1.4.3　针对普通健康人群的精准营养干预

相对于疾病人群,普通人群对营养的需求主要侧重于满足基本生理需求和生长发育需要,达到机体营养平衡以及对疾病的预防作用。对于普通人群,精准营养干预依赖于其营养状态、生活习惯和遗传因素的共同作用。要实现针对个体的精准营养干预同样需要精准的营养水平衡量方案,稳定而灵敏的能反映营养水平的效应生物标志物,以及准确的测定方法和安全有效的干预方法。以我们对维生素 D 的系统研究为例,目前衡量个体维生素 D 的状态以测定血液 25-(OH)-D 水平为标准,血液 25-(OH)-D 小于 50 nmol/L(20 ng/ml)定义为严重缺乏,血液 25-(OH)-D 小于 75 nmol/L(30 ng/ml)为严重缺乏状态。按照上述标准,中国普通女性人群高达 85% 存在维生素 D 不足,全世界有 65%～75% 的女性存在显著的维生素 D 缺乏状态[109]。维生素 D 标准制定以体内甲状旁腺激素(parathyroid hormone,PTH)的变化和钙吸收显著降低时的维生素 D 基础水平作为衡量标准。然而,人群中 PTH 和维生素 D 的相关性存在人种和个体的差异。值得注意的是,人群血液维生素 D 的测定方法有放射免疫、化学发光和质谱测定方法,不同的测定方法对维生素 D 水平存在不同程度的估计误差。

近年来,基于质谱-液相色谱的高灵敏、高精确度的测定方法逐渐成为临床标准化测定方法。然而,近年来的研究发现,虽然不同人种的维生素 D 水平存在差异,但是总维生素 D 水平和临床生理学特征和效应不存在显著相关性。例如,美国白种人和非裔人群相比,白色人种体内 25-(OH)-D 水平显著高于黑色人种,然而相同年龄和性别的黑色人种的骨骼密度却显著高于白色人群,提示总 25-(OH)-D 不是最优的体内维生素 D 的血液标记分子[110]。有研究提示,维生素 D 结合蛋白(vitamin D binding protein,DBP)能调控体内具有生物活性维生素 D 的水平。相对于黑色人种,美国白色人种体内 DBP 水平显著升高,而 DBP 的水平与其编码基因 GC 上的遗传变异位点 rs7041 和 rs4588 显著相关,较高的 DBP 水平限制了总维生素 D 的生物学活性[110]。通过比较发现,两种人群体内具有生物活性形式的维生素 D 水平不存在显著差异,在此基础上发现生物活性形式的维生素 D 水平和骨骼密度的相关性强于总维生素 D 水平,提示具有生物活性形式的 25-(OH)-D 水平相对于总 25-(OH)-D 水平可能更好地提示其体内维生素 D 水平。如何在维生素 D 缺乏人群中进行有效的干预? 目前国际上存在不同形式和剂量的维生素 D 补充剂,研究发现维生素 D 的补充效果不仅受到体重、性别等因素的影响,还受到个体的影响维生素 D 吸收、代谢相关基因的遗传变异的影响[111]。综上,在进行维生素 D 的精准营养干预时,不仅需要考察体内维生素 D 水平,还应考虑维生素 D 代谢相关遗传因素对干预方案的影响等,以达到维生素 D 安全、合理和有效的临床干预效果。

营养干预不仅与个体的营养状态、代谢相关的遗传因素等密切相关,同时还与其生理特征和疾病状态相关。科学合理的干预剂量和干预时间,对于精准营养干预具有重要的价值。在不良的生理条件下,过多摄取某些营养素不仅对控制疾病进展无帮助,甚至可能促进其恶性进展。例如,作为水溶性维生素,叶酸对于维持基因组稳定性、核苷酸代谢、基因表观遗传学修饰具有重要的生物学功能,叶酸缺乏可能影响肿瘤发生的易感性增加,甚至调控同型半胱氨酸水平,影响人群高血压和糖尿病的发生。而过度的叶酸摄入不仅不能预防疾病发生,还可能促进疾病的恶性进展。我们前期研究发现,普通女性叶酸摄入水平和乳腺癌发生风险不是简单的线性关系,而是呈现"U"形相关性。通过膳食来源的叶酸摄入水平在153~400 $\mu g/d$ 的女性,其乳腺癌发病风险低于摄入量低于 153 $\mu g/d$ 或高于 400 $\mu g/d$ 的女性,说明在比较高水平和极低水平叶酸摄入条件下,乳腺癌发生风险较适宜叶酸摄入水平的人群显著增加[112]。同时,在某些特征条件下,比如具有乳腺增生、乳腺炎的女性患者,较高的叶酸补充可能增加其乳腺癌发生风险。然而,如果女性在怀孕早期阶段出现叶酸严重缺乏的话,容易导致新生儿患有神经管发育畸形,进行叶酸补充则能显著预防其发生[113]。因此,生理状态对于叶酸营养精准干预过程具有重要意义。

精准营养干预的目标不仅要降低和改善人群营养的缺乏或失衡,还要关注和避免干预过度带来的健康损害。因此,精准营养干预需要对干预后的病理生理改变进行系统的观察、追踪和分析,以制订更加科学合理的干预方案。比如硒是人体必需的微量元素,是体内关键抗氧化酶的重要组成,具有清除自由基、保护细胞膜免受氧化损伤、调控甲状腺激素代谢、参与螯合重金属降低其毒性等重要生物学作用和功能,人体缺硒可导致能量缺乏性营养不良、心血管疾病、糖尿病、肝病、胰腺炎、甲状腺功能异常、生殖异常等疾病。然而,硒的生物活性和毒性之间的范围极其狭窄,当人体暴露过量硒时会产生慢性毒性甚至急性毒性,表现为指甲脆裂、毛发脱落、皮肤损伤及神经系统异常,严重者可导致死亡。在中国,超过70%的土地处于低硒地带,2/3人口硒严重缺乏(血硒含量低于 0.10 mg/kg),部分地区由于硒的极度缺乏造成了克山病、大骨节病和心脏病的高发[114]。儿童食入高剂量硒导致生长迟缓,因此对成年人特别是儿童补硒时必须严格谨慎。由于硒在人体内无法合成,需要每日补充,按世界卫生组织推荐人体膳食中每日最低需求量为 40 μg,而营养补充在 50~250 μg 为宜。中国 18 岁以上成年人群硒元素推荐摄入量为 60 $\mu g/d$,适宜摄入量为 100 $\mu g/d$,可耐受最高摄入量为 400 $\mu g/d$ [2013 版《中国居民膳食营养素参考摄入量(DRIs)》]。血液中谷胱甘肽过氧化物酶和硒蛋白 P 的活性和水平伴随着血浆硒水平的增加而升高,当血浆硒水平达到 8.89~11.43 $\mu mol/L$(70~90 ng/ml)时,硒蛋白 P 的活性达到平台期[115]。当剂量继续增加时,会出现慢性或者急性中毒症状包括指甲脱落、皮肤黄染、疲劳、恶心、呕吐、肝肿大等。一项在美国人群开展的干预研究显示,在体内硒水平较高人群中进行硒的干预,不仅不会降低疾病风险,相反会增加人群糖尿病的发生风险[116]。在肿瘤预防方面,大样本队列研究发现硒缺乏的人群患前列腺癌的风险较高。在硒缺乏男性人群中,每日补充含有 200 μg 硒的酵母可显著降低前列腺癌发生风险,然而在硒水平较高的男性人群中补充硒却能增加前列腺癌的发生风险[117]。同时研究还发现,硒补充可能增加受试者皮肤鳞癌和总非黑色素瘤皮肤癌的发病风险[118]。因此,在硒缺乏人群中进行硒干预时应当充分考虑个体的本底硒水平、疾病状态和潜在的风险因素,在满足人体对硒需求基础上进行干预的精准化评估,避免硒的过量补充所带来的潜在健康风险。

总之,要达到对普通人群进行精准营养干预的目的,目前存在以下几个问题:① 大多数营养素仍缺少有效的、灵敏度较高的分子标记物,包括大多数维生素种类(包括维生素 A、维生素 E、维生素 K、叶酸、维生素 B_2 等)以及微量元素(包括锰、镍)等。灵敏而稳定的分子标记物对于相关营养物质的精准干预具有重要的临床干预指导价值。② 相关营养素缺少相关的剂量范围指导值,其最低需求量和最大耐受量范围不清楚,同时相关营养素的生物毒性和毒理学机制尚不清楚,难以对推荐剂量进行规定。③ 人们对影响相关营养素代谢、合成和分解的通路尚不完全清楚,尤其是对个体间存在的营养代谢基因遗传变异产生的相关营养素代谢过程缺少了解。然而它们会潜在地影响营养干预的结果,造成效果与预期偏离。上述因素在维生素的精准化营养干预方面具有重要的影响,将成为今后营养科学关注的重点方向和内容。

1.5　精准营养的研究手段

精准营养是全球营养行业未来的重要发展方向。各种个性化的针对性营养方案的形成,其理论基础主要由两门学科构成——营养遗传学(nutrigenetics)和营养组学(nutriomics),后者包含了营养基因组学(nutrigenomics)、营养蛋白组学(nutriproteomics)和营养代谢组学(nutrimetabolomics)三个领域的研究内容。营养遗传学主要侧重于研究遗传学(DNA 序列的差异)和表观遗传学在机体对营养成分产生应答的过程中扮演的角色;而各种营养组学则主要关注营养成分摄入后,细胞内基因表达和能量代谢的动态变化。下面我们将分别介绍这些针对精准营养的研究手段在近年来的发展,以及借助这些技术带来的精准营养科学领域的新发现。

1.5.1　DNA 测序技术

测序技术在近年来有着突飞猛进的发展,例如可逆染料终止技术(reversible dye terminators)、连接测序技术(sequencing by ligation)和焦磷酸测序技术(pryosequencing)等"次时代测序"手段被大量运用,使人们能够方便地在全基因组范围内收集关于单核苷酸多态性(single nucleotide polymorphism,SNP)、基因拷贝数变异和微生物组(microbiome)的信息。与此同时,测序成本不断降低,而速度不断提高。如今,得到一份人体基因组的全套数据的成本只有数千元。瑞典皇家理工学院的科学家们建立的一项新技术,可以实现在不增加成本的条件下,同时完成 5 000 份样本的全基因组测序[119]。另外,由于编码蛋白质的基因外显子区域只占人类基因组的 1% 左右,将基因外显子区域的 DNA 捕获和富集后进行的外显子组测序(exome sequencing)比全基因组测序拥有更多的成本优势。

  基于基因组测序的研究在一定程度上能够解答不同人群或不同个体在饮食习惯上的差异。以糖摄入量为例,科学家们已发现许多基因的 SNP 可以造成人们在不改变进食总量的情况下,主动增加或减少糖的摄入量。也就是说,这些基因上一个核苷酸的变化,影响了某些人爱吃甜食或不爱吃甜食的习惯。比如,一个被称为刺鼠相关蛋白(agouti-related protein,AGRP)基因编码的是一个促进食欲的神经多肽。位于这个基因上的一个 SNP 会造成该多肽的第 67 位氨基酸从丙氨酸突变为苏氨酸,而这个变化会使人增加 2.6% 的糖摄入量[120]。另外,位于葡萄糖转运蛋白 2 基因(GLUT2,现称为SLC2A2)上的一个 SNP 造成该蛋白的第 110 位氨基酸从苏氨酸突变为异亮氨酸,并导致携带该突变人群的糖摄入量比对照人群上升 30% 左右[121]。另一方面,有些基因多样性也会降低人们对糖的偏好。例如,位于甜味感知受体基因 TAS1R2 上的一个 SNP 导致其编码蛋白的第 191 位氨基酸由异亮氨酸突变为缬氨酸,这一变化使得相关人群的糖摄入量减少了 18% 左右[122]。位于 D2 多巴胺受体基因(DRD2)第 957 位核苷酸上从胞嘧啶(C)突变为胸腺嘧啶(T),也会显著降低人们对糖的摄入量。携带杂合 T 突变的人群,糖摄入量比对照人群低 20%;而携带纯合 T 突变的人群,糖摄入量比对照人群低35% 左右[123]。

  DNA 测序研究还发现,除了基因多样性以外,一些代谢基因拷贝数量的变化也能够影响人们的饮食习惯。一个显著的例子出现于科学家对唾液淀粉酶基因(AMY1)的研究中。以高淀粉食物为主食人群的基因组,通常比习惯吃低淀粉食物人群的基因组携带了更多拷贝的 AMY1 基因[124]。从进化的角度来看,这是营养成分与基因双向作用和正向选择的结果,使得这些人群能够表达更多的淀粉酶,促进对淀粉类食物的消化。

1.5.2 RNA 测序技术与基因表达阵列分析

  早期的基因表达分析,主要采用以基因芯片阵列为基础的核酸杂交技术。早期的基因芯片主要针对 mRNA 的表达,后来又发展了针对微小 RNA(microRNA,miRNA)、长链非编码 RNA(lncRNA)和环状 RNA(circRNA)的基因芯片。随着 RNA测序技术的发展,传统的基因芯片技术大有被取而代之之势。但总体来说,这两种技术在分析基因表达方面还是互为补充的。

  基因表达的差异分析是生物学研究的重要手段,将其运用于精准营养的研究,可以从全基因组的角度体现机体对营养成分的细小变化产生的应答。以人体对蛋白质的摄入为例,虽然不同蛋白质摄入后,主要用途都是提供各种必需氨基酸,但在精准营养的概念下,食物中不同来源的蛋白质对细胞产生的影响是不同的。这种不同主要取决于两个因素:① 各种蛋白质中稀有氨基酸的含量。例如,玉米蛋白质中色氨酸的含量相对稀少,小麦蛋白质中赖氨酸的含量较少,而牛肉蛋白质中的含硫氨基酸(如甲硫氨酸和半胱氨酸)较为稀少。② 各种蛋白质经不完全分解能够产生不同种类和不同功能的活性多肽。因此,组织细胞对食物中不同的蛋白质有不同的响应。例如,大鼠分别摄入麸质蛋白与酪蛋白后,在肝细胞中能够观测到 111 个基因的表达差异,引人注目的是这些基因中包含了 15 个与胆固醇代谢相关的基因。而血清测试表明,摄入麸质蛋白的大鼠血清中含有较低水平的总胆固醇,但与高密度脂蛋白(HDL)结合的胆固醇水平也较低[125]。

早年的临床研究结果表明,膳食中的大豆蛋白质对于降低血清中的总胆固醇水平和与低密度脂蛋白(LDL)结合的胆固醇水平有积极作用。这些研究成果也使得美国 FDA 在膳食指南中建议每日摄入 25 g 大豆来降低心血管疾病的风险。动物实验证明,摄入大豆蛋白质的大鼠具有较低的血清胆固醇水平。同时,科学家在摄入两种蛋白质(大豆蛋白质与酪蛋白)的大鼠肝脏组织中发现 115 个基因的表达呈现显著性差异,其中包括十多个胆固醇代谢基因[126]。因此,借助于基因表达的差异分析,不同来源的蛋白质在肝脏的胆固醇代谢过程中可以显示出不同的功效。

1.5.3　蛋白质组学

早年的蛋白质组学分析主要应用于鉴定混合物中未知的蛋白质种类,属于"定性"分析。近年来,随着各种精准定量分析技术的发展,蛋白质组学越来越多地用于确定各种蛋白质组分的准确含量。蛋白质的定量分析,不仅能够揭示营养成分刺激造成的特定蛋白质的含量变化,还常用于研究细胞内特定蛋白质的更新速度,以及分析蛋白质分解产生的活性多肽在种类和数量上的动态变化。

目前的定量分析技术大多基于利用稳定同位素来标记蛋白样品的原理。标记方法大致可以分为两大类:将蛋白质样品收集后进行修饰标记(如末端标记),或将含有稳定同位素的氨基酸掺入细胞,利用细胞内的蛋白质合成机器使新生成的蛋白质带上同位素标记。常用的携带稳定同位素的氨基酸包括^{15}N-甘氨酸、^{13}C-亮氨酸和^{2}H-苯丙氨酸等。携带了稳定同位素标记的蛋白质样品经过蛋白酶分解后,产生大小不一的肽段。这些肽段经过质谱分析,可以鉴定其氨基酸组成,从而确定其所属的蛋白质种类。而样品与对照之间特定蛋白质含量的变化,则依赖质谱分析灵敏、准确地区分稳定同位素给相同肽段带来的相对分子质量的细小差别。

1.5.4　代谢组学和脂质组学

代谢组学是对生物样品中小分子物质(以小分子代谢物为主)的定性和定量分析。与蛋白质组学相似,质谱分析和稳定同位素标记也是代谢组学的主要工具和技术手段。通过对代谢小分子的检测,可以推测催化代谢分子生成的代谢酶的活性,描述代谢分子流动的去向,发现代谢分子对代谢稳态的调控功能和在代谢性疾病发生过程中的作用。

代谢质谱分析的灵敏度非常高,能够发现样品中微量的营养成分或代谢分子的改变。例如,人乳中除了包含 7％的乳糖,还含有总量为 1％的寡糖。这些寡糖和乳糖不同,无法降解成单糖。质谱分析发现,人乳中的寡糖种类超过 200 种,每一个母亲可以产生 100 种以上的寡糖[127]。这些寡糖虽然不能被肠细胞直接利用,但是可以作为益生元帮助某些有益菌在婴儿的肠道中增殖。因此,这些种类不同且含量极低的寡糖影响了婴儿体内肠道共生菌的形成模式。

脂质分子是脂肪酸、固醇、甘油酯、磷脂、鞘脂和异戊烯醇等分子的总称。由于脂质代谢的异常与肥胖、糖尿病和心血管疾病的发生有密不可分的联系,脂质组学作为代谢组学的一个分支,近年来受到极大的关注。通过脂质组学的研究,人们发现在超过 150种脂质分子中,有 24 种特异性地分布或集中于颈动脉和股动脉的动脉粥样硬化斑中[128]。另一项脂质组学的分析发现了喝咖啡与体内鞘磷脂和酰基肉碱的含量变化直接关联[129]。

1.5.5 表观遗传学

表观遗传学是指在基因的核苷酸序列不发生改变的情况下,基因表达发生的可遗传的变化。这种变化在细胞分裂的过程中,有时甚至是在隔代遗传中保持稳定,但是不涉及基本 DNA 序列的改变。标记这些变化的包括 DNA 上的甲基化标签,或者组蛋白特定氨基酸残基上的甲基化、乙酰化、磷酸化、泛素化、核糖基化和糖基化标签。这些标签在不同的细胞类型中并不相同。检验这些标记的技术包括染色质免疫沉淀-测序(ChIP-Seq)、甲基化测序(methyl-Seq),以及全基因组范围的 DNA 酶超敏感性测试(DNase hypersensitivity assay)。

食物中营养成分的改变,可以在不改变 DNA 序列的情况下,诱导基因上表观遗传学的变化。例如,果糖运载蛋白基因 GLUT5 的表达受食物中的果糖控制,但不受葡萄糖的控制[130]。这是因为果糖能引起 GLUT5 的调控区域中组蛋白 H3 乙酰化水平的上升。另外一项研究显示,血管细胞短暂暴露于高血糖状态后,由于表观遗传标记改变造成的基因表达变化,并不会因为血糖水平的恢复而改变回来[131]。

1.5.6 类器官和器官芯片

传统的动物实验在精准营养的研究中体现出一定程度上的局限性,不仅耗时长、投入大,不利于高通量数据的验证,而且与人体的相关性不够确定。作为一种替代技术,基于类器官和器官芯片的体外测试方法正成为未来的发展趋势,2016 年的达沃斯论坛将其列为"十大新兴技术"之一。

类器官是用干细胞制造出来的微型器官,或称"迷你器官",它们具有器官的某些功能。器官芯片是在小型芯片上人工排列的人体活细胞,并通过微流控技术、细胞生物学、生物材料与干细胞技术的结合,使其模拟完整器官的功能和结构。这就是所谓的"芯片仿真人体器官系统(organ-on-a-chip system)"。目前已创造出的器官芯片包括"心脏芯片""肺芯片""肠芯片"等。它们能够极高程度地模拟真正的人体测试,同时透明的芯片能让观测变得非常容易,可以用来检测药物、食物或有毒物质的吸收和效应。最近,美国 FDA 开始测试一种"肝脏芯片"是否能够可靠地模仿人类对食物和食源性疾病的反应,这是全世界范围内一家监管机构首次将器官芯片作为动物实验的替代方法。

尽管有很多优点,但器官芯片想要取代动物实验,恐怕言之过早。器官芯片的复杂度终究比不了人体真实器官,而且该系统也无法模拟真实器官被人体内其他不相邻器官干扰影响的状态。器官芯片要模拟由各种复杂信号调控的多方面功能是非常困难的,可能无法重现机体复杂的内分泌环境和免疫反应所导致的一系列功能变化。因此,未来的器官芯片系统可能会将多种组织组合在一起,力图模拟人体系统的完整性和复杂性。比如,美国西北大学的研究组利用一个可以同时维持 5 个组织的微流体平台,将小鼠卵巢和人类输卵管、子宫内膜、子宫颈和肝组织结合在一起共同培养了 28 天,并且在卵泡期后期观察到雌激素峰值和孕酮受抑,如同在月经周期中所见的一样[132]。

1.5.7　生物信息学技术

为了研究营养元素在机体中的行为,营养学研究者通常会采取简化策略,即将问题分解到细胞、蛋白质、基因水平,然后将已获得的知识进行重建,从而提出理论,用以解释营养元素在整个机体水平的影响。传统的分子营养学研究通常只关注一个或少数几个基因的表达,这种研究方法虽然也能发现营养物质利用过程中重要的调控通路,但是通常需要对目的基因有一些前期了解作为基础。而且越来越多的研究结果表明,很多基因都不是单独发挥作用的,饮食中的营养元素会影响这些基因的表达及其生物学功能的发挥。

随着全基因组测序的发展,包括人类、小鼠、大鼠及酵母在内的很多物种的全基因组测序已经完成,生物信息学成为研究基因与基因之间以及基因与营养元素之间复杂关系的一个重要工具。生物信息学旨在研究、发展和使用计算工具和方法来拓展生物、医药、行为、健康和营养数据的应用,主要包括从大量不相关的传统数据中获取、组织、存储、存档、分析、可视化和发掘出生物信息。在基因组学、蛋白质组学和代谢组学研究中会产生海量的原始数据,生物信息学帮助研究者从这些大量复杂数据中获取有用的信息。例如,在处理基因芯片数据时,需要建立合适的数据模型来处理不同数据来源所产生的差异。合适的数据模型能够减小系统误差,优化数据分析结果,从而确定在不同实验处理下哪些基因有表达差异。除了帮助处理实验数据外,生物信息学还能完全标准化实验流程,将数据转换成机械可读的格式并将其导入数据库中,以便这些数据能够被再次研究,用于检验已经存在的理论或者提出新的理论。这些方法的发展可以加快研究者发现机体所需的非必需营养元素及食物组分的代谢机制,使研究其中复杂的代谢过程以及人类健康与疾病的关系成为可能。例如,过氧化物酶体增生物激活受体(peroxisome proliferators-activated receptor,PPAR)就是一种直接将营养元素的吸收与机体反应联系起来的一种分子。PPAR 是一类转录因子,能够感受不同的代谢物包括脂肪酸及其衍生物,然后通过调控不同靶基因的表达,引发特异的代谢调控过程。为了全面了解 PPAR 的作用机制,Lemay 等人在基因组水平对 PPAR 靶基因进行了生物信息学分析,他们的研究构建了第一个营养素敏感基因库,同时也第一次展示了如何利用数据库及软件来解决营养相关的生物问题[133]。例如:有哪些基因是 PPAR 的靶基因? 有哪些基因能够被脂肪酸及其衍生物调控? 这些脂肪酸响应的基因有哪些生理功能? 除了 PPAR 以外还有哪些其他转录因子能够调控这些脂肪酸响应基因? 从这个例子可以看出数据库的重要性,但是不幸的是,不同实验通常会产生不同的数据格式,这给后续分析带来了诸多不便。因此,将这些数据变为机械可读形式的数据变得尤为重要,而生物信息学在这个过程中也发挥了重要作用。

1.6　国内外政策

"精准医学(precision medicine)"术语的提出,最早应该是在美国医学研究院完成的一份研究报告中[134],该报告得到了美国科学院和国立卫生研究院的资助。

2011 年 11 月 2 日,美国国家研究理事会(National Research Council)发布了题为《朝向精准医学:建立生物医学研究的知识网络和新的疾病分类学》(Toward Precision Medicine: Building a Knowledge Network for Biomedical Research and a New Taxonomy of Disease)的研究报告,该报告提出:"通过在个体的分子和细胞水平上,而不是在症状水平上来理解个体内发生的疾病、疾病倾向性和致病过程,能够为个体制订适合于个体的预防、诊断和治疗方法。"该报告还建议建立疾病的知识网络,从而发展更为精准的、分子水平的疾病分类学;建立新的数据网络,将疾病分子结构水平上的研究与个体患者的临床数据整合起来,以促进全球的公共卫生和医疗配送[135]。这份报告的作者是以加州大学旧金山分校校长 Susan Desmond-Hellmann 和 Howard Hughes 医学研究所研究员、Sloan-Kettering 癌症研究中心项目主任 Charles Sawyers 为首的"创建新疾病分类学委员会"[136]。

Desmond-Hellmann 在国家研究理事会的发言中表明:"目前在研究方面,成果丰硕的科学进展与将这些信息整合入临床方面是脱节的。生物医学研究信息到达医生和患者往往要好几年之久,同时大幅开支的医疗支出却仅用于对特殊群体有效的治疗。此外,研究人员并未从临床全面、及时地获得信息。总而言之,精准地理解、诊断和治疗疾病,以及更好地做出医疗决定的机会丧失了。"[137]

精准医学已受到中国政府、科学界和企业界的高度重视。从政策分析和数据分析的角度看,中国应发展精准医学提出的对策、内涵演化与重点领域。如:基因测序技术、靶向药物研发及其相关的监管政策与数据标准问题是英、美精准医学的部署重点,美、欧、日含基因信息的上市药物发展迅速,中国基于药物基因组学的新药创制发展滞后,国际上药物基因组学生物标记物试验与患者结局的关联性证据研究仍需加强。建议根据中国的疾病谱特征加强分子标记物基础研究、加强药物遗传学及基因组学标记物临床转化研究、加强基因分子诊断技术研发与临床检测能力建设、加强精准医学专门人才培养和加强监管与政策研究,作为中国发展精准医学的战略重点。同时,也有不同医学领域的"精准"战略也正在进行或已开始筹备。由于中国自身国情与他国有不同的地方,对科研伦理和"精准医学"也是刚刚纳入国家发展战略,所以,不能对他国的特征一概接纳[8]。

1.6.1　"精准营养"——从实验室走向普通大众

在人类的进化过程中,不同地域在生活方式和饮食习惯上的差异,造成了人群营养适应性方面的差异。营养科学没有全世界通用的标准,而现在被人们所熟悉的各种膳食营养推荐方案往往根据欧美白种人的研究数据推算而来。与此同时,近年来,中国居民膳食结构有了显著改变,也会影响特定脂肪酸、氨基酸和碳水化合物等摄入总量、种类和比例的改变。然而,这些营养素与代谢性疾病发生、发展之间的关系,尚缺乏系统研究。中国人需要建立符合国人特点和健康需求的营养标准与膳食指南,而且这个标准甚至具有不同民族民众间的特异性和差异。营养是一门很有"个性"的学问,不仅存在种族差异,不同个体之间也存在着较大差异。食物中的生物活性物有多样性,人类在遗传易感性、代谢表型和营养适应性方面的差异会导致其在营养代谢应答方面的差异,因此,在遗传信息安全为首要前提下,精准营养要求的其实是根据不同个体或同一类人群的营养健康需求给予"量身定制"。

美国营养学会已将个体化营养作为"21世纪营养科学需要优先发展的6个领域"之首。而个体化营养着重研究个体对膳食和食物代谢的反应多样性及形成的原因和结构,并解析引发亚洲人群对食物产生相同或不同反应的遗传、表观遗传和种族(民族)等因素,为制订个体化营养干预和膳食推荐方案等相关政策提供更好的循证依据。目前,在大队列中运用多组学大数据的精准营养研究仍在起步阶段,并且现有的多组学队列研究主要局限于欧美人群。由于中西方人群在遗传背景、膳食结构和生活方式、代谢表型以及疾病易感性方面存在较大差异,中国必须在大型流行病学队列和干预研究的基础上,运用多组学的方法深入了解中国人群和亚洲人群的营养需求;解析形成群体/个体间与营养代谢应答多样性和疾病易感性差异相关的生理学基础,从而为实现"营养个体化"以及制定"精确"的营养推荐和营养干预方案提供循证依据[138]。目前,中国团队已在中国人群中发现了几十个与食物和营养成分、环境暴露相关的组学标记物,并通过多个营养干预发现亚麻子及有效成分、核桃、糙米等对肥胖、代谢综合征的改善作用。最近,他们还首次系统评估了中国人群维生素D补充的量效关系及遗传和非遗传因素的影响。这些原创性的工作填补了大量中国人群或亚洲人群研究的空白,为今后在中国人群中开展代谢性疾病的精准预测、预防及营养干预提供了重要的科学依据[139]。

据《中国居民营养与慢性病状况报告(2015—2016)》显示,中国6～17岁城市儿童青少年生长迟缓率为1.5%,而在农村,这一比例提高至4.7%;6岁以下儿童的生长迟缓率和低体重率,农村是城市的2～3倍,贫困农村又是一般农村的1.5倍。可见,营养不良仍是中国农村儿童面临的严重问题之一。此外,儿童在两岁半的时候,就完成了大脑细胞数量的发育,到6岁时大脑细胞体积发育全部完成。这个时期,如果营养供给不完全,将对儿童的智力、体力都造成不可逆的极坏影响。由此看来,孩子在发育阶段应获得更好的营养支持。营养不良对身心发展影响深远,往往会在贫困人口中造成"贫困—营养不良—贫困"的恶性循环,形成贫困代际传递。诺贝尔经济学奖得主海克曼曾指出,投资儿童能力发展是一种"预分配",比起"再分配"更能兼顾效率和公平。因此,让孩子发展才是打破贫困代际传递的突破口,加大儿童营养扶贫力度,有助于他们的深远发展,从长远来看,还利于缩小城乡差距,从而形成社会发展的良性效应。

随着中国经济水平发展的提高,以及国家精准扶贫政策的推进,不少农村家庭生活水平得到提高,困难家庭减少,甚至存在一些孩子对营养午餐不感兴趣而浪费的现象。因此,与其实行普惠性的免费营养午餐计划,不如走有针对性的精准化营养扶贫道路,将受惠对象扩大至学前教育,应惠及真正有需要的孩子。

1.6.2　营养健康大数据为精准营养干预奠定基础

2010—2013年,由国家卫计委领导,中国疾病预防控制中心营养与健康所组织在全国各省市进行了营养监测工作。通过抽样设计,采用多阶段分层与人口成比例的整群随机抽样的方法,将全国所有县级行政单位(包括县、县级市区)分为大城市、中小城市、非贫困县、贫困县4个层面。为保证孕妇和6～17岁儿童青少年的调查人数,以满足各年龄组样本量的要求,在样本地区适当补充了各层人群的调查人数,覆盖31省(自治区、直辖市)共计25万调查对象、205个监测点,数据具有全国代表性。

通过实验室检测和膳食调查,《2010—2013年中国居民营养与健康状况监测》给出了成年人的食物与营养素摄入、营养性疾病、行为和生活方式等方面的数据。该数据与《中国食物与营养发展纲要(2014—2020)》指标比较发现:"到2020年,全国人均每日摄入能量9 205～9 623 kJ(2 200～2 300 kcal)"的要求基本达到;谷类不足,脂肪偏高;"人均每日蛋白质摄入量78 g,优质蛋白质比例占45%以上"的要求未达到;"维生素和矿物质等微量营养素摄入量基本达到居民健康需求"的要求未达到;"控制油和盐的摄入水平"未达到;"超重肥胖率逐年下降"未达到;营养不良现象基本消除,控制营养性疾病增长,贫血率及居民超重、肥胖和血脂异常率的增长速度明显下降。通过营养健康大数据可以对人体健康状况进行分析,从而有针对性地进行营养干预。

那么,如何分析营养健康数据? 据以往研究报道,可以利用食物成分数据开展膳食调查。食物成分数据是国民体质、营养政策、食品工业贸易、科学研究以及农业计划的核心,它能起到信息共享与交换的作用。此类大数据的应用还需要认真讨论与食物营养有关的数据信息来源和框架构成,应用新的测算技术最大化应用现有的数据,同时挖掘大数据到底能提供什么样的新思维。同时,应做到先均衡营养再谈精准营养。随着"健康中国 2030"计划的提出,营养产业面临巨大市场,因为它符合大部分人群需求。从追求温饱,到追求口味,再到追求健康,人们的饮食观念在不断进步。人们的日常饮食应坚持均衡营养,未来更应做到精准营养。

国家食物与营养健康产业技术创新战略联盟(以下简称"联盟")成立伊始,便承担着推进人类健康事业的庄严使命;推进营养健康事业发展需要前沿科技的支持,需要依靠科技创新驱动,构建全新的营养健康产业格局,推进产业健康发展。为贯彻落实创新驱动发展战略,联盟应做到以下三点:① 构建支撑营养与健康的科学理论,围绕营养与健康的基础科学问题展开研究;② 突破食物营养健康共性关键技术,尤其是新产品的创制;③ 系统解决营养工程问题,涉及装备、生产线、工艺和参数各方面。从而构建完整的创新链条,为社会发展提供智力支撑,贡献新产品和新技术,支撑中国"精准营养"发展。

1.6.3　建立大数据时代,精准＋科学引领营养健康

在推进"精准营养"和营养健康学科建设,高等院校及科研院所、研究机构要将营养健康作为重要的学科进行谋划;优化营养健康人才配置,根据基础研究和前沿技术的发展,有计划地招聘优秀人才,形成结构合理的营养健康科技创新队伍;加强基础设施与条件平台建设。结合以往的研究,我们可以结合或拟合伦理规划和"精准营养"的运行规则,在 2016 年,建立此类联盟并使联盟队伍进一步壮大,平台得以提升,管理更加规范。2017 年,进一步壮大了联盟队伍;开展现代海洋食品产业科技创新战略研究,围绕中国海洋食品科技创新和产业发展的总体状况和基本特征分析等开展研究并发布报告,探索新模式。一方面进一步做好中外等国际合作交流及数据共享等工作,组织开展特殊医学、老年、婴幼儿、海洋食品等前沿新兴领域产品开发及相关研究活动,主动对接国家食物营养健康规划任务,为实现"健康中国 2030"健康规划目标提供人员保证与智库保障,同时与国家农业高新技术产业开发区、国家农业科技园区开展深度合作,促进科技成果转化落地。另一方面,可以建立硬件数据库,促使伦理舆情和遗传隐私的规范、快速发展[140]。

此外,对已建立"精准营养"的数据库,应具有公益性质,其建设和运行不宜商业化,不宜成为谋利的手段。样本捐赠者对于数据库仅有消极权利,既有权不参加,也有权退出(在非匿名的条件下),但不具有处理和控制他捐赠给数据库的样本和数据的积极权利。保护个人隐私与充分利用数据库,两者如何达到最佳的平衡也是重要的问题,因为数据收集和存储的目的是利用。精确医学依赖大数据技术,需要整合不同单位存储、不同来源获得的数据,建立共享的制度。个人捐赠的生物材料和相关信息不是个人的财产,也不是可以买卖的商品,而是向社会贡献的礼物。如果每个人都希望从医学的进步中获益的话,每个人也应该为这样的进步贡献一分力量。这体现社会各成员关系的共济原则。

无论是对于精准医学或精准营养的研究成果,伦理需要考虑的问题包括:由谁来控制精准医学研究成果的可及性?如何防止以基因为基础的歧视?精准医学的成果如何在公众之间公平分配,是根据患者病情客观需要分配,还是根据患者购买力分配?精准化的预防、诊断和治疗费用是否可在基本医疗保险制度内报销?如果可以报销,会不会使我们的基本医疗保险机构不堪重负?如果不能报销,是否会在精准医学研究成果的可及性方面形成贫富裂沟,加剧社会业已存在的不公平?此外还需解决的管理问题有:个人是否可自由地使用未经管理部门审批的检测?关于谁可接受精准化的预防、诊断和治疗,是由医务人员决定,还是由政府来规定?针对参与精准医学计划的企业,以及提供医疗性基因检测的机构,如何建立准入、管理和监督机制等。

1.7　小结

虽然个体化营养干预概念已经不是新生事物,过去受限于研究手段、方法和理论成果的缺少,发展速度相对缓慢,其临床应用并不广泛。近年来,伴随着基因组学、代谢组学、蛋白质组学以及微生物组学的发展,以及相关大数据分析方法的进步,使得基于个体特征的精准营养干预逐渐成形、发展并日益受到关注,成为今后营养科学发展的重要内容,并且在慢性病防控中的作用越来越强大。

参考文献

[1] Jameson J L, Longo D L. Precision medicine — personalized, problematic, and promising[J]. N Engl J Med, 2015, 372(23): 2229-2234.

[2] Yang C S, Chen J X, Wang H, et al. Lessons learned from cancer prevention studies with nutrients and non-nutritive dietary constituents [J]. Mol Nutr Food Res, 2016, 60 (6): 1239-1250.

［3］陈培战，王慧．精准医学时代下的精准营养［J］．中华预防医学杂志，2016，50(12)：1036-1042．

［4］Casaer M P，Van den Berghe G．Nutrition in the acute phase of critical illness［J］．N Engl J Med，2014，370(13)：1227-1236．

［5］Bashiardes S，Godneva A，Elinav E，et al．Towards utilization of the human genome and microbiome for personalized nutrition［J］．Curr Opin Biotechnol，2017，51：57-63．

［6］傅华等．预防医学［M］．北京：人民卫生出版社，2015．

［7］Ward B W，Schiller J S，Goodman R A．Multiple chronic conditions among US adults：a 2012 update［J］．Prev Chronic Dis，2014，11：E62．

［8］Husemoen L L，Skaaby T，Martinussen T，et al．Investigating the causal effect of vitamin D on serum adiponectin using a Mendelian randomization approach［J］．Eur J Clin Nutr，2014，68(2)：189-195．

［9］Davies J R，Field S，Randerson-Moor J，et al．An inherited variant in the gene coding for vitamin D-binding protein and survival from cutaneous melanoma：a BioGenoMEL study［J］．Pigment Cell Melanoma Res，2014，27(2)：234-243．

［10］Centers for Disease Control and Prevention．National Diabetes Fact Sheet，Atlanta，GA：Centers for Disease Control and Prevention［R］．US Department of Health and Human Services．2011．

［11］杨功焕．中国人群死亡极其危险因素，流行水平、趋势和分布［M］．北京：中国协和医科大学出版社，2005．

［12］Lloyd-Jones D，Adams R J，Brown T M，et al．Executive summary：heart disease and stroke statistics — 2010 update：a report from the American Heart Association［J］．Circulation，2010，121(7)：948-954．

［13］Murray C J，Lopez A D．Mortality by cause for eight regions of the world：Global Burden of Disease Study［J］．Lancet，1997，349(9061)：1269-1276．

［14］Booth J N 3rd，Li J，Zhang L，et al．Trends in Prehypertension and Hypertension Risk Factors in US Adults：1999-2012［J］．Hypertension，2017，70(2)：275-284．

［15］Report of the Expert Committee on the Diagnosis and Classification of Diabetes Mellitus［J］．Diabetes Care，1997，20(7)：1183-1197．

［16］Wild S，Roglic G，Green A，et al．Global prevalence of diabetes：estimates for the year 2000 and projections for 2030［J］．Diabetes Care，2004，27(5)：1047-1053．

［17］Sami W，Ansari T，Butt N S，et al．Effect of diet on type 2 diabetes mellitus：A review［J］．Int J Health Sci (Qassim)，2017，11(2)：65-71．

［18］Yang Q，Bailey L，Clarke R，et al．Prospective study of methylenetetrahydrofolate reductase (MTHFR) variant C677T and risk of all-cause and cardiovascular disease mortality among 6000 US adults［J］．Am J Clin Nutr，2012，95(5)：1245-1253．

［19］National Center for Health Statistics Health，United States．2010：With Special Features on Death and Dying［R］U．S．Department of Health and Human Services，Hyattsville (MD)．2011．

［20］Masarone M，Federico A，Abenavoli L，et al．Non alcoholic fatty liver：epidemiology and natural history［J］．Rev Recent Clin Trials，2014，9(3)：126-133．

［21］Vernon G，Baranova A，Younossi Z M．Systematic review：the epidemiology and natural history of non-alcoholic fatty liver disease and non-alcoholic steatohepatitis in adults［J］．Aliment Pharm Ther，2011，34(3)：274-285．

［22］Teli M R，James O F，Burt A D，et al．The natural history of nonalcoholic fatty liver：a follow-up study［J］．Hepatology，1995，22(6)：1714-1719．

[23] Ascha M S，Hanouneh I A，Lopez R，et al．The incidence and risk factors of hepatocellular carcinoma in patients with nonalcoholic steatohepatitis[J]．Hepatology，2010，51(6)：1972-1978.

[24] Li H，Wang Y J，Tan K，et al．Prevalence and risk factors of fatty liver disease in Chengdu，Southwest China[J]．Hepatob Pancreat Dis，2009，8(4)：377-382.

[25] Chitturi S，Wong V W，Farrell G．Nonalcoholic fatty liver in Asia：Firmly entrenched and rapidly gaining ground[J]．J Gastroenterol Hepatol，2011，26(Suppl 1)：163-172.

[26] Park B J，Kim Y J，Kim D H，et al．Visceral adipose tissue area is an independent risk factor for hepatic steatosis[J]．J Gastroenterol Hepatol，2008，23(6)：900-907.

[27] Mohan V，Farooq S，Deepa M，et al．Prevalence of non-alcoholic fatty liver disease in urban south Indians in relation to different grades of glucose intolerance and metabolic syndrome[J]．Diabetes Res Clin Pract，2009，84(1)：84-91.

[28] Targher G，Day C P，Bonora E．Risk of cardiovascular disease in patients with nonalcoholic fatty liver disease[J]．N Engl J Med，2010，363(14)：1341-1350.

[29] Mirbagheri S A，Rashidi A，Abdi S，et al．Liver：an alarm for the heart[J]．Liver Int，2007，27(7)：891-894.

[30] 国家癌症中心.2018 年全国最新癌症报告[R].2018.

[31] 范书瑜，陆海波，晓开提•依不拉音.国内外慢性阻塞性肺疾病流行情况[J].医学前沿,2017,7(28)：381.

[32] 唐文芳,刘日辉,于雅琴,等.2000-2014 年中国 40 岁以上成人慢性阻塞性肺疾病患病率的 Meta 分析[J].吉林大学学报(医学版),2015,41(5)：961-968.

[33] Fryar C D，Chen T C，Li X．Prevalence of uncontrolled risk factors for cardiovascular disease：United States，1999-2010[J]．NCHS Data Brief，2012(103)：1-8.

[34] Cogswell M E，Zhang Z，Carriquiry A L，et al．Sodium and potassium intakes among US adults：NHANES 2003-2008[J]．Am J Clin Nutr，2012，96(3)：647-657.

[35] Centers for Disease Control and Prevention．State Indicator Report on Fruits and Vegetables，2013．Atlanta，GA：Centers for Disease Control and Prevention[R]．US Department of Health and Human Services．2013.

[36] Xie D，Liao Y，Yue J，et al．Effects of five types of selenium supplementation for treatment of Kashin-Beck disease in children：a systematic review and network meta-analysis[J]．BMJ Open，2018，8(3)：e017883.

[37] Psaltopoulou T，Hatzis G，Papageorgiou N，et al．Socioeconomic status and risk factors for cardiovascular disease：Impact of dietary mediators[J]．Hellenic J Cardiol，2017，58(1)：32-42.

[38] Barker D J，Osmond C，Forsen T J，et al．Maternal and social origins of hypertension[J]．Hypertension，2007，50(3)：565-571.

[39] Mzayek F，Hassig S，Sherwin R，et al．The association of birth weight with developmental trends in blood pressure from childhood through mid-adulthood：the Bogalusa Heart study[J]．Am J Epidemiol，2007，166(4)：413-420.

[40] Gibbs C R，Lip G Y，Beevers D G．Salt and cardiovascular disease：clinical and epidemiological evidence[J]．J Cardiovasc Risk，2000，7(1)：9-13.

[41] Cutler J A，Follmann D，Allender P S．Randomized trials of sodium reduction：an overview[J]．Am J Clin Nutr，1997，65(2 Suppl)：643S-651S.

[42] Appel L J，Moore T J，Obarzanek E，et al．A clinical trial of the effects of dietary patterns on blood pressure[J]．N Engl J Med，1997，336(16)：1117-1124.

[43] Sacks F M, Svetkey L P, Vollmer W M, et al. Effects on blood pressure of reduced dietary sodium and the Dietary Approaches to Stop Hypertension (DASH) diet. DASH-Sodium Collaborative Research Group[J]. N Engl J Med, 2001, 344(1): 3-10.

[44] Bouchenak M, Lamri-Senhadji M. Nutritional quality of legumes, and their role in cardiometabolic risk prevention: a review[J]. J Med Food, 2013, 16(3): 185-198.

[45] Maki K C, Butteiger D N, Rains T M, et al. Effects of soy protein on lipoprotein lipids and fecal bile acid excretion in men and women with moderate hypercholesterolemia[J]. J Clin Lipidol, 2010, 4(6): 531-542.

[46] Hu X, Gao J, Zhang Q, et al. Soy fiber improves weight loss and lipid profile in overweight and obese adults: a randomized controlled trial[J]. Mol Nutr Food Res, 2013, 57(12): 2147-2154.

[47] Rebholz C M, Friedman E E, Powers L J, et al. Dietary protein intake and blood pressure: a meta-analysis of randomized controlled trials[J]. Am J Epidemiol, 2012, 176(Suppl 7): S27-S43.

[48] McMacken M, Shah S. A plant-based diet for the prevention and treatment of type 2 diabetes[J]. J Geriatr Cardiol, 2017, 14(5): 342-354.

[49] Shimazu T, Kuriyama S, Hozawa A, et al. Dietary patterns and cardiovascular disease mortality in Japan: a prospective cohort study[J]. Int J Epidemiol, 2007, 36(3): 600-609.

[50] Sureda A, Sanches Silva A, Sanchez-Machado D I, et al. Hypotensive effects of genistein: From chemistry to medicine[J]. Chem Biol Interact, 2017, 268: 37-46.

[51] Seidell J C. Dietary fat and obesity: an epidemiologic perspective[J]. Am J Clin Nutr, 1998, 67(Suppl 3): 546S-550S.

[52] Khatib O. Noncommunicable diseases: risk factors and regional strategies for prevention and care [J]. East Mediterr Health J, 2004, 10(6): 778-788.

[53] Marshall J A, Hamman R F, Baxter J. High-fat, low-carbohydrate diet and the etiology of non-insulin-dependent diabetes mellitus: the San Luis Valley Diabetes Study[J]. Am J Epidemiol, 1991, 134(6): 590-603.

[54] Colditz G A, Manson J E, Stampfer M J, et al. Diet and risk of clinical diabetes in women[J]. Am J Clin Nutr, 1992, 55(5): 1018-1023.

[55] Nseir W, Nassar F, Assy N. Soft drinks consumption and nonalcoholic fatty liver disease[J]. World J Gastroenterol, 2010, 16(21): 2579-2588.

[56] Al-Sinani M, Min Y, Ghebremeskel K, et al. Effectiveness of and adherence to dietary and lifestyle counselling: Effect on metabolic control in type 2 diabetic Omani patients[J]. Sultan Qaboos Univ Med J, 2010, 10(3): 341-349.

[57] Buscemi S, Nicolucci A, Mattina A, et al. Association of dietary patterns with insulin resistance and clinically silent carotid atherosclerosis in apparently healthy people[J]. Eur J Clin Nutr, 2013, 67(12): 1284-1290.

[58] Dinu M, Abbate R, Gensini G F, et al. Vegetarian, vegan diets and multiple health outcomes: A systematic review with meta-analysis of observational studies[J]. Crit Rev Food Sci Nutr, 2017, 57(17): 3640-3649.

[59] Tonstad S, Butler T, Yan R, et al. Type of vegetarian diet, body weight, and prevalence of type 2 diabetes[J]. Diabetes Care, 2009, 32(5): 791-796.

[60] Vang A, Singh P N, Lee J W, et al. Meats, processed meats, obesity, weight gain and occurrence of diabetes among adults: findings from Adventist Health Studies[J]. Ann Nutr Metab, 2008, 52(2): 96-104.

[61] Wen L, Duffy A. Factors influencing the gut microbiota, inflammation, and type 2 diabetes[J]. J Nutr, 2017, 147(7): 1468S-1475S.

[62] Koh A, De Vadder F, Kovatcheva-Datchary P, et al. From dietary fiber to host physiology: short-chain fatty acids as key bacterial metabolites[J]. Cell, 2016, 165(6): 1332-1345.

[63] McLaren L. Socioeconomic status and obesity[J]. Epidemiol Rev, 2007, 29: 29-48.

[64] Popkin B. Pediatric Obesity[M]. New York: Springer, 2010: 3-12.

[65] Senese L C, Almeida N D, Fath A K, et al. Associations between childhood socioeconomic position and adulthood obesity[J]. Epidemiol Rev, 2009, 31: 21-51.

[66] Levy J R, Clore J N, Stevens W. Dietary n-3 polyunsaturated fatty acids decrease hepatic triglycerides in Fischer 344 rats[J]. Hepatology, 2004, 39(3): 608-616.

[67] Sekiya M, Yahagi N, Matsuzaka T, et al. Polyunsaturated fatty acids ameliorate hepatic steatosis in obese mice by SREBP-1 suppression[J]. Hepatology, 2003, 38(6): 1529-1539.

[68] Toshimitsu K, Matsuura B, Ohkubo I, et al. Dietary habits and nutrient intake in non-alcoholic steatohepatitis[J]. Nutrition, 2007, 23(1): 46-52.

[69] Zelber-Sagi S, Nitzan-Kaluski D, Goldsmith R, et al. Long term nutritional intake and the risk for non-alcoholic fatty liver disease (NAFLD): a population based study[J]. J Hepatol, 2007, 47(5): 711-717.

[70] Rosqvist F, Iggman D, Kullberg J, et al. Overfeeding polyunsaturated and saturated fat causes distinct effects on liver and visceral fat accumulation in humans[J]. Diabetes, 2014, 63(7): 2356-2368.

[71] Lu W, Li S, Li J, et al. Effects of omega-3 fatty acid in nonalcoholic fatty liver disease: a meta-analysis[J]. Gastroenterol Res Pract, 2016, 2016(1): 1459790.

[72] Trovato F M, Catalano D, Martines G F, et al. Mediterranean diet and non-alcoholic fatty liver disease: the need of extended and comprehensive interventions[J]. Clin Nutr, 2015, 34(1): 86-88.

[73] Bozzetto L, Prinster A, Annuzzi G, et al. Liver fat is reduced by an isoenergetic MUFA diet in a controlled randomized study in type 2 diabetic patients[J]. Diabetes Care, 2012, 35(7): 1429-1435.

[74] Ryan M C, Itsiopoulos C, Thodis T, et al. The Mediterranean diet improves hepatic steatosis and insulin sensitivity in individuals with non-alcoholic fatty liver disease[J]. J Hepatol, 2013, 59(1): 138-143.

[75] Koopman K E, Caan M W, Nederveen A J, et al. Hypercaloric diets with increased meal frequency, but not meal size, increase intrahepatic triglycerides: a randomized controlled trial[J]. Hepatology, 2014, 60(2): 545-553.

[76] Romero-Gomez M, Zelber-Sagi S, Trenell M. Treatment of NAFLD with diet, physical activity and exercise[J]. J Hepatol, 2017, 67(4): 829-846.

[77] Guerrerio A L, Colvin R M, Schwartz A K, et al. Choline intake in a large cohort of patients with nonalcoholic fatty liver disease[J]. Am J Clin Nutr, 2012, 95(4): 892-900.

[78] Oostindjer M, Alexander J, Amdam G V, et al. The role of red and processed meat in colorectal cancer development: a perspective[J]. Meat Sci, 2014, 97(4): 583-596.

[79] I Jssennagger N, Rijnierse A, de Wit N, et al. Dietary haem stimulates epithelial cell turnover by downregulating feedback inhibitors of proliferation in murine colon[J]. Gut, 2012, 61(7): 1041-1049.

［80］Pierre F H，Santarelli R L，Allam O，et al. Freeze-dried ham promotes azoxymethane-induced mucin-depleted foci and aberrant crypt foci in rat colon［J］. Nutr Cancer，2010，62(5)：567-573.

［81］Tian Y，Xu Q，Sun L，et al. Short-chain fatty acids administration is protective in colitis-associated colorectal cancer development［J］. J Nutr Biochem，2018，57：103-109.

［82］Moore L L，Bradlee M L，Singer M R，et al. BMI and waist circumference as predictors of lifetime colon cancer risk in Framingham Study adults［J］. Int J Obes Relat Metab Disord，2004，28(4)：559-567.

［83］Fang X，Wei J，He X，et al. Quantitative association between body mass index and the risk of cancer：a global meta-analysis of prospective cohort studies［J］. Int J Cancer，2018.

［84］Chakraborty D，Benham V，Bullard B，et al. Fibroblast growth factor receptor is a mechanistic link between visceral adiposity and cancer［J］. Oncogene，2017，36(48)：6668-6679.

［85］Bruchim I，Attias Z，Werner H. Targeting the IGF1 axis in cancer proliferation［J］. Expert Opin Ther Targets，2009，13(10)：1179-1192.

［86］Wang G. Singularity analysis of the AKT signaling pathway reveals connections between cancer and metabolic diseases［J］. Phys Biol，2010，7(4)：1046015.

［87］Li L Y，Luo Y，Lu M D. Cruciferous vegetable consumption and the risk of pancreatic cancer：a meta-analysis［J］. World J Surg Oncol，2015，13：44.

［88］Hu J，Hu Y，Hu Y，et al. Intake of cruciferous vegetables is associated with reduced risk of ovarian cancer：a meta-analysis［J］. Asia Pac J Clin Nutr，2015，24(1)：101-109.

［89］Liu B，Mao Q，Wang X，et al. Cruciferous vegetables consumption and risk of renal cell carcinoma：a meta-analysis［J］. Nutr Cancer，2013，65(5)：668-676.

［90］Briones-Herrera A，Eugenio-Perez D，Reyes-Ocampo J G，et al. New highlights on the health-improving effects of sulforaphane［J］. Food Funct，2018，9(5)：2589-2606.

［91］Liu Y，Qu K，Hai Y，et al. Bisphenol A（BPA）binding on full-length architectures of estrogen receptor［J］. J Cell Biochem，2018，119(8)：6784-6794.

［92］Provvisiero D P，Pivonello C，Muscogiuri G，et al. Influence of bisphenol A on type 2 diabetes mellitus［J］. Int J Environ Res Public Health，2016，13(10)：E989.

［93］周娴颖，曹霖，朱焰. 双酚A影响雌性动物生殖系统及子代发育的研究进展［J］. 生殖与避孕，2013，31(1)：43-48.

［94］Song Y，Chou E L，Baecker A，et al. Endocrine-disrupting chemicals，risk of type 2 diabetes，and diabetes-related metabolic traits：A systematic review and meta-analysis［J］. J Diabetes，2016 8(4)：516-532.

［95］王清兰，陶艳艳，刘成海.黄曲霉毒素体内吸收与代谢的干预措施研究进展［J］.肿瘤，2007，27(5)：415-418.

［96］Knize M G，Salmon C P，Pais P，et al. Food heating and the formation of heterocyclic aromatic amine and polycyclic aromatic hydrocarbon mutagens/carcinogens［J］. Adv Exp Med Biol，1999，459：179-193.

［97］Wogan G N，Hecht S S，Felton J S，et al. Environmental and chemical carcinogenesis［J］. Semin Cancer Biol，2004，14(6)：473-486.

［98］黄龙，蔺新春.槟榔致癌物质与口腔癌［J］.国际口腔医学杂志，2014，41(1)：102-107.

［99］古桂花，胡虹，曾薇，等.槟榔的细胞毒理研究进展［J］.中国药房，2013，24(19)：1814-1818.

［100］Ledda C，Loreto C，Zammit C，et al. Noninfective occupational risk factors for hepatocellular carcinoma：A review（Review）［J］. Mol Med Rep，2017，15(2)：511-533.

[101] Morales L, Dachs J, Gonzalez-Gaya B, et al. Background concentrations of polychlorinated dibenzo-p-dioxins, dibenzofurans, and biphenyls in the global oceanic atmosphere[J]. Environ Sci Technol, 2014, 48(17): 10198-10207.

[102] Sherman M. Vinyl chloride and the liver[J]. J Hepatol, 2009, 51(6): 1074-1081.

[103] Chen P, Duan X, Li M, et al. Systematic network assessment of the carcinogenic activities of cadmium[J]. Toxicol Appl Pharmacol, 2016, 310: 150-158.

[104] Strisciuglio P, Concolino D. New strategies for the treatment of phenylketonuria (PKU)[J]. Metabolites, 2014, 4(4): 1007-1017.

[105] Zeevi D, Korem T, Zmora N, et al. Personalized nutrition by prediction of glycemic responses [J]. Cell, 2015, 163(5): 1079-1094.

[106] Capra S, Ferguson M, Ried K. Cancer: impact of nutrition intervention outcome — nutrition issues for patients[J]. Nutrition, 2001, 17(9): 769-772.

[107] Choi Y K, Park K G. Targeting glutamine metabolism for cancer treatment[J]. Biomol Ther (Seoul), 2018, 26(1): 19-28.

[108] Merendino N, Costantini L, Manzi L, et al. Dietary omega-3 polyunsaturated fatty acid DHA: a potential adjuvant in the treatment of cancer[J]. Biomed Res Int, 2013, 2013: 310186.

[109] Chen P, Li M, Gu X, et al. Higher blood 25-(OH)-D level may reduce the breast cancer risk: evidence from a Chinese population based case-control study and meta-analysis of the observational studies[J]. PLoS One, 2013, 8(1): e49312.

[110] Powe C E, Evans M K, Wenger J, et al. Vitamin D-binding protein and vitamin D status of black Americans and white Americans[J]. N Engl J Med, 2013, 369(21): 1991-2000.

[111] Li C, Chen P, Duan X, et al. Bioavailable 25-(OH)-D but not total 25-(OH)-D is an independent determinant for bone mineral density in Chinese postmenopausal women [J]. EBioMedicine, 2017, 15: 184-192.

[112] Chen P, Li C, Li X, et al. Higher dietary folate intake reduces the breast cancer risk: a systematic review and meta-analysis[J]. Br J Cancer, 2014, 110(9): 2327-2338.

[113] Clarke R, Bennett D. Folate and prevention of neural tube defects[J]. BMJ, 2014, 349: g4810.

[114] Chen J. An original discovery: selenium deficiency and Keshan disease (an endemic heart disease) [J]. Asia Pac J Clin Nutr, 2012, 21(3): 320-326.

[115] Bleys J, Navas-Acien A, Guallar E. Selenium and diabetes: more bad news for supplements[J]. Ann Intern Med, 2007, 147(4): 271-272.

[116] Stranges S, Marshall J R, Natarajan R, et al. Effects of long-term selenium supplementation on the incidence of type 2 diabetes: a randomized trial[J]. Ann Intern Med, 2007, 147(4): 217-223.

[117] Kristal A R, Darke A K, Morris J S, et al. Baseline selenium status and effects of selenium and vitamin e supplementation on prostate cancer risk[J]. J Natl Cancer Inst, 2014, 106(3): djt456.

[118] Duffield-Lillico A J, Slate E H, Reid M E, et al. Selenium supplementation and secondary prevention of nonmelanoma skin cancer in a randomized trial[J]. J Natl Cancer Inst, 2003, 95 (19): 1477-1481.

[119] Neiman M, Lundin S, Savolainen P, et al. Decoding a substantial set of samples in parallel by massive sequencing[J]. PLoS One, 2011, 6(3): e17785.

[120] Loos R J, Rankinen T, Rice T, et al. Two ethnic-specific polymorphisms in the human Agouti-related protein gene are associated with macronutrient intake[J]. Am J Clin Nutr, 2005, 82(5):

1097-1101.

[121] Eny K M, Wolever T M, Fontaine-Bisson B, et al. Genetic variant in the glucose transporter type 2 is associated with higher intakes of sugars in two distinct populations[J]. Physiol Genomics, 2008, 33(3): 355-360.

[122] Eny K M, Wolever T M, Corey P N, et al. Genetic variation in TAS1R2 (Ile191Val) is associated with consumption of sugars in overweight and obese individuals in 2 distinct populations [J]. Am J Clin Nutr, 2010, 92(6): 1501-1510.

[123] Eny K M, Corey P N, El-Sohemy A. Dopamine D2 receptor genotype (C957T) and habitual consumption of sugars in a free-living population of men and women[J]. J Nutrigenet Nutrigenomics, 2009, 2(4-5): 235-242.

[124] Perry G H, Dominy N J, Claw K G, et al. Diet and the evolution of human amylase gene copy number variation[J]. Nat Genet, 2007, 39(10): 1256-1260.

[125] Endo Y, Fu Z, Abe K, et al. Dietary protein quantity and quality affect rat hepatic gene expression[J]. J Nutr, 2002, 132(12): 3632-3637.

[126] Tachibana N, Matsumoto I, Fukui K, et al. Intake of soy protein isolate alters hepatic gene expression in rats[J]. J Agric Food Chem, 2005, 53(10): 4253-4257.

[127] Wu S, Grimm R, German J B, et al. Annotation and structural analysis of sialylated human milk oligosaccharides[J]. J Proteome Res, 2011, 10(2): 856-868.

[128] Stegemann C, Drozdov I, Shalhoub J, et al. Comparative lipidomics profiling of human atherosclerotic plaques[J]. Circ Cardiovasc Genet, 2011, 4(3): 232-242.

[129] Altmaier E, Kastenmuller G, Romisch-Margl W, et al. Variation in the human lipidome associated with coffee consumption as revealed by quantitative targeted metabolomics[J]. Mol Nutr Food Res, 2009, 53(11): 1357-1365.

[130] Suzuki T, Douard V, Mochizuki K, et al. Diet-induced epigenetic regulation in vivo of the intestinal fructose transporter Glut5 during development of rat small intestine[J]. Biochem J, 2011, 435(1): 43-53.

[131] El-Osta A, Brasacchio D, Yao D, et al. Transient high glucose causes persistent epigenetic changes and altered gene expression during subsequent normoglycemia[J]. J Exp Med, 2008, 205(10): 2409-2417.

[132] Xiao S, Coppeta J R, Rogers H B, et al. A microfluidic culture model of the human reproductive tract and 28-day menstrual cycle[J]. Nat Commun, 2017, 8: 14584.

[133] Lemay D G, Hwang D H. Genome-wide identification of peroxisome proliferator response elements using integrated computational genomics[J]. J Lipid Res, 2006, 47(7): 1583-1587.

[134] Dhawan A P. Collaborative paradigm of preventive, personalized, and precision medicine with point-of-care technologies[J]. IEEE J Transl Eng Health Med, 2016, 4: 2800908.

[135] Green E D. Opening plenary speaker: Human genomics, precision medicine, and advancing human health[J]. Conf Proc IEEE Eng Med Biol Soc, 2016, 2016: 1-29.

[136] Duarte T T, Spencer C T. Personalized proteomics: the future of precision medicine[J]. Proteomes, 2016, 4(4): 29.

[137] Fox B I, Felkey B G. Precision medicine: considerable potential combined with important challenges[J]. Hosp Pharm, 2016, 51(11): 950-951.

[138] Heianza Y, Qi L. Gene-diet interaction and precision nutrition in obesity[J]. Int J Mol Sci, 2017, 18(4): 787.

［139］林旭,黎怀星,叶兴旺,等.环境和遗传因素与慢性代谢性疾病的人群研究［J］.生命科学,2012,24
　　（7）：614-625.

［140］林旭.中国基础营养研究进展与展望［J］.营养学报,2015,37(3)：222-225.

2 营养与慢性病

科学、均衡的膳食结构以及个性化的营养干预,对于预防、干预和治疗慢性代谢性疾病具有深刻的意义。本章拟对膳食中的主要营养成分(碳水化合物、蛋白质、脂肪、维生素、矿物质、水和纤维素)和它们的生理功能进行介绍,并讨论世界上主要几种膳食结构模式的分类(包括发达国家膳食结构模式、发展中国家膳食结构模式、地中海膳食结构模式、日本膳食结构模式和中国膳食结构模式)及各自的优缺点。同时,我们还着重讨论膳食中的乳制品、加工肉类、盐分以及植物化学成分的营养价值与健康效应,并对其在慢性病预防和控制中的作用、功能以及相关的机制进行阐明,这对于通过合理获取相关营养素和营养类物质,避免有害物质的暴露,从而降低相关慢性病的发生风险,具有重要的价值。

2.1 膳食结构模式

膳食通常代指人们日常生活中所进用的食物,通俗说就是一日三餐。《管子·入国》中提到"劝子弟:精膳食,问所欲,求所嗜,此之谓老老"。王褒《四子讲德论》中也提到"减膳食,卑宫观,省田官,损诸苑,疏繇役,振乏困。恤民灾害,不遑游宴"。

人类膳食中的营养素主要有七大类,包括蛋白质、脂肪、碳水化合物、维生素、矿物质(包括微量元素)、水和纤维素。众所周知,任何一种单一食物都不能提供人体所需的全部营养素。因此,人类的膳食必须由多种食物组成,并且各种食物组成比例合理,才能达到膳食平衡和促进健康的目的。合理膳食是指一日三餐所提供的营养必须满足人体的生长、发育和各种生理、体力活动的需要。合理膳食能为人的机体提供充足的营养素,既能满足人体的各种需要,又能预防多种疾病的发生。

"民以食为天。"在人们的日常生活中,吃饭是头等大事,而对于现代生活方式来说,不仅要吃饱,更要吃好,这就要求我们科学饮食,合理搭配饮食,培养正确的饮食方式,养成健康的饮食习惯。"膳食结构"的概念则应运而生。膳食结构是指膳食中各类食物的数量及其在膳食中所占的比例。只有了解了膳食结构,我们才可以更清楚地关注自身的营养与健康。

膳食结构由于受到外界因素的影响是在不断变化的,比如地域性的影响,国家的差别,以及同一个国家不同的地区间的不同。另外,膳食结构也在随着时代的变迁而发生着改变,比如古代社会和现代社会相比就有很大的差别。总而言之,每一个时代有每一个时代的特点,每一个国家也有每一个国家的特色,人们可以通过调节各类食物所占的比重,充分利用膳食中的各种营养来达到膳食平衡,使其向更有利于人类健康的方向发展。

2.1.1　膳食中的七大营养素

2.1.1.1　蛋白质

蛋白质(protein)是由氨基酸(amino acid)以脱水缩合的方式组成的多肽链经过盘曲折叠形成的具有一定空间结构的物质。参与构成蛋白质的氨基酸通常有 20 种,除甘氨酸外,它们都属于 L 型旋光性氨基酸(即 L-α-氨基酸)。由于氨基酸侧链基团的理化性质和空间排列各不相同,按照不同的序列关系组合就可形成多种多样的空间结构和不同生物学活性的蛋白质分子。蛋白质的一级结构决定了蛋白质的高级结构,从而决定了蛋白质的生物学活性。人体内蛋白质的种类有很多,性质功能各异,但都是由 20 种氨基酸按不同比例和不同的折叠方式组合而成,并在体内不断地进行新陈代谢与更新。

蛋白质与生命及生命活动紧密联系在一起。蛋白质占人体全部质量的 16%～20%,人体中各种组织如皮肤、肌肉、骨骼、神经等都含有蛋白质,所以蛋白质是人体必需的营养物质。在日常生活中,要注重高蛋白质食物的摄取。高蛋白质的食物分为两种,一种是动物性蛋白质,包括肉、奶、蛋、鱼和虾等;另一类是植物性蛋白质,包括瓜子、核桃、杏仁和松子等干果,以及黄豆、青豆、黑豆和红豆等豆类。由于动物性蛋白质中所含氨基酸的种类和比例比较符合人体需要,所以动物性蛋白质比植物性蛋白质营养价值高。

由于豆类蛋白质中缺少蛋氨酸和胱氨酸,而米、面中缺少赖氨酸,故食用混合型食物具有互补功能;若再补充适量的动物性蛋白质,则可提高膳食中蛋白质的营养价值。另外,蛋白质类食品的生物价值普遍高于普通粮食的生物价值,可以通过把几种生物价值较低的食物混合在一起,以提高蛋白质在身体里的利用率。比如,单纯食用玉米的生物价值为 60%、小麦为 67%、黄豆为 64%,若把这 3 种食物按比例混合后食用,则蛋白质的利用率可达 77%。

2.1.1.2　脂类

脂类(lipid)是油、脂肪和类脂的总称。食物中的脂类主要是指油和脂肪,一般把常温下是液体的称作油,而把常温下是固体的称作脂肪。

法国人谢弗勒首先发现,脂肪是由甘油和脂肪酸结合而成的。我们知道脂肪是由甘油和脂肪酸组合而成的三酰甘油酯,而脂肪酸根据碳链结构可分为三大类:饱和脂肪酸、单不饱和脂肪酸和多不饱和脂肪酸。脂肪酸一般由 4~24 个碳原子组成。由于甘油分子比较简单,脂肪酸的种类和长短各不相同,所以脂肪的性质和特点主要取决于脂肪酸。自然界中存在 40 多种脂肪酸,由此形成了各种各样的脂肪酸甘油三酯,即三酰甘油酯(脂肪)。

人体内的脂类主要分为两部分:脂肪和类脂。脂肪主要分布在人体皮下组织、大网膜、肠系膜和肾脏周围等处。脂肪是机体内的储能物质,主要提供热能,参与机体各方面的代谢活动;也可保护内脏和调节体温;另外,由于脂肪是脂溶性的,故可协助脂溶性维生素的吸收。类脂则是指胆固醇、卵磷脂和脑磷脂等,也是生物体内不可或缺的重要物质。

食物中脂类的来源主要分为两类,一类是动物性来源,包括猪油、牛油、鱼油、肥肉、蛋黄等,另外,动物乳中的奶油也是其中一种;另一类是植物性来源,包括各种植物的果实如芝麻、瓜子、核桃、松子、大豆等。动物性来源的食物中以畜肉类含脂肪最为丰富,多为饱和脂肪酸;另外,蛋类中以蛋黄含脂肪最高,约为 32.5%,但在整只蛋中仅为 10%左右,其组成多以单不饱和脂肪酸为主;植物性来源的食物中以坚果类含脂肪量最高,其脂肪组成多以亚油酸为主,所以是多不饱和脂肪酸的重要来源。

由于人体自身不能合成多不饱和脂肪酸,而脂肪酸对大脑、免疫系统、生殖系统的正常运作十分重要,故经常食用一些富含多不饱和脂肪酸的食物有助于人体健康。

2.1.1.3　碳水化合物

碳水化合物是自然界中存在最多又最廉价的一种营养素,但它却是细胞结构的主要成分及主要供能物质,并且有调节细胞活动的重要功能,所以碳水化合物也是人体必需的一种营养素。

碳水化合物(carbohydrate)分为单糖、二糖、低聚糖和多糖 4 类,而糖的结合物有糖脂、糖蛋白和蛋白多糖 3 类。机体中碳水化合物的存在形式主要有 3 种:葡萄糖、糖原和含糖的复合物。人们对碳水化合物的研究最早开始于 18 世纪,源自一位德国学者率先从甜菜中分离出纯糖和从葡萄中分离出葡萄糖。1812 年,俄罗斯化学家报道,植物中碳水化学物存在的主要形式是淀粉,在稀酸中加热可分解为葡萄糖。1884 年,另一位科学家报道,碳水化合物由碳(C)、氢(H)和氧(O)3 种元素组成,而且其氢(H)和氧(O)的比例恰好为 2:1,与水(H_2O)相同,好像是碳和水的化合物,故称此类化合物为碳水化合物。

碳水化合物的食物来源主要有:糖(如蔗糖)、水果(如葡萄、西瓜、香蕉、甜瓜、甘蔗等)、谷物(如小麦、玉米、高粱、水稻等)、根茎蔬菜类(如番薯、胡萝卜等)、坚果(如核桃、板栗、松子、杏仁等)等。一般来说,膳食中碳水化合物的来源主要是植物性食物,如谷类、根茎类蔬菜和薯类等,以及加工和提纯后的食用糖。

根据中国膳食碳水化合物的实际摄入量和世界卫生组织、联合国粮农组织的建议,中国于 2002 年重新修订了健康人群碳水化合物的摄入量应为总能量摄入的 55%～65%。但是也要注意碳水化合物摄入过量会使身体囤积的能量增加而导致肥胖,因此要合理饮食,科学搭配。

2.1.1.4 维生素

维生素(vitamin)是维持人体生命活动和正常生理活动所必需的一类有机物质。这类物质虽然需要量很少但大多在人体自身不能合成或合成量很少不足以维系生命活动,必须由外界供给即通过食物中获得。维生素不参与机体组织和细胞的构成,也不能产生能量,却是人体代谢中必不可少的物质,参与机体代谢的调节。人体内时时刻刻都在进行着生化反应,而生化反应的发生与酶的催化作用密不可分。酶必须要有辅酶的参加才能产生活性,而辅酶的组成成分大多是维生素。由此可知,维生素是调节机体正常代谢的重要物质。

维生素种类繁多、结构各异,目前已知的维生素有几十种,大体上可以分为脂溶性和水溶性两大类。人体必需的维生素有 13 种,其中包括 4 种脂溶性维生素(维生素 A、维生素 D、维生素 E、维生素 K)和 9 种水溶性维生素,后者包括 8 种维生素 B(维生素 B_1、维生素 B_2、维生素 B_3、维生素 B_5、维生素 B_6、维生素 B_7、维生素 B_9、维生素 B_{12})和维生素 C。虽然人体对维生素的需要量很少,但一旦缺乏就会引起相应的维生素缺乏症,对人体的健康造成一定程度上的伤害,所以日常生活中要摄取足够量的维生素以保障人体的基本健康。

富含维生素的食物各种各样,其中富含维生素 A 的食物包括动物肝脏、鱼肝油、奶制品、绿叶及黄叶蔬菜、鸡蛋、黄油等;富含维生素 B_1 的食物包括胚芽、米糠、谷类、坚果类、豆类等;富含维生素 B_6 的食物包括牛肉、鱼肉、鸡肉、动物内脏、麦麸、大豆、花生、胡桃等;富含维生素 C 的食物包括新鲜水果(如猕猴桃、橙子、山楂等)和新鲜绿叶蔬菜(如菠菜、韭菜、青菜、辣椒等);富含维生素 D 的食物包括三文鱼、沙丁鱼、鱼肝油、奶制品、蛋等;富含维生素 E 的食物包括花生油、玉米油、大豆油、芝麻油、麦胚油等。

2.1.1.5 矿物质(包括微量元素)

矿物质(mineral)又叫无机盐,是人体内无机物的总称。矿物质和维生素一样,也是人体自身无法合成但又是构成人体组织和维持正常生理功能所必需的一种营养素。

人体总重量的 96% 是有机物和水分,另外的 4% 由无机元素组成,而人体内大约有 50 多种矿物质存在于这些无机元素之中。研究发现,约有 24 种元素是构成人体组织、维持正常的生长发育所必需的,除了碳(C)、氢(H)、氧(O)、氮(N)主要以有机物的形式存在外,其余统称为矿物质,大体上可分为宏量元素和微量元素两类。宏量元素是指含量占人体 0.01% 以上或每日膳食摄入量大于 100 mg 的元素,包括钙(Ca)、磷(P)、镁(Mg)、钾(K)、钠(Na)、硫(S)、氯(Cl)7 种。微量元素是指含量占人体 0.01% 以下或每日膳食摄入量小于 100 mg 的元素,包括铁(Fe)、锌(Zn)、铜(Cu)、钴(Co)、钼(Mo)、硒(Se)、碘(I)、铬(Cr)、锰(Mn)、硅(Si)、镍(Ni)、硼(B)、钒(V)13 种。其中前 8 种是人体必需的微量元素,后 5 种是人体可能必需的微量元素。还有一些微量元素在体内的工作浓度和中毒浓度非常接近,如氟(F)、铅(Pb)、汞(Hg)、铝(Al)、砷(As)、锡(Sn)、锂(Li)和镉(Cd)等,在日常生活中不可摄入过量,否则会引起人体中毒死亡。

矿物质是构成人体组织的重要成分,如钙(Ca)、磷(P)和镁(Mg)等是构成骨骼和牙齿的主要成分。同时矿物质又是多种辅酶或辅酶因子的组成成分,诱导酶的活性,参与机体的新陈代谢,如锌(Zn)、铁(Fe)、钙(Ca)、锰(Mn)和铜(Cu)等。另外,矿物质还可以维持人体内电解质平衡、酸碱平衡以及细胞渗透压平衡等,如钠(Na)、钾(K)等。矿物质还可以维持机体神经肌肉的兴奋性和细胞膜的通透性,如镁(Mg)、钾(K)、钙(Ca)和一些微量元素协同作用对维持心脏的正常功能、保持心血管健康有着非常重要的作用。

在人体新陈代谢过程中,每日都有一定量的矿物质随着粪便、尿液、汗液、皮肤及黏膜的脱落而排出体外,所以,人体必须每日摄入足够量的矿物质以维持机体的正常生理生长活动。尤其是气温较高时,伴随出汗量增加,矿物质的损失也会随之加大,更要多补充些矿物质水。但是矿物质的摄入量并不是越多越好,摄入过多会引起机体中毒,如上文所述某些微量元素,需要量和中毒剂量非常接近,摄入此类矿物质时需谨慎。

2.1.1.6　水

水是由氢(H)和氧(O)两种元素组成的无机物,在常温常压下为无色无味的透明液体。水在生命的演化中起到了无可替代的作用,被称为"生命的源泉"。人就是一个装有水的容器,在我们还是胎儿时就被羊水包围着,婴儿体重的 90% 是水,儿童体重的 80% 是水,成人体重的 75% 是水,可以说我们就是在水中生活着的。

水是构成生命细胞的物质基础,人体的新陈代谢、酸碱平衡、血液循环、营养输送、废物排泄、食物消化吸收、体温调节等,每一个生命活动都离不开水。水是一切生命活动得以正常运行的生理要素,一切生物化学过程必须在水中进行,因为水是一种良好的溶剂,营养物质和异化作用的产物主要是以水溶的状态进行输送的。

2.1.1.7　纤维素

纤维素(cellulose)是由许多葡萄糖组成的大分子多糖,分子通式是 $(C_6H_{10}O_5)n$,属于碳水化合物的一种。天然纤维素为无味的白色丝状物。纤维素是绿色植物及一些藻类细胞壁的重要组成成分。常温下纤维素不溶于水及一般的有机溶剂,但在加热的条件下会被酸水解。纤维素是自然界中含量最多、分布最广的一种大分子多糖,是用之不尽、取之不竭的,是人类最宝贵的天然的可再生资源。已知棉花、亚麻和黄麻等中含有大量优质纤维素,其中棉花中的纤维素含量高达90%,是天然的最纯纤维素来源。

由于人体内没有β-糖苷酶,不能对纤维素进行分解利用,故而机体无法直接消化吸收纤维素,但纤维素却能吸附大量水分,增加粪便量,促进肠蠕动,加快粪便的排泄,使得致癌物质在肠道内的停留时间缩短,减少对肠道的不良刺激,从而可预防肠癌的发生。

人类膳食中的纤维素主要存在于水果、蔬菜和粗加工的谷类食物中,食物纤维素包括粗纤维、半粗纤维和木质素。膳食纤维还可以分为可溶性膳食纤维和不可溶膳食纤维。其中食物中不可溶纤维素不能被人体所吸收利用,在过去一直被认为是一种无营养价值的"废物",但伴随着人们发现食物纤维素在保障人类健康、延长生命方面有着无可替代的重要作用,纤维素逐渐被认为是"第七营养素"。膳食纤维一般从天然食物如燕麦、荞麦、苹果、胡萝卜、魔芋等中获得。膳食纤维有多种功能,如可以预防和治疗冠心病及糖尿病等,可以预防和治疗肥胖症,以及可有效改善便秘等;另外还有降压作用和抗癌作用等。因此,纤维素是人类健康饮食中一个不可或缺的组成成分。

2.1.2 膳食结构模式及其特点

不同民族和地区的人口具有不同的生活习惯和膳食习惯,影响当地人口的生长发育、劳动生活和疾病发生等方方面面。本小节中我们着重介绍几种膳食结构模式:发达国家膳食结构模式、发展中国家膳食结构模式、地中海膳食结构模式、日本膳食结构模式和中国膳食结构模式。

2.1.2.1 发达国家膳食结构模式

发达国家膳食结构模式主要指的是美国、北欧、西欧等欧美发达国家和地区的典型膳食结构模式。该模式以动物性食物为主,植物性食物摄取较少,又被称为富裕型膳食结构模式。

发达国家膳食结构模式膳食摄入的特点是:人均每日动物性食物如肉类摄入量约为300 g(偏多)、脂肪摄入量为130~150 g(偏多)、奶类摄入量为300~400 g(偏多)、糖类摄入量为100~200 g(偏多)、谷物类摄入量为150~200 g(偏少)、能量摄入量为13.8~14.6 MJ(3 300~3 500 kcal),由此也造成了"三高一低"(高能量、高脂肪、高蛋白质、低膳食纤维)的饮食模式,容易引发"富贵病"如肥胖症、高血压、糖尿病、冠心病等,所以又被称为营养过剩型膳食模式[1,2]。

发达国家膳食结构模式优缺点非常明显,其优势包括膳食结构中动物性食物占有的比例大,人们摄取的优质蛋白质量就比较多;另外,动物性食物中所含的矿物质利用率也较高;同时,脂溶性维生素和B族维生素摄入量较高。然而,由于营养过剩和热量过剩造成"三高"(高血压、高血糖、高血脂),容易得"富贵病"[3,4]。

以美国为例,在第二次世界大战之后,由于农业比较发达,一度成为世界的粮仓,民众的生活比较富裕,经济也得到高速发展,最终跻身为世界经济发展的领头羊。但是,由于政府没有开展相关的膳食营养指导,致使民众的膳食结构不合理,营养摄入不均衡,造成了非常严重的营养过剩,从而导致"富贵病"的发病率相当高。

2016年1月7日美国卫生部(HHS)和农业部(USDA)联合颁布了《2015—2020美国居民膳食指南》,该指南每5年更新一次,集结了许多营养学、临床医学和公共卫生领域的专家,堪称膳食指南的风向标。这份新版膳食指南建议美国民众选择健康饮食,强调饮食的多样化与整体饮食结构的重要性。但由于删除了胆固醇摄入量方面的限制并把咖啡与瘦肉作为健康饮食的一部分,新版指南在美国也引起了巨大的争议。总体来说,新版膳食指南列出的5条核心建议还是很有参考价值的:① 建议民众终其一生遵循健康的饮食模式;② 注重食物的多样性,选择多样化的高营养密度食物;③ 限制添加糖和饱和脂肪酸的热量,降低钠的摄入量;④ 选择更健康的食物和饮料;⑤ 支持全民共享的健康饮食模式。

2.1.2.2　发展中国家膳食结构模式

发展中国家膳食结构模式主要是指大多数发展中国家如印度、巴基斯坦和部分非洲国家的膳食结构模式,该膳食结构模式以植物性食物为主、动物性食物为辅。现有数据表明,这些国家的人均每日蛋白质摄入量约为50 g、脂肪摄入量为30～40 g、能量摄入量为8.4～10.0 MJ(2 000～2 400 kcal),远远低于欧美发达国家。

由于蛋白质和能量等摄入不足,这种膳食结构模式容易造成营养不良,以致民众体质低下、健康状况不良、劳动力降低等,并会引起多种疾病的发生。发展中国家的膳食结构模式亟待改善。

2.1.2.3　地中海膳食结构模式

地中海膳食结构模式主要是指位于地中海沿岸的国家如希腊、西班牙、法国和意大利南部等国家和地区的膳食结构模式。

"地中海饮食(mediterranean diet)"最早是由美国人Ancel Keys在1958年提出来的,泛指地中海沿岸的国家和地区在自然的营养物质的基础上,辅以独特烹饪方法的一种特殊的饮食方式。这种饮食方式强调多吃蔬菜、水果、豆类、鱼和海鲜等食物,并且烹饪时用植物油来代替动物油,尤其提倡用橄榄油来烹饪食物[5]。另外这些国家的人还有饮用红葡萄酒的习惯,尤以法国人为最。

地中海膳食结构模式号称是地球上最健康的膳食模式,那么该膳食模式的特色有哪些呢? 经典地中海膳食结构模式的特点是:富含植物性食物,如主食以大米、面包、土豆和其他全谷类食物为主;多吃鱼少吃肉,辅以丰富的蔬菜、水果;烹调时使用橄榄油;适量饮用红葡萄酒等;每日补充一次奶酪和酸奶等奶制品;每周补充一次甜品和蛋类;每月补充一次红肉类(猪肉、牛肉、羊肉及其产品)等[5]。有学者专门做了有关地中海饮食的问卷调查,所得结果与经典地中海膳食结构模式大体相同。问卷调查内容与分值如图 2-1 所示[6]。

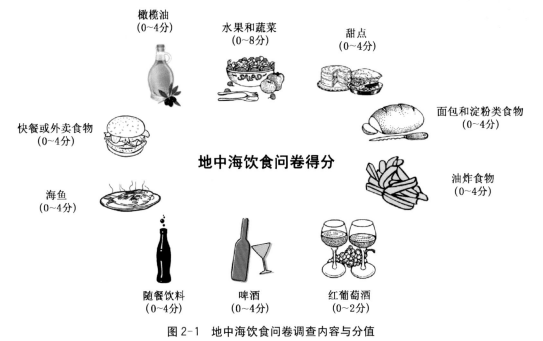

橄榄油
(0~4分)

水果和蔬菜
(0~8分)

甜点
(0~4分)

面包和淀粉类食物
(0~4分)

快餐或外卖食物
(0~4分)

地中海饮食问卷得分

油炸食物
(0~4分)

海鱼
(0~4分)

随餐饮料
(0~4分)

啤酒
(0~4分)

红葡萄酒
(0~2分)

图 2-1　地中海饮食问卷调查内容与分值

(图片来自参考文献[6])

橄榄油中近 90% 是不饱和脂肪酸(油酸及亚油酸),目前公认橄榄油是世界上最好的食用油之一。橄榄油能降血脂、降胆固醇,预防动脉硬化,还具有促进消化及抗癌的作用。因此,地中海式饮食对人类健康的益处主要归功于大量食用橄榄油,而不像欧美人那样摄入大量的动物性脂肪。另外,地中海地区的居民饮用红葡萄酒的习惯也是对健康有促进作用的影响因素之一。红葡萄酒中含有水杨酸,是阿司匹林的基础成分,具有抗血栓的作用。此外,红葡萄酒中还含有类黄酮,具有强效的抗氧化作用。因此,红葡萄酒对人类健康的作用也是不可忽略的。

地中海沿岸和地区的居民普遍寿命长(平均寿命比西方国家高约 17%),而且糖尿病、高胆固醇、阿尔茨海默病(老年痴呆症)、心脑血管等疾病的发病率很低;经过大量数据调查分析发现,这在很大程度上与饮食习惯是分不开的。目前这些研究结果已引起了西方国家的注意,并纷纷参照地中海膳食结构模式来改进自己国家的膳食结构。

据报道,澳大利亚研究人员林顿·哈里斯及其同事的一项历时十年的研究结果表明,经常食用传统地中海式食物的人比不经常食用传统地中海式食物的人死于心血管疾病的概率低了 30%;另外他们还发现,地中海式饮食对糖尿病患者也是最为有益的[7,8]。英、美等国的研究人员也发现,地中海式饮食再加上经常锻炼可使人延年益寿;该报道指出"一名遵照地中海式饮食的 60 岁男子,预期年龄或许会比同龄人增加 1 年以上";另外,研究人员还指出,地中海式饮食可能对年轻人的益处更大。美国的一项最新医学研究结果表明,地中海式饮食习惯可减缓阿尔茨海默病患者的病情恶化,并可使阿尔茨海默病患者的死亡风险降低 73%[9]。遵循地中海式饮食可使体内的"坏胆固醇(低密度胆固醇)"水平显著下降[10]。心血管学界的学者通常认为降低血液中低密度胆固醇的浓度是减少心血管疾病的重要指标。由此可见,地中海膳食结构模式不愧为地球上最健康的膳食结构模式,值得各国借鉴效仿。地中海膳食结构模式与中国新版的《中国居民膳食指南》中的高纤维素、高维生素、低脂肪的饮食指导原则是一致的,是一种现代营养学所推荐的膳食结构模式。

2.1.2.4 日本膳食结构模式

日本膳食结构模式是一种动物性食物和植物性食物摄入较为均衡的膳食结构模式。该模式讲究动、植物性食物并重,主要以日本为主,也称为营养膳食结构模式。

根据 2012 年日本厚生劳动省的调查,日本人的平均寿命女性为 86.41 岁、男性为 79.94 岁,属于世界范围内的长寿国。膳食在日本人的寿命中承担怎样的作用引起了人们的关注。

目前认为,日本人长寿的秘诀除了高度文明的居住环境和完善的社会保障制度外,还得益于传统的日本膳食。日本的膳食具有独特的模式:主食为米饭,主菜为鱼或肉(多为海产品),副菜为蔬菜,汤为酱汤或清汤,而烹制鱼虾等海产品的方法多为低温煮熟或清蒸,少油、少盐,比较清淡。人体摄入的蛋白质、碳水化合物最多而脂肪量最少,在保证营养的同时使得患"富贵病"的人很少。

日本膳食结构模式的标准食谱是"123456",具体指的是:"1"代表一个水果;"2"代表两盘深色蔬菜;"3"代表三勺素油;"4"代表四两(200 g)米饭;"5"代表五份高蛋白食物如瘦肉、豆腐、鱼肉、牛奶、鸡蛋等;"6"代表的是六杯水。由此一天下来,人均植物性食物(主要为谷物类)摄入量为 300～400 g,动物性食物(主要为海产品)摄入量为 100～150 g,奶制品摄入量为 100 g,蛋类摄入量为 40 g,豆类摄入量约为 60 g。平均每日人均蛋白质摄入量为 70～80 g、脂肪摄入量为 50～60 g,能量摄入量为 8.4 MJ(2 000 kcal),远低于欧美发达国家[11]。

日本膳食结构模式既保留了东方膳食的特点,又吸取了西方膳食的长处,使得膳食中蛋白质、脂肪和碳水化合物等营养素的配比比较合理,既避免了营养不良又避免了营养过剩,属于比较理想的膳食结构模式。另外,由于日本是一个岛国,海产资源特别丰富,因此在日本人的饮食中海产品如鱼、虾、贝类等食用较多,而且都非常新鲜,很多日本人都喜欢生食,特别是生鱼片。

2.1.2.5 中国膳食结构模式

中国是一个具有五千多年历史的文明大国,自古以来就很看重饮食,把饮食视为活命之本、兴邦之道。但由于中国地域辽阔,民族众多,再加上各地的经济发展水平相差甚大,文化风俗也各不相同,因此饮食习惯多呈地域性差异。例如,中国北方主要以面食为主,而南方则主要以大米为主,形成了"北方面、南方米"的饮食状况,使得谷物类食物的功能比例占到了 70%以上。

具体来说,中国膳食结构方面还是有一定模式可言的,如都是以植物性食物为主,谷类、薯类及蔬菜的摄入量较高;动物性食物为辅,肉类的摄入量较低;豆制品的总量摄入不高且有地区性差异;奶制品的摄入量在大多数地区呈摄入不足的趋势;食物多不作精细加工等。另外,中国居民普遍摄取的动物脂肪量很少,比例一般在 10%以下。相比其他国家,中国居民膳食纤维摄入量还是很高的,这也是中国传统膳食模式最具备的优势之一。

中国幅员辽阔,各地区和各民族之间的膳食结构模式有很大差别,其中仅膳食中所摄取盐的总量就可以分为 4 个类型:据不完全统计,饮食最清淡的是广东人,平均每日摄取 6~7 g 食盐;饮食第二清淡的是上海人,平均每日摄取 8~9 g 食盐;食盐摄入量最多的当属东北人,平均每日摄取 18~19 g 食盐;食盐摄入量第二多的是北京人,平均每日摄取 14~15 g 食盐。而按照世界卫生组织的建议,成年人每日的食盐摄取量应低于5 g,中国营养学会推荐的国民食盐摄入量是 6 g。这就要求我们必须关注中国居民的盐摄取量,鼓励人们尽量少吃点盐,尽量减少食用咸菜及腌制食品等。近年来中国高血压等慢性病的发病率持续上升也提示我们要严格控制并持续降低食盐摄入量的必要性,这样可以有效降低高血压等慢性病的发病率[12]。

另外中国的膳食结构模式在城乡地区也存在显著的差异。由于经济水平、食物资源、营养知识、饮食习惯、教育程度等方面存在差异,城乡地区在饮食方面差别还是较大的。据《中国居民营养与慢性病状况报告(2015)》,以食物摄取量为例,城市居民人均每日新鲜蔬菜、奶制品、豆制品的摄取量分别是 283.3 g、37.8 g 和 12.4 g,而农村居民则分别为 256.1 g、12.1 g 和 9.4 g,两组人群摄取量存在显著的差异[13]。

不过随着中国经济高速发展,各地区的膳食结构均朝着"富裕型+合理型+营养型"发展,其中动物性食物的摄入比例日渐提升,优质蛋白质的摄取量也与日俱增,这对民众来说确是好事。

中国分别在 1959、1982、1992 和 2002 年进行过 4 次全民营养调查,调查发现总体营养水平最低的当属住校的学生和大部分农村地区的居民,这两类人主要以高谷物膳食类型为主,多食用粮谷类食品,而动物性食物和蔬菜、水果等的摄入量明显不足;另外还调查发现,有一部分居民特别是上班族和住校的学生多不食用早餐;另有一部分人早、中、晚餐分配不合理。这些都造成了严重的营养不均衡,需要政府相关部门给予进一步的膳食指导。

为了给中国居民提供科学、合理、健康的膳食信息,《中国居民膳食指南》历经几次修订,经过多次论证、修改,集结了各领域的专家并广泛征求了意见,最终形成了《中国居民膳食指南(2016)》,在 2016 年 5 月 13 日由国家卫生计生委疾控局发布,旨在指导居民合理营养,做到膳食平衡,达到保持健康的目的。由此衍生出的中国居民平衡膳食宝塔(2016)如图 2-2 所示,人们可以根据图示做出相应的膳食调整。

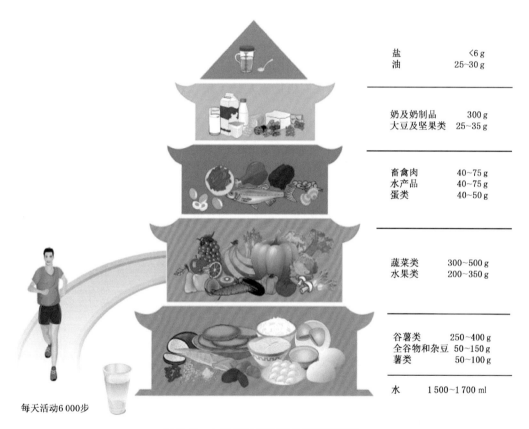

盐　　　　　　　　<6 g
油　　　　　　　　25~30 g

奶及奶制品　　　　300 g
大豆及坚果类　　　25~35 g

畜禽肉　　　　　　40~75 g
水产品　　　　　　40~75 g
蛋类　　　　　　　40~50 g

蔬菜类　　　　　　300~500 g
水果类　　　　　　200~350 g

谷薯类　　　　　　250~400 g
全谷物和杂豆　　　50~150 g
薯类　　　　　　　50~100 g

水　　　　　　1 500~1 700 ml

每天活动6 000步

图 2-2　中国居民平衡膳食宝塔(2016)

新版膳食指南指出:食物多样性是平衡膳食模式的基本原则,而谷物类食物为主则是平衡膳食模式的基础。另外,新版膳食指南还提出了 4 个核心建议:① 食物多样、谷类为主;② 多吃蔬菜、水果、奶类和大豆等;③ 适量吃鱼、禽、蛋、瘦肉等;④ 少油少盐、控糖限酒。新版膳食指南还建议中国居民每日要坚持运动,保持健康体重,应了民间的一句俗话:"饭后走一走,能活九十九。"民间还有句俗语说得好——"吃饭只饱七八分",讲的就是饮食不能过量,新版膳食指南也明确指出"食不过量",建议人们要控制总能量的摄入,保持能量平衡。

中国传统的膳食结构模式在较大程度上合理利用了现有的自然农业资源,提高了食物的资源效益,也最大限度地满足了人体全方位的营养需要,有利于人类的健康和种族的繁衍。但是中国的膳食结构模式也不是完美无缺的,这种膳食结构模式由于动物性食物摄取不足,随之优质蛋白质摄入量较少,某些微量元素和维生素等也呈缺乏状态,其中最突出的是中国人大多缺钙。因此,我们应该客观、科学地看待并进行改进与完善,合理借鉴其他各国的膳食结构模式来进一步提升中国居民的整体健康水平,使人人都有一个健康的体魄,尤其要从青少年开始抓起,"少年强则中国强"。

2.1.2.6　膳食结构模式对比分析

前文中我们主要介绍了5种膳食结构模式,并简要介绍了各自的特点及优缺点,在此作一个简单的对比分析表,使人们更能直观地了解5种膳食结构模式的优缺点(见表2-1)。

表2-1　5种膳食结构模式对比分析表

膳食结构模式	特　点	优　点	缺　点
发达国家膳食结构模式(欧美发达国家和地区)	动物性食物为主,植物性食物为辅	优质蛋白质量摄入量较多;矿物质利用率较高;脂溶性维生素和B族维生素摄入量较高	易造成"三高"和"富贵病"
发展中国家膳食结构模式(如印度、巴基斯坦和部分非洲国家)	植物性食物为主,动物性食物为辅	/	蛋白质和能量等摄入不足;营养不良;易引发多种疾病
地中海膳食结构模式(地中海沿岸国家)	富含植物性食物;烹调时使用橄榄油;适量饮用红葡萄酒	居民普遍寿命长;糖尿病、高胆固醇、阿尔茨海默病、心脑血管等疾病的发病率很低;现代营养学所推荐的膳食结构模式	/
日本膳食结构模式	动、植物性食物并重	既避免了营养不良又避免了营养过剩,属于比较理想的膳食结构模式	/
中国膳食结构模式	植物性食物为主,动物性食物为辅	高纤维素、高维生素、低脂肪	动物性食物摄取不足;优质蛋白质摄入量较少;某些微量元素和维生素等呈缺乏状态

2.1.3　膳食结构平衡的意义

早在2 000多年前,我们的祖先就意识到人们的饮食与医疗、健康有着密不可分的关系,如《黄帝内经·素问·藏气法时论》:"毒药攻邪,五谷为养、五果为助、五畜为益、五菜为充,气味和而服之,以补益精气",就将食物分为了四大类,并以"养"(代表的食物有麦、稻、稷、黍、豆)、"助"(代表的食物有杏、李、枣、桃、栗)、"益"(代表的食物有牛、羊、犬、猪、鸡)、"充"(代表的食物有韭、葵、葱、藿、薤)来代表每一类食物的营养价值和在膳食中的合理比例。

《黄帝内经·素问·上古天真论》还提出了"上古之人,其知道者,法于阴阳,和于术数,饮食有节,起居有常,不妄劳作,故能形与神俱,而尽终其天年,度百岁乃去"。这段话讲的是人们的生活方式和健康长寿的关系,意欲告诫世人,健康的生活方式是健康长寿的根本,而不健康的生活方式是机体早衰的根本原因。这里健康的生活方式也包括人们的一日三餐一定要"饮食有节",意指合理的营养是健康长寿的物质基础,而平衡膳食则是合理营养的唯一途径。这就要求我们在日常的饮食中要养成合理膳食的习惯,争取达到膳食的一种相对营养平衡。另外,古人还告诫我们要养成"日出而作,日落而息"的健康的作息方式,这样才能得以强身健体、延年益寿。张果《医说》曾提到:"食欲少而数,不欲顿而多。"孙思邈《备急千金要方》中也提到了"饮食以时,饥饱得中""每食不重用"等论点,讲的就是每日的膳食要定时定量,不要过量饮食等,这与中国民间俗语"吃饭只饱七八分"有着异曲同工之处。

膳食结构平衡也即饮食营养合理。著名营养学家于若木曾说过:"营养乃人生之命脉,健康之基础,力量之源泉。"生命体必须不断地从外界汲取营养以维持生命的体征。所谓膳食平衡,讲的就是一日三餐所提供的各种营养素能满足机体的生理、生长发育和各种生命活动的需要,这也就要求膳食搭配要合理,才能达到膳食平衡的目的。膳食结构平衡要求主食有粗有细,副食有荤有素;既要有动物性食品,也要有植物性食品;既要有豆制品,又要有各种蔬菜和水果,这样才能构成合理的营养,使得膳食结构平衡有其应有的意义。

2.2　碳水化合物

碳水化合物(carbohydrate),也称为糖类,是由碳(C)、氢(H)、氧(O)3 种元素组成的生物大分子,通常它的氢氧原子比为 2 : 1,与水分子一样,因此被称为碳水化合物。但也有一些糖,其分子中氢氧原子比例不是 2 : 1,例如最常见的脱氧核糖($C_5H_{10}O_4$)。而一些非糖化合物,如甲醛(HCHO)、乙酸($C_2H_4O_2$)和乳酸($C_5H_{10}O_4$)等,它们分子中氢氧原子比也是 2 : 1,因此"碳水化合物"并非都是糖类。但由于沿用已久,"碳水化合物"至今仍在一些场所被用作糖类的代名词。

植物通过光合作用,利用空气中的二氧化碳、土壤中的水以及太阳的光能产生碳水化合物和氧气。食物中的碳水化合物主要有来自水果、蔬菜、豆类和谷类中的淀粉和糖。另外,我们也可从奶制品中获得碳水化合物,但是碳水化合物几乎无法从肉类中获得。纵观全球,大部分人群都以富含碳水化合物的植物性食物作为主要日常食物来源,一些地区和国家的人们通过碳水化合物获得的能量可占其日常能量摄入的80%以上。东南亚居民以米饭作为主食,南美居民以玉米为主食、非洲大部分居民以木薯为主食,而欧洲及北美居民则以小麦为主食。

2.2.1 碳水化合物的分类和食物来源

碳水化合物与脂肪、蛋白质共同称为三大宏观营养素。营养学上将碳水化合物分成单糖(monosaccharide)、双糖(disaccharide)、寡糖(oligosaccharide)和多糖(polysaccharide)。

2.2.1.1 单糖

单糖为单个糖分子,通常含3~7个碳原子。食物单糖主要为葡萄糖(glucose)、果糖(frucose)和半乳糖(galactose)(见图2-3)。

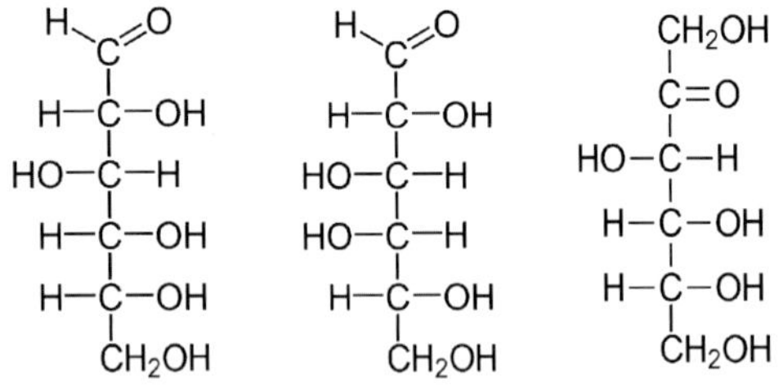

图 2-3 食物中主要单糖的平面结构图

1) 葡萄糖

葡萄糖是自然界中最丰富的单糖,是构成食物中各种糖类的最基本单位。葡萄糖通常不是以单糖形式存在于食物中,而是与其他糖共同构成双糖、淀粉或者膳食纤维的形式。有些糖类完全由葡萄糖构成,如淀粉;有些则由葡萄糖与其他糖化合而成,如蔗糖。根据旋光性不同葡萄糖分为 D 型和 L 型两种类型,人体只能代谢 D 型葡萄糖。因此,L 型葡萄糖可被用作甜味剂,用于增加食物甜味的同时不增加能量摄入。

2) 果糖

果糖主要存在于水果、蔬菜和蜂蜜中。蜂蜜中的糖几乎是葡萄糖和果糖各占一半,但是果糖是甜味最初的来源。果糖是所有糖中最甜的,因此常被用于增加饮料、冷冻食品、糖果和蜜饯的甜度。果糖被吸收后可转变成葡萄糖被人体利用,部分转变为糖原、乳酸和脂肪酸。

3) 半乳糖

半乳糖很少以单糖的形式存在于食物中,它通常通过化学键与葡萄糖形成乳糖。半乳糖在人体内的利用也需先转变为葡萄糖。母乳中的半乳糖是在体内重新合成的,而非从食物中直接获得。

4) 其他单糖

除了上述 3 种单糖外,食物中还含有少量其他单糖,如核糖(ribose)、脱氧核糖(deoxy ribose)、阿拉伯糖(arabinose)和木糖(xylose)等。

2.2.1.2　双糖

双糖是由两分子单糖缩合而成，天然存在于食品中的常见双糖有蔗糖(sucrose)、乳糖(lactose)和麦芽糖(maltose)等。

1) 蔗糖

蔗糖由1分子葡萄糖和1分子果糖以α-键连接而成。蔗糖是日常餐桌上最为常见的糖。许多天然食物中的甜味都是来自蔗糖，如甘蔗、甜菜等。日常食用的白糖即蔗糖，是从甘蔗或甜菜中提取加工而成。

2) 乳糖

乳糖由葡萄糖和半乳糖以β-键连接而成，主要存在于奶类和乳制品中。人乳比牛乳含更高的乳糖，因此口感更甜。

3) 麦芽糖

麦芽糖由2分子葡萄糖以α-键连接而成。麦芽糖很少天然存在于食物中，但是淀粉在酶的作用下可降解生成大量麦芽糖。人们在咀嚼米饭或者面包时，通常可尝到轻微甜味，此甜味主要来自麦芽糖。在制药、制酒工业中，大量使用麦芽淀粉酶也是充分利用了上述原理。

2.2.1.3　寡糖

寡糖是指由3～10个单糖构成的小分子多糖。比较重要的寡糖是豆类食品中的棉子糖(raffinose)和水苏糖(stachyose)。棉子糖是由葡萄糖、果糖和半乳糖构成的三糖，而水苏糖是在棉子糖的基础上加上半乳糖缩合而成的四糖。这两种糖都不能被肠内消化酶分解而吸收，但可被肠道细菌代谢，产生气体和其他产物，造成胀气。另外，肠内有些益生菌可利用一些不被人体利用的寡糖，促进这类菌群增加可以起保健作用。

2.2.1.4　多糖

由10个以上的单糖组成的大分子糖称为多糖，营养学上具有重要意义的常见多糖有糖原(glycogen)、淀粉(starch)和膳食纤维(dietary fiber)等。根据其是否能被人体分解利用，可将多糖分为可利用的多糖和不被利用的多糖两类，前者如糖原和淀粉，后者如纤维素和半纤维素等。

1) 糖原

糖原是含葡萄糖分子链和支链的多糖，主要由肝脏、肌肉合成和储存。动物以糖原形式储存糖，因此糖原也称为动物淀粉。糖原有较多分支，可提供较多酶的作用位点，在机体需要额外的葡萄糖时可迅速分解生成较多的葡萄糖。肝糖原参与维持正常血糖浓度，肌肉糖原可提供机体运动所需的能量，尤其在高强度和持久运动时。

2) 淀粉

淀粉是由许多葡萄糖组成的、能被人体消化吸收的植物多糖。淀粉主要储存在植物细胞中，尤其是根、茎和种子细胞中。薯类、豆类和谷类都含有丰富的淀粉，是人类碳水化合物的主要食物来源,也是最丰富、最廉价的能量营养素。植物中的淀粉根据其结构不同可分为直链淀粉(amylose)和支链淀粉(amylopectin)。直链淀粉是长的无支链的葡萄糖分子链,其消化水解较缓慢,易使食物老化。支链淀粉含较多支链,因此相对水解速度较快,易使食物糊化。直链淀粉在碘试剂作用下呈蓝色反应,支链淀粉则呈棕色反应。

3) 膳食纤维

膳食纤维是指植物性食物中不能被人体消化吸收的纤维状物质,分水溶性和非水溶性两大类。膳食纤维的成分包括纤维素、半纤维素、木质素、果胶、藻胶、琼脂等,这些物质构成谷皮、麦皮、蔬菜和水果的根、皮、茎、叶等。膳食纤维属于多糖,其葡萄糖分子是以β-键连接的,人体内的淀粉酶不能破坏这种化学键,因此膳食纤维不能被人体消化吸收。

2.2.2　碳水化合物的消化和吸收

虽然葡萄糖是碳水化合物的关键组成部分,但机体几乎不可能从食物中直接获得葡萄糖,必须通过摄入食物或者饮料将其中的碳水化合物转变成葡萄糖。

碳水化合物的消化从口腔中开始。食物进入口腔后,在咀嚼过程中,口腔分泌唾液,其中的淀粉酶可将淀粉水解为短链多糖和麦芽糖。食物在口腔中停留的时间较短,咀嚼过程有助于淀粉水解,但是只有大约5%的淀粉被消化。食物进入胃后,在胃酸的作用下唾液淀粉酶失活,虽然胃酸具有一定的水解作用,但是淀粉在胃中几乎不被消化。小肠才是碳水化合物分解和吸收的主要场所,绝大部分的碳水化合物在小肠中被消化。当胃中的食物进入到小肠时,胰腺分泌的胰淀粉酶进入小肠,将淀粉水解成双糖。小肠黏膜细胞的刷状缘上有麦芽糖酶、蔗糖酶和乳糖酶,它们分别将对应的双糖分解为单糖。当食物中含较难消化的碳水化合物时,将进一步从空肠推移至回肠进行消化吸收。由于人类缺乏某些特异性的酶,并不是所有的碳水化合物都能被人体消化吸收。而大肠中存在的菌类可发酵一部分不能被人类消化的碳水化合物,产生气体及一些短链脂肪酸。这些脂肪酸可被结肠吸收并用于产能,另外还具有降低血液胆固醇水平和抵抗结肠癌等作用。并不是所有的纤维都能在大肠中被发酵,部分纤维存在于粪便中可软化粪便而有利于排泄。

单糖为碳水化合物的吸收形式,小肠黏膜细胞可吸收单糖,其中半乳糖和葡萄糖的吸收速率最快,果糖次之,甘露糖最慢。单糖通过主动运输进入小肠黏膜细胞后,被吸收入血,经门静脉入肝进行相应的代谢,半乳糖和果糖可在肝脏中转变为葡萄糖,肝脏根据血糖水平进行储存或者释放葡萄糖。

2.2.3　碳水化合物的代谢和功能

葡萄糖是机体的主要能源物质,蔬菜、水果、谷类等食物中的碳水化合物经消化吸收最终转变成葡萄糖被机体所利用。当人们摄取食物时，机体会迅速利用一部分葡萄糖以维持正常的血糖水平，并将多余的葡萄糖以糖原的形式储存于肝脏和肌肉组织中。

葡萄糖是机体的一级能源物质。虽然很多细胞都能利用脂肪产生能量，但机体仍需要一些葡萄糖以便更有效、充分地燃烧脂肪。另外，脑组织、血液中红细胞的生成都需要持续的葡萄糖供应，如果机体得不到食物碳水化合物的补充且没有足够的葡萄糖储存，机体将利用骨骼肌蛋白质分解产生的氨基酸和脂肪分解产生的甘油通过糖异生途径产生葡萄糖。

2.2.3.1 葡萄糖分解代谢

当氧供应充足时，葡萄糖发生有氧氧化，彻底氧化生成二氧化碳和水；在缺氧情况下葡萄糖则进行糖酵解，最终生成乳酸。

1）糖酵解

糖酵解是将葡萄糖降解为丙酮酸并伴随腺苷三磷酸（ATP）生成的一系列反应，是生物体内普遍存在的葡萄糖降解途径。糖酵解发生于细胞的胞质中，该途径既可在有氧条件下进行，也可在无氧条件下进行。在无氧条件下（如运动状态下的肌肉），丙酮酸被转变为乳酸并转运到肝脏，在肝脏中乳酸通过糖异生重新转变为葡萄糖。生成的葡萄糖再次被组织氧化利用。这一过程称为乳酸循环（lactic acid cycle）或 Cori 循环（Cori cycle）。

（1）糖酵解反应过程：糖酵解总反应如下：

葡萄糖 $+ 2\text{ATP} + 2\text{ADP} + 2\text{Pi} + 2\text{NAD}^+ \rightarrow 2$ 丙酮酸 $+ 4\text{ATP} + 2\text{NADH} + 2\text{H}^+ + 2\text{H}_2\text{O}$

葡萄糖经过 10 步由特异性酶催化的反应生成丙酮酸，丙酮酸在乳酸脱氢酶的催化作用下还原为乳酸（见图 2-4）。

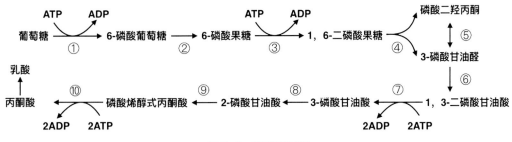

图 2-4　糖酵解过程

① 己糖激酶（葡萄糖激酶）；② 磷酸己糖异构酶；③ 磷酸果糖激酶；④ 醛缩酶；⑤ 磷酸丙糖异构酶；
⑥ 甘油醛三磷酸脱氢酶；⑦ 磷酸甘油酸激酶；⑧ 磷酸甘油酸变位酶；⑨ 烯醇化酶；⑩ 丙酮酸激酶

（2）糖酵解的调节：糖酵解中大多数反应是可逆的，但是其中有 3 个反应不可逆，分别由己糖激酶（葡萄糖激酶）、磷酸果糖激酶和丙酮酸激酶催化，是糖酵解途径流量的 3 个调节点，这 3 个酶是糖酵解的关键酶，其活性分别受变构效应剂和激素的调节。目前认为调节酵解途径流量最重要的是磷酸果糖激酶的活性。

（3）糖酵解的生理意义：糖酵解最重要的生理意义在于迅速提供能量，尤其对肌肉收缩更为重要。成熟的红细胞没有线粒体，完全依赖糖酵解提供能量。神经细胞、白细胞、骨髓细胞等代谢极为活跃，即使在不缺氧的情况下也常常由糖酵解提供部分能量。糖酵解过程 1 分子葡萄糖可净产生 2 分子 ATP。

2）葡萄糖有氧氧化

葡萄糖在有氧条件下彻底氧化成水和二氧化碳的反应过程叫作有氧氧化。有氧氧化是葡萄糖分解的主要形式，绝大多数细胞都是通过葡萄糖有氧氧化获得能量。

（1）有氧氧化基本途径：葡萄糖的有氧氧化分为 3 个阶段，第一阶段葡萄糖经糖酵解途径生成丙酮酸，在胞液中进行；第二阶段为乙酰辅酶 A 生成，丙酮酸进入线粒体，由丙酮酸脱氢酶复合体催化，经脱氢、脱羧基转化成乙酰辅酶 A；第三阶段为乙酰辅酶 A 经三羧酸循环和线粒体内膜呼吸链，被彻底分解成水和二氧化碳，生成 ATP。

（2）有氧氧化的意义：葡萄糖有氧氧化的主要功能是提供能量，是机体利用糖能源的主要途径。1 分子葡萄糖彻底氧化分解生成二氧化碳和水，释放的能量可生成 36～38 分子 ATP。葡萄糖有氧氧化途径中的三羧酸循环是体内糖、脂质和蛋白质代谢的中心环节。三羧酸循环不仅是糖代谢的重要途径，同时也是脂质和蛋白质彻底氧化为二氧化碳和水的必经之路。它们经过各自的代谢过程可转变为三羧酸循环的中间产物，从而进入循环过程被彻底氧化。同时，糖、脂质和蛋白质也可通过三羧酸循环进行相互间的转变，在提供生物合成的前体中起着重要的作用。

3）磷酸戊糖途径

磷酸戊糖途径是葡萄糖分解的另外一种机制。

（1）磷酸戊糖途径的基本过程：磷酸戊糖途径的代谢反应在细胞质内进行，它由一个循环式反应体系构成，可将其分为氧化反应和非氧化反应两个阶段。

氧化反应阶段生成磷酸戊糖，由 2 个关键酶即葡萄糖-6-磷酸脱氢酶与内酯酶催化反应，6-磷酸葡萄糖生成 5-磷酸核糖，同时生成 2 分子还原型烟酰胺腺嘌呤二核苷酸磷酸（NADPH）和 1 分子二氧化碳。

非氧化反应阶段为基团转移反应，核糖变成 6-磷酸果糖和 3-磷酸甘油醛，进入糖酵解途径。

（2）磷酸戊糖途径的生理意义：① 为核糖生物合成提供核糖，核糖是核酸和游离核苷酸的组成成分；② 提供 NADPH 作为供氢体参与多种代谢反应：NADPH 为体内许多合成代谢提供氢原子，参与体内羟化反应，还用于维持体内重要的抗氧化剂——谷胱甘肽的还原状态，以对抗体内产生或体外进入的氧化剂，并保护红细胞膜的完整性。

2.2.3.2 糖原合成与分解

糖原是动物体内碳水化合物的主要储存形式。肝脏和肌肉是储存糖原的主要器官。肌糖原主要供肌肉收缩时的能量需要，肝糖原是血糖的重要来源。

1）糖原合成

进入肝脏的葡萄糖在葡萄糖激酶作用下磷酸化生成 6-磷酸葡萄糖，后者再转变成 1-磷酸葡萄糖。1-磷酸葡萄糖与尿苷三磷酸（UTP）反应生成尿苷二磷酸葡萄糖（UDPG）。UDPG 被认为是体内的活性葡萄糖。在糖原合成酶的作用下，UDPG 的葡萄糖基转移给糖原引物的糖链末端，形成 α-1,4 糖苷键。上述反应可反复进行，使糖链不断延长。

在糖原合成酶的作用下，糖链只能延长而不能形成分支。当糖链长达 12～18 个葡萄糖时，分支酶可将一段含 6～7 个葡萄糖基的糖链转移到邻近的糖链上，以 β-1,6 糖苷键相接，从而形成分支。

2）糖原分解

肝糖原糖链的非还原端在磷酸化酶的作用下，分解掉 1 个葡萄糖基，生成 1-磷酸葡萄糖，后者转变为葡糖 6-磷酸。葡糖 6-磷酸在葡糖-6-磷酸酶的作用下水解生成游离葡萄糖，进入血液。葡糖-6-磷酸酶只存在于肝脏和肾脏中，肌肉中不存在，因此只有肝脏和肾脏可补充血糖。而肌糖原不能分解为葡萄糖，只能进行有氧氧化或者糖酵解。磷酸化酶只能分解 α-1,4 糖苷键，对于 β-1,6 糖苷键无作用。因此，糖原完全水解还需要葡聚糖酶和 β-1,6 葡糖苷酶将葡萄糖基逐步水解除去分支。

肝糖原在禁食 12～18 h 后基本耗竭，而肌糖原只在运动后才能被耗竭。

2.2.3.3 糖异生

体内非糖化合物转变为糖的过程称为糖异生。糖异生的底物主要有甘油、乳酸、氨基酸和丙酮酸。肝脏和肾脏是体内可进行糖异生的器官，其中肝脏为主要的糖异生器官，肾脏糖异生功能只有肝脏的 1/10。

1）糖异生的基本途径

当以丙酮酸为前体进行糖异生时，糖异生的途径基本上是糖酵解的逆向过程。但在糖酵解中有 3 个反应是不可逆的，分别由己糖激酶、磷酸果糖激酶和丙酮酸激酶催化。这 3 个反应的逆反应在糖异生中分别由葡糖-6-磷酸酶、果糖-1,6-双磷酸酶、磷酸烯醇丙酮酸羧化激酶催化完成。

在丙酮酸转变成磷酸烯醇丙酮酸过程中，由于丙酮酸羧化酶存在于线粒体内，丙酮酸必须进入线粒体，经丙酮酸羧化酶作用生成草酰乙酸。草酰乙酸不能直接透过线粒体进入细胞质，在线粒体内的谷草转氨酶和苹果酸脱氢酶作用下生成天冬氨酸和苹果酸。天冬氨酸和苹果酸透过线粒体膜进入细胞质,分别经谷草转氨酶和苹果酸脱氢酶催化重新生成草酰乙酸。草酰乙酸在磷酸烯醇丙酮酸羧化激酶作用下转变为磷酸烯醇丙酮酸,进入糖异生途径。

在以甘油为前体进行糖异生时,甘油在甘油激酶催化下生成甘油酸 3-磷酸,后者在甘油酸-3-磷酸脱氢酶作用下生成磷酸二羟丙酮,进入糖异生途径。

由于葡糖-6-磷酸酶主要存在于肝脏和肾脏内,因此肝脏和肾脏通过糖异生产生的葡萄糖可补充血糖,而其他组织则没有此功能。体内通过代谢物(如甘油、乳酸、氨基酸、乙酰辅酶 A 等)和激素(胰高血糖素、胰岛素)对糖异生进行细微调节,以维持血糖浓度的稳定。

2) 糖异生的生理意义

空腹或者饥饿情况下,肝脏可将氨基酸和甘油等通过糖异生途径生成葡萄糖,以维持血糖水平稳定。糖异生是肝脏补充或者恢复糖原储备的重要途径。另外,长期饥饿时,肾脏糖异生反应增强,有利于利用乳酸,维持血糖稳态和酸碱平衡。

3) 乳酸循环

肌肉收缩时,尤其是在供氧不足的情况下,通过糖酵解途径生成乳酸,乳酸通过细胞膜进入血浆,并进入肝脏进行糖异生生成葡萄糖。葡萄糖进入血液之后又可被肌肉摄取氧化利用,由此构成 1 个循环,称为乳酸循环,也叫 Cori 循环。乳酸循环是一个耗能的过程,每 2 分子乳酸通过糖异生生成葡萄糖需要消耗 6 分子 ATP。乳酸循环的生理意义在于避免损失仍可被氧化利用的乳酸,以及防止由于乳酸堆积造成酸中毒。

2.2.4　血糖水平的调节

血糖是指血液中的葡萄糖。人体血糖水平相对稳定,维持在 3.89～6.11 mmol/L。血糖的来源是肠道吸收、肝糖原分解、肝脏糖异生生成的葡萄糖释放入血;血糖的去处是被组织器官摄取利用。

维持血糖水平稳定是体内最精确的自我平衡调节机制之一。激素是调控血糖稳态的重要因子。

1) 胰岛素

胰岛素是体内唯一降血糖的激素,也是促进糖原、脂肪、蛋白质合成的激素。胰岛素由胰腺胰岛 B 细胞分泌,在血糖调节过程中发挥关键作用。胰岛素的分泌受血糖控制,血糖升高立即引起胰岛素分泌,血糖下降时胰岛素分泌减少。另外,氨基酸、游离脂肪酸、酮体、胰高血糖素和糜蛋白酶存在时,胰岛素的分泌也会增加。胰岛素能促进糖的有氧氧化,也能促进糖原合成,抑制糖原分解和糖异生,从而使血糖水平下降。

2）胰高血糖素

胰高血糖素是体内主要的升高血糖的激素,由胰岛 A 细胞分泌。当血糖降低或者血内氨基酸水平升高时,刺激胰高血糖素分泌。胰高血糖素能抑制糖原合成酶和激活磷酸化酶,使肝糖原分解增强;还能抑制糖酵解,促进糖异生,从而升高血糖水平。

3）糖皮质激素

糖皮质激素能促进蛋白质分解,分解产生的氨基酸可转移到肝脏进行糖异生。糖皮质激素还能抑制肝外组织对葡萄糖的摄取和利用。因此,糖皮质激素可引起血糖升高。

4）肾上腺素

肾上腺素是强有力的升高血糖的激素,主要在应激状态下发挥调节作用。肾上腺素通过作用于肝脏和肌肉的细胞膜受体使细胞内 cAMP 升高、蛋白激酶激活磷酸化酶,加速糖原分解,使血糖升高。

2.2.5 碳水化合物与健康

2.2.5.1 碳水化合物的推荐摄入量

《中国居民膳食指南(2016 版)》推荐碳水化合物摄入量为 $50 \sim 65 \, \text{g/d}$(见表 2-2)。如果低于此推荐摄入量,组织器官可利用脂肪酸氧化产生的酮体作为能源。当酮体产生大量增加,超过机体的利用能力并大量累积在血液中时,临床表现为酮症酸中毒。酮症酸中毒状态可损害认知功能,对于孕妇而言,还可能对胎儿造成不良影响。因此,孕期和哺乳期妇女碳水化合物的最低需求量应高于 $50 \, \text{g/d}$,可提高到 $100 \, \text{g/d}$。

表 2-2　中国居民膳食营养素参考摄入表

人　群*	能量需要量(kcal/d)**		宏量营养素可接受范围				蛋白质(g/d)	
	男	女	总碳水化合物(g/d)	添加糖(%E)	总脂肪(%E)	饱和脂肪酸(%E)	男	女
0~6 个月	90/kg	91/kg	—	—	48(AI)	—	9(AI)	9(AI)
7~12 个月	80/kg	80/kg	—	—	40(AI)	—	20	20
1 岁	900	800	50~65	—	35(AI)	—	25	25
2 岁	1 100	1 000	50~65	—	35(AI)	—	25	25
3 岁	1 250	1 200	50~65	—	35(AI)	—	30	30
4 岁	1 300	1 250	50~65	<10	20~30	<8	30	30

（续表）

人　群*	能量需要量(kcal/d)**		宏量营养素可接受范围					
	男	女	总碳水化合物(g/d)	添加糖(%E)	总脂肪(%E)	饱和脂肪酸(%E)	蛋白质(g/d)	
							男	女
5 岁	1 400	1 300	50～65	<10	20～30	<8	30	30
6 岁	1 400	1 250	50～65	<10	20～30	<8	35	35
7 岁	1 500	1 350	50～65	<10	20～30	<8	40	40
8 岁	1 650	1 450	50～65	<10	20～30	<8	40	45
9 岁	1 750	1 550	50～65	<10	20～30	<8	45	50
10 岁	1 800	1 650	50～65	<10	20～30	<8	50	55
11 岁	2 050	1 800	50～65	<10	20～30	<8	60	60
14～17 岁	2 500	2 000	50～65	<10	20～30	<8	75	55
18～49 岁	2 250	1 800	50～65	<10	20～30	<8	65	55
50～64 岁	2 100	1 750	50～65	<10	20～30	<8	65	55
65～79 岁	2 050	1 700	50～65	<10	20～30	<8	65	55
80～ 岁	1 900	1 500	50～65	<10	20～30	<8	65	55
孕妇(早)	—	1 800	50～65	<10	20～30	<8	—	55
孕妇(中)	—	2 100	50～65	<10	20～30	<8	—	70
孕妇(晚)	—	2 250	50～65	<10	20～30	<8	—	85
乳母	—	2 300	50～65	<10	20～30	<8	—	80

＊ 6 岁以上是轻体力活动水平；＊＊1 kcal＝4.184 kJ
注：未定制参考值用"—"表示；%E 为占能量的百分比；AI 为适宜摄入量
（表中数据来自参考文献[75]）

　　人群调查显示，许多人摄入的碳水化合物量远远超过 100 g/d。碳水化合物为氧化代谢提供了易于利用的能源物质，同时含碳水化合物的食物也是许多微量营养素的载体。充足的碳水化合物摄入可减少不饱和脂肪酸的摄入，进而减少心血管疾病的风险。粮农组织/世界卫生组织(FAO/WHO)的专家认为，在适宜膳食中，各种食物来源的碳水化合物至少应提供总能量的 55%。可接受碳水化合物摄入的范围相对较大，可以高达膳食总能量的 75%。如果高于推荐标准，可能导致蛋白质、脂肪和其他必需营养素摄入不足，影响人体营养状况。

2.2.5.2　生命周期中的碳水化合物摄入量

　　孕期和哺乳期妇女总能量和营养素的需求量明显增加，大多数妇女通过摄入大量含碳水化合物的食物以达到适宜的摄入水平。

母乳中乳糖含量符合成熟新生儿和婴儿胃肠道功能建立的需要,尤其对于结肠菌群的形成和胰腺淀粉酶的产生尤为重要。因此,出生后 4～6 个月内的婴儿,推荐给予纯母乳喂养,以乳糖作为碳水化合物的主要来源。如果是人工喂养的婴儿,配方奶中的碳水化合物含量也应尽量接近母乳水平。结肠的正常菌群可以清除结肠的碳水化合物,将其分解为短链脂肪酸。不适宜的婴儿配方食物可能导致结肠菌群异常,并可能造成结肠中碳水化合物负荷增加以及腹泻。另外,关于碳水化合物供能应超过 55% 的建议对于 2 岁以前的阶段不适用,因为这样的膳食结构不能满足其生长发育所需的能量,而且出生时间小于 3 个月的婴幼儿缺乏淀粉酶。在一些发展中国家,过早添加大量单一食物来源的碳水化合物是造成儿童营养不良的主要因素,因为这样的食物往往缺乏某些必需营养素。因此,随着碳水化合物摄入量增加和脂肪酸摄入量减少,确保碳水化合物来源的广泛性是十分重要的。

12 岁是青春期的开始,随之出现第 2 个生长高峰期,青少年每年身高可增加 5～7 cm,体重增加 4～6 kg。这一阶段,能量需要与生长速度成正比。保证充足的营养是体格及性征迅速生长发育、增强体魄和获得知识的物质基础。青少年能量需求量较大,多吃谷类不仅能保证充足的碳水化合物,也能满足青少年快速生长期对蛋白质的高需求。

老年人由于身体组织萎缩、基础代谢下降、体力活动减少和体内脂肪组织增加,使其能量需求相对减少,所需能量比中青年人低。因此,每日饮食总能量摄入应适当降低,以免过剩的能量转变为脂肪储存在体内而引起肥胖。随着年龄的增加,老年人对碳水化合物的吸收也受到一定程度的影响,老年人乳酸脱氢酶的活力下降。另外,老年人糖耐量低,胰岛素分泌减少且对血糖调节作用减弱,易发生血糖偏高。有研究认为,碳水化合物摄入多可能与动脉粥样硬化等心血管疾病以及糖尿病发生率高有关。因此,老年人不宜摄入过多的高蔗糖食物。而且过多的糖在体内可转变为脂肪酸,使血脂增高。相对而言,果糖易被老年人吸收利用,并且果糖转变为脂肪酸的能力小于葡萄糖。因此老年人宜多吃水果、蜂蜜等含果糖的食物。同时还应多吃蔬菜增加食物纤维的摄入,以增强肠蠕动,防止便秘。老年人利用碳水化合物,仍以多糖为主,多糖与其他糖在总能量中应占 55% 左右或者更多。

2.2.5.3 碳水化合物与代谢相关疾病

1) 碳水化合物与肥胖

肥胖(obesity)是指可损害健康的异常或过量脂肪积累。肥胖可分为单纯性肥胖和继发性肥胖两大类。继发性肥胖是由遗传性疾病、神经内分泌疾病(如甲状腺功能减退症、多囊卵巢综合征)或服用抗精神病药物、糖皮质激素等药物引起的肥胖。无内分泌疾病或找不出特殊病因的肥胖为单纯性肥胖,是一种与生活方式密切相关的,以过度营养、运动不足、行为偏差为特征的全身性脂肪过度增生的慢性病。体重指数(BMI),即体重(kg)除以身高(m)的平方(kg/m²),是衡量成人肥胖程度的常用指标。世界卫生组织(WHO)制定的肥胖判断标准是:BMI 18.5~24.9 为正常体重;BMI 25~30 为超重;BMI≥30 为肥胖。但这个标准是根据欧美白种人制定的,对于体型偏小的亚洲人不完全适合。中国肥胖问题工作组针对中国居民推荐的标准是:BMI 18.5~23.9 为正常体重,BMI 24.0~27.9 为超重,BMI≥28.0 为肥胖[14]。

在 2017 年 6 月 12 日《新英格兰医学杂志》发表的《2015 年全球疾病负担》中,肥胖研究协作组对 1980—2015 年间 6 850 万成年人和儿童的数据进行了分析,发现截至 2015 年,全球肥胖儿童大约 1.077 亿,肥胖成人大约 6.037 亿,儿童和成人的肥胖率分别为 5%和 12%[15]。虽然儿童肥胖率低于成人,但增长速度高于成人。2002 年中国营养与健康状况调查发现,成人超重率为 22.8%,肥胖率为 7.1%,估计人数分别达到 2亿和 6 000 万;大城市成人超重率与肥胖率分别高达 30.0%和 12.3%,儿童肥胖率已达8.1%。中国虽然不是肥胖人口比例最高的国家,但是由于人口基数较大,已成为全球肥胖人口数最多的国家。超重和肥胖是引起慢性代谢性疾病和其他疾病的危险因素之一。研究发现,BMI 升高与一些疾病发病的危险性增加相关。肥胖是心血管疾病和 2型糖尿病发生的危险因素[16]。与体重正常者相比,超重和肥胖者更容易患高血压、胰岛素抵抗、血脂紊乱(如总胆固醇、三酰甘油和低密度脂蛋白升高)[17]。

单纯性肥胖是遗传因素和环境因素相互作用的结果。环境因素包括不合理膳食(高糖、高脂、高能量饮食等)、体力活动过少、社会因素和其他因素。长期能量摄入大于能量消耗是导致单纯性肥胖的重要因素。碳水化合物是主要能源物质之一,同时碳水化合物能够刺激胰岛素分泌,促进脂肪细胞合成脂肪酸。

近年来的研究发现,过多摄入含糖软饮料有增加肥胖的风险。含糖软饮料指加入不同类型糖的饮料,如果汁饮料、运动饮料、能量饮料、咖啡、含糖的苏打水和茶等。加入的糖包括葡萄糖、果糖、蔗糖、乳糖、麦芽糖、红糖、蜂蜜、玉米糖浆、麦芽糖浆等。过多摄入含糖软饮料时,由于能量摄入增加,脂肪合成增加而导致肥胖和脂代谢异常。研究发现,果糖摄入量的增加与肥胖的严重程度密切相关。果糖从多方面影响能量代谢和脂代谢,导致肥胖和内脏脂肪蓄积[18],其作用机制包括:① 果糖能促进食物摄取、减慢静息状态能量代谢;② 在不增加能量摄入的条件下,果糖可绕过糖酵解途径中受细胞能量状态调控的关键限速步骤,生成过量的乙酰辅酶 A,后者进入脂肪从头合成途径合成脂;③ 果糖在细胞内代谢时可引起快速而不可逆的 ATP 消耗和嘌呤核苷酸转换,并最终诱导尿酸生成。尿酸可减少脂肪酸氧化,并通过诱导线粒体氧化应激激活脂肪合成途径。

肥胖治疗方法主要有饮食治疗,运动、行为疗法,药物以及手术治疗,其中饮食治疗是肥胖患者减重的首选方案。中华糖尿病学会、中国营养学会及美国糖尿病学会

（American Diabetes Association，ADA）指南提出的"低能量平衡膳食"，是让肥胖者减少摄食量而不改变食物中蛋白质、碳水化合物和脂肪比例的一种膳食方案。该方案除能量供给较低外，碳水化合物、脂肪及蛋白质三大营养素比例，分别占总热量的 55%～65%、20%～30% 和 <15%；饱和脂肪 <10%，胆固醇 <300 mg/d。美国 ADA 建议，减肥需要减少能量摄入 2.1～2.9 kJ/d（500～700 cal/d），或者能量摄入控制在女性 5.0～6.3 kJ/d（1 200～1 500 cal/d），男性 6.3～7.5 kJ/d（1 500～1 800 cal/d）[19]。

大量研究发现，对于超重和肥胖人群，低碳水化合物饮食能够在短期内显著减轻体重，并且有助于改善肥胖患者血脂异常和胰岛素抵抗。低碳水化合物饮食指碳水化合物含量较低，蛋白质和脂肪含量较高的饮食。低碳水化合物饮食中碳水化合物占膳食总能量的比低于 45%，但文献报道的变化范围较大。综合分析表明，均衡饮食在能量与低碳水化合物饮食能量相同时，对超重和肥胖者的减重效果在短期内以及 2 年内与低碳水化合物饮食相比没有显著差异。

2002 年中国居民营养与健康状况调查结果显示[20]，随着碳水化合物供能比的增加，人群 BMI、血浆胆固醇、低密度脂蛋白胆固醇水平下降，相应人群超重及肥胖、高胆固醇血症、高低密度脂蛋白胆固醇血症患病风险越低。但在碳水化合物供能比大于 75% 时，人群发生低体重的风险也会大幅增加。而脂肪供能比越高，人群 BMI、胆固醇、低密度脂蛋白胆固醇水平均显著上升，相应人群超重及肥胖、高胆固醇血症、高低密度脂蛋白胆固醇血症的患病风险也增加，人群低体重率则降低。因此，在控制总能量摄入的情况下，保持含碳水化合物的食物占适宜比例的合理膳食结构对于维持健康和预防慢性病十分重要。

2）碳水化合物与 2 型糖尿病

糖尿病是当前威胁人类健康的最重要的慢性病之一。根据国际糖尿病联盟（International Diabetes Federation，IDF）统计，2011 年全球糖尿病患者人数已达 3.7 亿，其中 80% 在发展中国家，估计到 2030 年全球将有近 5.5 亿糖尿病患者。2011 年全球共有 460 万人死于糖尿病，当年糖尿病的全球医疗花费达 4 650 亿美元。糖尿病发病率在中国和其他发展中国家快速增长，已给这些国家的社会和经济发展带来了沉重负担。

2 型糖尿病也称胰岛素非依赖型糖尿病（non-insulin dependent diabetes mellitus，NIDDM），是最常见的糖尿病类型。2 型糖尿病占所有糖尿病病例的 90%～95%，其发生与胰岛素抵抗、胰岛 B 细胞代偿性胰岛素分泌不足有关。糖尿病患者长期血糖升高可能造成多种并发症，如失明、肾功能衰退和局部肢体血流不畅等。

碳水化合物食物摄入能加剧餐后血糖的变化，是影响血糖水平的重要因素。血糖指数（glycemic index，GI）是衡量某种食物对血糖影响的指标，是指含 50 g 碳水化合物的食物或等量的葡萄糖在摄入后一定时间内（一般为 2 h），两者血浆葡萄糖曲线下面积之比。GI 反映了某种食物与葡萄糖相比升高血糖的速度和能力。GI>70 的食物为高

GI 食物,GI<55 的食物为低 GI 食物。GI 的高低与各种食物的含糖量、消化、吸收和代谢情况有关,含糖量高、消化快、吸收多、代谢慢的食品血糖指数就高。然而,餐后血糖水平除了与碳水化合物的 GI 高低有关外,还与食物中所含碳水化合物的总量有密切关系。GI 高的食物,如果碳水化合物含量很少,尽管其容易转化为血糖,但其对血糖总体水平的影响并不大。因此单纯以 GI 高低选择食物可能会产生错误。血糖负荷(glycemic load,GL)是衡量食物升血糖效应的另一指标,GL=食物碳水化合物含量(g)×GI/100。GL 将摄入碳水化合物的数量和质量结合起来,比 GI 更好地反映食物对血糖的影响。GL>20 的为高 GL 食物,对血糖影响大;GL<10 的为低 GL 食物,对血糖影响小。

人群研究结果显示,饮食中碳水化合物的比例并不是影响糖尿病发生的危险因子。一项针对碳水化合物与糖尿病关系前瞻性研究的荟萃分析结果表明,高 GI 饮食和高 GL 饮食增加糖尿病发病风险[21]。研究发现富含膳食纤维的饮食能降低糖尿病发病风险。一项针对膳食纤维与糖尿病关系前瞻性研究的荟萃分析,证实谷类膳食纤维的摄入与 2 型糖尿病发病风险呈负相关;相比之下,水果纤维与糖尿病发病风险的负相关性弱于谷类膳食纤维[22]。

饮食治疗对糖尿病是行之有效的、最基本的治疗措施。对于 2 型糖尿病患者的碳水化合物饮食的推荐,过去几十年发生了很大变化。在胰岛素发现之前及之后的相当一段时间内,对 2 型糖尿病患者的饮食推荐是基于限制碳水化合物、增加脂肪摄入的低能量饮食;在胰岛素制剂供应充足后,则推荐在控制总能量摄入的前提下,食用高碳水化合物食物。但对高碳水化合物食物的定义没有统一规定,常用的是碳水化合物占食物总能量>65%。高碳水化合物饮食不增加空腹血糖,能降低血清胆固醇。但高碳水化合物饮食能升高餐后血糖,升高血液中胰岛素和三酰甘油水平、降低高密度脂蛋白胆固醇水平[23]。此后,为避免心血管并发症,推荐高碳水化合物、低脂饮食。近年来又有很多研究重新探讨低碳水化合物饮食对 2 型糖尿病患者的干预作用。目前对低碳水化合物饮食中碳水化合物的含量并没有统一的定义,多数研究定为碳水化合物与食物总能量的比<45%。荟萃分析发现,低碳水化合物饮食能降低 2 型糖尿病患者血液糖化血红蛋白(HbA1c)、三酰甘油和高密度脂蛋白胆固醇水平,在短期内降低体重,但对血液总胆固醇、低密度脂蛋白胆固醇水平没有显著影响[24]。因此低碳水化合物饮食对 2 型糖尿病是有益的,而且其对三酰甘油和高密度脂蛋白胆固醇的影响可能降低心血管疾病风险。但患者食用低碳水化合物食物的依从性差,目前尚缺乏低碳水化合物饮食改善 2 型糖尿病的长期效应及安全性临床证据。需要引起注意的是,低碳水化合物饮食可能会缺乏膳食纤维、维生素和矿物质。此外,由于低碳水化合物饮食含有高蛋白,需要监测患者的肾功能。近来的荟萃分析比较了高碳水化合物饮食及低碳水化合物饮食对 2 型糖尿病的疗效,发现两者在减轻体重、降低血糖、糖化血红蛋白及低密度脂蛋

白胆固醇水平方面没有显著差异[25]。研究发现,高 GL 饮食与 2 型糖尿病患者空腹血糖和糖化血红蛋白水平呈正相关,低 GI 饮食则与这两个指标无显著相关性[26],提示低 GL饮食可能有利于改善高血糖状况。因此,关于碳水化合物的摄入量,应根据 2 型糖尿病患者的不同情况进行个体化选择,低能量饮食是减轻体重和改善胰岛素敏感性关键因素。

多项针对含糖饮料与 2 型糖尿病发病率关系的荟萃分析结果表明,过多摄入含糖软饮料与高 2 型糖尿病发病风险相关,但是发现在调整 BMI 后,含糖饮料摄入与 2 型糖尿病发病率的相关性减弱[27],提示含糖饮料对糖尿病的作用可能部分是通过增加体重实现的。因此,糖尿病患者应该限制含糖软饮料摄入。

3) 碳水化合物与非酒精性脂肪肝病

非酒精性脂肪肝病(non-alcoholic fatty liver disease,NAFLD)是指排除过量饮酒、药物或遗传性疾病等可导致肝脂肪变的其他病因,以弥漫性肝细胞脂肪变性和脂肪贮积为特征的临床病理综合征。根据 NAFLD 的不同阶段可分为非酒精性脂肪肝(non-alcoholic fatty liver,NAFL)、非酒精性脂肪性肝炎(non-alcoholic steatohepatitis,NASH)和肝硬化,后者可能发展成肝癌。NAFL 患者中,25%～30%发展为 NASH,约20%的 NASH 发展为肝硬化。NAFLD 患者大多伴有肥胖、胰岛素抵抗、血脂异常等代谢异常。随着全球城市化进程的加快和生活方式的改变,NAFLD 的发病率日益增高,已成为危害人类健康的三大肝脏疾病之一。目前对 NAFLD 发病机制还不完全了解。没有一种单一的机制可以解释所有的病理变化。多种因素,包括胰岛素抵抗、促炎细胞因子、氧化应激、内质网应激、肠道菌群、遗传因素等,都参与其中。虽然 NAFL 的发病机制尚不清楚,但总的来说,肝脏脂质沉积是由于脂肪酸在肝脏的进出不平衡所致。胰岛素抵抗能促进脂肪组织脂解释放脂肪酸,后者经血液进入肝脏;同时胰岛素促进肝脏脂肪酸合成,导致肝脏脂质累积。饮食因素是导致肝脏脂肪酸代谢失衡的因素之一。研究发现,高能量饮食,不管是高脂饮食,还是高蛋白饮食,健康人都能在短期内导致肝脏三酰甘油增加,而且该变化发生在体重增加之前。关于碳水化合物类饮食在 NAFLD发生中的作用,目前比较关注的是果糖。动物实验证实高果糖饮食能导致脂肪肝,果糖一方面可通过激活脂肪合成基因的转录因子 SREBP-1c 和 ChREBP 促进肝脏脂肪酸合成和三酰甘油累积,另一方面抑制肝脏脂肪酸氧化。在健康人和糖尿病高危人群短期高能量的果糖饮食能增加肝脏中三酰甘油水平。有报道表明,高果糖摄入(如过多饮用含果糖饮料等)与 NAFLD 呈正相关[28]。但由于目前 NAFLD 无统一的非侵袭性诊断标准。有关果糖摄入和 NAFLD 关系的流行病学研究不多,样本量小,实验数据的质量差、异质性大,前瞻性研究少,需进一步证实高果糖摄入与 NAFLD 的相关性。

研究发现,控制碳水化合物摄入不仅对于减重有良好的效果,而且能降低血清三酰甘油和总胆固醇,并有效改善肝功能。NAFLD 患者餐后碳水化合物转换成脂肪酸过程异常活跃,而控制碳水化合物的摄入可大幅降低脂肪酸合成,进而减少三酰甘油在肝脏的沉积[29]。近年来的研究发现,低碳水化合物饮食和低脂饮食都能显著改善 NAFLD。低碳水化合物饮食明显降低患者肝脏脂肪累积,但对于低碳水化合物对患者肝功能(用血清中谷丙转氨酶等肝细胞特异性细胞酶的水平衡量)影响的报道不完全一致。低碳水化合物饮食能显著降低 NAFLD 患者肝脏脂肪含量,对血清肝细胞酶水平无显著影响[30]。

4)碳水化合物与肿瘤

肿瘤细胞对于碳水化合物的代谢与正常细胞不同。正常细胞的糖代谢主要以有氧氧化为主,而肿瘤细胞葡萄糖摄取增加,即使在有氧条件下也主要以糖酵解产能,这一现象称为"Warburg 效应"。在肿瘤细胞中,葡萄糖通过糖酵解通路进行代谢产生的各种中间代谢产物可以作为前体合成核苷酸、氨基酸和脂类,满足肿瘤细胞快速增殖的需求。研究发现葡萄糖摄取相关的分子及糖酵解通路上一些关键的酶在肿瘤细胞中表达升高,如葡萄糖转运蛋白 1(GLUT1)、己糖激酶 Ⅱ、M2 型丙酮酸激酶(PKM2)、磷酸甘油酸脱氢酶和乳酸脱氢酶 A 等。研究者针对这些分子在动物模型开展抗肿瘤研究,已经取得了一些成果[31],但对人类肿瘤的作用尚需进一步研究。另外,如何提高糖酵解抑制剂的特异性,避免对正常细胞糖酵解的影响,也是需要解决的问题。

研究结果表明,不同类型碳水化合物以及膳食中碳水化合物比例都对肿瘤的发生和发展有一定的影响。流行病学研究发现,高 GI 和高 GL 碳水化合物饮食可能增加多种肿瘤的患病风险,其中包括乳腺癌、结直肠癌、子宫内膜癌、肺癌、卵巢癌、胰腺癌等。在遗传易感性结直肠癌模型小鼠中,研究人员发现,低碳水化合物饮食能使结肠上皮细胞增殖以及肿瘤数量减少,而肠道菌群及碳水化合物的代谢产物丁酸则作用相反[32]。这一研究提示,肠道菌群、碳水化合物以及肠道修复缺陷的相互作用可能促进结直肠癌的发生。鉴于恶性肿瘤细胞依赖葡萄糖无氧酵解,线粒体酶缺陷不能有效进行酮体代谢,研究者利用肿瘤动物模型广泛开展了高脂低碳水化合物生酮饮食对肿瘤细胞生长的影响。一项荟萃分析显示生酮饮食可抑制多种肿瘤生长(包括胰腺、前列腺、胃、结肠、肺和脑的肿瘤),延长动物的存活时间[33]。由于动物和人存在一定的生理差异,关于生酮饮食对肿瘤的抑制作用,尚需在患者中进一步研究证实。

综上所述,高能量饮食是导致肥胖、2 型糖尿病和非酒精性脂肪肝的重要因素之一,碳水化合物作为能量的主要来源,摄入过多(如含糖软饮料)会增加这些疾病的发病风险。低碳水化合物饮食对于改善肥胖、2 型糖尿病及非酒精性脂肪肝具有显著作用,并且低碳水化合物饮食对肿瘤发生、发展也有抑制作用,但其安全性值得关注,长期效应还有待进一步观察。

2.3　蛋白质摄入与慢性病

蛋白质是一类复杂的生物有机大分子。早在 18 世纪,蛋白质就被认定为一类特殊的生物分子。当时研究者们发现蛋清等物质被加热或用酸处理后会产生凝块。1838年,荷兰化学家 Jöns Jacob Berzelius 将这类生物分子命名为"protein",这个词来源于希腊语"proteios",意思是"非常重要的物质"。随后,经过近 200 年的科学发展,今天的人们已经对蛋白质有了深入的了解。蛋白质是一切生命体的物质基础,同时也是生命活动的主要承担者。对于我们人体来说,蛋白质是组成人体一切细胞、组织的重要成分。蛋白质无时无刻不在参与着人体生命活动的各个过程,蛋白质作为人体重要的营养素之一和人体健康息息相关。在这一节,我们将主要介绍蛋白质在人体中的生理功能以及食物来源和摄入标准。

2.3.1　蛋白质的化学组成

蛋白质是一类特殊的生物大分子,是生物功能的主要载体。自然界存在的蛋白质有成千上万种,具有结构及功能上惊人的多样性。和糖类以及脂类不同,组成蛋白质的基本元素除了碳、氢、氧之外,还有氮和硫等。组成蛋白质的基本单位是氨基酸。从生命体中分离得到的氨基酸共有 180 多种,其中大多数不参与组成蛋白质,称为非蛋白质氨基酸,而组成蛋白质的氨基酸共有 20 种,称为蛋白质氨基酸。每种氨基酸都有相似的结构,包括碳骨架以及与之相连的氨基、羧基和侧链基团(见图 2-5)。不同种氨基酸的区别就在于它们拥有不同的侧链基团,这使得它

$$HO-\underset{\underset{O}{\|}}{\overset{\overset{R}{|}}{C}}-CH-NH_2$$

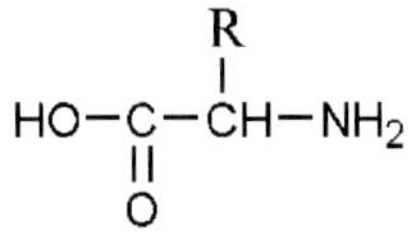

图 2-5　氨基酸通式
注:R 代表侧链基团

们拥有不同的生物化学特性(见图 2-6)。在我们人体中,20 种氨基酸中有些是可以在体内合成的,这类氨基酸称为非必需氨基酸。非必需氨基酸包括:组氨酸(His)、丙氨酸(Ala)、精氨酸(Arg)、天冬氨酸(Asp)、天冬酰胺(Asn)、半胱氨酸(Cys)、谷氨酸(Glu)、谷氨酰胺(Gln)、甘氨酸(Gly)、脯氨酸(Pro)、丝氨酸(Ser)、酪氨酸(Tyr)。另外一些氨基酸则不能通过机体自身来合成,需要从食物中摄取,这类氨基酸则叫作必需氨基酸。必需氨基酸包括:赖氨酸(Lys)、色氨酸(Trp)、苯丙氨酸(Phe)、甲硫氨酸(Met)、苏氨酸(Thr)、异亮氨酸(Ile)、亮氨酸(Leu)、缬氨酸(Val)[1]。这 20 种氨基酸的内在性,包括聚合能力、特有的酸碱性质、手性及侧链结构化学功能的多样性决定了蛋白质结构和功能的多样性。

在细胞中,20 种氨基酸就像是组成蛋白质的砖瓦,它们一个挨着一个,形成肽,肽聚合形成多肽,多肽弯曲折叠形成小型蛋白质或蛋白质亚基,蛋白质亚基组合起来才最终形成有功能的蛋白质。具体来说,氨基酸通过以下 4 个层次形成一个有功能的蛋白质。

2.3.1.1　氨基酸的排列——一级结构

不同的氨基酸通过脱水缩合依次首尾相连形成了多肽链——蛋白质的一级结构(见图 2-7),由于氨基酸种类较多(共 20 种),为多种多样的多肽链氨基酸排列顺序提供

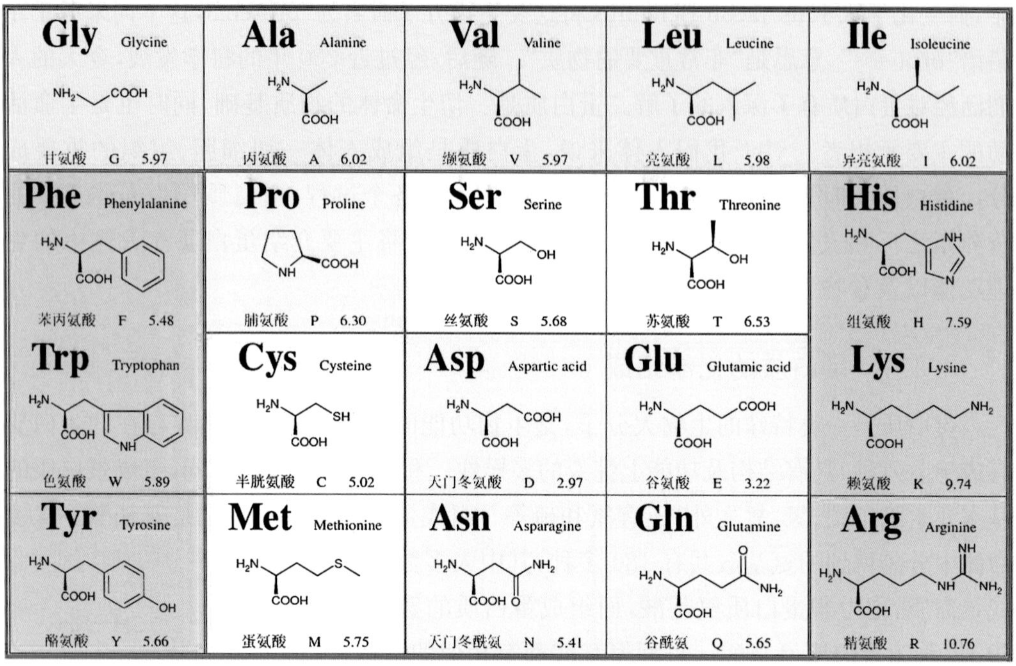

Gly Glycine	Ala Alanine	Val Valine	Leu Leucine	Ile Isoleucine
甘氨酸　G　5.97	丙氨酸　A　6.02	缬氨酸　V　5.97	亮氨酸　L　5.98	异亮氨酸　I　6.02
Phe Phenylalanine	**Pro** Proline	**Ser** Serine	**Thr** Threonine	**His** Histidine
苯丙氨酸　F　5.48	脯氨酸　P　6.30	丝氨酸　S　5.68	苏氨酸　T　6.53	组氨酸　H　7.59
Trp Tryptophan	**Cys** Cysteine	**Asp** Aspartic acid	**Glu** Glutamic acid	**Lys** Lysine
色氨酸　W　5.89	半胱氨酸　C　5.02	天门冬氨酸　D　2.97	谷氨酸　E　3.22	赖氨酸　K　9.74
Tyr Tyrosine	**Met** Methionine	**Asn** Asparagine	**Gln** Glutamine	**Arg** Arginine
酪氨酸　Y　5.66	蛋氨酸　M　5.75	天门冬酰胺　N　5.41	谷酰胺　Q　5.65	精氨酸　R　10.76

图 2-6　20 种氨基酸的结构图

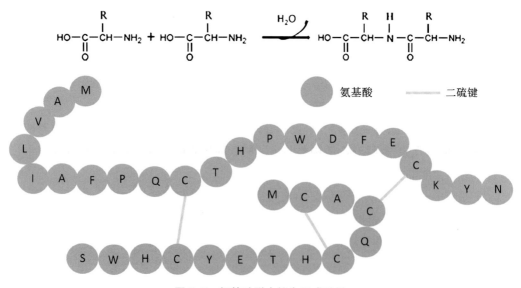

图 2-7　氨基酸脱水缩合形成肽链

了可能,并且蛋白质的一级结构决定其高级结构,故同时决定着蛋白质结构及功能的多样性。

2.3.1.2 多肽链折叠——二级结构

组成蛋白质的多肽链借助氢键排列成特有的α螺旋、β折叠、β转角及无规卷曲等二级结构元件,这些结构元件构成了蛋白质的二级结构。例如:构成动物毛发的角蛋白以α螺旋为主要结构特点,具有较好的伸展性能,而组成蚕丝和蜘蛛丝的丝心蛋白,由于其具有β折叠的结构特点,具有抗张强度高、质地柔软的特性。

α螺旋(α-helix)是蛋白质中最典型、最常见、含量最丰富的二级结构元件。Pauling等人早在1950年就预测出了α螺旋结构,并由实验证明其能够稳定存在。一条肽链是否能形成稳定的α螺旋结构,与它的氨基酸组成及序列有很大关系。例如,多聚丙氨酸在pH值7.0的水溶液中能自发形成α螺旋结构,而多聚赖氨酸在相同的情况下却不能。这是因为丙氨酸的侧链基团小且不带电荷,而赖氨酸在pH值7.0的水溶液带有正电荷,彼此间的静电排斥使其不能形成链内氢键,从而不能形成稳定的α螺旋结构。

β折叠也是由Pauling等人在1951年首次提出。β折叠可以形象地想象成由折叠的条状纸片并排形成的一种重复性结构,包括平行式(parallel)与反平行式(antiparallel),在平行式β折叠中,相邻肽链是同向的,都是由C端到N端或N端到C端;而在反平行式β折叠中,相邻肽链是反向的。

β转角是一种非重复性的结构,能够允许蛋白质倒转肽链的方向。这种结构主要分布在蛋白质的分子表面,特别在球状蛋白质中含量是十分丰富的。

以上3种二级结构单元在天然蛋白质中广泛存在。而无规卷曲,泛指那些不能被明确划分为上述规则的二级结构的一种,但也是可以稳定存在的;这类非重复性的有序结构经常构成蛋白质特异的功能部位和酶活性部位。

2.3.1.3 球状实体——三级结构

多肽链在二级结构的基础上,借助非共价力弯曲,折叠成具有特定走向的紧密球状构象,称为蛋白质的三级结构,该构象给出了最低的比表面积,增加了蛋白质的稳定性。球状蛋白质根据它们的结构域类型主要分为四大类:全α结构、α/β结构、全β结构,以及小的富含金属或二硫键结构。

2.3.1.4 亚单位缔合——四级结构

具有三级结构的多肽链单位称为亚基或亚单位,这些亚单位在空间中依靠非共价力相互结合,构成有功能的成熟蛋白质,即为蛋白质的四级结构。自然界中的很多蛋白质均以四级结构的形式存在,例如血红蛋白。一分子血红蛋白由4个亚基组成,其氧合前后4个亚基相对位置发生变化,改变了其与氧气的亲和力[1]。四级缔合在结构及功能上都具有极大的优越性:首先,可以使蛋白质的表面积与体积之比降低,屏蔽亚基表面上的疏水残基以稳定蛋白质结构;其次,可以提高遗传经济性和效率,编码一个蛋白质单体所需要的 DNA 要少得多;再次,可以使催化基团汇集在一起,以形成完整的催化反应。亚基缔合成寡聚蛋白还有一个重要原因,大部分寡聚蛋白质都是利用亚基相互作用,从而改变蛋白质的构象,继而调节它们的生物活性。

蛋白质是机体的重要组成成分,是生命活动的承担者和体现者,由 20 种氨基酸组成。由于氨基酸侧链基团的复杂性,赋予了蛋白质结构和功能的多样性。可以说,不论是机体的营养代谢,还是生长发育和稳态维持,都离不开蛋白质发挥相应的生理功能。

2.3.2 蛋白质的消化和吸收

食物中的蛋白质不能直接变成人体的蛋白质,人体需要将摄入的蛋白质变成氨基酸后,再以这些氨基酸作为原料,合成自身的蛋白质。当外源蛋白质进入人体后,在消化道内先经过水解作用变为小分子的游离氨基酸,然后被吸收进入血液循环,供给身体各处细胞合成自身蛋白质。这其中经过一系列的消化过程,需要多种蛋白消化酶的参与。

蛋白消化酶也叫蛋白酶或肽酶,可将蛋白质代谢成较小分子的蛋白质多肽链和氨基酸。蛋白消化酶主要有以下几种:胃蛋白酶、胰蛋白酶、胰凝乳蛋白酶(糜蛋白酶)、羧肽酶、鱼精蛋白酶、氨酰基脯氨酸二肽酶、脯氨酰氨基酸二肽酶、二肽酶、亮氨酰肽酶、肠蛋白激酶和组织蛋白酶等。

胃蛋白酶是在胃中产生且在胃中发挥作用的蛋白酶。胃蛋白酶在 37~42℃之间的酸性环境(pH 值 1.5~2)中是最活跃的。胃蛋白酶作用的主要部位是芳香族氨基酸或酸性氨基酸的氨基所组成的肽键。胃蛋白酶由胃腺的主细胞合成,以酶原颗粒的形式分泌,经胃液中盐酸激活后,具有消化蛋白质的能力。胰蛋白酶在胰腺生成,作用于十二指肠。它主要可以把多肽链中赖氨酸和精氨酸残基的羧基侧切断。它不仅起消化酶的作用,而且还能控制胰凝乳蛋白酶原、羧肽酶原、磷脂酶原等其他酶的前体的激活,起调控活化的作用。胰凝乳蛋白酶也就是糜蛋白酶,在胰腺中合成,作用部位是在十二指肠,主要切断多肽链中的芳香族氨基酸残基的羧基一侧。二肽酶是切割二肽肽键的外切水解酶,通常情况下其底物是由肽键连接的两个氨基酸残基所组成的二肽化合物,并要求两两相邻氨基酸残基上的 α 氨基和 α 羧基同时存在。二肽酶在体内主要由肠黏膜细胞产生并分泌于胞外发挥二肽水解作用。

2.3.2.1 蛋白质的消化

包含蛋白质的食物在人的口中被磨碎和软化,随后进入胃中开始真正的消化。在胃中,蛋白质的高级结构在胃酸等的作用下被破坏,从而使蛋白质中连接氨基酸的肽键暴露给胃蛋白酶。随后胃蛋白酶催化具有苯丙氨酸、酪氨酸、亮氨酸、色氨酸、谷氨酸及谷氨酰胺等的肽键断裂,使大分子的蛋白质变成较小分子的多肽链和一些氨基酸。当胃中初步消化后得到的多肽链连同胃液进入小肠后,在胃液酸性刺激下,小肠分泌促胰液素进入血液,进而刺激胰腺分泌碳酸中和小肠中的胃酸。氨基酸还可以刺激十二指肠激活胰蛋白酶、胰凝乳蛋白酶、氨肽酶、羧肽酶等,这些酶可以对多肽的肽键进行特异的水解:胰蛋白酶、胰凝乳蛋白酶将这些多肽链进一步水解消化成更小的肽链如二肽和三肽等,氨肽酶、羧肽酶和二肽酶将这些短肽水解为游离的氨基酸(见图 2-8)。而肠中的弹性蛋白酶特异性较低,可以水解多种肽键。蛋白质经过上述各种酶的协同作用,最终变成游离的氨基酸小分子,当然也有很少一部分寡肽链完整地进入血液[34]。

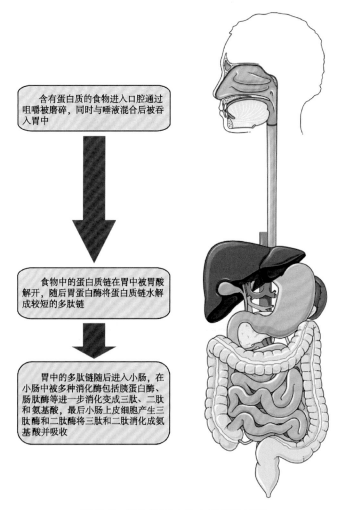

含有蛋白质的食物进入口腔通过咀嚼被磨碎,同时与唾液混合后被吞入胃中

食物中的蛋白质链在胃中被胃酸解开,随后胃蛋白酶将蛋白质链水解成较短的多肽链

胃中的多肽链随后进入小肠,在小肠中被多种消化酶包括胰蛋白酶、肠肽酶等进一步消化变成三肽、二肽和氨基酸,最后小肠上皮细胞产生三肽酶和二肽酶将三肽和二肽消化成氨基酸并吸收

图 2-8　蛋白质在人体中的消化过程

2.3.2.2 蛋白质的吸收

蛋白质经过消化系统的一系列消化水解后形成的氨基酸一部分会通过小肠细胞表面的氨基酸通道被运送到细胞内部,这些氨基酸在小肠细胞内会被用来提供能量或者用来合成有用的蛋白质;另一些氨基酸则跨过小肠细胞进入周围的组织液中,在组织液中,氨基酸进入毛细血管并被运往全身。

氨基酸被吸收到细胞内需要有细胞膜表面氨基酸转运蛋白的帮助。根据氨基酸带电性质的不同可以将氨基酸转运系统分为以下 3 类:① 中性氨基酸转运系统;② 正电氨基酸转运系统;③ 负电氨基酸转运系统。其中中性氨基酸转运系统又可分为 Na^+ 依赖的和 Na^+ 非依赖的转运系统。Na^+ 依赖的中性氨基酸转运系统又可分为系统 A、系统 ASC 和系统 N 等。系统 A 主要负责转运短的、极性的或线性支链氨基酸。当细胞外 pH 值比较低时,系统 A 的活性会降低。系统 ASC 主要转运丙氨酸、丝氨酸、半胱氨酸、脯氨酸和 5 碳同源氨基酸。在大部分细胞中,系统 ASC 是主要的 Na^+ 依赖的氨基酸转运系统。系统 N 主要负责转运含氮支链的氨基酸,它主要存在于肝细胞中。系统 L 转运系统是主要的 Na^+ 非依赖的中性氨基酸转运系统,主要负责转运支链和芳香族氨基酸。在肝细胞中存在两种 Na^+ 非依赖的中性氨基酸转运系统,分别是系统 L1 和系统 L2。系统 y^+ 是一种重要的正电氨基酸转运系统,它是 Na^+ 非依赖的,并且对 pH 值不敏感。在正常的肝脏细胞中不存在系统 y^+ 转运系统,但是它在肝癌细胞中高表达。负电氨基酸转运系统也可分为 Na^+ 依赖的和 Na^+ 非依赖的两类转运系统。Na^+ 依赖的负电转运系统特异性转运短链的阴离子氨基酸,比如天冬氨酸;这个系统又称为 X-A 系统。Na^+ 非依赖的负电转运系统主要负责转运谷氨酸和半胱氨酸;这个系统称为 X-C 系统。在成熟的肝细胞中,Na^+ 非依赖的 X-C 系统表达非常少,而 Na^+ 依赖的 X-A 系统是主要的负电氨基酸转运系统[35]。

2.3.3 蛋白质在细胞内的合成

人与人之间是不同的,这归因于不同人之间的蛋白质存在微小的差异。这些差异是由组成蛋白质的氨基酸序列不同导致的,而氨基酸的序列又是由基因决定的。

我们知道,蛋白质合成的原料主要是我们从食物中消化吸收得到的氨基酸。那么这些氨基酸是如何按照一定顺序脱水缩合成蛋白质的呢? 原来,控制这些氨基酸顺序的正是我们的基因。我们人体中的每一个蛋白质的合成都要通过一套细胞内的信息传递系统以基因信息(DNA 序列)作为指导来完成,而这些基因就位于我们每一个细胞中的细胞核内。既然蛋白质是在细胞质中合成的,而编码蛋白质的信息载体(DNA)在细胞核内,那中间的信息是如何传递的呢? 研究发现,在 DNA 指导蛋白质合成的过程中，还有一种物质即 RNA 的生成，这个 RNA 称为信使 RNA(mRNA)。因此，我们将基因指导蛋白质的合成分为两个过程，即转录和翻译。在转录过程中，首先以 DNA 为模板在转录酶的作用下合成 RNA，随后，经过一系列的加工修饰形成成熟的 mRNA。mRNA 从细胞核中通过核膜进入到细胞质中，其上游序列中含有一段特殊的核糖体结合位点序列，因此可以与核糖体结合开始进行翻译。核糖体是蛋白质的加工工厂，可以正确识别翻译的起始位点。翻译过程中，核糖体以 mRNA 中的核苷酸序列(3 个核苷酸为一个单位，称为密码子)为指导逐个将氨基酸加入到肽链中。每一个氨基酸都有特异性识别它的转运 RNA(tRNA)，tRNA 上带有反密码子，可以通过碱基互补配对与 mRNA 中的密码子专一性地识别，并将其所携带的氨基酸运送到核糖体合成多肽链的指定位置上，最后在 mRNA、核糖体和 tRNA 的协作下合成一条含有特定氨基酸序列的多肽链(见图 2-9)[34]。在核糖体上合成的蛋白质，怎样最终被运送到不同的细胞器中发挥作用，以及细胞膜表面的糖蛋白是怎样最终合成并定位在细胞膜上，这些过程的发生都依赖于蛋白质运输及翻译后修饰。

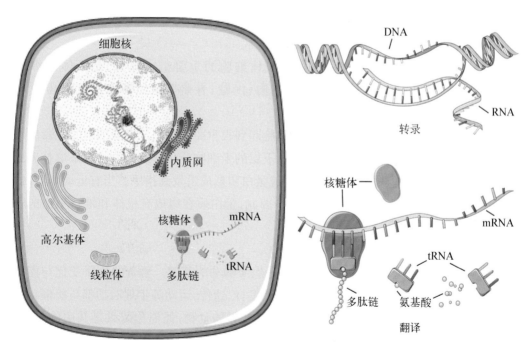

图 2-9　转录和翻译过程

新合成的蛋白质的定向运输取决于其含有的特定氨基酸序列，这些氨基酸序列根据其定位靶向的不同，分为信号肽、线粒体定向肽和叶绿体转移肽，分别介导蛋白质向内质网、线粒体和叶绿体的运输。

与人体营养健康密切相关的激素，如胰岛素，就是通过信号肽靶向定位到内质网的，然而，在分泌至血液中的胰岛素中并未找到信号肽序列，这是由于新合成的胰岛素在分泌的过程中发生了一系列的翻译后修饰。

对于分泌型蛋白，它的分泌过程伴随着修饰的发生，这些修饰首先发生在内质网中，包括信号肽的切除、二硫键的形成、空间结构的形成以及糖基化作用，之后其被分泌小泡包裹，转运至高尔基体中。在高尔基体中，糖蛋白上的寡糖链被进一步地修饰与调整，并将各种蛋白质最终运送至溶酶体、分泌小泡和细胞膜等目的地。这就产生了不含信号肽的成熟的胰岛素和定位在细胞膜上种类千差万别的糖蛋白[34]。

2.3.4 蛋白质的生理功能

我们的身体大约包含了 3 万种不同种类的蛋白质，它们各自行使着自己特殊的使命，保证了机体的正常运转。在人体的生长发育、损伤修复和新陈代谢中都有蛋白质的参与。在这些生命过程中，蛋白质时而具有催化调节的作用，时而又是机体结构的主要组成成分。所以，功能多样性是蛋白质的特性之一。

2.3.4.1 机体的结构物质

蛋白质是一切生命的物质基础，是机体细胞的重要组成部分，是人体组织更新和修复的主要原料。如毛发、皮肤、肌肉、内脏、骨骼等组织器官都是由蛋白质组成。

蛋白质对清除和替代损伤和死亡的细胞起到很重要的作用。皮肤细胞的生命周期大约是 30 天。当衰老损伤的细胞褪去时，下层的干细胞分化形成新的细胞来填补表面衰老的细胞。此外，皮肤的底层细胞会合成蛋白质形成毛发和指甲。当有运动刺激时，肌肉细胞合成新蛋白质而变得更加强劲。因此，蛋白质在组成有机体和维持生命的稳定中起着不可替代的作用。

2.3.4.2 作为酶的功能

新陈代谢是生命活动最重要的特征，是生命活动的基础。复杂的物质变化与能量变化大多是由酶催化进行的。生物体的生长发育、遗传、运动等生理活动都与酶催化反应息息相关。比如消化酶可以消化分解来自外界的食物，但消化酶只是其中的一类。酶不仅可以分解底物有助于机体吸收营养，而且可以合成一些生物分子，协助蛋白质及其他生物分子共同维持生命体的运转。除少数 RNA 具有催化活性外，酶的化学本质大部分为蛋白质。从化学组成来看，酶可分为单纯蛋白质与缀合蛋白质。单纯蛋白质酶类是指只由蛋白质组成的酶类，例如脲酶、淀粉酶和核糖核酸酶等；而缀合蛋白质酶类除了蛋白质（脱辅酶）外，还结合了一些非蛋白质的被称为"辅因子"的小分子或金属离子。辅因子在酶催化中通常具有传递原子、电子或化学基团的作用(见图2-10)。因生物体中辅因子种类有限,同一种辅因子往往可以与多种脱辅酶结合,从而具有不同的催化作用,增加了酶的多样性。

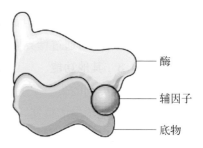

图2-10 酶和辅因子

2.3.4.3 作为激素的功能

有机生命体需要多种激素来调节各种生理反应。有一些激素是小的信使分子,如雌激素是来自胆固醇的代谢产物,还有一类激素是由蛋白质构成。当机体受到外界的刺激时,相关的内分泌腺会分泌激素,分泌的激素通过血液系统到达目的组织和器官来维持机体的稳态平衡。

胰岛素就是一个我们很熟悉的激素。首先,通过蛋白质的转录-翻译途径形成胰岛素前体——胰岛素原,胰岛素原的生物活性非常低,经过酶解加工成相对分子质量较小的具有生物活性的胰岛素。用餐后,血液中的血糖水平增高,刺激胰腺分泌胰岛素。胰岛素能够刺激脂肪细胞和肌肉细胞的葡萄糖转运蛋白把葡萄糖快速地转运到这些细胞中,从而维持血液中葡萄糖水平的正常。从胰岛素原转化为胰岛素过程中掉下的肽段是否有其他的生物功能尚待进一步研究;有研究报道,胰岛素原中的C肽可能在糖尿病动物中可以抑制神经紊乱和微血管的病变。

2.3.4.4 调节体液平衡

蛋白质能够帮助维持体液的平衡。在正常情况下,蛋白质多存在于细胞的细胞质和血浆中,血浆中的蛋白质分子较大,所以一般情况下无法通过血管壁进入周围组织,但是在疾病或者长期营养不良的状态下,血浆中的蛋白会通过血管壁泄漏到组织当中,使组织液的渗透压升高,组织液渗透压升高后会吸收大量水分子,导致体液积累在组织中,进而形成水肿。

2.3.4.5 作为转运载体

一些蛋白质可以跟随体液移动来运输营养物质和其他生物分子。例如红细胞中的血红蛋白可以从肺部细胞运输氧分子到其他组织。脂蛋白可以在体内各组织间转运脂质。还有一些蛋白质分子定位在细胞膜上,可以帮助细胞转运各种矿物离子等。

2.3.4.6 作为抗体的功能

蛋白质在机体抵御外界的刺激中起到关键的作用。例如很多病毒,一旦进入体内就会大量复制增殖,很快就会击垮生命体。很幸运的是机体能够识别这些来自外界的抗原,随后产生抗体来抵御这些病毒的入侵。抗体又称为免疫球蛋白,是一类可溶性的血清糖蛋白,也是血清中含量最丰富的蛋白质之一。其中含量最多的抗体是IgG。IgG可以与入侵的细菌或病毒结合,激活免疫系统以吞噬并破坏入侵者。

2.3.4.7 能量的来源

没有能量的供应细胞会死亡;没有葡萄糖的供应,大脑和神经系统会停止工作。尽管蛋白质要执行这些功能,但是当机体处于饥饿状态或者碳水化合物摄入不足时,组织的蛋白质会被分解,通过糖异生途经来提供葡萄糖。

2.3.4.8 其他功能

除了之前提到的蛋白质参与机体的整体构成,包括皮肤、血液、肌肉等,蛋白质还参与了机体的其他功能的行使,如凝血过程。当组织受到损伤后,体内很快通过多级酶链反应在受损的组织产生大量的纤维蛋白来阻止血液的流失,接着胶原蛋白渐渐地形成瘢痕等待组织愈合。

2.3.5 食物中的蛋白质和蛋白质的摄入

讲到食物中的蛋白质,我们首先来了解下蛋白质的品质,因为食物中的蛋白质品质很大程度上决定着青少年的成长和成年人的健康。简单来说,高品质蛋白质就是可以提供人体成长和稳态维持所需的全部必需氨基酸的蛋白质,这是相对于低品质蛋白质来说的,因为低品质蛋白质无法提供人体所需的全部必需氨基酸种类。

那么决定我们蛋白质品质高低的因素有哪些呢? 主要有两个因素,一个是由蛋白质本身决定的,即蛋白质所含的氨基酸种类决定了蛋白质品质的高低。某蛋白质中所含的氨基酸种类越多,那么该蛋白质的品质就越高。一般来讲,动物来源的蛋白质品质高于植物来源的蛋白质品质,谷物中蛋白质的品质低于豆类食物中的蛋白质品质。另外一个决定蛋白质品质高低的因素就是蛋白质在人体中消化的难易程度。一般来讲,越容易消化的蛋白质对人体来说其品质就越高。前面已经提及,蛋白质为我们所用的前提是我们可以消化蛋白质并吸收其消化产物氨基酸。如果吃进去的蛋白质无法消化,那我们就无法利用其所包含的氨基酸。一般情况下,人体对于动物蛋白的消化率(90%~99%)要高于植物蛋白消化率(70%~90%)。表 2-3 提供了目前常用的评估食物中蛋白质品质的几种方法。

表 2-3　蛋白质品质评价方法

方 法 名 称	方 法 描 述	优 　 点	缺 　 点
氨基酸评估法(amino acid scoring,AAS)	计算受测蛋白质中所含的每一种氨基酸与对照蛋白质中对应氨基酸的比值,其中比值最小的那个数值乘以 100 即为该蛋白质的蛋白质品质分数	通过比较的方法直观地指示蛋白质中所含氨基酸的种类和比例	得到的数据是相对于对照蛋白质的相对值;无法衡量蛋白质在人体中消化的难易程度

（续表）

方法名称	方法描述	优　点	缺　点
蛋白质生物值（biological value，BV）	人体在不摄入蛋白质的情况下通过尿液排出的氮，称为内生氮（Ne），通过粪便排出的氮为代谢氮（Nm）。摄入的食物中的氮，称为摄入氮（Ni）。BV＝（Ni－Nm－Ne）/（Ni－Nm）×100%	基于蛋白质在人体中的代谢规律得出的衡量蛋白质品质的方法，综合了蛋白质氨基酸组成和在人体中吸收这两个因素来评价蛋白质品质	操作烦琐，容易受到个体差异和所摄入食物种类的影响
蛋白质效率比（protein efficiency ratio，PER）	以实验大鼠为实验对象的蛋白质品质评价方法。计算公式为：PER＝体重增加量/蛋白质摄入量	简单易操作。综合了蛋白质氨基酸组成和在人体中吸收两个因素来综合评价蛋白质品质	实验周期较长，并且实验对象为大鼠，其新陈代谢和人类存在差异

　　人体是一个动态的系统，体内物质通过不断地合成和分解保持着系统的稳定。蛋白质作为其中最重要的大分子物质也遵循这样规律。人体每日都会分解代谢掉一部分蛋白质来维持正常生命活动，而合成蛋白质的氨基酸又无法在体内长时间保存，这就使得人体必需每日摄入足量的蛋白质来弥补代谢损失掉的蛋白质。人体摄入的蛋白质有两个作用，一个是蛋白质在体内分解后变成氨基酸用于合成自身蛋白质，另一个是可以作为其他含氮物质如核酸的氮源。

　　通过以上介绍，我们知道蛋白质是生命必不可少的。所以在日常生活中我们要保证蛋白质的摄入，一日三餐应讲究食物蛋白质的含量和种类，保证机体正常发育、免疫调节等。婴幼儿更应该注意奶粉和氨基酸补充物等的品质，因为在婴幼儿时期，机体尚未完成发育，只有 5 种非必须要氨基酸可以自己合成，其他所有的非必须要氨基酸都需要从食物中获得，一直等到合成这些氨基酸的代谢通路发育完成才可以自给自足。一般一个成年人推荐的蛋白质摄入量（recommended daily allowance，RDA）为 0.8 g/（kg·d）。

　　根据食物来源将蛋白质的来源分为 4 类，如表 2-4 所示。

表 2-4　蛋白质的食物来源

来　源	蛋白质种类
动物蛋白	肌肉蛋白 血液蛋白 结缔组织蛋白 乳蛋白 鸡蛋蛋白

（续表）

来　源	蛋白质种类
植物蛋白	谷物：小麦、玉米、大麦、燕麦、大米等 豆类：豌豆、大豆、羽扇豆、扁豆等 块茎：土豆等 种子：油菜籽、棉籽、花生等
藻类	绿色和蓝绿色海藻：螺旋藻、鱼腥藻等
微生物	真菌：菌蛋白等

表2-5中列举了常见动物来源的食物中氨基酸的含量。

表2-5　动物来源的食物中氨基酸含量(mg/g)

氨基酸	相对分子质量	AAN*	酪蛋白	牛奶	芝士	鸡蛋	牛肉	鸡肉	鱼
Arg	174.2	0.321 5	240	234	169	470	420	406	388
His	155.2	0.270 6	112	188	156	150	230	169	200
Asn	132.1	0.211 8	254	292	355	324	242	213	289
Gln	146.1	0.191 7	785	783	713	456	400	318	348
Lys	146.2	0.191 5	520	487	400	509	556	468	538
Gly	75.1	0.186 4	144	128	131	197	290	425	344
Ala	89.1	0.157 1	200	219	194	327	385	287	431
Trp	204.2	0.137 1	142	90	90	136	78	71	89
Ser	105.1	0.133 2	385	338	306	434	300	244	294
Pro	115.1	0.121 6	722	571	931	262	250	260	194
Val	117.1	0.119 6	434	428	363	385	325	331	406
Thr	119.1	0.117 5	294	278	194	275	270	287	289
Cys/2	121.2	0.115 5	30	47	51	128	74	66	66
Ile	131.2	0.106 7	345	290	281	400	340	350	300
Leu	131.2	0.106 7	602	600	544	491	500	462	512
Asp	133.1	0.105 2	200	214	242	266	366	421	515
Glu	147.1	0.095 2	610	574	482	377	602	630	619
Met	149.2	0.093 8	164	148	241	204	164	160	157

（续表）

氨基酸	相对分子质量	AAN*	酪蛋白	牛奶	芝士	鸡蛋	牛肉	鸡肉	鱼
Phe	165.2	0.084 7	331	341	294	294	280	275	319
Tyr	181.2	0.077 3	371	297	300	266	210	225	219
总计			6 885	6 547	6 437	6 351	6 282	6 068	6 517

* 氨基酸态氮((AAN)含量

表 2-6 中列举出了常见植物来源食物中氨基酸的含量。

表 2-6　植物来源的食物中氨基酸含量(mg/g)

氨基酸	小麦	大米	玉米	高粱	紫花豌豆	干豆	胡萝卜	甜菜	土豆
Arg	252	488	262	241	586	388	325	221	239
His	157	159	213	138	145	188	144	119	110
Asn	246	326	392	375	390	531	297	320	966
Gin	1 398	652	891	819	561	780	517	1 609	852
Lys	188	250	167	132	444	419	456	213	250
Gly	266	269	269	192	278	225	272	143	171
Ala	244	344	471	542	267	231	322	257	218
Trp	53	57	59	75	72	81	56	47	59
Ser	315	253	362	271	271	344	253	243	226
Pro	714	257	606	501	222	256	225	125	179
Val	281	434	303	364	300	294	382	208	329
Thr	191	230	256	196	247	231	241	161	275
Cys/2	164	129	129	131	81	75	99	74	56
Ile	288	231	200	226	253	281	350	184	211
Leu	450	485	783	900	443	488	253	256	281
Asp	92	221	105	185	333	196	378	57	52
Glu	521	444	241	400	480	284	655	284	49
Met	92	133	126	90	51	81	98	51	63
Phe	316	366	308	302	284	356	288	163	226

（续表）

氨基酸	小麦	大米	玉米	高粱	紫花豌豆	干豆	胡萝卜	甜菜	土豆
Tyr	229	204	239	225	170	181	187	160	133
总计	6 457	5 932	6 382	6 305	5 878	5 910	5 798	4 895	4 945

表 2-7 中列举了常见蔬菜、水果和微生物食品中氨基酸的含量。

表 2-7　常见蔬菜、水果和微生物食品中氨基酸的含量(mg/g)

氨基酸	生菜	卷心菜	番茄	香蕉	苹果	酵母	蘑菇
Arg	257	500	263	521	244	224	172
His	108	138	68	450	194	116	103
Asn	683	366	373	289	622	417	425
Gin	1 207	931	757	222	387	541	729
Lys	281	215	244	270	476	455	275
Gly	191	171	150	234	259	268	184
Ala	291	242	144	312	328	268	291
Trp	67	96	64	45	59	70	78
Ser	278	188	163	246	265	284	200
Pro	170	208	142	240	277	211	188
Val	268	219	181	200	450	295	206
Thr	225	171	163	200	212	291	369
Cys/2	72	79	93	161	101	120	58
Ile	190	160	131	182	228	256	156
Leu	301	230	188	294	447	397	259
Asp	32	225	849	503	405	346	44
Glu	54	574	1 720	390	252	447	75
Met	53	39	48	111	58	94	74
Phe	190	168	200	240	379	246	175
Tyr	145	114	119	160	265	170	431
总计	5 063	5 034	6 060	5 270	5 908	5 516	4 492

根据个人的身体状况以及家庭情况,可根据表2-4选择蛋白质营养丰富而又种类多样的食物,合理搭配,以保证营养均衡。除了上述自然食物中的蛋白质,目前市场上还有很多的蛋白质或氨基酸补充品,例如蛋白粉、乳清蛋白、氨基酸补充剂等。对于这些蛋白质补充剂我们要理性看待,要根据自身的实际情况合理摄入,不能盲目大量摄入。一般来讲,只要我们合理安排我们的日常饮食,蛋白质摄入量是足够的。此外,最近的研究结果表明,某些氨基酸除了参与合成蛋白质外,还参与了很多重要的细胞中的信号通路调节,而这些信号通路与我们人体很多疾病紧密相关,所以在蛋白质摄入过程中应避免单一氨基酸大量摄入。

2.3.6 蛋白质摄入与疾病发生的相关性

蛋白质缺乏或过度摄入都会严重影响我们的健康。蛋白质摄入不足会造成营养不良。在非洲、南美洲以及亚洲的东部和南部,粮食短缺造成的营养不良是高死亡率的主要原因之一。蛋白质缺乏造成的营养不良会导致身体消瘦、水肿、新陈代谢减慢、免疫力低下等,尤其会使儿童生长发育缓慢甚至会带来死亡。蛋白质摄入过多或者不均衡也会影响人们的身体健康。高蛋白饮食与心脏病、肿瘤、骨质疏松、糖尿病以及肾结石等多种慢性病有关。

2.3.6.1 心血管疾病

心血管系统的健康是我们赖以生存的重要保障,影响心血管健康的因素有很多,包括血脂含量、血压、血管弹性等。蛋白质的摄入和心血管系统的健康也息息相关,研究发现蛋白质的摄入量与摄入种类和很多心血管疾病的发生都有着一定的关联。

1) 蛋白质的摄入量与心血管健康

高蛋白低碳水化合物的饮食被认为是短期减肥的一种非常有效的方法[36]。然而,过多蛋白质的摄入会增加血液中三酰甘油以及低密度脂蛋白胆固醇的含量,导致血脂含量增加,从而不利于心血管系统的健康。研究结果表明,高蛋白摄入量会增加冠心病的患病风险,将饮食中动物性蛋白替换为碳水化合物可以显著降低血液中的三酰甘油以及低密度脂蛋白胆固醇。但是一味地降低饮食中蛋白质的含量也并不健康。因为充足的蛋白质摄取可以帮助人们维持正常的血压。不仅如此,丰富的蛋白质摄入还可以降低卒中尤其是出血性卒中的发病率[37]。

2) 蛋白质的摄入种类与心血管健康

生活中,人们获取蛋白质的来源包括不同的肉类、鸡蛋、奶制品以及坚果和豆类。研究结果表明,不同来源的蛋白质会对身体产生不同的影响。

（1）动物性蛋白:来源包括红肉、白肉、蛋和奶制品。研究结果表明,过多食用红肉(比如牛肉和猪肉)会增加患缺血性心脏病、心肌梗死以及冠心病的风险,而食用白肉(比如鸡肉和鱼肉)则会降低患冠心病以及缺血性脑卒中的风险[38]。和红肉相比,白肉含有同样丰富的蛋白质,并且其饱和脂肪酸与胆固醇的含量更低。鸡蛋中也含有胆固醇,对于正常人来讲,鸡蛋中的胆固醇并没有危害;但对于糖尿病患者来说,鸡蛋的摄取会增加患冠心病的风险[39]。此外,全脂牛奶会增加冠心病的患病风险,而低脂或脱脂牛奶则会降低该风险[38]。

(2)植物性蛋白:来源包括坚果以及豆类。坚果中富含多种不饱和脂肪酸,同时含有丰富的蛋白质,尤其是精氨酸。精氨酸是血液中一氧化氮的主要来源,有助于清除血栓,预防动脉粥样硬化。研究发现,坚果的定量摄取有助于降低冠心病的发病[40]。豆类同样具有保护心血管的功效,将饮食中的动物性蛋白替换为豆类蛋白可以有效降低血液中低密度脂蛋白胆固醇的含量,降低发生心血管疾病的风险[41]。

2.3.6.2 氨基酸与心血管疾病

1)左旋精氨酸与心血管健康

左旋精氨酸是血液中一氧化氮的前体,在血管上皮细胞中通过一氧化氮合成酶的催化形成并释放一氧化氮。在平滑肌细胞中,一氧化氮会激活环磷酸鸟苷(cGMP)信号通路并使肌肉舒张。左旋氨基酸刺激内皮细胞增殖,促进血管再生,改善血管微环境。左旋氨基酸可抑制平滑肌细胞增生,抑制血管黏附分子的表达。此外,左旋氨基酸还有调节血液酸碱度以及去极化内皮细胞的作用。当血液中左旋氨基酸的浓度较低时,它有助于清除氧化活性物质并降低内皮细胞释放氧气的浓度;当血液中左旋氨基酸的浓度较高时,它通过调节血液中大分子与红细胞的结合来降低血液黏稠度。研究结果表明,左旋氨基酸在改善冠心病、心衰、动脉粥样硬化以及高血压等疾病中都有积极的作用[42]。

2)支链氨基酸与心脏健康

支链氨基酸(BCAA)属于必需氨基酸,包括亮氨酸、异亮氨酸和缬氨酸。它们拥有相似的结构,其中心碳原子上除了氨基与羧基,还连接一个超过3个碳原子的支链。BCAA不仅参与合成蛋白质,参与细胞生长与自噬,而且还参与了氮以及固醇、酮体和葡萄糖的合成。和其他必需氨基酸一样,BCAA的补充只能通过摄食补充。一般说来,BCAA在血液中的含量是稳定在一定范围之内的,过多的BCAA会通过特定的代谢通路被分解。体内代谢BCAA的场所有很多,除了肝脏之外,大脑、肌肉以及心脏的心肌细胞中都含有代谢BCAA的酶。首先,BCAA在支链氨基转移酶(BCAT)的作用下转变为α酮酸(BCKA),BCKA接着在支链α酮酸脱氢酶(BCKD)复合体的多步酶活催化下生成乙酰辅酶A和琥珀酰辅酶A,从而进入三羧酸循环被代谢分解。在这个过程中,BCKD催化的酶活反应是BCAA代谢的限速步骤,BCKD的激酶(BCKDK)通过磷酸化BCKD抑制该步骤,而BCKD磷酸酶(PP2Cm)则通过去磷酸化BCKD而促进该步骤[43]。如果这些BCAA代谢的酶发生突变或是活性受到影响,则会诱发代谢性疾病,如枫糖尿症、甲基丙二酸血症以及丙酸血症等,而这些代谢疾病都会进一步影响心血管系统的健康,例如有研究结果表明甲基丙二酸血症以及丙酸血症会引发心肌肥厚[44]。此外,血液中 BCCA 的含量也可一定程度指示心血管系统的健康状况,例如有研究发现冠心病患者血液中 BCAA 的含量相比正常人要高[45]。这可能是由于心脏病患者的心脏代谢发生了变化,导致 BCAA 在心脏中的代谢受到了影响,从而在血液中积累了更多的 BCAA。

2.3.6.3 癌症

一个人每日有 20% 的热量来自蛋白质则为高蛋白饮食,10%~19% 为中等水平蛋白饮食(典型的美国饮食),低于 10% 则是低蛋白饮食。研究结果显示,对 50~65 岁年龄段的人而言,高蛋白饮食人群比低蛋白饮食人群的癌症病死率要高出 4 倍,中等蛋白质饮食人群的癌症病死率相较于低蛋白饮食也要高出 2 倍。这是因为动物蛋白的过量摄入必然摄入较多的动物脂肪和胆固醇,而蛋白质自身在体内也会转化成脂肪,从而引起血液中胰岛素样生长因子 I(IGF-I)显著升高,而 IGF-I 既可以促进生长,又是促癌因子[46]。在厄瓜多尔的一个偏远小村有一种遗传变异(GHRD),导致很多村民的 IGF-I 血液浓度极低,这些村民几乎不得癌症[47]。著名的哈佛护士研究对 32 826 名护士进行了 6 年(1989—1994 年)的随访记录,发现血液 IGF-I 活性最高的一组受试者患直肠癌的概率提高 250%[48]。该实验室对 14 916 名男性内科医生的研究得出了相似结论[49]。植物蛋白的摄入也会提高血液中 IGF-I 的水平,但不同于动物蛋白的是,进食植物蛋白的同时还会显著提高 IGF 结合蛋白 3(IGFBP-3)的浓度,IGFBP-3 和 IGF-I 结合后,会使 IGF-I 失去活性,因此活性 IGF-I 的浓度不会提高。由此可见,相对于动物蛋白而言,植物蛋白更安全。

据估计 80% 以上的癌症与环境因素有关,各种环境的致癌因素以协同或序贯的方式引起细胞 DNA 损伤,从而激活原癌基因或灭活肿瘤的抑制基因,而在此癌变过程中,氨基酸作为 DNA 翻译与修饰的必需成分扮演着推波助澜的作用。近年来有诸多研究报道表明,许多不同种类的癌症,包括乳腺癌、结肠癌、胶质瘤、肾癌、黑色素瘤、胰腺癌、膀胱癌、前列腺癌等恶性细胞均表现出蛋氨酸依赖性[50]。作为必需氨基酸,蛋氨酸在人体的蛋白质合成、DNA 甲基化和多胺合成等方面起着重要作用。肿瘤细胞由于生长速度过快,对蛋氨酸浓度的依赖比正常细胞高出几百倍,因此,在缺乏蛋氨酸的环境下肿瘤细胞无法正常生长和增殖[51]。L-蛋氨酸 γ-裂解酶能够降解蛋氨酸,降低血浆中蛋氨酸的含量,从而抑制肿瘤的生长。蛋氨酸酶治疗比饮食控制蛋氨酸对肿瘤的生长抑制效果更好[52]。

肿瘤细胞的代谢与生长过程中会局限于使用某些特定氨基酸来合成蛋白质。最新的研究结果表明,在特定的几种癌细胞里依赖于甘氨酸、谷氨酰胺、亮氨酸和丝氨酸等氨基酸的新陈代谢来维持自己的增值和生存[53]。所以,通过减少饮食中这些氨基酸的摄入量可以有效抑制肿瘤细胞的生长和增殖。

2.3.6.4　骨质疏松症

过多蛋白质摄入会造成含硫氨基酸摄入过多,进而加速骨骼中钙质的丢失,人体容易发生骨质疏松。科学家建议摄入食物的钙质与蛋白质比高于 0.02：1,以保护骨骼健康。一些研究结果表明,在钙代谢与骨骼健康方面,植物蛋白比动物蛋白更有益于健康。骨质疏松症常见于老年妇女和有厌食症的青少年,他们摄入的蛋白质量低于身体需求,对于这些人来说,增加蛋白质摄入可以保护骨骼健康。

2.3.6.5　糖尿病

糖尿病是目前世界范围内最为流行的慢性病之一,其中 2 型糖尿病的一个共同特征就是胰岛素抵抗,即肌肉和脂肪组织减少了葡萄糖的摄取,肝脏组织更多地产生葡萄糖。目前全世界很多实验室都在集中研究胰岛素抵抗的分子机制。最近的研究发现,支链氨基酸包括亮氨酸、缬氨酸和异亮氨酸等作为细胞内的信号调控分子,直接参与了胰岛素-胰岛素受体相关的信号通路的调节,当这些氨基酸缺乏时,会增加胰岛素的敏感性[54]。

很多年以前,就有很出色的工作指出在肥胖的人体血液中存在很高浓度的氨基酸[55]。这种现象提示我们氨基酸可能参与肥胖的发生或者食源性胰岛素抵抗的产生。在高脂饮食干预的动物实验中也观察到骨骼肌中的氨基酸浓度升高,但是在由基因突变产生肥胖动物的骨骼肌中并没有增加,表明膳食对肌肉胰岛素敏感性的影响可能直接通过氨基酸来实现。实际上氨基酸对糖代谢和胰岛素敏感性的影响在近些年已经被很深入地研究。

实验证明,正常人体短期血液中氨基酸浓度的提升能够降低全身对葡萄糖的消耗。这种由氨基酸引起的胰岛素抵抗状态的根本原因是由于外周组织对葡萄糖的吸收减少所致。实际上,单独注射亮氨酸就可以影响到机体对葡萄糖的吸收利用,尽管引起了胰岛素水平的升高。在体内氨基酸对骨骼肌胰岛素敏感性的调节是由氨基酸直接作用到肌肉细胞。有研究显示,离体的新鲜肌肉组织经过一定处理后,在基础水平和胰岛素刺激时葡萄糖转运的增多可以被氨基酸所抑制[56]。还有更直接的研究结果表明,氨基酸在体外可以直接抑制肌肉细胞对葡萄糖的吸收利用[57]。氨基酸对肌肉胰岛素敏感性的负调节作用是通过抑制胰岛素受体底物-1(IRS-1)的磷酸化,进而抑制胰岛素信号通路的关键性蛋白磷脂酰肌醇-3-激酶(PI-3K)的激活,并影响其下游蛋白蛋白激酶 B(Akt或 PKB)和蛋白激酶 C(PKC)的功能来实现的[58]。这种氨基酸对胰岛素信号的负调节作用同样在体外培养的肝细胞和脂肪细胞中也被发现,而且同样是通过下调 IRS-1 的信号。增加非必需氨基酸的摄入量也会导致肌肉胰岛素抵抗[59]。

氨基酸可以影响胰岛素刺激葡萄糖的转运。一项研究中发现,氨基酸在高血糖和高胰岛素条件下可以促进脂肪细胞的胰岛素抵抗。研究人员进一步发现,在众多的氨基酸中,谷氨酸最具有抑制葡萄糖转运的能力,其可能的机制是通过激活氨基己糖信号通路来实现。有研究结果表明,通过注射氨基葡萄糖,在动物体内能够直接激活氨基己糖通路,进而在外周组织产生胰岛素抵抗且抑制其受体下游信号通路[60]。

尽管普遍认为氨基酸能够影响到胰岛素对外周组织尤其是在骨骼肌中,吸收利用葡萄糖的功能,但有一些研究认为氨基酸对糖代谢还具有有利的一面,比如促进糖原的合成。实际上,在体外的人骨骼肌细胞中,氨基酸可以通过磷酸化糖原合成酶激酶-3(GSK-3)来激活糖原合成酶并促进糖原的合成。然而,直接给人注射氨基酸并没有发现 GSK-3 的磷酸化和 GSK-3 的激活。后来有研究发现,在 PKB 被抑制的条件下,核糖体蛋白 S6 激酶(S6K1)能够磷酸化 GSK-3,这一发现佐证了先前的实验结论。支链氨基酸亮氨酸和异亮氨酸可以促进骨骼肌的胰岛素敏感性和葡萄糖的转运。在分子机制上,亮氨酸和异亮氨酸可以促进糖原合成酶的活性并且促进葡萄糖转运蛋白 1 和葡萄糖转运蛋白 4 转位到细胞膜上,促进葡萄糖的转运[61]。

此外,氨基酸在调节肝脏葡萄糖的产生方面具有一定的作用。在生长激素抑制胰岛素分泌的情况下,氨基酸可以作为糖异生的底物增加肝内源葡萄糖的生成,形成高血糖症。在没有生长激素存在的条件下,注射氨基酸可以通过刺激胰岛素和胰高血糖素的分泌来调节糖异生作用;由于外周组织在这种情况下会吸收葡萄糖,所以注射氨基酸不会对血糖产生影响。有很重要的研究发现,在肥胖的非糖尿病患者中,糖异生对肝糖的输出影响与餐后蛋白质的代谢有很大的相关性。该研究进一步说明,在胰岛素抵抗形成的过程中,氨基酸的内流参与了糖异生作用。

2.3.7 蛋白质的研究进展和研究方向

自 20 世纪 90 年代人类基因组计划被启动以来,基因组学研究已经取得了举世瞩目的成就。在过去十几年中,科学家们已经陆续完成了多种生物的基因组 DNA 的全序列分析。规模更为庞大的人类基因组也已完成全部基因组 DNA 的序列分析。这些进展令人振奋。然而,科学家们随后意识到,仅仅通过对基因组序列的分析远远无法了解生命的奥秘。这使科学家们不得不把研究中心转移到基因所编码的蛋白质上。蛋白质作为生命体和生命活动的主体,拥有自身特有的活动规律。细胞以基因作为指导合成蛋白质之后,蛋白质往往都要经历翻译后的加工修饰、转运定位、结构变化、蛋白质与蛋白质间、蛋白质与其他生物大分子间的相互作用等,进而完成细胞内部各种复杂的生命活动。为了充分了解和全面认识生命活动的奥秘,科学家们在人类基因组研究计划的基础上,提出蛋白质组(proteome)的概念,即一个生命体的全部蛋白质组成及其活动方式。所以,目前生命科学研究集中于从蛋白质组的水平进一步探究生命的组成、生命活动的机制以及疾病发生的分子机制。

目前,蛋白质组学研究已经取得了很多重要进展,包括在揭示生命体生长、发育和代谢调控和稳态维持等生命活动的规律上有一系列的重大突破,对探讨重大疾病的机制、疾病诊断、疾病防治、新药开发、植物生长发育调控机制等方面提供重要的理论基础。

将来对于蛋白质的研究将主要集中在以下几个方面：

（1）对于人类各种重大疾病的蛋白质层面的分子机制研究，这方面的研究，将帮助人们了解疾病发病的机制，进而找到一些用于医疗的可识别蛋白质，这些蛋白质可作为诊断标记或作为治疗的靶分子。研究的重点主要有：癌症，包括食管癌、肺癌、结肠癌、前列腺癌、胰腺癌、乳腺癌以及神经细胞瘤等；神经性疾病，包括脑损伤、感染性蛋白质疾病和神经退行性疾病等；人体器官（心脏、肝、肺或肾）移植后的过敏和慢性排异性反应；慢性代谢性疾病如糖尿病、肥胖症等；心血管疾病如心力衰竭、高血压。

（2）探究蛋白质在动植物生长发育过程中的调控机制。其主要研究的内容包括：动植物生长发育衰老过程中相关的蛋白质组学研究；动植物感应环境变化后细胞内蛋白质组谱的变化；各种生理活动过程的信号识别、转导途径中蛋白质组分和功能分析；细胞器蛋白质组分析等。

目前，蛋白质的研究正处在关键的阶段，中国在这方面的研究也正在蓬勃发展。在不久的将来一定会有更多的研究结果和进展，进而使我们更好地了解生命的奥秘。

2.4　脂肪和特殊脂肪酸

脂肪包括脂和油，常温下呈固态者称脂，呈液态称油。脂肪是人体必需的宏量营养素之一，是由甘油和三分子脂肪酸组成的三酰甘油酯，是一类具有重要生物学作用的有机化物。1918 年，Aro 首先提出脂肪对动物的正常生长发育是必需的。脂肪是人体能量的主要来源，也是人体最重要的体成分和能量的储存形式。脂肪摄入、代谢和存储的平衡，对人体健康具有非常重要的意义。

随着中国经济的发展，居民膳食结构、疾病趋势发生了巨大的变化。根据 2002 年中国居民营养与健康状况调查，城市居民和富裕农村居民膳食中动物性食物和油脂消费过度增加，1992—2002 年，膳食脂肪供能比由 22% 急剧增长到 29.8%[62]。这种膳食结构的改变极有可能影响体内脂肪酸的平衡及其体内代谢过程，进而影响疾病的发生和发展。与此同时，肥胖的流行已从西方国家蔓延到了亚洲地区，成为全球公共健康的主要威胁。中国的肥胖和超重率由 2002 年的 22.8% 和 7.1% 升高到 2010 年的 30.6% 和 12.0%[63,64]。而肥胖可以通过影响胰岛素、性激素和脂肪因子等的分泌，造成一系列的代谢异常，进而影响一些慢性病的发生和发展[65]。世界癌症研究基金会（WCRF）发布的《食物、营养、身体运动与癌症预防》报告结果显示，有充分的证据表明肥胖是食管癌、胰腺癌、结直肠癌、绝经后乳腺癌、子宫内膜癌、肾癌的危险因素[66]。因此，开展不同脂肪酸与人类相关疾病发病风险的关联性研究，明确肥胖相关疾病的危险因素和保护因素，对今后通过调整膳食进行此类疾病的早期预防有着十分重要的意义。

2.4.1 脂肪酸概述

脂肪酸(fatty acid),是指一端含有一个羧基的脂肪族碳氢链。自然界中绝大多数的脂肪酸都是偶数碳原子的直链脂肪酸,奇数碳原子的脂肪酸为数很少,只有微生物产生的脂肪酸有奇数碳原子的脂肪酸。根据脂肪酸碳链的长度不同,可将其分为短链脂肪酸(碳链上碳原子数小于 6)、中链脂肪酸(碳链上碳原子数为 6~12)、长链脂肪酸(碳链上碳原子数为 12~20)及超长链脂肪酸(碳链上碳原子数大于 20);根据碳氢链中碳碳双键的数量,又可将其分为饱和脂肪酸(无双键,saturated fatty acids,SFA)、单不饱和脂肪酸(含一个双键,monounsaturated fatty acids,MUFA)和多不饱和脂肪酸(含不止一个双键,polyunsaturated fatty acids,PUFA);根据第一个双键自羧基端的起始位置又将多不饱和脂肪酸分为 n-6 系列和 n-3 系列。

2.4.2 脂肪酸的来源和种类

体内的脂肪酸主要来自膳食脂肪摄入,主要包括动物性食物及其制品,植物性食物及其制品,油脂替代品,此外还受到体内脂肪酸代谢的影响。

2.4.2.1 多不饱和脂肪酸

多不饱和脂肪酸(PUFA)是指含有两个或两个以上双键且碳链长为 18~22 个碳原子的直链脂肪酸,是研究和开发功能性脂肪酸的主体和核心,主要包括亚油酸(LA)、γ-亚麻酸(GLA)、花生四烯酸(AA)、二十碳五烯酸(EPA)、二十二碳六烯酸(DHA)等。其中,亚油酸及亚麻酸被公认为人体必需的脂肪酸(EA),在人体内可进一步衍化成具有不同功能作用的高度不饱和脂肪酸,如 AA、EPA、DHA 等。

多不饱和脂肪酸因其结构特点及在人体内代谢的相互转化方式不同,主要可分为 n-3、n-6 两个系列。在多不饱和脂肪酸分子中,距羧基最远端的双键在倒数第 3 个碳原子上的称为 n-3 多不饱和脂肪酸,如在倒数第 6 个碳原子上,则称为 n-6 多不饱和脂肪酸。

n-3 PUFA 中的亚麻酸(C18：3n-3,a-linolenic acid,ALA)和 n-6 PUFA 中的亚油酸(C18：2n-6,linoleic acid,LA)只能从食物中获取,因此被称为必需脂肪酸。ALA 属于长链脂肪酸,主要食物来源是富含 n-3 PUFA 的植物,如亚麻子、大豆、油菜籽等。其他的 n-3 PUFA 主要是极长链 n-3 PUFA,包括二十碳五烯酸(C20：5n-3,eicosapentaenoic acid,EPA)、二十二碳五烯酸(C22：5 n-3,docosapentaenoic acid,n-3 DPA)、二十二碳六烯酸(C22：6n-3,docosahexaenoic acid,DHA),它们主要来自深海鱼类和藻类。LA 是膳食中含量最大的多不饱和脂肪酸,主要来自植物食用油,如豆油、葵花籽油、玉米油、花生油等。膳食脂肪中主要的另一种重要的 n-6 PUFA 是花生四烯酸(C20：4n-6,arachidonic acid,AA),但相对含量较低,常见于肉类、鸡蛋等食物。另外,人体可以利用必需脂肪酸合成其他各种多不饱和脂肪酸。

2.4.2.2 反式脂肪酸

反式脂肪酸只能从膳食中摄取。其中一类为工业反式脂肪酸,指在食品加工过程中通过氢化 PUFA 的双键形成的氢化植物油。这类脂肪酸理化性质稳定,能够增加食物的保质期和可塑性;自 20 世纪以来被广泛地应用于食品加工中。其膳食来源主要有油炸食品、烧烤食品、人造奶油,以及用含有氢化植物油的烹饪的食品等;另一类为反刍动物体内的细菌合成的 TFA,其主要来源为鲜奶、奶酪、牛羊肉等反刍动物制品。

2.4.2.3 单不饱和脂肪酸

约 90% 膳食中单不饱和脂肪酸(MUFA)为油酸(C18:1n-9,oleic acid,OA)。其主要的植物性来源是各种植物油(如葵花籽油、红花油、橄榄油、棕榈油)以及坚果(如胡桃、杏仁、花生)。其他动物性食物来源主要为牛肉(约 1%)、鸡蛋(2%)等。

2.4.2.4 饱和脂肪酸

饱和脂肪酸主要来源为肉类、奶制品。热带植物(如椰子、棕榈、棕榈种子)、氢化植物油也含有大量的 SFA。在 SFA 中含量最高的为棕榈酸(C16:0,palmitic acid,PA)。此外,人体(主要是肝脏)可以将葡萄糖的二碳结构聚合成饱和脂肪酸,并通过硬脂酰辅酶 A 去饱和酶(stearoyl-CoA desaturease-1,SCD)引入双键,形成 MUFA 棕榈油酸(C16:1n-7,palmitoleic acid,POA)和油酸。该途径称为体内脂肪酸合成途径(de novo lipogenesis,DNL)。

2.4.3 体内脂肪酸的合成

体内脂肪酸除了来自膳食摄入外,还受到体内脂肪酸代谢的影响。膳食中饱和脂肪酸主要存在于动物脂肪及乳脂中,这些食物也富含胆固醇,故进食较多的饱和脂肪酸也必然进食较多的胆固醇。此外,有少数植物油如椰子油、可可油、棕榈油等中也多含此类脂肪酸。其中,含量最高的脂肪酸为棕榈酸(C16:0)。在人体中,由葡萄糖代谢产生的乙酰辅酶 A 和丙二酸单酰辅酶 A 可聚合成棕榈酸,即脂肪酸的从头合成途径(见图 2-11)。

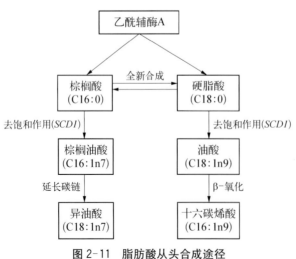

图 2-11 脂肪酸从头合成途径

(图片来自参考文献[67])

2.4.4 必需脂肪酸在体内的代谢

ALA 和 LA 在人体内不能合成,只能通过食物摄入,当它们进入体内后,可以在一系列延长酶、去饱和酶、氧化酶等作用下,转化成其他多不饱和脂肪酸(见图 2-12)。但是,人体内这种转化效率并不高,仍需要外源摄入其他多不饱和脂肪酸。由 ALA 转化为 EPA 和 DHA 的效率分别为 0.2%～21%、0～9%,这种转化受很多因素影响,包括性别、LA 和 ALA 对 $\Delta6$-去饱和酶的影响等[68]。有研究显示,在成年男性体内,ALA 转化为 EPA 约为 8%,转化为 DHA 的效率小于 1%,然而,在女性体内,ALA 转化为 DHA 的效率则大于 9%,这种巨大的差别可能跟女性体内脂肪酸的 β 氧化率比较低有关[69],并且,怀孕和哺乳期的女性体内的雌激素可能增加 Δ 去饱和酶的活性,促进

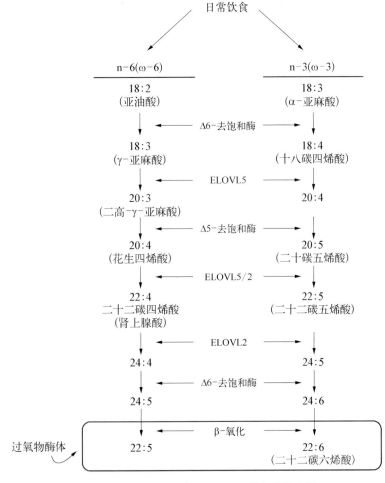

图 2-12　n-6 PUFA 和 n-3 PUFA 体内代谢途径

(图片来自参考文献[70])

ALA 转化为 DHA[69]。

除此之外,ALA 和 LA 与 24∶6n-3 对 Δ6 去饱和酶存在竞争作用,而 Δ6 去饱和酶对 ALA 和 LA 的亲和力更强,而对于 ALA 和 LA,两者对脂肪酸转化过程中的多种酶存在竞争作用,包括 Δ6 去饱和酶、Δ5 去饱和酶和延长酶 2 等。膳食中的 LA 含量远高于 ALA,因此,ALA 向 EPA 和 DHA 的转化会受到抑制。干预研究显示,在保持 ALA 摄入量的同时降低 LA 的摄入可显著增加 ALA 向 EPA 的转化。现有的人群干预研究发现,膳食补充 ALA 可以显著增加体内 EPA 的组成,同时也有增加 DPA 的报道,但是极少有研究观察到 DHA 含量的变化[71]。这一方面可能由于 ALA 与 24∶6n-3 对 ΔΔ 去饱和酶存在竞争作用,导致 24∶6n-3 转化率低;另一方面,人体中,EPA 和 DPA 的含量远远低于 DHA,血浆的 EPA 和 DHA 含量分别约为 0.4% 和 2%。因此,EPA 含量的变化更容易被发现。同时,需要考虑的因素也包括干预剂量和时间,我们推测,在目前的干预剂量和时间条件下可能还不足以观测到体内 DHA 含量的显著变化。在一项日本老年人研究中,每日补充 3 g ALA 3 个月后,血液中 EPA 含量上升 43%,但是 DHA 无显著变化;在第十个月时,DHA 含量上升了 21%[72]。但是,总体来说,体内 ALA 转化为 DHA 的效率非常低,仍需要通过食物获得 n-3 PUFA。

2.4.5 脂肪和脂肪酸的生理功能

脂肪是人体必需三大营养素之一,主要有以下几个重要的生理功能:

(1) 为人体能量的主要来源,每 1 g 脂肪可产生能量 37.3 kJ(9 kcal),比碳水化合物和蛋白质所产生的能量高 1 倍以上。

(2) 细胞膜中含有大量脂肪酸,是维持细胞正常的结构和功能不可少的重要成分。

(3) 维持体温、保护脏器。脂肪组织在体内对器官有支撑和衬垫作用,可缓冲机械冲击。

(4) 提供脂肪性维生素,如维生素 A、维生素 D、维生素 K、维生素 E 等,同时促进这些维生素在肠道的吸收。

(5) 增加食物美味,促进食欲等。脂类是人体不可缺少的营养物质。

脂肪因所含脂肪酸的链的长短、饱和程度和空间结构不同,而具有不同的特性和功能。脂肪摄入过高尤其是饱和脂肪酸摄入量高是导致血胆固醇、三酰甘油和低密度脂蛋白胆固醇升高的主要原因,可增加患冠心病的危险性。饱和脂肪酸中以豆蔻酸(C14∶0)和月桂酸(C12∶0)提高血清胆固醇的作用最强。多不饱和脂肪酸可使血清胆固醇和低密度脂蛋白胆固醇下降,通常高密度脂蛋白胆固醇(能够去除血管壁上的胆固醇,起疏通血管、保护心脏的作用)的浓度也会随之下降。而单不饱和脂肪酸能促进血清胆固醇和低密度脂蛋白胆固醇下降,但高密度脂蛋白胆固醇不下降。

多不饱和脂肪酸对人体健康虽然有很多益处,但摄食不宜多量。多不饱和脂肪酸在代谢过程中,其结构中的不饱和双键易产生脂质过氧化作用。过氧化脂质的产生,是促进衰老和发生癌症的危险因素之一。此外,n-3多不饱和脂肪酸还有抑制免疫功能的作用,所以也要防止过多摄入。

2.4.6 膳食脂肪及脂肪酸的参考摄入量

2.4.6.1 获取膳食脂肪摄入量数据的方法

食物称重记录(weighted food record)方法是用于评估膳食摄入的金标准。然而该方法需要大量的人力和时间的投入,因此难以在大型研究中开展。在目前国内外大部分研究中,营养素摄入的信息主要通过食物频率问卷(food frequency questionnaire)、膳食记录(food record)和24小时膳食回顾(24 hours dietary recall)等问卷获得。而该方法在很大程度上受到调查对象回忆偏倚、调查员的问卷方式和营养素含量评估误差,以及与食物成分数据库的完整性等因素的影响。此外,膳食脂肪在食物中的分布极其广泛且形式多样,这给精确评估膳食脂肪带来了额外的困难[73]。

随着现代高通量检测技术的发展,国外一些研究运用气相色谱对血清、血浆、血细胞及脂肪组织等生物样本的脂肪酸组成进行了分析,发现体内某些多不饱和脂肪酸、反式脂肪酸与其膳食摄入具有极高的相关性[74],为运用脂肪酸生物标记研究膳食摄入提供了理论依据。这一方法不仅能客观地反映脂肪酸在体内的代谢状况,避免膳食问卷方法的偏差,同时也能对不同来源的脂肪酸的种类进行精确分析,这对像中国这样膳食数据库不完整的国家尤为重要。

2.4.6.2 膳食脂肪及脂肪酸参考摄入量

脂肪有重要的生理功能,过多摄入也有一定危害。因此,中国营养学会在《中国居民膳食营养素参考摄入量(2013)》[75]提出健康成年人每日膳食脂肪摄入量,其所占总能量的比例应小于30%,定为20%～30%为宜。同时建议健康成年人的饱和脂肪酸、单不饱和脂肪酸及多不饱和脂肪酸摄入各占膳食总能量10%以下。n-6系列多不饱和脂肪酸与n-3系列多不饱和脂肪酸的比例为4～6:1(不同人群膳食脂肪及脂肪酸的参考摄入量详见表2-8)。

2.4.7 膳食脂肪及脂肪酸与人群疾病的关系

全国营养调查的数据显示:过去30年,城乡居民饮食中脂肪(25%增长到35%)和动物性食物(8%增长到25%)显著增加,而谷物等植物性食物则逐渐减少(72%下降到63%)[76]。这必然对脂肪来源、质量及其体内代谢产生了影响。

2.4.7.1 糖尿病

现有研究显示,膳食脂肪与糖尿病等慢性代谢疾病的发生有着密切的联系[77]。与此同时,中国2型糖尿病(type 2 diabetes,T2D)发病率呈现出快速上升的趋势:1980年

表2-8 不同人群膳食脂肪及脂肪酸参考摄入量

人群	总脂肪(%E[a])		饱和脂肪酸(%E)	亚油酸(%E)	n-6多不饱和脂肪酸(%E)	αE亚麻酸(%E)	n-3多不饱和脂肪酸(%E)	DHA(mg/d)	DHA+EPA(mg/d)
	AL	AMDR/%E	AMDR	AL	AMDR	AL	AMDR	AL	AMDR
0~6月龄婴儿	48	—	—	7.3 (0.15 g[b])	—	0.87	—	100	—
7~12月龄婴儿	40	—	—	6.0	—	0.66	—	100	—
1~3岁幼儿	35	—	—	4.0	—	0.60	—	100	—
4~6岁学龄前儿童		20~30	<8	4.0	2.5~9.0	0.60	0.5~2.0	—	—
7~10岁儿童		20~30	<8	4.0	2.5~9.0	0.60	0.5~2.0	—	—
11~13岁青少年		20~30	<8	4.0	2.5~9.0	0.60	0.5~2.0	—	—
14~17岁青少年		20~30	<8	4.0	2.5~9.0	0.80	0.5~2.0	—	—
18~49岁成年居民		20~30	<10	4.0	2.5~9.0	0.60	0.5~2.0	—	0.25~2.0
18~49岁哺乳期妇女		20~30	<10	—	2.5~9.0	—	0.5~2.0	—	—
18~49岁孕期女性		20~30	<10	—	2.5~9.0	—	0.5~2.0	—	—
50~64岁成年居民		20~30	<8	4.0	2.5~9.0	0.60	0.5~2.0	—	0.25~2.0
65~79岁老年居民		20~30	<10	4.0	2.5~9.0	0.60	0.5~2.0	—	0.25~2.0
80岁以上老年居民		20~30	<10	4.0	2.5~9.0	0.60	0.5~2.0	—	0.25~2.0

注：a，%E为占能量的百分比；b，花生四烯酸；—，未指定参考值范围。AL，adequate intake，适宜摄入量；AMDR，acceptable macronutrient distribution range，宏量营养素可接受范围
（表中数据来未自参考文献[75]）

全国糖尿病防治协作组对 14 省市 30 万居民调查的结果显示,中国居民糖尿病患病率不足 1%;而根据 2008 年《新英格兰医学杂志》的报道,这一数字已接近 10%[78]。

通过探索 n-3 PUFA、n-6 PUFA、TFA、MUFA、SFA 在动物和人群干预研究中对血糖代谢、胰岛素信号通路的影响,以及流行病学研究中利用经典的膳食问卷方法,探讨了脂肪酸摄入与糖尿病发病风险的相关性,并重点分析了现有的大型队列研究中脂肪酸生物标记与 T2D 发病的相关研究结果,主要得出以下结论:

(1) 尽管动物干预研究提示 n-3 PUFA 对 T2D 有潜在的保护作用,人群干预研究、脂肪酸生物标记的前瞻性研究未发现类似的结果。利用膳食问卷的观察性研究则提示 n-3 PUFA 与 T2D 的关系存在人种间的差异。仍需要更多的研究验证 n-3 PUFA 在亚洲人群中对糖尿病有保护作用的结果。

(2) n-6 PUFA 对胰岛素敏感性、炎症的研究结果在动物研究中存在较大分歧。而人群干预研究、前瞻性研究(膳食问卷和生物标记)则较为一致地发现必需脂肪酸 LA 对糖尿病有保护作用。

(3) 反式脂肪酸在人群中的干预研究较少:动物实验提示反式脂肪酸摄入会增加糖尿病发病风险。而分析膳食反式脂肪酸摄入的前瞻性研究中,在控制了膳食因素后,未发现反式脂肪酸摄入与糖尿病发病存在联系;体内反式脂肪酸含量与糖尿病发病的正相关关系也未见报道。在膳食背景更为多样的人群中开展相关研究,并改进脂肪酸生物标记的检测方法,可能有助于发现 TFA 与 T2D 有关联关系。

(4) MUFA 的研究结果存在较大分歧。干预研究中发现 MUFA 对与糖尿病发病密切相关的生理指标有潜在的保护作用;但在流行病学调查中,膳食 MUFA 摄入则可能增加 T2D 的发病风险。其他膳食因素是否影响了流行病学研究中的发现需要进一步证实。

(5) 大量的机制研究和干预研究发现,高饱和脂肪酸摄入可能增加 T2D 的风险,而近来的大型队列研究未得到类似结论。

(6) 体内偶数碳饱和脂肪酸和单不饱和脂肪酸可以从膳食脂肪和体内合成两个途径获得;但在高碳水化合物低脂的饮食中,这类脂肪酸可能来自体内的肝脏脂肪酸过度合成,并与脂肪在体内的过量堆积有关,从而增加了糖尿病患病风险。

可以看到,膳食脂肪酸的研究存在物种差异,动物模型中的发现与人群研究的结果往往不一致。在人的干预研究中,由于伦理学的限制,无法研究对健康有潜在危害的脂肪酸的作用;脂肪酸相关的大型、长期的干预研究十分缺乏。而利用膳食问卷获得的数据、分析脂肪酸摄入与 T2D 关系的研究,不可避免地受到其他生活方式特别是膳食混杂因素的干扰。在脂肪酸生物标记的前瞻性队列中,现有研究样本量较为有限(本文涉及的文献中最大脂肪酸生物标记数据库不足 4 000 人),这给数据的可靠性带来了问题。在今后的研究中,通过整合不同的前瞻性研究队列扩大样本量,为发现效应值小的关联关系提供可能,并为分析不同人群在脂肪酸摄入代谢上的差异及其与代谢性疾病的关系提供契机。

已有的研究结果还提示脂肪酸对 T2D 的作用可能存在显著的种族差异。而现有的研究多在欧美人群中开展。相比之下,中国的传统饮食碳水化合物摄入较高、深海鱼类摄入较低,同时奶制品摄入较低。因此在中国居民中,体内脂肪酸合成途径、多不饱和脂肪酸代谢、反式脂肪酸生理意义等可能存在独特性。

2.4.7.2 代谢综合征

代谢综合征是指人体的蛋白质、脂肪、碳水化合物等物质发生代谢紊乱的病理状态,是一组复杂的代谢紊乱症候群,是导致糖尿病心脑血管疾病的危险因素[79]。根据美国 2005 年修订的《国家胆固醇教育计划成人治疗方案Ⅲ(NCEP-ATP Ⅲ)》中针对亚裔的标准[79],满足下列 5 个组分中的 3 项或以上的个体定义为患有代谢综合征。① 向心性肥胖:男性腰围≥94 cm,女性腰围≥80 cm;② 高甘油三酯血症:甘油三酯(TG)水平升高:>150 mg/dL(1.7 mmol/L);③ 低 HDL 胆固醇:男性 HDL<1.03 mmol/L,女性 HDL<1.30 mmol/L;④ 血压升高:收缩压≥130 mmHg 或舒张压 85 mmHg;⑤ 高血糖:空腹血糖≥5.6 mmol/L 或已经诊断为 2 型糖尿病或使用口服降糖药或胰岛素。

2 型糖尿病依据美国糖尿病协会 2003 年修订后的诊断标准,满足下列 3 个条件之一的个体即被定义为患有 2 型糖尿病:① 已经诊断患有 2 型糖尿病;② 使用降糖药或胰岛素;③ 空腹血糖≥7.0 mmol/L。

代谢综合征是糖尿病、心脑血管疾病等慢性代谢性疾病的风险因素;传统中国饮食以高碳水化合物、低脂肪为主要特征,因此在中国人群中肝脏的 DNL 途径可能被激活。在过去几十年中,中国的饮食结果发生了巨大变化:碳水化合物摄入显著降低,但根据 2004 年的一项全国性调查,碳水化合物的供能比仍高于 60%[80]。同时,精加工的碳水化合物的比例显著增加[81]。

现有的流行病学研究提示 DNL 脂肪酸也与糖尿病、心脑血管疾病等致死性疾病相关[82]。但这些研究主要在西方人群中开展;而这些人群主要以高脂饮食为主,因此 DNL 活性可能受到抑制[83]。在高碳水化合物饮食为主的人群中,DNL 脂肪酸是否与代谢紊乱相关仍有待研究。

2.4.7.3 肥胖相关癌症

据调查,中国的肥胖率和超重率分别由 2002 年的 22.8% 和 7.1% 升高到 2010 年的 30.6% 和 12.0%[63,64]。而肥胖可以通过影响胰岛素、性激素和脂肪因子等的分泌,造成一系列的代谢异常,进而影响一些癌症的发生和发展。WCRF 的《食物、营养、身体运动与癌症预防》的报告结果显示,有充分的证据显示肥胖是食管癌、胰腺癌、结直肠癌、绝经后乳腺癌、子宫内膜癌、肾癌的危险因素[66]。但是,目前并没有足够的证据证明膳食脂肪酸与这些肥胖相关癌症相关。根据《全球癌症报告 2014》,2012 年全世界共新增

1 400 万癌症病例并有 820 万人死亡。其中,中国新增 307 万癌症患者并造成约 220 万人死亡,分别占全球总量的 21.9% 和 26.8%;此外,随着越来越多发展中国家民众生活水平的改善,饮食结构发生了变化,发展中国家民众患癌症的比例大幅增长[38]。因此,开展不同脂肪酸与癌症风险的关联性研究,明确肥胖相关癌症的危险因素和保护因素,对今后通过调整膳食进行癌症的早期预防有着十分重要的意义。

1) 膳食脂肪与子宫内膜癌

作为威胁女性健康的恶性肿瘤,子宫内膜癌的发病率逐年上升,在欧美许多发达国家和地区已成为女性生殖系统最常见的恶性肿瘤。而在中国,子宫内膜癌发病率自 20 世纪 80 年代起增长迅速,据卫生部统计年鉴显示,在 2004—2005 年度,子宫癌已跃居女性恶性肿瘤病死率的第十位,在城市中已有赶超宫颈癌,成为妇科第一大癌症之势[84]。根据 WCRF/IARC 的《子宫内膜癌 2013 年报告》,仅肥胖是其确认的危险因素。而对于膳食脂肪酸,还没有充分的证据说明其与子宫内膜癌相关。

目前,关于子宫内膜癌的相关研究较少,脂肪摄入量均来自膳食摄入频率表。其中,部分研究分析了总脂肪摄入与子宫内膜癌危险性的关联。队列研究结果显示,总脂肪摄入与癌症危险性呈现负关联。在美国护士健康队列研究(Nurses' Health Study)中,对 68 070 名志愿者随访 26 年后,有 669 名被诊断为子宫内膜癌,研究结果发现,较高的总脂肪摄入可使子宫内膜癌危险性降低 22%[85]。而在所有病例对照研究中,总脂肪摄入与宫内膜癌危险性均为正相关。其中,仅有的一项中国人群研究结果发现,与低水平的总脂肪摄入组相比较,高水平组中患病风险高出 2.9 倍[86]。两类研究的结果相反,一方面可能由于队列研究比较少,另一方面,病例对照研究存在回忆偏倚。此外,队列研究中,未去除子宫切除的志愿者,这也会带来偏倚。对于饱和脂肪,有研究分析了其与子宫内膜癌危险性的关联。结果与总脂肪有同样的趋势,队列研究显示饱和脂肪与子宫内膜癌危险性呈现负关联,而病例对照研究的结果正好相反。除此之外,部分研究分析了多不饱和脂肪和单不饱和脂肪,两者均未发现显著结果。但是,对于 n-6 PUFA 中的亚油酸,有研究提示它有增加癌症危险性的趋势。

2) 膳食脂肪与胰腺癌

胰腺癌是恶性程度很高的消化道肿瘤,其发病率和病死率位居全球恶性肿瘤的前 10 位。在过去的 40 年里,中国胰腺癌的发病率迅速攀升。其中,上海的胰腺癌病死率最高。根据上海市区流行病学统计结果,1963 年的发病率为 1.16 万 /10 万,居恶性肿瘤发病率的第 20 位;2008 年发病率上升至男性 7.26 万 /10 万,女性 4.95 万 /10 万,分别位居男女恶性肿瘤发病率的第 8 位和第 9 位。胰腺癌缺乏灵敏而特异的早期筛查手段和有效的治疗措施,其 5 年生存率低于 5%,导致其病死率几乎等于发病率[87]。所以,研究胰腺癌危险因素以及致病机理,进而发现早期诊断标志物和有效的治疗方法均具有重要意义。研究提示肥胖增高胰腺癌的危险性,少量证据也提示,富含饱和脂肪的食物摄入比例过高与胰腺癌危险性有正关联。并且有部分数据表明，儿童时期的体格生长（身高和 BMI）过快，可能增加罹患胰腺癌的风险。由此可见，研究膳食摄入与胰腺癌风险的关联，可以更好地指导儿童和成人的饮食结构，从更早期预防胰腺癌的发生。

2015 年，一篇综合 19 篇人群研究的荟萃分析显示，并未发现总脂肪摄入与胰腺癌显著正相关（见表 2-9）[88]。所有研究中，只有 6 篇为队列研究，可见，我们需要更多的高质量研究进行相关探索。同年，另有一篇荟萃分析总结了不同类型的脂肪摄入与胰腺癌的关联[89]。饱和脂肪和单不饱和脂肪与胰腺癌危险性并未有显著相关，但是，多不饱和脂肪摄入与胰腺癌危险性有显著负相关（OR＝0.87，95％ CI＝0.75～1.00）。对于 n-3 多不饱和脂肪，其与胰腺癌的相关性结果存在较大的异质性，尚未有明确的证据说明 n-3 多不饱和脂肪酸对胰腺癌具有影响。综合所有研究发现，在同一个研究中，如果有显著结果出现，总脂肪、饱和脂肪、单不饱和脂肪和多不饱和脂肪与胰腺癌危险性关联方向都是一致的，这种一致性的关联很可能与膳食脂肪估计不准有一定的关系。所以，采用脂肪酸标记物进一步验证结果显得尤为重要。

3）膳食脂肪与结直肠癌

结直肠癌是全球发病率第 3 位、病死率第 4 位的恶性肿瘤，每年新发病例数 100 万～200 万，并导致 50 万人死亡[90]。一些低危险性国家，比如西班牙、部分东欧及东亚国家，结直肠癌的发病率在快速地增高，这种情况被归因于膳食模式的改变以及逐渐西方化的生活方式。根据 WCRF/IARC 的《结直肠癌 2011 年报告》，有充分的证据显示红肉摄入能增高结直肠癌的危险性[91]，但仍没有充分的证据显示不同种类膳食脂肪与结直肠癌危险性的关联。

关于结直肠癌的此类研究相对较多，1997 年的一篇荟萃分析综合了 13 篇病例对照研究，结果发现增加膳食总脂肪摄入可以增加癌症危险性 63％，但是，当调整能量摄入后，均未发现总脂肪、饱和脂肪、多不饱和脂肪和单不饱和脂肪摄入与癌症危险性的显著相关[92]。这就提示，总脂肪摄入过多的危害主要是因为能量摄入的增加，并且用其他供能量物质代替脂肪，也不会降低癌症危险性。2011 年另有一篇荟萃分析纳入了 13 项队列研究，同样未发现以上 4 种脂肪摄入与癌症危险性的显著相关，但是，13 篇队列研究中，仅 3 篇研究的病例数大于 300 例，有 4 篇病例数均小于 200 例，仍需要更大样本数的研究进一步验证[93]。而 2012 年，一篇荟萃分析对已发表的膳食 n-3 和 n-6 PUFA 摄入与结直肠癌的 7 篇队列研究进行总结：于男性中，发现 n-3 PUFA 摄入可使结直肠癌的危险性显著降低 23％[94]。2014 年，又有一篇同样目的的荟萃分析，所纳入队列研究增加到 14 篇，虽然整体并未发现 n-3 PUFA 摄入水平与结直肠癌危险性有显著相关，但是，亚组分析结果提示，n-3 PUFA 可显著增加远端结肠癌危险性 26％。同时，在膳食估计与癌症诊断大于 10 年组中，n-3 PUFA 可显著降低结肠癌危险性 21％[95]。可见，癌症部位和膳食脂肪酸获取时间对 PUFA 与癌症危险性的关联存在修饰作用。

表 2-9 膳食脂肪与胰腺癌危险关联的人群研究

作者（发表年限）	研究设计（国家）	病例/对照或追踪人数	TF	SFA	MUFA	PUFA	n-3 PUFA	协变量
Hidaka(2015)	队列研究（日本）	449/82 024					↑	年龄·性别·BMI·吸烟·饮酒·运动·总能量摄入·红肉摄入·胰腺癌家族史·糖尿病
Jansen(2014)	病例对照（美国）	384/983	↑	↑	↓	↓*		年龄·性别·BMI·酒精消耗·吸烟·总能量摄入·水果蔬菜摄入·糖尿病史
Arem(2013)	队列研究（美国）	411/111 416	↓*	↓*	↓	↓	↓*(DHA)	年龄·性别·BMI·吸烟·总能量摄入·糖尿病
He(2013)	队列研究（美国）	151/66 616		↑	↓	↓*	↑*	年龄·性别·种族·教育程度·BMI·运动·吸烟·饮酒·胰腺癌家族史·抗炎药使用·水果蔬菜摄入·红肉摄入·总能量摄入
Lucenteforte(2010)	病例对照（意大利）	326/652	↓	↑	↓	↓		年龄·性别·教育程度·吸烟·总能量摄入·糖尿病
Zhang(2009)	病例对照（美国）	188/554	↑	↑	↑	↑*	↑*	年龄·性别·种族·教育程度·吸烟·酒精消耗·运动情况·水果蔬菜摄入·膳食纤维
Thiebaut(2009)	队列研究（美国）	1 337/525 473	↑*	↑*	↑*	—		年龄·性别·BMI·吸烟·总能量摄入·糖尿病
Meinhold(2009)	队列研究（芬兰）	305/27 035	↑*	↓	↓	↓		年龄·BMI·吸烟·总能量摄入·糖尿病
Heinen(2009)	队列研究（新西兰）	350/120 852		↓	↓	↑		年龄·性别·能量摄入·吸烟·糖尿病·高血压·BMI·水果蔬菜摄入
Chan(2007)	病例对照（美国）	532/1 701	↑*	↑*	↑*	—		年龄·性别·BMI·种族·教育程度·吸烟·总能量摄入·糖尿病
Lin(2005)	病例对照（日本）	109/218	↓	↑	↑	↓		年龄·性别·总能量摄入·教育程度·吸烟
Nothings(2005)	队列研究（美国）	482/190 545	↓	↑			↑	年龄·性别·教育程度·种族·糖尿病·胰腺癌家族史·吸烟·总能量摄入

（续表）

作者（发表年限）	研究设计（国家）	病例/对照或追踪人数	TF	SFA	MUFA	PUFA	n-3 PUFA	协变量
Nkondjock(2005)	病例对照（加拿大）	462/4 721	↓*	↓*	↓*	↓	↑	年龄、居住地、教育程度、吸烟、BMI、总脂肪摄入、总能量摄入
Michaud(2003)	队列研究（美国）	178/88 802	↓	↓	→	↑	→	年龄、吸烟、BMI、糖尿病、总能量摄入、运动、绝经情况、糖负荷、身高
Solomon(2002)	队列研究（芬兰）	163/27 111	↑	↓	↑	↓	→	
Silverman(1998)	病例对照（美国）	436/2 003	↑	↑*	↑	↓		年龄、种族、居住地、总能量摄入、糖尿病、吸烟、饮酒、BMI、收入、婚姻状况、胆囊切除
Ji(1995)	病例对照（中国）	451/1 552	↓*			↓		年龄、收入、吸烟、绿茶、总能量摄入
Ghadirian(1995)	病例对照（加拿大）	179/239	↑	↑*	↑	↑		年龄、性别、吸烟、总能量摄入
Kalapothaki(1993)	病例对照（希腊）	181/181	↑	↑	↑	↑		年龄、性别、居住地、医院、教育程度、吸烟、糖尿病、总能量摄入
Zatonski(1991)	病例对照（波兰）	110/195	↓	↓	↓*	↓*		年龄、性别、居住地、吸烟、能量来源
Olsen(1991)	病例对照（美国）	212/220	↑	↑	—	↑*		年龄、总能量摄入、吸烟、酒精消耗、糖尿病、教育程度
Baghurst(1991)	病例对照（澳大利亚）	104/253	↑	↑	↑	↓*		年龄、性别、总能量摄入、吸烟
Bueno(1990)	病例对照（新西兰）	164/480	↓	↓	↓	↓		年龄、吸烟
Farrow(1990)	病例对照（美国）	148/188	↓	↑	↑	↓		年龄、吸烟、教育程度、钙摄入、蛋白质摄入
Howe(1990)	病例对照（加拿大）	249/505		↑		↓		膳食纤维、吸烟
Durbec(1983)	病例对照（法国）	69/199	↑*					

*P<0.05

4) 膳食脂肪与食管癌

食管癌的发病率位于全球癌症第 8 位,占所有癌症新发病例的 3.2%,并且其病死率位居全球癌症第 6 位,其中 80% 的食管癌病例发生在发展中国家[95]。根据中国 2015 年的癌症统计报告,在男性中食管癌发病率位于第 3 位,在女性中位于第 5 位。与生活卫生条件有关,但是,根据 WCRF/IARC《食管癌 2016 报告》显示,有充分的证据证明肥胖是食管腺癌的危险因素;当食管腺癌和鳞癌合并分析,加工肉类的摄入是食管癌的危险因素。据统计,在非工业化国家中,鳞状细胞癌是食管癌的主要组织学分型,但是,在工业化国家,其发病率呈下降趋势,而腺癌的发病率增加。现在,在某些工业化国家,腺癌的发病率已经超过鳞状细胞癌。不同类型食管癌发病率的变化提示它们的危险因素可能存在差异,同一种营养成分对两种食管癌可能有不同的作用。

目前,发现 6 篇研究报道了膳食脂肪的摄入与食管癌的关联(见表 2-10),其中仅有一篇研究为队列研究[96],其他 6 篇为病例对照研究[97-101]。对于总脂肪、饱和脂肪、单不饱和脂肪的分析,它们与食管腺癌和鳞癌的关联结果是一致的,都是增加癌症危险性。但是,多不饱和脂肪和 n-3 多不饱和脂肪的分析结果不一致。在腺癌中并未发现多不饱和脂肪与癌症的显著相关。但在鳞癌中,在一个乌拉圭人群中发现多不饱和脂肪与鳞癌有显著正相关[100],而在一个美国人群中却发现两者是显著负相关[102],而且在此研究中,并未发现多不饱和脂肪与腺癌的关联。结果提示,多不饱和脂肪对不同类型的食管癌作用可能不同。我们需要更多的研究探索膳食脂肪与食管癌的关联,为食管癌的预防和治疗提供更多的证据。

5) 膳食脂肪与乳腺癌

乳腺癌是中国女性最常见的癌症。根据中国 2015 年统计报告,乳腺癌发病率在女性中排在首位,占女性癌症患者的 15%。对于小于 45 岁的女性,乳腺癌是主要的死因。这种迅猛的增长趋势,很可能与中国逐渐西方化的生活方式有关,例如,肉类摄入的增加、蔬菜水果类摄入的下降和运动减少等[103]。这些生活方式都会增加肥胖的危险性。根据 WCRF/IARC 的《乳腺癌 2010 年报告》,有限的证据提示总脂肪摄入可能增加绝经后女性乳腺癌的危险性。但其他脂肪酸与乳腺癌的关系仍不清楚。

2016 年一篇综合了 24 篇队列研究的荟萃分析显示,总脂肪摄入与乳腺癌的危险性有显著正相关,而对于饱和脂肪、单不饱和脂肪、多不饱和脂肪、n-3 多不饱和脂肪和 n-6 多不饱和脂肪均未发现显著结果[104]。在 10 篇关于绝经后女性的分析中,发现单不饱和脂肪可能增加乳腺癌危险性。WCRF/IARC 的《乳腺癌 2010 年报告》显示,体脂含量是未绝经女性的保护性因素,相反地,是绝经后女性的危险因素。由于绝经前后,女性体内激素水平发生很大的变化,把两者区分开来进行分析是非常有必要的。4 篇关于雌激素受体阳性和孕激素受体阴性的女性研究分析发现,饱和脂肪可能增加乳腺癌

表2-10 膳食脂肪与食管癌危险性关联的人群研究

作者（发表年限）	研究设计（国家）	病例/对照或追踪人数	腺癌 TF	SFA	MUFA	PUFA	n-3 PUFA	鳞癌 TF	SFA	MUFA	PUFA	n-3 PUFA	协变量
Lagergren (2013)	病例对照（瑞士）	256/820	↑5					↓					年龄、性别、BMI、酒精消耗、吸烟、反胃情况、教育程度、总能量摄入
O'Doherty (2011)	队列研究（美国）	845/494 978		↑	↑		↓	↑4	↑	↑		↓	年龄、性别、BMI、酒精消耗、教育程度、糖尿病、运动情况、蔬菜摄入、红肉摄入
O'Doherty (2011)	病例对照（爱尔兰）	256/224	↑5	↑5	↑5	↑							年龄、性别、BMI、酒精消耗、吸烟、教育程度、总能量摄入、糖尿病、水果蔬菜摄入、工作类型、幽门螺杆菌感染、抗炎药使用、反胃情况、地区
Jessri (2011)	病例对照（伊朗）	47/96						↑7	↑7	↑7		↓7	年龄、性别、BMI、酒精消耗、吸烟、反胃情况、运动情况
Stefeni (2006)	病例对照（乌拉圭）	234/936						↑3	↑	↑3	↑3		年龄、性别、BMI、酒精消耗、教育程度、总能量摄入、地区
Mayne (2001)	病例对照（美国）	488/387	↑8	↑8		↓						↓8	年龄、性别、BMI、酒精消耗、吸烟、教育程度、总能量摄入、收入、种族、地区
Stefeni (1999)	病例对照（乌拉圭）	133/393	↑	↑	↑	↓							年龄、性别、BMI、酒精消耗、吸烟、总能量摄入、地区

* $P < 0.05$

危险性,而在其他受体类型中,并未发现显著性结果[104]。综上所述,一方面,我们需要更多研究进一步验证结果;另一方面,也需要更多的研究在分析中考虑可能的混杂因素。

6)膳食脂肪与肾癌

全球肾癌发病率在所有癌症中排名第 12 位,预计到 2020 年,肾癌发病率会增加 20%。据调查,肾癌在中国泌尿生殖系统肿瘤中占第 2 位,占成人恶性肿瘤的 2% ～ 3%。WCRF/IARC 的《肾癌 2015 年报告》,体脂含量是唯一有充分证据说明其是肾癌的危险因素。2008 年一篇荟萃分析纳入了 13 篇文章,分析结果并未发现总脂肪、饱和脂肪、单不饱和脂肪和多不饱和脂肪与肾癌危险性有显著关联[105]。而另一篇文章发现疾病诊断和接受调查的时间间隔对脂肪摄入与肾癌危险性关联有影响[106]。当疾病诊断和接受调查的时间间隔小于 1 年时,饱和脂肪摄入更多与肾癌危险性有显著正关联,当大于 1 年时,这种显著关联就没有了。膳食对疾病影响的时间效应还有待进一步研究。

2.4.8　脂肪酸摄入与相关疾病发病的分子机制研究

2.4.8.1　脂肪酸与糖尿病关联的可能分子机制

生物标记中的中长链偶数碳饱和脂肪酸($14:0,16:0,18:0$)和 MUFA($16:1n-7,16:1n-9,18:1n-7,18:1n-9$)的水平不能很好地反映膳食摄入,这是因为人体内可以利用乙酰辅酶 A 的二碳酰基合成这些脂肪酸,该过程被称为体内脂肪酸合成[107]。DNL 途径受多种生活方式和生活因素调节,如膳食、体力劳动、抽烟、饮酒、肥胖、胰岛素抵抗等,其中碳水化合物摄入对 DNL 的影响十分显著[107]。在高脂饮食环境下,DNL 水平极低;而增加碳水化合物摄入可以显著增加 DNL。

临床干预试验中,给予高脂饮食背景的研究对象以高碳水化合物饮食(68%～75% 的能量来自碳水化合物)后,利用质谱结合同位素标记分析血液中低密度脂蛋白的成分,发现新合成的三酰甘油所占的比例为 44%～87%。DNL 途径的激活可能导致三酰甘油合成和储存增加,引起血脂异常和肥胖,进而升高代谢疾病的风险。但是现有的 DNL 检测方法难以在大规模人群中进行。一些研究发现,体内 DNL 途径激活时,DNL 脂肪酸的含量显著增加。King 等将 60 名绝经后女性随机分配到低脂肪饮食(63% 的能量为碳水化合物,17% 为脂肪)和中等脂肪饮食(46% 的能量为碳水化合物,34% 为脂肪)后干预 6 周,并检测红细胞脂肪酸、血浆磷脂、血浆胆固醇脂的脂肪酸变化情况。发现与中等脂肪饮食组相比,低脂肪饮食组的红细胞膜、血浆磷脂、血浆胆固醇脂的 DNL 脂肪酸(包括:$14:0$、$16:0$、$18:0$、$16:1n-7$、$16:1n-9$、$18:1n-7$、$18:1n-9$)显著增加,而长链饱和脂肪酸 $22:0$、$24:0$ 显著下降[108]。类似地,Forsythe 等人对超重的男女性受试者进行限制碳水化合物(12% 的能量为碳水化合物)干预 12 周,发现与对照组(56% 的能量为碳水化合物)相比,干预组研究对象体内总饱和脂肪酸和 $16:1n-7$ 降

低[109]。这提示体内 DNL 途径上的脂肪酸能够作为在人群流行病学中研究分析 DNL
与代谢性疾病关系的指标。

2.4.8.2 脂肪酸与代谢综合征关联的可能分子机制

一些横断面研究发现,代谢综合征患者体内的 DNL 脂肪酸水平比非代谢综合征患
者高[110]。体内脂肪酸合成(DNL)是人体内利用乙酰辅酶 A 合成脂肪酸的过程。DNL
的活力在高脂饮食人群中较低,而多种生理学和生活方式因素(如高碳水化合物摄入)
可以显著增加其活跃程度。目前直接测量体内 DNL 的方法十分复杂,但 DNL 的主要
产物(DNL 途径上的脂肪酸)普遍存在于血液成分和脂肪组织内。这些脂肪酸主要是
单不饱和脂肪酸和饱和脂肪酸,如豆蔻酸(C14：0)、棕榈酸(C16：0)、硬脂酸(C18：
0)、花生十六烯酸(C16：1n-9)、棕榈油酸(C16：1n-7)、油酸(C18：1n-9)、异油酸
(C18：1n-7)。在一个瑞典男性研究中心,Warenasjö 等报道了基线血清胆固醇磷脂中
的 C16：0、C16：1n-7、C14：0、C18：1n-9 水平在随访 20 年后的代谢综合征新发病例
中比非代谢综合征患者高。同时他们发现在单变量线性模型中,基线 16：1n-7/16：0
的比例与 20 年后的代谢综合征风险正相关;不过这一关联关系在控制了体力活动、抽
烟或 BMI 后消失,提示了混杂因素解释了这一发现[111]。实际上,许多能激活体内脂肪
酸合成的生活方式因素、生理因素也是代谢综合征的风险因素。

动物模型中的研究发现,DNL 途径激活导致高三酰甘油血症、高胆固醇血症、胰岛
素抵抗、肥胖等代谢紊乱,这些代谢紊乱都是代谢综合征的组分或致病原因[112]。与之
类似,早期的人群研究也发现了代谢综合征患者体内的 DNL 脂肪酸水平比非患者体内
高[110]。有文献报道了唯一的仅能来自 DNL 途径的脂肪酸和棕榈油酸,与代谢综合征
患病率正相关[113]。然而绝大部分已发表的研究为横断面设计;DNL 脂肪酸是否与代
谢综合征发病风险存在联系仍需要在前瞻性研究中进行分析。

高三酰甘油血症是与 DNL 脂肪酸关联关系最强的代谢综合征发病组分。这可能
是因为 DNL 途径上的一些脂肪酸,如 C16：1n-7 和 C18：1n-9,是肝脏合成三酰甘油
的重要底物。不过,高碳水化合物饮食在不通过 DNL 通路的情况下也能导致三酰甘油
增加、HDL 降低。但是再进一步控制了碳水化合物摄入和血糖升糖指数(glycemic
index,GI)后,DNL 脂肪酸与代谢综合征、糖尿病的关系无显著变化。另一个可能的解
释是 DNL 脂肪酸的增加竞争向(性)地抑制了多不饱和脂肪酸整合到细胞膜上,导致细
胞膜的流动性和功能性降低。

DNL 脂肪酸在代谢性疾病发病过程中起的具体作用并不清楚。之前的动物研究
发现,C16：0 能增加内质网应激、内皮功能受损并导致炎症水平上升[114]。DNL 途径上
的单不饱和脂肪酸(C16：1n-7、C16：1n-9、C18：1n-7 和 C18：1n-9)均可在体内由
C16：0 转化而来,这可能解释了为什么这些脂肪酸与代谢性疾病发病存在关系。
Physicians 在两个人群研究中进一步佐证了这一推论:他们发现体内的 C18：1n-7 和

C16：1n-9 水平与心脑血管疾病的发病风险正相关[115]。而在 Uppsala Longitudinal Study of Adult Men 研究中,血清胆固醇脂中的 C16：1n-7 则与胰岛素抵抗程度密切相关(样本量为 767 人)[116]。在同一人群中,C16：1n-7、C18：1n-9 还与血清中的 C 反应蛋白正相关[117]。这些发现提示,炎症水平和胰岛素抵抗也可能是介导 DNL 脂肪酸和代谢综合征的因素。

2.4.8.3 脂肪酸与癌症关联的可能分子机制

在癌症的发生阶段,脂肪酸可能通过以下 3 个方面影响癌症[118]。

(1) 能量供给。脂质是能量的储存体,而癌症的发生需要更多能量的供给。早在 1953 年,Medes 等发现肿瘤细胞可以把糖类或乙酸转化为脂肪酸,但由于合成速率较慢,还需要机体供给脂肪酸进行产能[119]。但 1984 年,又有研究显示肿瘤细胞可通过从头合成路径自身合成全部所需的脂肪酸[120]。总而言之,无论是饮食摄入还是体内合成,癌症的发生需要大量脂肪酸供给能量。

(2) 合成细胞膜。无论是 n-3 PUFA 还是 n-6 PUFA,进入细胞后,都要参与膜磷脂的合成,其中 LA 或 EPA 的 80%～90%都参与形成膜磷脂,前者主要形成磷脂酰胆碱(PC),后者主要形成磷脂酰乙醇胺(PE),而两者行使的功能各异。当其比例发生变化时,会影响膜的流动性和结构以及脂筏结构等,进而影响膜受体活性、细胞增殖和凋亡等。

(3) 影响某些信号通路。脂肪酸可激活 WNT 蛋白,进而通过抑制 β-连环蛋白磷酸化,激活相关基因的表达,影响细胞极性和黏性。除此之后,磷脂酸可以作为第二信使,与膜 G 蛋白偶联受体结合,激活下游通路,影响细胞增殖。

在癌症的发展阶段,脂肪酸可能通过以下 4 个方面影响其发展[118]。

(1) 癌症转移。花生四烯酸(C20：4n6)是前列腺素 E2(PGE2)合成的前体物质(见图 2-13),而 PGE2 可通过生长因子 β 促进上皮细胞向间充质细胞转化(EMT)[121]。

(2) 血管生成。一方面,PGE2 可促进血管生成,另一方面,游离脂肪酸可与 PPARγ 结合,诱导血管表皮生长因子(VEGF)的表达[121]。

(3) 免疫抑制。PGE2 可诱导巨噬细胞重编程,转化成 M2 亚型,同时,也可以抑制干扰素依赖型的先天性免疫反应[121]。除此之外,亚油酸可引发 T 辅助细胞的减少[122]。由此可见,n-6 PUFA 起着促进癌症发展的作用。同时,n-3 PUFA 可以与花生四烯酸竞争性结合 COX-2,抑制 2 系列前列腺素(如 PGE2)的生成,同时促进 3 系列前列腺素(如 PGE3)的生成,进而抑制肿瘤生长[123]。

(4) 脂质过氧化。PUFA 含有多个不饱和双键,容易被活性氧(ROS)攻击,引发非酶促的脂质过氧化反应。其中,n-3 PUFA 可增强肿瘤细胞的脂质过氧化反应,造成过氧化产物积聚,产生细胞毒性作用,抑制 DNA 的合成及细胞分裂和肿瘤生长,诱导细胞凋亡[124]。

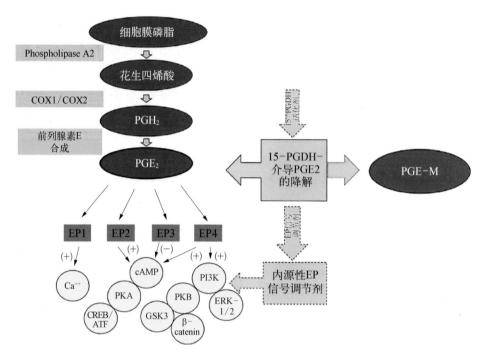

图 2-13 花生四烯酸的代谢途径

（图片来自参考文献[121]）

综上所述,脂肪酸在癌症的发生和发展中起着重要的作用。而体内血液或组织中的脂肪酸水平和比例与生活习惯和饮食模式密不可分。同时,当肥胖或代谢综合征发生时,又会影响脂肪酸在体内的代谢,进而促进癌症的发生和发展。虽然,针对脂肪酸相关通路的癌症靶向药物还没有进行临床应用,但是,通过研究不同脂肪酸与癌症之前的关系,可以通过改善饮食和控制体重等方式,在更早期对癌症的发生和发展实行干预。

2.4.8.4 脂肪与脂肪酸摄入与慢性病相关性研究小结

通过回顾膳食脂肪及脂肪酸生物标志物与肥胖相关癌症的关联,并对脂肪酸影响癌症的分子机制进行简单的总结。针对以上研究结果,总结如下:

（1）对于 6 种肥胖相关癌症,除了食管癌,其他 5 种癌症均有相关的膳食脂肪摄入与癌症危险性的荟萃分析,其中,在结直肠癌、乳腺癌和肾癌中,并未发现 SFA、MUFA 以及 PUFA 与癌症危险性有显著关联。但是,在亚组分析中发现,n-3 PUFA 可能增加远端结直肠癌风险,SFA 可能增加 ER-/PR-乳腺癌风险和在采访后 1 年以内的肾癌风险。由于纳入荟萃分析中的研究数据和质量有限,仍需更多高质量的队列研究进行结果验证,并且,考虑按照疾病类型及患病时间等进行更细致的数据分析和探索。

（2）每种癌症中,关于脂肪酸生物标志物与癌症危险性关联的研究不超过 10 篇,其中肾癌没有,食管癌、胰腺癌和子宫内膜癌分别只有 1 篇。根据已有研究,我们发现脂肪酸生物标志物可以弥补膳食问卷的不足,包括:① 脂肪酸生物标志物的检测结果相对准确可重复;② 膳食问卷只适合估计总的饱和脂肪等,而脂肪酸生物标志物可以更细致地分析超长链饱和脂肪酸、奇数碳饱和脂肪酸、不同种类的 n-3 饱和脂肪酸等;③ 虽然通过膳食问卷并未发现脂肪酸与癌症危险性的关联,但是,脂肪酸生物标志物与癌症危险性却显示出显著关联。可能原因是脂肪酸生物标志物是饮食和体内代谢综合作用的结果。

(3) 脂肪酸在体内还可以代谢成其他因子对癌症产生作用。例如,花生四烯酸可转化成 PGE2,通过影响血管生成、免疫反应以及细胞转移等促进癌症发生和发展。因此,也可考虑通过检测血液中 PGE2 或尿液中 PGE2 代谢物,探索脂肪酸代谢物与癌症的关联,以期找到用于癌症早期诊断和干预的分子标志物。

2.4.9 脂肪酸摄入与相关疾病的人群研究

2.4.9.1 脂肪酸与糖尿病的人群研究进展

前瞻性流行病学研究发现 DNL 脂肪酸与糖尿病发病存在密切联系。其中 16:1n-7 与糖尿病发病风险正相关的报道较为一致。这可能与其他 DNL 途径上的脂肪酸不同,16:1n-7 脂肪酸的膳食来源十分稀少,体内的该脂肪酸几乎全部来自 DNL 途径[125]。而 16:0、18:0、16:1n-9 和 18:1n-9 等也发现与糖尿病风险的正相关。但这些脂肪酸均可能从膳食摄取,因此其在人体内的含量与疾病的关系也可能反映了膳食脂肪酸与代谢性疾病的关系。相应地,Patel 等和 Kroger 等分别报道了 DNL 脂肪酸生物标记与对应的膳食脂肪摄入存在相关[126,127]。需要注意的是,现有的脂肪酸生物标记报道均在西方人群中开展;而这些国家的脂肪摄入较高,可能导致 DNL 途径受到抑制;这给相关发现的解释造成了困难。中国传统饮食碳水化合物摄入量较高。尽管在过去几十年间其供能比显著下降,但仍高于西方国家。这为研究高碳水化合物饮食是否通过 DNL 途径影响了代谢性疾病提供了绝佳的机会。在"中国老龄人口营养健康状况调查"中,我们发现红细胞脂肪酸的 16:0 与 16:1n-7 与糖尿病发病显著正相关。该发现有助于理解 DNL 途径激活与糖尿病的关系,但仍需要在其他前瞻性研究中得到验证。体内 DNL 脂肪酸,特别是 16:1n-7 能否成为反映 DNL 状态的生物标记也有待进一步探讨。

2.4.9.2 脂肪酸与代谢综合征的人群研究进展

在一些研究中,观察到 DNL 途径上的脂肪酸与代谢综合征、2 型糖尿病的发病风险存在正相关关系。然而在另一些研究中,DNL 脂肪酸与代谢性疾病的关系在控制了协变量后消失[128,129]。造成这一分歧的原因可能包括样本量的差异、用于脂肪酸检测的生物样本的差异(肝脏、肌肉、血清、血浆红细胞等)。然而需要注意的是,之前的研究全部在西方人群中开展;而其膳食结构中多含有大量的脂肪。人和动物中开展的实验研究结果表明,高脂饮食可显著抑制 DNL,同时膳食脂肪中含有大量的 C16：0、C18：0、C18：1n-9 等脂肪酸,而这些膳食来源的脂肪酸也可经消化吸收最终整合到细胞膜上。与之呼应,一些研究中脂肪酸生物标记上相应脂肪酸的水平与膳食中这些脂肪酸的摄入存在一定的相关性。因此,DNL 脂肪酸与代谢性疾病的相关性也可能是由于膳食脂肪引起的。另一方面,大量的证据显示高碳水化合物摄入能显著地升高 DNL 水平并导致人体内血脂等代谢指标的紊乱[130]。所以,关于 DNL 脂肪酸与代谢性疾病的关系还需要进一步的机制和人群研究。

2.4.9.3　脂肪酸与肥胖相关癌症的人群研究进展

目前,关于脂肪酸生物标记物与癌症关联的研究并不多。对于 n-3 多不饱和脂肪酸与癌症,研究提示 n-3 多不饱和脂肪酸与癌症的发生负相关。对于 n-6 多不饱和脂肪酸与癌症,食管癌、胰腺癌和子宫内膜癌的研究结果显示亚油酸与癌症危险性呈负相关[105],而亚油酸水平可能与结直肠癌风险呈正相关[131],在其他肿瘤类型中两者相关性尚不明确。在胰腺癌研究中,血浆花生四烯酸(20：4n-6)与胰腺癌危险性呈负相关[132],而红细胞花生四烯酸(20：4n-6)与结直肠癌危险性呈正相关[133]。对于反式脂肪酸,有研究显示 18：2n-6 tt 可有降低乳腺癌危险性[134],但 16：1t 和 18：1t 可能增加乳腺癌危险性[135]。对于单不饱和脂肪酸,16：1n-7 和 18：1n-9 可能增加结直肠癌危险性[131,133],但可能降低乳腺癌危险性[136]。对于饱和脂肪,大部分研究并未发现显著结果。另有一些研究发现脂肪酸的比值有增加癌症危险性的趋势,包括 20：3n-6/18：2n-6(延长酸 5)、18：2n-6/18：2n-6、22：5n-3/20：5n-3(延长酸 2)、SFA/n-6 PUFA、SFA/n-3 PUFA、SFA/PUFA 和 16：1n-7/16：0(SCD1 活性)等[137]。

与膳食脂肪摄入和癌症关联相比,膳食中饱和脂肪酸与癌症危险性是正相关,而血液中不同饱和脂肪酸与癌症危险性的关联不同。这可能跟饱和脂肪酸的碳原子数的奇偶以及碳链的长短有关。在 *European Prospective Investigation into Cancer and Nutrition*（*EPIC*）和 *The Norfolk Prospective Study* 均发现,奇数碳饱和脂肪酸(C15：0 和 C17：0)降低冠心病和糖尿病的风险[138]。对于 C16：0 和 18：0,虽然只相差两个碳原子,但两者却可能有着相反的作用。动物研究发现,三酰甘油的 sn-1,3 上如果结合 C18：0,相比于 C16：0,更不容易导致血脂沉积[139]。在人体同位素标记试验中,也发现摄入的 C18：0 结合在三酰甘油和胆固醇上的量比 C16：0 少 30%～40%,但是,结合在卵磷脂上的量比 C16：0 多 40%[140]。同时,在人群研究中,已有结果显示血液中高水平的 C18：0 与炎症、代谢综合征和总病死率呈负相关[141,142]。对于碳原子数大于 20 的超长链饱和脂肪酸(VLCSFA)又表现出与 C14：0 和 C16：0 不一样的作用,在癌症的研究中关于 VLCSFA 比较少,但在心血管疾病和糖尿病方面,已有研究显示高水平的血液 VLCSFA 水平与以上慢性病呈负相关[143,144]。对于 n-3 多不饱和脂肪酸,ALA 和 DHA 的作用也会有所差异,已有研究显示 DHA 倾向于对疾病有保护性作用,而 ALA 的作用还不清楚。另外,对于 n-6 多不饱和脂肪酸,LA 的作用也不确定。这与 ALA 体内转化成 DHA 的效率以及 ALA 与 LA 的竞争作用等都有一定的关系。因此,需要通过脂肪酸标志物做更细致的研究,来弥补膳食脂肪研究的不足。

总而言之,随着代谢组学研究的推广应用,遗传因素影响脂肪酸与代谢性疾病关系的相关证据也在大量积累,探索生物体内所有代谢物与生理病理变化的相对关系成为一种新的趋势,而不仅仅局限在单个分子或通路的研究。与此同时,色谱检测技术的出现及应用,给体内脂肪酸及其代谢物的检测带来了极大方便。脂肪是人体宏量营养素之一,膳食摄入是其主要来源。通过脂肪酸生物标志物研究体内脂肪酸及其代谢物如何系统地影响疾病的发生和发展,再结合饮食中的脂肪摄入信息,探索如何优化膳食模式,将为今后的疾病干预提供依据,并在相关疾病预防和控制领域有着广泛、深远的应用前景。

2.5　个性化的乳制品

大量调查研究发现,饮食与人体的健康有着非常紧密的相关性,乳制品已成为人们合理饮食结构性的重要组成部分。乳制品分为液体乳类、乳粉类、炼乳类、干酪类等七大类,所含营养成分齐全,是膳食中蛋白质、维生素和矿物质的重要来源之一。乳制品能够适应和满足各个年龄段机体的需要,且容易消化吸收。随着生活水平的提高,人们对乳制品营养价值的认可度也越来越高。本文主要从乳制品的营养价值,以及不同年龄、体质和特殊人群群体对乳制品的个体化选择方面展开论述。

2.5.1　乳制品的营养价值

由于居民饮食结构不合理导致糖尿病、心血管疾病、癌症等慢性病发病率不断上升,因此我们应倡导更为健康、合理的生活方式。乳类是一种极为理想的天然食物,是各种哺乳动物哺育其幼仔最理想的食物来源。乳类所含营养成分齐全,主要提供优质蛋白、维生素和钙等营养物质,其营养价值极高、组成比例适宜、易于加工、易于饮用、风味甘甜、容易消化吸收,能适应和满足初生幼仔迅速生长发育的全部需要。乳类食品不仅对婴幼儿、儿童和孕妇等生理状态低下的人群有着十分重要的作用,且因其消化率极高,所以也适合于患者和老年人。近年来中国乳品业发展较快,现代乳品业已成为食品工业的重要支柱,但在保持较快发展的同时,也经受了严峻的考验,成为众人关注的焦点行业之一,在发达国家,乳与乳制品已成为人们饮食的重要组成部分[145]。

乳制品中牛乳蛋白质含量为 3%～4%,其中以酪蛋白为主,约占 80%,其余为乳清蛋白和乳球蛋白,均属于优质蛋白。乳蛋白质具有其特定的营养价值,乳制品中必需氨基酸的量与人类所需的最适氨基酸量有着十分密切的关系,因此可以作为植物性蛋白质的补充,从而发挥其富含氨基酸的优点,强化混合食品的营养价值。其中的酪蛋白是一种耐热蛋白质,可以在酸性条件下沉淀,具有防治骨质疏松和佝偻病、调节血压、改善缺镁性神经炎、促进动物体外受精、治疗缺铁性贫血等多种生理功效[146]。另外还具有促进常量元素与微量元素高效吸收的功能特性,被誉为"矿物质载体"。

乳制品中含有的已知维生素其作用主要有:维生素 A 是脂溶性的醇类物质,能够促进细胞正常生长与繁殖,维持上皮组织与视力,维护上皮组织细胞的健康和促进免疫球蛋白的合成;维生素 B 族是水溶性维生素,主要参与体内糖及能量代谢,促进肝脏代谢;维生素 C 是一种水溶性维生素,又称抗坏血酸,有助于胶原蛋白的合成,有利于人体创伤的愈合;维生素 D 能调节各代谢骨骼组织中的造骨细胞的钙化能力,具有抗佝偻病的作用;维生素 E 是最主要的抗氧化剂之一,能够延缓衰老,促进长寿。

乳制品中牛乳脂肪含量为 2.8%~4%,以微粒状的脂肪球存在,呈很好的乳化状态,极易消化吸收,牛乳脂肪中短链脂肪酸如丁酸等含量高,所含脂肪主要供给机体营养及能量,还能够提供牛奶浓香;牛乳中碳水化合物主要为乳糖,可以促进钙、铁、锌等矿物质的吸收,提高生物利用率,调节胃酸,促进胃肠蠕动,促进消化液分泌,改善人体微生态平衡,促进肠内乳酸细菌特别是双歧杆菌的繁殖,抑制肠内异常发酵,促进肠细菌合成 B 族维生素,有利于肠道健康;除此之外,牛乳中含有丰富的矿物质,是人体构成不可缺少的物质,包含钙、铁、磷、钾、锌、铜、锰、钼等,特别是含钙丰富,且钙磷比例合理,吸收率高,是动物性食品中唯一呈碱性的食品[147]。

2.5.2 乳制品的分类

乳制品是食品类别中尤为重要的一类,所以国家标准中把乳及乳制品放在了第一类,足见其重要性。

2.5.2.1 巴氏杀菌乳

巴氏杀菌乳是采用巴氏杀菌法加工而成的乳制品,目的是杀死所有的致病菌营养体,将生牛奶经过 60~85℃加热杀菌后分装出售,在杀灭牛奶中有害菌群的同时完好地保存了营养物质和纯正口感,由于加热温度相对较低,除维生素 B_1 和维生素 C 存在部分损失之外,营养价值与鲜牛奶差别不大,但是巴氏消毒法仅仅杀灭了各种有害菌,保质期相对较短,一般为 1~2 周[148]。

2.5.2.2 奶粉

奶粉是固态奶,主要是以牛的新鲜乳汁为原料,用冷冻或加热的方法除去乳汁中几乎全部的水分,经消毒、脱水浓缩、干燥等工艺处理而成的粉末,也指由山羊等其他动物的乳汁加工生产的产品。其中对热不稳定的营养素(如维生素 A)略有损失,蛋白质消化能力略有改善。奶粉按生产工艺和添加材料的不同可分为普通奶粉(如全脂、低脂、脱脂等奶粉种类)以及各种调味与配方奶粉等，奶粉储存期较长，易于保存，营养丰富，便于携带，食用方便[149]。奶粉的主要分类如下(见图2-14)：

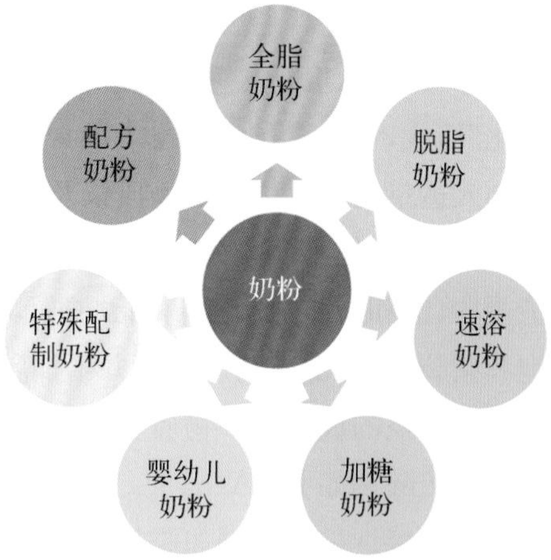

(1)全脂奶粉：是用纯乳生产的，通常蛋白质含量不低于24%，脂肪含量不低于26%，乳糖含量不低于37%，碳水化合物含量不低于37%，基本保持了牛奶原有的营养成分，全脂奶粉中的矿物质较少，但脂肪多，因此所含热量比脱脂奶粉要高，适用于少儿、易怒、失眠者以及工作压力大的人群，最适合于中青年消费者。

图 2-14　奶粉的分类

(2)脱脂奶粉：脱脂奶粉是将鲜牛奶脱去脂肪再干燥而成，除了脂肪可降低至1%左右外，其他变化不大[150]。牛奶脱脂后口味较淡，对于消化不良的婴儿，以及胆囊疾患、腹泻、高脂血症、慢性胰腺炎等患者有一定益处，同样适于中老年、肥胖和不能进行脂肪摄入的消费者。

(3)速溶奶粉：和全脂奶粉相似，具有分散性、冲调性、溶解性好的特点，除此之外速溶乳粉中所含乳糖呈水合结晶态，在保藏期间不易吸湿结块，一般为加糖速溶大颗粒奶粉或喷涂卵磷脂奶粉[151]。

(4)加糖奶粉：由一定量蔗糖制成65%左右的糖浆，然后置于牛奶中真空浓缩而成，适于全体消费者，多具有速溶特点。

(5)婴幼儿奶粉：一般来说，婴儿是指年龄在12个月以内的宝宝，此阶段生长发育特别迅速；幼儿是指年龄在1~3岁的孩子，因此这种奶粉一般分阶段配制，分别适于0~6个月、6~12个月和1~3岁的婴幼儿食用，它根据不同阶段婴幼儿的生理特点和营养要求，对蛋白质、碳水化合物、脂肪、维生素和矿物质五大营养素进行了全面强化和调整，但是婴儿奶粉无法涵盖母乳中可以帮助消化的酶素及免疫蛋白等对抗细菌的有益成分。

(6)特殊配制奶粉：宝宝最适合的奶水应该是母乳，但由于某些宝宝本身或母亲健康问题，不能以母乳喂哺时，需要以奶粉替代。适于有特殊生理需求的消费者，这类配制奶粉是根据不同消费者的生理特点，去除或增加某些营养物质，或者两者兼而有之，故具有某些特定的生理功能，如中老年奶粉、低脂奶粉、糖尿病奶粉、低乳精奶粉、双歧杆菌奶粉等。

(7)配方奶粉：配方奶粉是以母乳为标准，对牛奶进行全面改造，使其最大限度地接近母乳，符合婴儿消化吸收和营养需要。中国每年新生婴儿约2 000万，而母乳不足的婴儿所占比例超过20%，由于不能母乳喂养，这部分婴儿以配方奶粉为主要代乳品。

配方奶粉又分为普通婴儿配方奶粉和特殊婴儿配方奶粉。

① 普通婴儿配方奶粉：配方奶粉又称母乳化奶粉，以牛乳作为基本原料再将之"母乳化"而成，尽量模仿人类母乳的成分制作，为满足婴儿的营养需要，在普通奶粉的基础上加入适量的维生素和矿物质以及其他营养物质等加以调配的奶制品。

配方奶粉与普通奶粉的区别一方面在于为了使之更接近母乳而改变其酪蛋白/乳清蛋白、饱和脂肪酸/不饱和脂肪酸、乳糖、矿物质等的含量，去除部分酪蛋白和大部分饱和脂肪酸，降低矿物质含量并增加乳清蛋白、植物油、乳糖、维生素、微量元素、氨基酸或其他有益的成分。矿物质含量减少有助于减轻婴幼儿肾脏负担。植物油可以增加不饱和脂肪酸例如 DHA(二十二碳六烯酸,俗称"脑黄金")、AA(花生四烯酸)而乳糖的含糖量非常接近母乳。例如添加的蛋白质可以改变牛乳蛋白，增加乳清蛋白与酪蛋白的比例；乳铁蛋白(lactoferrin,LF)是母乳中的核心免疫蛋白，是乳汁中最重要的非血红素铁结合糖蛋白，中性粒细胞颗粒中具有杀菌活性的单体糖蛋白，其相对分子质量为80 000，主要由乳腺上皮细胞表达和分泌。在婴幼儿配方奶粉中添加乳铁蛋白即可满足婴儿生长发育的需要，同时对多种免疫细胞具有调节作用(见图 2-15)[152]，调节免疫机能，提高婴儿的免疫力，增强机体抗病能力，抑制人体肿瘤细胞，能够同时与多种抗生素及抗真菌制剂起到协同作用，更加有效地治疗疾病，是多功能蛋白质，对婴儿的健康起到保护作用[153]。乳铁蛋白最重要的功能是抑制肠道病原菌，通过破坏细菌表面的毒力因子功能进而减弱病毒的黏附或者侵入哺乳动物细胞的能力，这种参与铁代谢的方式在抑制病原菌繁殖的同时促进了肠道中益生菌的生长，调节了铁的传送(见图 2-16)。

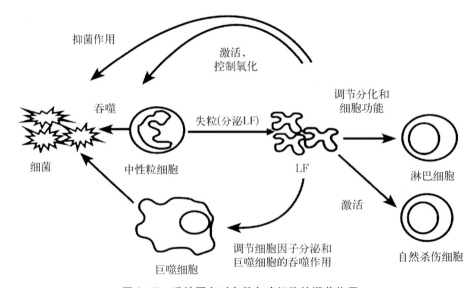

图 2-15　乳铁蛋白对多种免疫细胞的调节作用

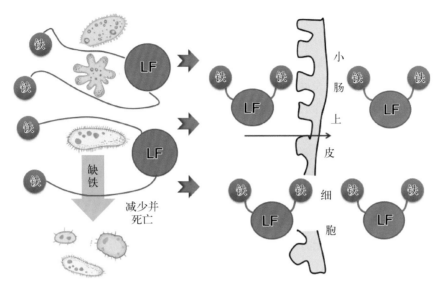

图 2-16　乳铁蛋白对铁的传送

Sn-2 棕榈酸是母乳中大量存在的饱和脂肪酸的一种,约占总脂肪含量的 25%,为婴儿提供约 10% 的能量供应,具有独特的脂肪结构,是最接近母乳脂肪结构的母乳脂肪代替品。在配方奶粉中加入 Sn-2 棕榈酸很好地解决了婴儿配方奶粉特有脂肪酸和钙吸收率低的问题,提高了能量的吸收与利用,促进骨骼的生长发育,并且减少了钙在粪便中的流失,改善骨骼矿物质的密度进而改善粪便的黏度,降低粪便的硬度[154]。因此棕榈酸在不同位置的结构对脂肪的摄取、消化、吸收等新陈代谢方面起到至关重要的作用,能够为机体提供多种独特的营养及健康好处[155]。

核苷酸是母乳的天然成分,是人体遗传物质 DNA 和 RNA 的结构单位,由嘌呤碱或嘧啶碱、核糖或脱氧核糖以及磷酸三种物质组成的化合物,是一种特殊的支持和提高免疫系统的成分,主要参与构成核酸,参与所有细胞的生命过程,具有重要的生物学功能。核苷酸存在于每个细胞中,在细胞能量代谢方面起着极其重要的作用,可维持宝宝胃肠道的正常功能,提高免疫力,能够有效减少宝宝腹泻和便秘的情况;普通人群可以合成核苷酸,但对于生长发育迅速的婴儿来说,细胞增殖分化快,核苷酸需要量增加,所以在婴儿配方奶粉中添加母乳量的核苷酸将有利于婴儿的生长发育。

大豆卵磷脂又称大豆蛋黄素,是通过溶剂萃取然后离心分离后再醇洗得到的,是精制大豆油过程中的副产品。对维持生物膜的生理活性和机体的正常代谢起关键作用,是构成人体生物膜的重要组成部分,而且是胆碱和脂肪酸的重要来源,是生命的基础物质。大豆卵磷脂中含有卵磷脂、脑磷脂等,能够增强细胞信息传递能力,从而提高大脑活力,提升细胞膜的自我修复能力和保护肝脏抵御外部侵害的能力,功能全面而且健脑益智。除此之外,还可以修补被损伤的细胞膜,改善细胞膜功能,使细胞膜软化和年轻化,增加细胞活性,因此具有延缓衰老、预防心脑血管疾病等作用。

维生素及矿物质可调整人体的钙磷(Ca/P)比例(2∶1),比例适量的维生素含量对宝宝的生长发育起到十分关键的作用。机体的新陈代谢过程中需消耗部分矿物元素,矿物质在人体中无法自我合成,必须由食物提供,无机盐在食物中的分布很广,一般都能满足机体需要,在特殊地理环境或其他特殊条件下,适量补充某种元素也是必要的。矿物质是生命活动的调节剂,也是助长益智的营养素,可保持体内酸碱平衡,维持细胞间液的渗透压,参与脂肪、蛋白质、碳水化合物的代谢,维持肌肉、神经和心脏的正常功能状态。

② 特殊婴儿配方奶粉:特殊婴儿配方奶粉是针对一些特殊生理状况的婴儿,需要经过特别加工处理的婴儿配方食品。部分宝宝如早产儿、先天性免疫力低下、先天性代谢缺陷疾病等除了对普通配方奶粉营养成分的基本需求,还需要在奶粉中增加或者降低一些特殊营养成分含量,以确保更好地满足自身生长发育的需求。此类婴儿配方食品,需经医师、营养师指示后,才可食用。

2.5.2.3 酸奶

酸奶是由牛乳发酵而成的,是在消毒的鲜奶中接种乳酸杆菌之后发酵培养而成的奶制品。除乳糖分解形成乳酸外,其他营养成分基本没有发生变化,它不仅保留了牛奶的所有优点,而且某些方面经加工之后,成为更加适合于人类的营养保健品,是营养丰富且易消化吸收的乳制品。酸奶容易消化和吸收,奶中脂肪含量一般是 3%～5%,经发酵后,乳中的脂肪酸比原料奶增加 2 倍,另外发酵过程使奶中乳糖、蛋白质有 20%左右被分解成为小分子,这些变化使酸奶更易消化和吸收,而发酵过后,钙和矿物质都不发生变化;酸奶是益生菌的丰富源泉,其中有活性的双歧杆菌、干酪乳杆菌、嗜酸乳杆菌等乳酸菌能够在肠道内定居,是肠道清道夫,使肠道菌相的组成发生有益变化,具有整肠作用,促进了体内消化酶的分泌和肠道蠕动,抑制腐败菌的繁殖,改善肠道功能,促进消化吸收,增强机体免疫能力等作用;蛋白质被部分水解产生活性肽类,提高了维生素 B_{12} 和叶酸含量;酸奶中的乳酸可降低肠腔中 pH 值,有利于钙元素的吸收;酸奶更适宜于乳糖不耐受者、消化不良的患者、老年人和儿童等食用。

2.5.2.4 炼乳

炼乳是原料乳如鲜牛奶或羊奶经消毒和均质后,在低温真空条件下浓缩除去大部分的水分,浓缩至原体积的 25%～40%,再装罐杀菌而成的乳制品,能储存较长时间[156]。根据加工时所用的原料和添加的辅料不同,可分为甜炼乳、淡炼乳、脱脂炼乳、半脱脂炼乳、花色炼乳、强化炼乳和调制炼乳等,市场上以甜炼乳和淡炼乳的生产为主,炼乳的质量可以从色泽、气味、滋味、组织状态、品尝等几方面来鉴别。随着中国乳制品的发展,炼乳已经逐渐退出乳制品的大众消费市场,为满足不同消费者对鲜奶的风味、浓度以及营养等方面的特殊需求,采用适当的浓缩技术将鲜奶适度浓缩而生产出类似于炼乳的"浓缩奶"仍将占有一定的市场。

（1）甜炼乳：甜炼乳又称糖炼乳，呈黄色，是在牛乳中加入约16％的蔗糖，并浓缩到原来体积的40％左右的一种乳制品，成品中蔗糖含量为40％～45％。在炼乳中，当甜味符合一定要求时，往往蛋白质和脂肪的浓度比新鲜牛奶下降了一半；若使蛋白质和脂肪的浓度接近新鲜牛奶，糖含量又会偏高。随着营养学的发展，已证明甜炼乳糖分过高，不宜婴儿长期食用。现阶段甜炼乳主要用作饮料及食品加工的原料。

（2）淡炼乳：淡炼乳又称无糖炼乳，呈乳白色，是将牛乳浓缩到40％～50％后再进行灭菌的一种炼乳。由于淡炼乳中不加糖，缺乏糖的防腐作用，因此分装分罐后还要进行灭菌，高压灭菌后使其中的微生物及酶等全部被杀死或破坏，灭菌后可在室温下长期保存，但灭菌过程中对维生素 B_1 及维生素 C 有很大程度的损失，且降低了乳的芳香风味，开罐后不能久存，必须在1～2天内用完。淡炼乳组织细腻，质地均匀，无脂肪游离，无沉淀，无凝块，无外来机械杂质，黏度适中，易消化吸收，可以喂养婴儿。现阶段淡炼乳大量用作制造冰激凌和糕点的原料，也可在喝咖啡或红茶时添加。

2.5.2.5 乳酪

乳酪又称为奶酪或者干酪，大多呈乳白色到黄金色，通常以牛奶为原料，将奶放酸之后增加酶或者细菌，牛乳经过发酵、凝乳、除去乳清、加盐压榨、后熟等处理后得到的产品，与牛奶的成分有所不同（见表2-11），除部分乳清蛋白和水溶性维生素随乳清流失外，其他营养素得到保留并浓缩。经后熟发酵，蛋白质和脂肪部分分解，提高了消化吸收率，细菌减少酸碱度，产生了干酪特有的风味。乳酪的营养价值非常高，其中除含有丰富的蛋白质、脂肪和矿物质之外，维生素 A、B 族维生素和钙等营养素含量均十分丰富，并含有较多脂肪，能量较高。

表 2-11 奶酪与牛奶的营养成分对比

成　　分	奶酪中含量	牛奶中含量	成　　分	奶酪中含量	牛奶中含量
可食部(g)	100	100	锌(mg)	6.97	0.42
碳水化合物(g)	3.8	3.4	锰(mg)	0.16	0.03
灰分(g)	3.8		水分(g)	43.5	87.5
视黄醇(mg)	152		蛋白质(g)	25.7	3
烟酸(mg)	0.6	0.1	维生素 A(mg)	152	24
α-E	0.6		维生素 B_1(μg)	0.06	0.03
钙(mg)	799	104	维生素 C(mg)	0	0.21
钠(mg)	584.6	37.2	磷(mg)	326	73

（续表）

成 分	奶酪中含量	牛奶中含量	成 分	奶酪中含量	牛奶中含量
镁(mg)	57	11	维生素 B$_2$(mg)	0.91	0.14
硒(µg)	1.5	1.94	维生素 E(mg)	0.6	0.21
能量(×4.184 kJ)	328	54	钾(mg)	75	109
脂肪(g)	23.5	3.2	铁(mg)	2.4	0.3
胆固醇(mg)	11	15	铜(mg)	0.13	0.2

2.5.2.6 功能性乳制品

功能性乳制品是指具有与生物防御、生物调整、健康恢复等有关功能因子的新兴乳制品,主要是通过添加益生菌或者生理活性物质经设计加工而成。功能性乳制品具有相应不同的生理活性,对生物有明显的调整功能。比如 α-乳白蛋白用于乳腺中乳糖合成作用,其主要生理功能与金属离子包括钙离子的结合作用,具有免疫调节和抗癌作用。此外,从牛奶中分离出来的乳白蛋白在氨基酸比例、结构以及功能特性上与人乳非常相似,使得 α-乳白蛋白和乳铁蛋白在婴儿配方食品中得到广泛应用;β-乳球蛋白是维生素的载体,是鲜奶中蛋白质的一种,占鲜奶蛋白质的 7%～12%,可与脂肪酸结合,是很好的抗氧化剂,其水解物质或分子修饰物具有降低胆固醇与抗氧化等生理活性;糖巨肽具有抗病毒、抗菌的作用,可抑制流感病毒红细胞凝集,帮助机体抵制流感病毒,可调节免疫系统,抑制口腔内细菌如链球菌和放线菌的生长繁殖,抑制幽门螺杆菌黏附于胃黏膜,抑制霍乱毒素的黏附作用[157];溶菌素又称为溶菌酶,具有抗菌作用,广泛存在于眼泪、唾液、鼻涕、卵蛋白以及白细胞中,与免疫球蛋白及乳铁蛋白起到协同作用,是能够溶解细菌的物质,使组成菌体细胞膜的多糖物质分解,促使菌体破坏和死亡等。

功能性乳制品的种类繁多,从形式上来讲,有传统的发酵酸乳以及现今风靡一时的营养配方乳粉以及益生菌产品等。

如今,营养和健康已成为席卷全球食品市场的重要趋势,随着人们健康意识的增强和生活方式的改变,功能性食品逐渐成为市场上的主流产品,而功能性乳制品也无疑逐渐成为功能食品领域的领跑者。

通过以上描述,我们知道乳制品的营养价值对人体健康起着关键性的作用。如今乳业经过几十年的发展,社会上乳制品的种类和品牌越来越多,市场也越分越细,乳制品的品种越来越符合更多人的需求。但种类的不断增多也给我们的选择造成了一定的困难,到底什么样的乳制品才最适合自己的需要呢?下面我们主要讲述根据不同群体的需求应怎样对乳制品进行个性化选择。

2.5.3 不同年龄段对乳制品的选择

2.5.3.1 早产儿

早产的宝宝应选择早产儿配方奶粉。早产儿为胎龄＜37周(259天)出生的新生儿，因未足月出生，消化系统发育差，对脂肪的消化吸收差，对蛋白质、碳水化合物的消化吸收较好，即胃肠消化吸收能力不成熟，需较多能量及特殊营养素来完成个体生长等特殊需求，所调配的奶粉为早产儿奶粉，其特点为容易消化吸收及热量高(比婴儿奶粉多20％)，主要成分为乳糖改为葡萄糖聚合物以及中链脂肪酸油取代部分长链脂肪酸油。

早产儿合成蛋白质的能力差，为避免血浆蛋白低下而形成水肿，因此在早产儿配方奶粉的制作过程中要强化能量和蛋白质，加入支持体格和大脑发育尤为合理的蛋白质能量比例，以降低体脂成分，提高瘦体组织，实现更好的机体发育。占总脂肪25％的中链三酰甘油，有助于消化强化的钙、磷等必需矿物质，帮助骨骼更好地生长。

2.5.3.2 婴幼儿

婴幼儿是婴儿和幼儿的统称，是指0～3岁的小龄孩子。婴幼儿是受保护群体，饮食方面尤为重要，主要以奶粉为主，因此对奶粉的选择非常重要，需选用适合成长需要的优质配方奶粉。

(1) 0～6个月的宝宝：此阶段的宝宝选择性比较大，奶粉本身是根据宝宝成长阶段的需求进行合理配置，确保营养均衡，加入适量维生素和矿物质以及其他营养物质经加工制成的粉末状食品。同一款产品不同宝宝适应反应结果均不同，一般来讲，宝宝使用一款产品是喜欢喝，不抵触，没有腹泻、便秘、湿疹，睡觉香，身体壮，均可食用。

(2) 6个月以上较大的宝宝：6个月以上的宝宝所需营养成分较多，应选择成长奶粉。成长奶粉是根据儿童成长的营养需求进行配方的一种营养补充型奶粉。营养含量较婴儿配方奶粉高，作为儿童正常饮食外的一种营养补充。其营养功能可以补充宝宝成长所需要的钙、铁、锌、硒等矿物质，帮助儿童骨骼和牙齿的成长，促进宝宝脑发育和食物营养的消化吸收。由于此阶段的婴儿大多数已经开始接受其他副食品，营养吸收范畴扩大，因此营养学专家建议并不一定非要改为成长奶粉。

(3) 1～3岁的幼儿：幼儿奶粉是专为1～3岁的幼儿设计的，1岁后的幼儿还处在快速成长期，开始有了认知能力和情绪方面的发育，活动量增大，大脑、视网膜和神经系统迅速发育，对营养物质的需求更大，奶粉中加入二十二碳六烯酸(DHA)，可促进幼儿智力发育；此外还有叶黄素和胡萝卜素帮助眼睛发育；如果将益智类营养因子如DHA、花生四烯酸(ARA)、胆碱、牛磺酸等以单独或复合形式添加到奶粉中，达到提高智力和保护视力的双重功效。幼儿奶粉营养优化了科学配方，更加全面、更加先进，有助于宝宝健康成长。

2.5.3.3 儿童及青春期

此年龄段的群体可以选择提高免疫力的乳制品。免疫力是人体自身的防御机制，是人体识别和消灭外来侵入的任何异物（病毒、细菌等），处理衰老、损伤、死亡、变性的自身细胞，以及识别和处理体内突变细胞和病毒感染细胞的能力。牛乳中含有天然的免疫球蛋白，可以从正常的牛乳中将免疫球蛋白提取出来并浓缩，也可以从富含免疫球蛋白的初乳中得到免疫球蛋白；提高免疫力的乳制品中加入乳铁蛋白可以调节铁的平衡，促进人体细胞的生长，增强机体抗病能力，有效提高免疫力，被誉为"健康的第一道防线"；另外，中学生还可以选择 AD 钙奶，增强人体钙的吸收，促进身体的生长发育。

2.5.3.4 成年人

适合成年人食用的乳制品种类较多，例如促进胃肠道健康的乳制品、免疫奶粉、抗便秘乳制品等。

促进胃肠道健康的乳制品分为益生菌产品和益生元类产品。益生菌是一类对宿主细胞有益的活性微生物，是定植于人体肠道、生殖系统内，能产生确切健康功效从而改善宿主微生态平衡、发挥有益作用的活性有益微生物的总称。其生理作用是其他正常生理菌群无法比拟的，在功能性乳制品中使用的菌种主要为乳酸菌和双歧杆菌，摄入适当剂量有益于改善宿主肠道菌群平衡；目前世界上研究的功能最强大的产品主要是酪酸梭菌、乳酸菌、双歧杆菌、嗜酸乳杆菌、放线菌、酵母菌等各类微生物组成的复合性益生菌，其广泛应用于生物工程、食品安全以及生命健康领域；另外，益生菌具有相当强的蛋白水解性，对酒后解酒及促进健康有很好的疗效；益生菌还能够产生维生素包括泛酸（B$_5$）、烟酸（B$_3$）、维生素 B$_1$、维生素 B$_2$、维生素 B$_6$ 及维生素 K 等，同时能产生短链脂肪酸、抗氧化剂、氨基酸等对骨骼成长和心脏健康有重要作用的物质。益生元是一种膳食补充剂，它本身不能被人体吸收利用，是指不易被消化的食品成分通过选择性刺激一种或几种细菌的生长与活性而对寄主产生有益影响从而改善寄主健康的物质。但它可以作用于肠道益生菌，从而改善人体的健康状况，在功能性乳制品中广泛应用的是菊粉、低聚果糖、低聚糖（低聚异麦芽糖）、低聚木糖等。表 2-12 和表 2-13 列出了部分益生元的类型、来源以及一些工业化产品。最近研究结果表明，低剂量的菊粉和低聚果糖可以促进肠道内双歧杆菌的增殖，还可以辅助人体对钙、铁等金属离子的吸收。

表 2-12　益生元的类型和来源表

益生元的种类	益生元的来源
低聚果糖	芦笋、甜菜、大蒜、苦苣、菊芋、小麦、大麦、香蕉、蜂蜜、西红柿、黑麦
异麦芽糖	蜂蜜、蔗汁

（续表）

益生元的种类	益生元的来源
低聚木糖	竹笋、蔬菜、水果、蜂蜜、麦麸、牛乳
低聚半乳糖	人乳及牛乳
环糊精	水溶性葡聚糖
低聚棉籽糖	菜籽、扁豆、豌豆、黄豆、鹰嘴豆、荠菜
大豆低聚糖	大豆
乳果糖	乳糖（牛乳）
低聚乳果糖	乳糖
异麦芽糖	蔗糖
低聚麦芽糖	淀粉
低聚异麦芽糖	淀粉
阿拉伯木糖低聚糖	麦麸

表 2-13　益生元产品在功能性乳制品中的应用

益生元的种类	益生元的工业生产
低聚棉籽糖	可以直接利用水或者甲醇、乙醇溶液从植物原料中提取
低聚半乳糖	商业生产中通过 β 半乳糖苷酶水解乳糖获得，在低聚半乳糖的工业生产工艺中。高浓度的乳糖从牛乳乳清中获得
乳果糖	从乳糖制备，利用碱的异构化作用将乳糖中的葡萄糖变旋为果糖残基
低聚乳果糖	利用乳糖和蔗糖作为原料生产
低聚果糖	一种方法是利用 β 呋喃果糖苷酶的转过糖基活性处理蔗糖双糖，另一种是利用酶水解从菊苣根中提取的多糖
异麦芽酮糖	一种可以自发形成的双糖产物，通过酶异构化蔗糖，使糖苷键从 α-(1,2) 果糖转移至 α-(1,6) 果糖然后结晶获得
葡萄糖基蔗糖	以麦芽糖和蔗糖为原料，通过环状糊精合成酶转糖基的作用合成的三糖
低聚麦芽糖	以 α-(1,4) 糖苷键链接的不同链长的葡萄糖残基，通过脱支酶如支链解旋酶以及各种 α 糖淀粉酶的作用下水解淀粉得到
低聚异麦芽糖	与低聚麦芽糖一样以淀粉为原料，其固态化酶法合成反应分为两步：第一步是 α-低淀粉酶将淀粉液化，第二步由 β-淀粉酶将液化的淀粉水解成麦芽糖，α-葡萄糖苷糖再将其转化为低聚异麦芽糖

（续表）

益生元的种类	益生元的工业生产
环状糊精	通常由6、7或8个葡萄糖分子首尾相接构成，工业化的生产中，是将淀粉用环糊精葡糖基转移酶系水解，这组酶由不同株的大肠杆菌及其他种类的细菌产生。其催化作用主要是使分子内（环化）和分子间（耦合、歧化）发生糖基转移以及水解淀粉
低聚龙胆糖	由若干个葡萄糖基以β-(1,6)糖苷键键合的化合物，是以葡萄糖浆为原料，在葡萄糖基转移酶的作用下合成的
大豆低聚糖	直接从原料中提取，大豆分离蛋白和浓缩蛋白的副产物。大豆乳清中含有大豆低聚糖，其中含有棉籽糖、水苏糖和毛蕊花糖，水苏糖最多
低聚木糖	通过以下几种方式生产： ● 利用酶作用于含有木聚糖的天然木质纤维素材料 ● 化学分馏法分离原料中的木聚糖，进而利用酶将这些聚合物水解成低聚木糖 ● 利用蒸汽、水或者稀酸溶液水解、降解木聚糖生成低聚木糖

　　益生元和益生菌都会影响肠道菌群的平衡，但影响方式完全不同，主要区别在于益生元作用于本已存在于肠内的菌群。益生元以未经消化的形式进入胃肠道，通过降低pH值促进双歧杆菌等有益菌的生长，间接地促进胃肠道健康和营养素的吸收；而益生菌是外部添加的细菌，作用更加直接，它有较明显的针对性，即针对不同的病因及体质添加不同的菌种如双歧杆菌对胃肠道疾病有显著功效。此类功能性乳品主要是对人体胃肠道起到保健作用，除严重胃肠道疾病患者外均可适量饮用，最主要适用于患有乳糖不耐受症以及有慢性腹泻的成年人群体。

　　免疫奶粉是一个独立的乳制品类别，其中含有丰富的"免疫物质群"，即有意识地给乳牛、羊等哺乳动物接种，由自然界最易感染的致病菌经过无害化处理而制成的疫苗，刺激动物免疫系统产生免疫应答及相应抗体，从而得到预期设定的"特异性抗体"乳汁，制成含有较高浓度和人类同类型的"特定免疫球蛋白""多种功能性因子"的奶粉，与其他配方奶粉以及一些乳制品完全不同。其内含有活性生理因子和特殊抗体，具有增强身体免疫力和提高抵抗力的功效。适用于抵抗力和免疫力低下的成年群体。

　　乳制品中添加的双歧杆菌具有抗便秘功能，双歧杆菌是一种厌氧的革兰氏阳性杆菌，因末端常常分叉称为双歧杆菌。双歧杆菌分布在胃肠的数量随年龄阶段的增长而减少，分布最多的是母乳，双歧杆菌能产生乙酸和乳酸，降低肠道pH值至2.8～3.1，使肠道呈酸性，促进肠道蠕动，限制腐败菌等有害菌的生长繁殖，刺激肠黏膜蠕动加速粪便的排出，而非水溶性组分虽然不能被细菌分解，但可以保持粪便水分，减少肠道对水分的过度吸收缓解便秘症状，还可以恢复机体的免疫功能，有利于调节内分泌，恢复肠道蠕动功能从而缓解便秘症状,一般的成年人均可食用[158]。

2.5.3.5 老年人

老年人主要选择治疗骨质疏松的乳制品。牛乳是钙最丰富的来源,各个企业也都争先利用牛乳的这一特性开发相应的功能性乳制品,对于防治骨质疏松有很好的效果。具有生物活性的乳蛋白会促进钙的吸收,例如酪蛋白磷酸肽(casein phosphopeptides, CPP)是功能性食品添加剂的一种,被称为具有金属载体功能的肽类物质。CPP 是以牛乳酪蛋白为原料水解之后通过生物技术制得的具有生物活性的多肽,它与钙的结合是动态的,钙离子不断被 CPP 结合、释放、再结合、再释放,从而使得 CPP 分子中一个磷酸基可以保护 30 多个钙离子不被沉淀,可以增加钙的溶解性,酪蛋白水解产物可以促进小肠对钙的吸收,减少骨质疏松的发生率,并有效促进人体对钙、铁、锌等二价矿物营养素的吸收和利用,使骨量增加,有抗蛀牙、提高动物受精能力、调节血压的作用,可用于各种营养保健食品。

2.5.4 不同体质者对乳制品的选择

2.5.4.1 高血压、高胆固醇、高血脂患者

这部分人群可以选择促进心血管健康的乳制品。促进心血管健康的乳制品分为控高血压、控胆固醇、控血脂的产品。乳源降血压肽对控制高血压有很好的效果,一般通过酶法和微生物法获取,研究人员已经发现多种具有抑制血管紧张素转化酶作用从而控制血压升高的乳源生物活性肽,大部分血管紧张素转化酶(angiotensin converting enzyme,ACE)抑制活性肽是从牛酪蛋白的胰蛋白酶水解产物中分离出的。ACE 是一种外肽酶,其主要功能为催化血管紧张素 I 转化为血管紧张素 II 和使缓激肽失活,进而成为治疗高血压、心力衰竭、糖尿病合并高血压等疾病的理想靶点[159]。血管紧张素转化酶抑制剂能减少血管紧张素 II 的生成,并增加缓激肽的活性;植物固醇是以游离状态或与脂肪酸和糖等结合状态存在的一种功能性活性成分,有良好的降低饮食中胆固醇消化吸收的作用,广泛存在于蔬菜水果等各种植物细胞膜中,主要成分为 β-谷固醇、豆固醇、菜籽固醇 1 和菜籽固醇 2,能有效降低高脂血症患者血液中的总胆固醇和低密度脂蛋白胆固醇含量。植物固醇还可阻断食物中胆固醇的吸收,减少来自自身肝脏胆固醇的再吸收,植物固醇进入人体后,能较多地被肠吸收,从而降低胆固醇,不仅可抑制癌细胞分化,还可促进癌细胞死亡,对防治心脏病也有好处[160]。另外,某些益生菌也可显著降低人体的胆固醇水平,可以降血脂。高血脂是心脑血管性患的基础,动脉粥样硬化主要是脂质(胆固醇及其酯)积聚在动脉壁的内层,使动脉弹性降低、管腔变窄的病变,血清胆固醇浓度是主要危险因子,而影响血清胆固醇浓度的主要因素是膳食中总脂量,控制总脂量特别是动物性脂肪的摄入量,可以降低血脂。

研究结果表明,促进心血管健康的乳制品应加入不饱和脂肪酸即除饱和脂肪酸以

外的脂肪酸。化学上将含双键的脂肪酸称为不饱和脂肪酸,是人体必需的脂肪酸,是大脑细胞形成发育及运动不可缺少的物质基础。其生理功能为保持细胞膜的相对流动性以保证细胞的正常生理功能,使胆固醇酯化降低血中胆固醇和三酰甘油,降低血液黏稠度改善微循环,提高脑细胞活性增强记忆力和思维能力。有平衡血压、清理血栓和防止血栓形成作用,维护视网膜提高视力,补脑健脑,辅助形成关节腔内润滑液,提高体内白细胞的消炎杀菌能力从而减轻疼痛改善关节炎症状。功能性乳制品有较强的降低血清胆固醇、降低血脂以及增强记忆的功能,还有抗老年性痴呆作用,此类产品主要供部分高血压、高血脂、高胆固醇的老年患者饮用。

2.5.4.2　糖尿病患者

糖尿病患者可以选择低脂乳制品。糖尿病是一种由于胰岛素分泌缺陷或胰岛素作用障碍所致的以高血糖为特征的代谢性疾病,持续高血糖与长期代谢紊乱等可导致全身组织器官,特别是眼、肾、心血管及神经系统的损害及其功能障碍和衰竭,严重者可引起失水、电解质紊乱和酸碱平衡失调、酮症酸中毒以及高渗性昏迷等并发症。此类群体是消费者中的特殊群体,对食物的含糖量有着更高的要求,研究结果表明每日饮用低脂乳制品产品可使患 2 型糖尿病的风险降低 9%,酸奶、牛奶、冰激凌,乳酪等均可降低糖尿病的发生风险。专家指出,是由于低脂乳产品中的乳清蛋白和镁的作用,能够促进胰岛素控制血糖的成分,增强胰岛素调节血糖的能力,有助于治疗高血压和降低患直肠癌的风险。

2.5.4.3　术后恢复期患者

手术以后的恢复期患者应选择高蛋白乳制品,因身体内组织的恢复需要较多的蛋白质来构成新的细胞及结构。但此类奶粉不适用于严重肝病的患者和新生儿,严重肝病患者控制高蛋白饮食尤为重要,其目的是减少肠道氨的产生和吸收,避免肝性脑病的发生,因此高蛋白奶粉极易造成病情恶化;新生儿因其肾脏、肠胃等各器官功能均未发育完全,这类含高蛋白等营养成分的奶粉极易使新生儿发生消化不良等代谢问题,因此并不适合新生儿摄取。

2.5.5　特殊群体对乳制品的选择

2.5.5.1　代谢缺陷婴儿

大量医学统计数据显示,新生儿先天性代谢缺陷病的发病率为 8%。先天性代谢缺陷病是由于患者体内先天缺乏某种酶引起代谢障碍的一种遗传性疾病,又称为先天性代谢异常,由于编码酶蛋白的结构基因发生突变而带来的酶蛋白的结构异常或者由于基因的调控系统异常而带来的酶蛋白的量的变化,从而引起的先天性代谢紊乱,其遗传方式一般都属于常染色体隐性遗传。致病机制往往是由于某种酶的缺陷,使某种氨基酸(该酶的作用物)不能代谢,使其在体内积聚而引起的损害。因此,可以通过限制饮食中的某些氨基酸以达到改善症状、减轻脑和内脏器官的继续损害,通过严格控制患儿饮食中存在代谢障碍的营养素摄入来帮助控制病情。根据不同类型的代谢缺陷疾病患者配制低含量或无添加相应氨基酸的乳制品种类。例如:低苯丙氨酸奶粉适应证为苯丙酮尿症;低苯丙氨酸、酪氨酸奶粉适应证为酪氨酸血症;无甘氨酸、丝氨酸奶粉适应证为西高甘氨酸血症;无缬氨酸奶粉适应证为高缬氨酸血症;无脯氨酸奶粉适应证为高脯氨酸血症;低组氨酸奶粉适应证为组氨酸血症;无支链氨基酸(亮氨酸、异亮氨酸、缬氨酸)奶粉适应证为枫糖尿症;低甲硫氨酸奶粉适应证为同型胱氨酸尿症;低赖氨酸奶粉适应证为高赖氨酸血症等等。

2.5.5.2 乳糖不耐受者

乳糖需在人体内经乳糖酶分解为葡萄糖和半乳糖才能被吸收(见图 2-17)。部分宝宝体内乳糖酶缺少,对乳糖就不能分解吸收,乳糖进入肠道后端被肠道的细菌发酵而产酸产气,出现腹胀、腹鸣甚至腹泻等症状,这部分群体应该选择不含乳糖的婴儿配方奶粉,又称为黄豆配方奶粉。此配方不含乳糖,乃针对天生缺乏乳糖酶的宝宝及慢性腹泻导致肠黏膜表层乳糖酶流失的宝宝设计。宝宝在拉肚子时可停用原配方奶粉,直接换成此种配方,待腹泻改善后,若欲换回原奶粉时,仍需以渐进式进行换奶。另外,乳糖不耐受的患儿添加辅食时还可以配合谷物同吃,在混合膳食时,牛奶中的乳糖浓度可能在特定的环境中得到"稀释",胃肠中的乳糜作用和消化运动的进行提高乳糖的吸收率,例如在喝牛奶前吃点米糊或者粥等;可以喝加乳糖酶或者含乳糖酶的奶粉,外源性的乳糖酶也可以提高乳糖的消化和吸收,目前市场上已经有售含乳糖酶的奶粉;每个乳糖不耐受者表现出的反应是不同的,在一定程度上对乳糖还是可以耐受的患者,可以采取少量多次的方法缓解乳糖不耐受的情况,或者逐渐减轻腹胀、腹泻的症状;另外,喝酸奶亦可

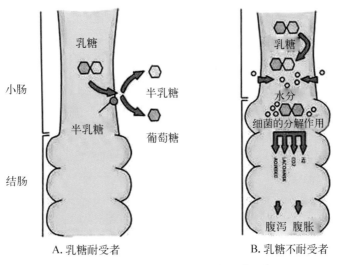

A. 乳糖耐受者 B. 乳糖不耐受者

图 2-17 乳糖经乳糖酶分解才能被吸收

缓解乳糖不耐受的情况,酸奶是加入一定的乳酸菌后经过发酵而生成的,发酵过程使原奶中的20%～30%的乳糖分解成了乳酸,蛋白质和脂肪分解成了小的组分,钙、铁、锌等对人体有益的矿物质也从大的分子中解离出来,使其更容易消化吸收。酸奶比较甜,宝宝大量饮用会造成对甜味的依赖,因此对于五个月以内的宝宝不建议长期用酸奶代替奶粉。

无乳糖奶粉不能长期食用,不然会影响宝宝大脑、骨骼、肌肉的发育,特别是在乳糖酶作用下乳糖形成的半乳糖是宝宝智力发育不可替代的物质,长期使用无乳糖奶粉,宝宝容易智力发育不良。

2.5.5.3 短肠症及胃肠道功能严重受损患者

短肠症是由于各种原因导致的小肠消化吸收面积大量减少而引起的一系列临床症候群。绝大多数是后天获得的,仅有少数儿童是先天性短肠,表现为腹泻、体重减轻、进行性营养不良和水电解质紊乱的特征,影响机体发育,致死率较高。多种消化酶缺乏以及短肠症的宝宝因为急性或长期慢性拉肚子,肠道酵素黏膜层受损,因此建议选择水解蛋白配方奶粉。此配方奶粉又称为医泻奶粉或过敏宝宝奶粉,分为部分水解蛋白配方奶粉、深度水解蛋白配方奶粉以及氨基酸配方奶粉,其提供的营养可完全符合宝宝的需求,只是营养成分事先经过水解,食入后不需经由宝宝的肠胃消化即可直接吸收。此类患者多不能正常饮食,有些通过积极恰当的肠康复治疗后可恢复经口进食,有些则需要终生依赖肠外营养。

2.5.5.4 铁元素缺乏者

铁质有助于制造血红素以改善贫血,早产儿、经期女性、手术后及贫血的患者可根据需要使用,除此之外,因茶会影响铁元素的吸收,过度饮用浓茶等群体均需要补充足够的铁质。因此铁元素缺乏者可以食用高钙高铁乳制品,高钙高铁乳制品是以优质鲜牛奶为原料,添加钙、磷、铁等多种营养成分,采用先进工艺和设备精制而成。其特点为钙含量高、钙磷比例合理,人体99%的钙质沉积在骨骼和牙齿中,促进其生长发育维持形态与硬度,1%存在于血液和软组织细胞中,发挥调节生理功能的作用;强化的维生素D和维生素C可促进钙和铁的吸收,是理想的营养饮品。但患有心血管疾病的人,因体内含铁量过高会增加患心脏病的危险,所以这部分群体应慎重补铁,尽量避免饮用高铁奶粉。

除了乳制品的个性化选择,面对市场上琳琅满目的奶制品以及各种概念层出不穷,我们该如何对乳制品进行挑选?

首先,通过产品标签标识辨别所购买乳制品的种类,即巴氏杀菌乳、超高温灭菌乳、调制乳或发酵乳等。其次,通过查看配料表,确认是用生鲜乳生产的还是添加了奶粉(复原乳)。最后,查看生产日期,选择保质期内的乳制品。另外还需要注意,从奶畜乳房挤出的生鲜乳不宜直接食用,应经过巴氏杀菌工艺或超高温灭菌工艺进行加工处理后才能饮用。超高温灭菌牛奶虽可以常温保存,但开封后应尽快食用,未食用完的必须密封后冷藏保存。

综上所述,乳制品对人体健康具有十分重要的意义,其内含丰富的钙离子且浓度比例适合人体的吸收范围,是补钙良品,能够促进骨骼生长;大量的优质蛋白能够加速人体的新陈代谢并燃烧更多的脂肪,这些丰富的蛋白质摄入人体后转化为氨基酸,成为人体合成所需要的血清蛋白、肌原蛋白和免疫球蛋白等多种蛋白质的来源;维生素 D 和矿物质对骨质疏松症能起到关键性作用;乳制品中除含有大量的碳水化合物,所含的乳糖、脂类等营养物质能够给人体提供能量;乳品中的酸奶含有益生菌,所含的益菌因子是促进人体内有益菌增殖的因子,喝入后可以调节肠道细菌菌群的比例和数量,对消化不良或肠道功能紊乱的人群非常有益。牛奶酸奶中还含有可抑制体内合成胆固醇还原酶的活性物质,能够刺激机体免疫系统,提高人体对各种逆环境的抵抗能力,调动机体的积极因素。

除此之外乳制品不仅能够提供丰富的营养物质,帮助预防中国居民容易缺乏的三大营养素,而且其中的蛋白质、活性肽和其他因素对机体的调节作用、预防心脑血管疾病的功能以及调节免疫调节功能等已被广泛确认。经大量动物实验、膳食调查以及大量医学研究确认乳制品对人体健康具有重要的意义,具有非常好的医疗保健作用,适量摄入乳制品能够对改善国民体质产生极为重要的作用。

2.5.6 小结与展望

中国乳制品工业发展时间相对较短,仅 20 多年,产品结构还不够合理,乳品种类较少,市场秩序不够规范。目前虽已有较快发展,但在品质、风味、种类上与发达国家相比还有一定的差距。伴随着生活水平的提高,人们对乳制品的营养价值也越来越认可,乳制品的生产技术和设备的更新逐渐加快,使得整个乳品行业的经济效益明显提高,从目前看,并不仅仅是生产、销售等指数数量上的增长,更重要的是在发展质量上得到了进一步的提升,乳制品市场的竞争也相当激烈。

中国原料奶标准较低,乳制品进口量近年来大幅增长,进口依赖度加大,乳业安全面临挑战,按照产品制作工艺及口感差别,乳制品一般分为液态乳、奶粉、冰激凌和其他乳制品。奶粉作为液态奶的替代品,因其易于保存,所以在 20 世纪 90 年代以前是主要的消费形式,随着液态奶的普及,目前奶粉主要以婴儿配方奶粉为主。

从中国的人均乳制品消费量来看,中国的乳制品消费量远未达到饱和状态,据中国报告大厅发布的 2016—2021 年的中国乳制品行业市场需求与投资咨询报告显示,中国人均乳制品消费偏低,市场空间依旧很大,尤其是农村市场还远远没有打开,还有相当一部分的人因为经济条件所限消费不起,农村人均乳制品消费量还不到城镇的一半,但随着收入倍增计划的实施以及对乳制品消费观念的转变,未来农村人均消费量的提升幅度将较为明显,因此,预测乳制品产量亦将呈增加趋势(见图2-18)。

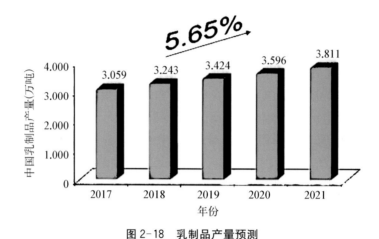

图 2-18　乳制品产量预测

随着社会的不断发展,中国将在 2020 年实现全面小康社会,经济的发展将进一步推动人民生活水平的提高,伴着人们对生活质量要求的不断提高,乳制品将会有着更加广阔的市场。

2.6　加工肉类

加工肉是指经过物理或化学方法处理并配以适当的辅料和添加剂后的肉类,加工方法包括腌制、烟熏、烧烤和发酵等。加工肉类营养丰富,是机体蛋白质、脂肪等的来源之一,但是肉类在加工过程中受到各种物理、化学和生物因素的影响,其安全问题也十分重要。肉类加工过程中可能会过量添加食盐、硝酸盐及亚硝酸盐等添加剂,且加工过程中容易被苯并芘、二噁英及其类似物等污染。研究结果表明,加工肉类与心血管疾病、癌症、糖尿病等慢性病关系密切。加工肉中含有的食盐、胆固醇、脂肪、硝酸盐及亚硝酸盐会增加心血管疾病的患病率;加工肉的摄入与癌症特别是结直肠癌、食管癌、膀胱癌和胃癌的患病相关;流行病学研究结果表明加工肉类的摄入与二型糖尿病患病风险之间呈正相关。食用加工肉类可获得糖、蛋白质、脂肪等多种营养物质,但是过量摄入加工肉类会导致硝酸及亚硝酸盐、食盐、多环芳烃、二噁英等有害成分摄入过量,危害人体健康,因此人们应适量摄入肉类及加工肉类。

2.6.1　加工肉类概述

2010 年全球疾病负担研究的最新文件给出全球疾病继续从传染性疾病向非传染性疾病转移,从过早死亡向常年残疾转移的结论[161]。世界卫生组织(WHO)2015 年报道,每年有 3 800 万人因为非传染性疾病失去生命[162];2014 年 WHO 统计各国的非传染性疾病概况,统计结果显示,在中国非传染性疾病估计占所有病死率的 87%,由高到低分别为心血管疾病 45%、癌症 23%、慢性呼吸系统疾病 11% 以及糖尿病 2%(见图 2-19A);在美国,非传染性疾病估计占所有病死率的 88%,由高到低分别为心血管疾病 31%,癌症 23%,慢性呼吸系统疾病 8% 以及糖尿病 3%(见图 2-19B)。

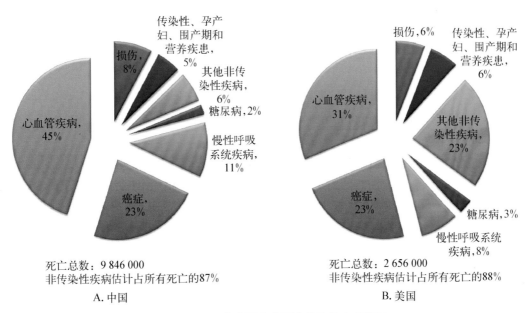

死亡总数:9 846 000
非传染性疾病估计占所有死亡的87%

A. 中国

死亡总数:2 656 000
非传染性疾病估计占所有死亡的88%

B. 美国

图 2-19　2014 年中国和美国非传染性疾病概况

(图片来自参考文献[163])

慢性病全称为慢性病,其病程长、通常发展缓慢、病因复杂。慢性病主要包括心脑血管疾病、糖尿病、恶性肿瘤、慢性阻塞性肺病、精神病性疾病等。在经济结构转型、快速城镇化和 21 世纪生活方式改变的背景下,烟草的使用、不健康的饮食、身体缺乏活动和酒精的饮用成为非传染性疾病的危险因素[164]。

1997 年,世界癌症研究基因和美国癌症研究所联合出版了《食品、营养、身体活动和癌症预防》后,该书便一直成为该领域最具权威和影响力的报告,为各国政府决策者、社会团体机构等制定方针决策提供了一定依据。人类的饮食结构反映了他们生活的时代和状况,不同的食物系统和饮食结构影响了人们的身体素质、身体组成、体能情况,甚至是疾病模式和寿命。城镇工业化生活改善了人们的饮食结构,营养增加使人们身材更高、更强健,在延长寿命的同时也增加了肥胖、2 型糖尿病、冠心病和某些癌症等慢性病的风险。

营养元素是指从食物中摄取的化学成分,是机体存活和正常生长所必需的,七大营养物质包括碳水化合物、蛋白质、脂肪、维生素、水、无机盐和纤维素。根据需求量可分为宏量元素和微量元素,宏量元素主要包括碳水化合物、蛋白质和脂肪,为机体生长发育提供能量并维持机体的稳定,谷物及由谷物生产的食物富含碳水化合物;肉、牛奶、豆类、坚果、谷物及其制品富含蛋白质;坚果、种子、肉、鱼油、乳制品等均含有不同程度和不同种类的脂肪,动物来源的食物如加工肉中含有较高比例的饱和脂肪酸。

肉含有丰富的蛋白质和脂肪,由肌肉组织、结缔组织和脂肪组织组成,肉类主要包括畜肉、禽肉和鱼肉,不同来源的肉营养组成会有一定区别。在科学上,肉类根据烹调和营养学定义可分为"红肉"和"白肉"。在烹饪的时候,畜肉和禽肉有红白之分,红肉未烹饪前呈红色、烹饪后颜色变暗,而白肉在烹煮后颜色变淡,在该定义下,红肉包括牛肉、羊肉、鹿肉和马肉等呈红色的肉;而兔肉、小羊肉、小牛肉为白肉;除了鸭肉和鹅肉外大部分禽肉为白肉[165]。在营养学上,红肉指含有更多肌红蛋白的肉类,而白肉指来自禽肉或鱼肉中浅色部分的肉类。

肉类的加工方法包括腌制、烟熏、烧烤和发酵等,经过这些物理或化学方法处理并配以适当的辅料和添加剂后的肉类称为加工肉,大部分的加工肉类包含牛肉、猪肉等红肉,以及禽肉、海产品、动物杂碎或血在内的肉类副产品[166],加工后的肉类一般能存放更长久,并且储存更方便、味道更好。然而,2015 年,国际癌症研究机构(IARC)专家小组将食用红肉归为"对人类致癌可能性较高"级别(2A 类),加工肉类归为"人类致癌物"(1 类),虽然该分类受到一定的质疑,澳大利亚农业部长 Joyce 认为如果按照世界卫生组织的说法人类将回到穴居社会。但是科学数据统计患结直肠癌的风险可能会因为每日食用大于或等于 50 g 加工肉类而增加 18%。根据 2014 年联合国粮食和农业组织(FAO)的统计,全球对肉类的消耗每年高达 3 118 万吨,其中猪肉 1 155 万吨,家禽肉1 087 万吨,牛肉 680 万吨和绵羊肉 140 万吨[167]。

Sabine R 及 Jakob L[168]通过大型队列研究发现消耗加工肉类或红肉的量与总体病死率和特异性病因病死率具有相关性,他们对 9 组队列进行荟萃分析,结果显示病死率与消耗加工肉类存在高相关性(RR=1.23,95% CI:1.17~1.28)。在欧洲癌症和营养前瞻性队列调查中,他们估算每日减少 20 g 的加工肉类消耗可减少 3.3%的病死率(95% CI:1.5~5.0)。

2.6.2　加工肉类的营养组成

加工肉类主要包括腌腊肉制品、酱卤肉制品、熏烧烤肉制品、熏煮香肠火腿制品和发酵肉制品五类(见图 2-20)。

2015 年美国膳食指南顾问委员会(DGAC)发布新版《膳食指南科学报告》,报告指出要适当摄入红肉和加工肉,并建议人们应少吃红肉,多吃禽肉及鱼虾等海产品。肉及加工肉类中含有丰富的蛋白质、脂肪、碳水化合物、矿物质、维生素等营养物质,尽管营

肉制品 {
　　腌腊肉制品：咸肉类、腊肉类、风干肉类、中国腊肠类、中国火腿类、生培根类和生香肠类等
　　酱卤肉制品：白煮肉类、酱卤肉类、肉糕类、肉冻类、油炸肉类、肉松类和肉干类等
　　熏烧烤肉制品：熏烧烤肉类、肉脯类和熟培根类等
　　熏煮香肠火腿制品：熏煮香肠类和熏煮火腿类等
　　发酵肉制品：发酵香肠类和发酵肉类
}

图 2-20　加工肉制品分类

养组成因动物品种、喂养方式、季节和肉切方式等不同而有区别,但日常生活中应适当摄入肉类制品以维持生命活动所需。蛋白质是构成机体必需的营养物质并提供机体所需的能量。蛋白经过机体消化后分解为氨基酸,转化为葡萄糖提供能量,当氨基酸超过体内需求量时会经脱氨基作用进入鸟氨酸循环,排出体外;当蛋白质摄入量低于需要量会发生营养性水肿[169],与植物蛋白相比,动物蛋白能提供全部人类的必需氨基酸且氨基酸比例更均衡,更容易被消化吸收[170]。FAO 和 WHO 利用蛋白质消化率校正的氨基酸记分法评价不同来源蛋白质的质量,其结果显示肉蛋白的消化性评分最高,豆类蛋白次之,而小麦蛋白又次之[171]。

肉类中含脂肪量从禽类瘦肉中的 4% 到家养动物中的 $30\%\sim40\%$ 不等。动物脂肪中含有丰富的饱和脂肪酸和多不饱和脂肪酸,瘦肉中 50% 脂肪酸是单不饱和脂肪酸,家禽中有 $30\%\sim35\%$ 的饱和脂肪酸和 $15\%\sim30\%$ 的多不饱和脂肪酸,鱼肉中饱和脂肪酸含量较少,为 $20\%\sim25\%$,深海鱼油中的 n-3 多不饱和脂肪酸对大脑和视网膜的发育具有重要作用,还能减少炎症、血液凝结和胆固醇生成[172]。多不饱和脂肪酸具有广泛的生物学功能和重要的生理功能,如 n-3 多不饱和脂肪酸在心血管疾病的一级和二级预防中起一定作用[173],高水平的 n-3 多不饱和脂肪酸在 *fat-1* 转基因小鼠模型中可以通过抑制天门冬氨酸受体的活性来减轻化学诱导的炎症疼痛感。

此外,红肉和禽肉中含有较高水平的维生素 B(特别是维生素 B_6 和 B_{12})和维生素 D,同时有提供可吸收的铁、锌和硒元素。在葡萄牙,鸡的胸脯肉是烟酸和维生素 B_6 的主要来源,每 100 g 胸脯肉能提供日常所需的 56% 的烟酸和 27% 的维生素 B_6[174]。而鱼肉中的维生素 B 和铁、锌等元素含量与红肉和禽肉相比较少,鱼油是维生素 A 和维生素 D 的主要来源,还能补充人体中钙元素。

2.6.3　影响加工肉类安全的因素

伴随着人们对肉制品的需求量增加,肉制品的安全问题也开始引人关注。如 2014年,欧盟肉制品中掺杂马肉的 DNA 风波;2015 年,美国猪肉制品导致 134 人感染沙门菌等。影响肉制品的因素包括物理、化学和生物因素。化学因素有:抗生素类、硝基咪唑类、激素类、β-受体激动剂类等兽药;氨基甲酸酯类、有机磷类、拟除虫菊酯类、有机氯

类等农药;有限量的铅、镉、汞、砷等重金属;二噁英及其类似物、多环芳烃及其致癌衍生物(如苯并芘)等有机污染物;抗氧化剂、防腐剂(如亚硝酸盐)、着色剂、增稠剂、酸度调节剂、护色剂、甜味剂、稳定剂、水分保持剂、膨松剂、乳化剂被膜剂等食品添加剂,详见表 2-14[175]。经烧煮后的肉类更容易消化吸收,口味也更好,同时也可能产生杂环胺和多环芳烃类致癌物质,铁板或炭烤等高温加热方式能产生更多这些化学物质[176]。

表 2-14　影响加工肉类的安全因素

影响因素	种　类	潜　在　危　害
兽药	抗生素类、硝基咪唑类、激素类、β受体激动剂类等	过敏反应、毒性作用、潜在致癌性、内分泌扰乱、儿童性早熟等[177]
农药	有机磷类、有机氯农药、拟除虫菊酯类、氨基甲酸酯类等	中毒、致畸、代谢紊乱等
重金属	铅、镉、汞、砷、铬等	贫血、精神疾病、生殖毒性、流产等
有机污染物	二噁英和类二噁英、多氯联苯;多环芳烃	中毒、免疫功能、生殖功能影响、致畸、致癌等[178]
食品添加剂	山梨醇、亚硝酸盐、没食子酸丙酯、红曲色素	致癌、影响肠道菌群等
生物因素	食源性寄生虫、食源性病源细菌、霉菌、病毒	寄生虫感染、食物中毒甚至死亡等

2.6.3.1　食盐

食盐即氯化钠,是人生命活动必不可少的物质,人体内钠、钾、氯作为电解质对维持人体渗透压、调节酸碱平衡、控制水的代谢具有重要作用,钠对神经冲动的传导十分重要,氯参与了体内胃酸的形成。当人体氯化钠缺失时,会引起体内钠离子的减少和钾离子的增加,严重时出现血液变浓、尿少、皮肤干燥变黄等病症;当氯化钠摄入过量时可引起卒中、冠心病、高血压等心血管疾病。在肉制品中食盐含量较高,长期食用肉制品可引起食盐的摄取过量,危害人体健康。

在食品加工过程中,食盐是一种重要的调味品,它不仅增加烹饪食物的风味,提升肉制品的色泽、鲜味,还能提高肉制品的保水性、抑制微生物增殖、促进蛋白溶解[179]。食盐可以增加肉类的渗透压使肉制品脱水,因此能有效抑制有害微生物的生长,起到防腐保鲜的作用;在肉制品中添加食盐可提高肌纤维蛋白的溶解度,将大部分水不溶性的蛋白质溶解,增强肉的乳化性;食盐可以将蛋白质变性重组成凝胶,进而改善肉的嫩度和多汁性,同时增加持水力[180]。如在干腌肉制品中,食盐通过影响磷脂酶、组织蛋白酶、脂肪水解酶和脂肪氧化酶等酶活性来调节产品脂质和蛋白质的降解情况,脂质可以通过氧化分解途径产生醇、醛等风味物质,而蛋白质水解可以产生肽类和游离脂肪酸等滋味物质[181]。

据 WHO 报道,成年人每日食盐摄入量低于 5 g 有助于降低血压和冠心病、脑卒中等心血管疾病的风险。尽管 WHO 建议成人每日摄入食盐量不应超过 6 g,但是据统计欧洲国家的人均食盐摄入量达到 8~13 g/d,中国人均食盐摄入量为 12 g/d,均为 WHO 建议的 2 倍以上[182]。除心血管疾病外,食盐摄入过量也可能造成慢性肾病。世卫组织成员国在 WHA66.10 号决议中商定的防控非传染性疾病全球自愿性目标包括人群平均食盐摄入量相对减少 30%,以便到 2025 年实现每日食盐摄入量低于 5 g(2 g 钠)的目标。若每日盐摄入量低于 5 g,每年可以避免 170 万例死亡[183]。

2.6.3.2 硝酸盐及亚硝酸盐

在肉制品中使用亚硝酸盐和硝酸盐作为食品添加剂已有 1 700 多年的历史,亚硝酸盐是保持食品风味和颜色的活性剂。亚硝酸盐是形成肉制品中亚硝胺的主要物质,而二甲基亚硝胺(NDMA)对肝脏、肾脏、食管和胃等器官都有致癌性,特别是对肝脏的致癌性。

正常情况下,体内 L-精氨酸可通过一氧化氮合成酶(NOS)合成一氧化氮(NO),预防心血管疾病。在缺氧或酸性环境下,亚硝酸盐可以通过酶或非酶途径被还原成 NO 弥补体内 NOS 途径产生的 NO 不足,因此亚硝酸盐在降血压、抗动脉硬化和缺血细胞保护作用中发挥重要功能[184]。但是亚硝酸盐食用过量会引起亚硝酸盐中毒,亚硝酸盐急性中毒引起高铁血红蛋白血症,使血红蛋白失去携氧能力,组织缺氧,呼吸中枢麻痹,最后窒息而死;亚硝酸盐慢性中毒则有致畸和致癌风险,成人中毒剂量为 0.3~0.5 g,致死剂量为 1~3 g[185]。肉制品加工过程常形成弱酸性环境,在这种环境下,硝酸盐可被微生物还原为亚硝酸盐,再转变为亚硝酸,分解为三氧化二氮,与蛋白质、小肽、氨基酸及生物胺进一步反应生成亚硝胺;在体内胃液的酸性条件下,也会发生亚硝化反应导致内源性亚硝胺的形成,胃酸缺乏或有胃炎的患者胃内也可能有较高的亚硝酸盐及细菌,促进亚硝胺的形成。流行病学及动物实验证实,食物中的维生素 C、还原糖、茶多酚等化合物能够起到预防癌症发生作用的原因是阻断了体内亚硝胺的合成或清除体内亚硝酸盐[186]。根据欧洲癌症与营养前瞻性调查结果,二甲基亚硝胺的摄入会增加胃肠癌的风险(风险因素 HR 为 1.13;95% CI:1.00~1.28)[187]。

亚硝酸盐既可以通过合成 NO 来预防心血管疾病,又能合成致癌的亚硝胺。虽然蔬菜是获得硝酸盐重要的来源,但是加工肉中含有的亚硝酸盐含量高于蔬菜[188]。在中国,规定只允许肉制品的加工添加硝酸盐、亚硝酸盐,非肉类食品加工不允许添加。GB2760《食品添加剂使用卫生标准》规定肉类制品及肉类罐头中硝酸盐的使用量不得超过 0.5 g/kg,亚硝酸钠的使用量不得超过 0.15 g/kg;残留量以亚硝酸钠计,肉类制品不得超过 0.03 g/kg,肉类罐头不得超过 0.05 g/kg。国家食品药品监督管理局

GB2762—2017《食品中污染物限量》指出肉制品中 N-二甲基硝基苯和 N-二乙基硝基苯的限量标准分别为 3 μg/kg 和 5 μg/kg；鱼肉和肉类中亚硝酸盐的限量标准为 3 mg/kg。

2.6.3.3 苯并芘

苯并芘是多环芳烃类化合物，简称 BaP，是具有致畸性、致突变性和致癌作用的有机化合物，可引发肺癌、胃癌、膀胱癌及消化道癌等多种癌症[189]。苯并芘最早于 1933 年由英国科学家 Cook 等人在沥青中分离得到，是第一个确认的化学环境致癌物[190]。肉制品中的蛋白质、脂肪、胆固醇和碳水化合物等有机物质在熏制、烘烤和煎炸过程中发生热裂解、环化和聚合反应形成各种多环芳烃类物质，尽管熏烧烤肉类在焦糊时的口味可能会更好，但是其中的苯并芘生成量是普通食物的 10～20 倍[191]。国家食品药品监督管理总局 GB2762—2017《食品中污染物限量》中规定熏、烧、烤肉类苯并芘的限量标准为 5 μg/kg；熏、烤水产品苯并芘的限量标准为 5 μg/kg。Yang[192] 等人用不同浓度的苯并芘处理一周斯普拉格-杜勒鼠，结果发现暴露在苯并芘下的斯普拉格-杜勒鼠会出现学习和记忆的功能障碍，这可能是因为苯并芘降低了谷氨酸和谷氨酸受体的水平，增加 SNAP-25 的表达水平，扩大突触间隙，破坏神经递质的传递，最终促进细胞神经毒性作用，导致功能障碍。Zhang[193] 等人在肺癌 A549 细胞的体外实验中发现，苯并芘能通过上调细胞因子 IL-8 和趋化因子 CCL2、CCL3 的表达促进其迁移和侵袭能力。

2.6.3.4 二噁英及其类似物

二噁英（TCDD）类化合物的性质稳定、半衰期长、亲脂性强，主要分为共平面多氯联苯（PCBs）、多氯代联二苯-对-二噁英（PCDDs）和多氯代二苯并呋喃（PCDFs）三类。在生物体内通过芳香烃受体（AhR）通路介导其毒性[194]。二噁英是单环有机化合物，化学名为 1,4-二氧杂环己二烯，具有高毒性，人类从动物性食物摄入低剂量二噁英（如肉类、乳制品、鱼类和贝壳类等），经过食物链积累和富集，对人体产生危害。

人体 90% 的二噁英暴露来源于饮食，尤其是动物源性食品，熏烤类肉制品在加工过程中容易被二噁英污染，有些材料制备的食品包装袋在加热过程中会释放二噁英。这类化合物主要在废弃物燃烧、化工生产、金属冶炼等过程中产生，然后随废气、废渣向环境中排放，进入生态环境生物链循环，造成鱼类、禽畜类等体内含量积蓄；在食品加工过程中，加工介质如溶剂油的异常泄漏，个别厂家采用工业机油代替食用油制作饲料。喂食了污染饲料的禽畜肉类在被制成加工产品后销往世界各地，引起全球范围的危害。中国农村和城市人口的二噁英日摄入量分别为 0.67 pg TEQ/(kg·d) 和 0.55 pg TEQ/(kg·d)，城市居民的饮食暴露主要来源于谷物及鱼和海产品[195]。

二噁英类影响人体健康的机制主要是通过经典或非经典 AhR 信号通路，TCDD 能够轻易透过细胞膜与胞质内的 AhR 结合，激活的 AhR 入核后与其转移蛋白 ARNT 形成异源二聚体，作为独立的共激活因子作用于其他转录激活因子 RelA[196] 或标记这些转录因子作为降解雌激素受体的信号[197]，TCDD-AhR-ARNT 复合体对 DRE 具有高度亲和性,可作为转录因子招募其他转录蛋白,激活下游信号通路[198]。TCDD 还能够通过 AhR 影响 AP-1 信号通路,引起 B 细胞的分化异常,在树突状细胞中 AhR 结合 RelA 抑制 NF-κB/Rel 信号通路导致树突状细胞功能缺失影响抗原递呈作用,TCDD 还能影响细胞免疫功能,甚至能引起胸腺的萎缩,对人体免疫系统的发育具有危害性[199]。

国家食品药品监督管理总局 GB2762—2005《食品中污染物限量》规定,海产品(海产鱼、贝、虾及藻类食品)中多氯联苯限量为 2 mg/kg,PCB138 为 0.5 mg/kg,PCB153 为 0.5 mg/kg。

2.6.4 加工肉类与心血管疾病

心血管疾病又称循环系统疾病,是导致中国人口因病死亡的主要原因,常见的心血管疾病包括高血压、冠心病、脑出血、脑梗死、脑卒中等。据世界卫生组织报道,心血管疾病占非传染性疾病的 45%,每年造成约 1 750 万人死亡,高于癌症(820 万)、呼吸系统疾病(400 万)及糖尿病(150 万)。高血压是一种渐进性的、多种心血管危险因素综合征,以体循环动脉压升高为主要临床表现,是心血管疾病最重要的危险因素之一[200]。高盐饮食会增加高血压等心血管疾病的患病率,而加工肉中经常会添加大量的食盐、亚硝酸盐。高盐摄入使得体液渗透压升高,机体水、钠潴留,血容量增加,同时血管平滑肌细胞肿胀,血管腔变得狭窄,增大外周血管阻力,引起血压升高。高盐负荷可促使下丘脑产生利钠因子(NF),能够抑制细胞膜 Na^+、K^+-ATP 酶的活性,降低肾对钠(Na)的重吸收引起利钠反应,另一方面使血管平滑肌细胞钠潴留,加强 Na^+-Ca^{2+} 交换,引起细胞内 Ca 增加,血管收缩,血压上升。高盐摄入能使血管对儿茶酚胺类缩血管因子敏感性增强,而扩血管物质如激肽、前列腺素的产生释放减少[201]。

国内外研究结果表明,30%~40% 的原发性高血压患者伴有左心室肥厚[202],因为血压升高会导致心脏周围血管阻力增加,心脏压力负荷过重,进一步导致心肌纤维蛋白合成增加,心肌细胞体积增大,肌节增加,间质增生,引起左心室肥厚[203,204]。除此之外导致左心室肥厚的机制还有神经体液调节因素、细胞内信号通路激活、内分泌、机械力学因素及遗传因素等[205,206]。高血压可以刺激心脏组织产生内皮素(ET),ET-1 能够通过与内皮素 A 受体结合下调磷脂酶 C、蛋白激酶 C、磷脂酶 A2 和 MAPK 信号通路诱导 c-fos、c-myc 等原癌基因的表达,促进 DNA 和蛋白质合成,加重心肌肥厚症状[207]。Cheng[208] 等人研究证明 ROS 参与 ET-1 诱导的心肌肥厚反应,抑制血管内皮舒张因子的释放,刺激平滑肌细胞生长,影响细胞外基质的分解合成,从而影响血管重构。

当成人空腹血总胆固醇≥6.22 mmol/L 和(或)三酰甘油≥2.26 mmol/L 时为高脂血症,血脂异常沉积到血管壁,导致血管内膜结构或功能受损,通透性改变,并伴随炎性细胞浸润,最终形成动脉粥样硬化斑块。脂肪在血管内堆积会导致血流减缓、血压升高、大脑供血不足,低密度脂蛋白含量过多会使胆固醇在动脉壁沉积,形成动脉粥样硬化,导致管腔变窄、血流不畅,引起心绞痛、血栓、急性心肌梗死或脑梗死的发生。动脉粥样硬化的严重程度与血浆胆固醇水平有关,胆固醇水平越高硬化程度更高,冠心病的病死率越高。硝酸盐及其副产品过氧硝酸盐会引起内皮细胞功能障碍、动脉粥样硬化及胰岛素抵抗[209]。

加工肉类中含脂肪、胆固醇等营养物质及食盐、亚硝酸盐等食品添加剂,长期食用加工肉类会引起食盐、脂肪、胆固醇等物质摄入过量。Abete[210]等人对 13 个研究队伍共 1 674 272 个体的荟萃分析发现,高摄入量的加工肉类是导致全因心血管疾病(相对风险 RR 为 1.22;95% CI:1.16~1.29)和缺血性心脏病(RR 为 1.18;95% CI:1.05~1.32)病死率的一个重要风险因素。Haring B[211]等人选取了年龄≥40 岁的 535 个高血压患者和 555 个非高血压患者进行了四年的跟踪,采用食物频率问卷确定加工和未加工的红肉摄入量,对心肌和血管的生物标记检查结果及超声心动图和颈动脉超声数据分析结果发现,随着经加工和未加工红肉的消耗量的增加,高血压患者的动脉粥样硬化斑块数随之增加。在动物实验中发现,与低盐饮食相比,高盐饮食会导致大鼠血压的显著上升[212],在猩猩的饮食中增加盐分的摄入量会导致猩猩血压的大幅度上升[213]。2010 年 Micha[214]等人对 20 项研究进行综合分析,分析对象达到 128 380 个,其中冠心病患者 23 889 人,卒中患者 2 280 人,糖尿病患者 10 797 人,分析结果显示每日摄取 100 g 红肉与冠心病没有相关性,但是每日摄入 50 g 加工肉类会增加大约 42% 冠心病的患病率。2012 年 Micha[209]等对前瞻性队列进行荟萃分析也发现,每日消耗 50 g 加工肉类会增加冠心病患病率的相对风险度 42% 左右(RR 为 1.42;95% CI:1.07~1.89),但是在未加工类消耗中没有看到相关风险性。此外,与未加工肉类相比,每克加工肉中含有多出 400% 的钠盐,根据已有的事实基础,钠对血压的影响,血压与冠心病的关系,每日从 50 g 加工肉中获得的钠的积累预示着可以增加 27% 的冠心病风险。

研究结果表明,有糖尿病的男性[215]和女性[216]如果高摄入饱和脂肪酸和胆固醇都能增加心血管疾病的患病风险。Hu[217]等人对护士健康研究项目的 80 082 例女性进行了 14 年随访发现,摄入短中链饱和脂肪酸(4:0~10:0)与冠心病没有显著相关性,但是摄入长链饱和脂肪酸(12:0~18:0)能小幅度增加冠心病的患病率,多元不饱和脂肪酸与饱和脂肪酸的比例越高,冠心病的患病率越低(RR 为 0.58;95% CI:0.41~0.83)。

除了食盐、胆固醇、脂肪外,加工肉类中含有硝酸盐和亚硝酸盐。亚硝酸盐一方面产生 NO 预防心血管疾病,另一方面会影响内皮功能障碍、动脉粥样硬化、高血压、微血管功能障碍和胰岛素抵抗[218-220],并与 1 型糖尿病相关[221]。

2.6.5 加工肉类与癌症

癌症是一类多基因调控疾病,世界卫生组织统计,癌症是继心血管疾病外全球病死率最高的疾病,2012 年全球共产生约 1 400 万新发癌症病例,是导致人类发病和死亡的主要原因,2015 年癌症导致了全球 880 万人死亡。

营养对癌症的影响依赖于它如何影响细胞的基本生理过程,这些过程包括细胞增殖、凋亡、分化、周期等(见图 2-21)[172]。一种饮食能提供超过 25 000 种生物活性物质[222],人体每日从膳食中摄入上千种成分,这些活性物质参与生命活动改变着体内正常细胞和癌细胞的多种代谢过程[223]。膳食结构的不平衡或缺少某种物质在表观水平上会通过破坏正常的 DNA 甲基化模式,影响基因的表达。

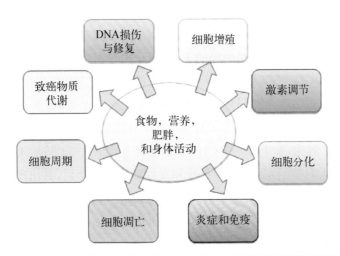

图 2-21 食物、营养、肥胖、身体活动和与癌症相关的细胞生理过程

(图片来自参考文献[172])

随着人们生活水平的提高,肉类及肉制品的消耗量和摄入量随之增加,肉制品的食用与癌症相关。根据 WHO《食品、营养、身体活动和癌症预防》:红肉及加工肉类是结直肠癌的病因之一;广式咸鱼是鼻咽癌的可能病因;有证据表明红肉是食管癌、肺癌、胰腺癌和子宫内膜癌的发病原因;有限的证据表明加工肉类是食管癌、肺癌、胃癌和前列腺癌的病因;有限的证据表明炙烤、炭烤、烟熏是胃癌的病因。世界癌症研究基金会在 2007 年统计分析显示未加工红肉和加工肉制品的消耗与患结直肠癌的风险之间存在相关性[172],2011 年的更新报告指出每日增加 50 g 加工肉类的摄取患癌风险系数将增加 18%(95% CI:1.10~1.28)[225],世界癌症研究基金会建议每周摄入少于500 g 的红肉,避免摄入加工肉制品。健康的饮食应增加对蔬菜的摄入,在脱落的肠黏膜细胞中检测 DNA 单链断裂量发现荤食主义者比素食主义者出现更多的 DNA 损伤[226]。在脱落的肺上皮细胞实验中发现富含番茄红素的蔬菜汁能显著减少 DNA 损伤[227]。

Lippi 等人用荟萃分析 42 例肉的消耗与癌症风险之间的关系,结果显示增加对肉制品摄取与癌症特别是结直肠癌、食管癌、膀胱癌和胃癌具有显著相关性(见表 2-15),大量消耗红肉和加工肉类会增加上述癌症风险,而高摄入白肉或家禽肉没有增加相关患癌风险[224]。《食品、营养、身体活动和癌症预防》对 5 个研究项目进行荟萃分析,发现每日食用 50 g 的加工肉对结肠癌的相对风险度为 1.21(95% CI:1.04~1.42),具体详见表 2-16。Norat[228] 及其同事随访了 10 个欧洲国家的没有患癌的 478 040 个男性和女性,在跟踪了 4.8 年后,记录了 1 329 位结肠癌发病患者。研究人员发现结肠癌患病风险与摄入红肉和加工肉类成正相关(最高摄入量 160 g/d 和最低摄入量 20 g/d 分组,HR 为 1.35;95% CI:0.96~1.88),与鱼肉摄入为负相关(最高摄入量 80 g/d 和最低摄入量 10 g/d,HR 为 0.69;95% CI:0.54~0.88),并与禽肉摄入无关,对测量误差校正增强了加工肉类和红肉摄入与结肠癌的关系(校正后每增加 100 g 摄入量,HR 为 1.55;95% CI:1.19~2.02)。English[229] 等人调查了墨尔本 37 112 位居民的饮食情况,跟踪随访了 9 年之后发现 283 个结肠癌患者和 169 位直肠癌患者,高摄入红肉和加工肉类对直肠癌的风险比分别为 2.3(95% CI:1.2~4.2)和 2.0(95% CI:1.1~3.4),而对结肠癌的风险比分别为 1.1(95% CI:0.7~1.6)和 1.3(95% CI:0.9~1.9)。Goldbohm[230] 等人对荷兰 120 852 位男性和女性随访 3.3 年后,共出现 215 位结肠癌发病患者,分析发现结肠癌与从肉类中摄取的脂肪和蛋白质无关,与消耗新鲜红肉、鸡肉、鱼肉无关,但是与加工肉类有关(每增加 15 g/d,RR 为 1.17;95% CI:1.03~1.33)。

表 2-15　加工肉制品摄取与致癌风险的相关性

癌 症 种 类	荟萃分析数量	加 工 肉			
		↑	NS	↑	NA
肠癌	12	7	1		4
乳腺癌	3	1			2
肺癌	2		1		1
食管癌	6	5	1		
胃癌	4	3			1
肝癌	1		1		
胰腺癌	2		1		1
肾癌	3	1		2	
口腔及口咽癌	1	1			
膀胱癌	2	2			
卵巢癌	2	1	1		

（续表）

癌 症 种 类	荟萃分析数量	加 工 肉			
		↑	NS	↑	NA
子宫内膜癌	1				1
前列腺癌	1		1		
甲状腺癌	1				1
非霍奇金氏淋巴瘤	1	1			
总计	42	22	9	0	11

（表中数据来自参考文献[224]）

表 2-16　加工肉(50 g/d)与结肠癌的相对风险度

报道者与年份	相对风险度(RR)	95% CI
Goldbohm,1994	1.69	1.10~2.58
Pietinen,1999	0.99	0.79~1.24
Chao,2005(男)	1.40	1.04~1.88
Chao,2005(女)	1.14	0.64~2.05
Norat,2005	1.30	0.93~1.80
Larsson,2005(女)	1.13	0.85~1.51
总估计数	1.21	1.04~1.42

（表中数据来自参考文献[172]）

　　流行病学和实验研究都强有力地证明了加工肉类的摄取与结直肠癌的患病率之间的高度相关性,然而背后的机制却存在着争议。Hammerling[231]等人总结发现血红素和亚硝酰血红素是导致结直肠癌进展的主要诱因,除去高基因突变率外,其他红肉和加工肉类导致结直肠癌的机制可能包括:在肠上皮细胞中,内源性 N-亚硝基氧化压力增加导致 DNA 加合物和脂肪氧化;血红素或食物来源的代谢物能刺激上皮细胞的增殖;肠道的炎症反应导致一系列的促癌反应。

　　加工肉类的摄取与食管癌具有一定的相关性,Zhao[232]等人对 8 个研究项目进行荟萃分析发现,加工肉的摄取与 Barrett 食管癌没有相关性(OR 为 1.03;95% CI: 0.73~1.46),饱和脂肪酸、红肉和加工肉的摄入不是导致 Barrett 食管癌的原因。而Svetoslav[233]等人对 4 个队列研究和 23 个病例对照研究进行荟萃分析后,发现加工肉类的摄入与食管癌具有相关性。其中,队列研究分析加工肉类最高摄入量与最低摄入量对食管癌的相关风险度为 1.25(95% CI：0.83～1.86)，病例对照研究分析相关风险度为 1.36(95% CI：1.07～1.74)。

加工肉类对肺癌、胃癌、前列腺癌的诱因研究是前后不一致的，只有有限的证据证明加工肉类是导致肺癌、胃癌和前列腺癌的原因。食物和饮食习惯会增加癌症的风险，某些加工肉类经过高温烹饪，会产生大量多环芳烃和芳香烃，是常见的致癌物。硝酸盐作为加工肉的防腐剂会产生 N-亚硝基化合物。

2.6.6 加工肉类与肥胖和糖尿病

体重指数(BMI)升高是心血管疾病、糖尿病、癌症等非传染性疾病的重大风险因素。根据世界卫生组织 2014 年的实况报道，成年人中有 19 亿人超重(BMI≥25)，其中超过 6 亿人为肥胖(BMI≥30)，每年至少有 280 万人死亡可归咎于超重或肥胖，儿童肥胖症成为 21 世纪面临的公共卫生挑战之一。肥胖症有家族聚集倾向，但是饮食及体力活动也是分不开的，是遗传和环境因素等相互作用的结果[234]。

糖尿病是一种严重的慢性病，是由胰岛素分泌相对或绝对不足引起的糖、蛋白质、脂肪等一系列代谢紊乱综合征，其病因包括遗传和环境因素，并以慢性高血糖为特征。据世界卫生组织统计，2012 年约有 150 万例死亡与糖尿病直接相关，另有 220 万由高血糖导致，而从 1980 年到 2014 年间，糖尿病患者从 1.08 亿增加至 4.22 亿。糖尿病分为 1 型糖尿病、2 型糖尿病和妊娠糖尿病，据估计，2025 年全球将有 3 000 万糖尿病患者，2 型糖尿病的增加与不良生活习惯、肥胖和缺乏运动相关。

糖尿病并发症是一种常见的慢性并发症，常见的并发症有足部坏疽、肾病、视网膜病变、大脑认知障碍、心血管病、皮肤病等。糖尿病并发症的机理包括多元醇通路激活、蛋白质非酶糖化、高糖-PKC 通路激活、氧化应激和遗传因素。在糖尿病高糖条件下，细胞内多元醇信号通路被激活，葡萄糖向极性的山梨醇转化，山梨醇在细胞内蓄积，造成细胞水肿；同时高葡萄糖水平引起二酰甘油的合成增加，激活 PKC 信号，进而激活 c-fos、c-Jun 等转录因子表达，促进细胞外基质的合成，改变血管的多种生理功能，引起心血管疾病[235]。糖尿病患者长期高血糖会导致晚期糖基化终产物在体内蓄积过多，RAGE 受体活化，诱导肾脏内的炎症反应，进一步促发糖尿病肾病[236]。

流行病学研究结果表明肉制品摄入与 2 型糖尿病患病风险之间呈正相关关系。Dam[237] 和他的同事是最早用已验证的发病率数据基础代替死亡证明来研究肉类摄入与 2 型糖尿病之间关系的人，他们对卫生专业人员随访研究组的 42 504 位男性跟踪随访了 12 年，调查结果表明，与每月食用加工肉类少于一次的男性相比，1 周消耗至少 5 次加工肉类的男性患 2 型糖尿病的相对危险度达 1.46(95% CI：1.14～1.86)，每日高摄入加工肉的相对危险度是 1.34，消耗未加工红肉和禽肉与 2 型糖尿病之间没有相关性。

Micha 等人对未加工红肉及加工肉类的消费与 2 型糖尿病之间进行荟萃分析,每增加消耗 50 g/d 的加工肉类,患 2 型糖尿病的风险性增加 51%(95% CI:1.25~1.81,$n=8$),但 100 g/d 的未加工肉类的摄取与 2 型糖尿病的相关性较弱(RR 为 1.19;95% CI:1.04~1.37,$n=9$)。Vang[238] 等人跟踪了 8 401 位原本未患糖尿病的成员,17 年后共有 543 位糖尿病例,研究对象每周食用加工肉类如腌鱼或香肠有 38%(OR 为 1.38;95% CI:1.05~1.82)的可能性发展成糖尿病。Pan[239] 等人在 4 033 322 调查者中记录了 13 759 位新增病例,食用 100 g/d 未加工红肉和 50 g/d 加工红肉与 2 型糖尿病的相对风险度分别为 1.19(95% CI:1.04~1.37)和 1.51(95% CI:1.25~1.83)。2 型糖尿病的患病风险与不同种类加工肉类的摄入有关。Aune[240] 根据 3~4 组队列研究的结果分析,每餐食用汉堡包对 2 型糖尿病的相对危险度为 1.09,培根等熏肉产品为 1.14,热狗为 1.09;Micha[214] 根据 4~5 个队列研究结果分析得到了更高的估计值,每餐两片培根的相对危险度达 2.07,每日一根热狗的相对风险度为 1.92,其他加工肉类为 1.66。综上所述,与未加工肉类相比,过量摄入加工肉类会明显增加糖尿病的患病率。肉类消耗与 2 型糖尿病患病相对风险度总结详见表 2-17。

表 2-17　肉类消耗与 2 型糖尿病患病相对风险度

项　　目	相对风险度(RR)或风险比(HR)	95% CI
总肉(100 g)		
Aune,2009	RR:1.21	0.86~1.70
Micha,2010	RR:1.12	1.05~1.19
InterAct,2012	RR:1.17	1.10~1.23
Edith,2013($n=14$)	RR:1.15	1.07~1.24
InterAct,2013(50 g)	HR:1.08	1.05~1.12
红肉(100 g)		
Aune,2009	RR:1.16	1.03~1.31
Micha,2010($n=5$)	RR:1.16	0.92~1.46
InterAct,2012	RR:1.17	1.08~1.26
Edith,2013($n=14$)	RR:1.13	1.03~1.23
InterAct,2013(50 g)	HR:1.08	1.03~1.13
禽肉(100 g)		
InterAct,2012	RR:1.08	0.83~1.41
Edith,2013($n=10$)	RR:1.04	0.82~1.32
InterAct,2013(50 g)	HR:1.20	1.07~1.34

项　　目	相对风险度(RR)或风险比(HR)	95% CI
加工肉(50 g)		
Aune,2009	RR:1.57	1.28~1.93
Micha,2010 ($n=7$)	RR:1.19	1.11~1.28
Pan,2011	RR:1.51	1.25~1.82
InterAct,2012	RR:1.13	1.04~1.23
Edith,2013 ($n=21$)	RR:1.32	1.19~1.48
InterAct,2013 (50 g)	HR:1.12	1.05~1.19
未加工红肉(100 g)		
Pan,2011	RR:1.19	1.04~1.37
Edith,2013 ($n=11$)	RR:1.15	0.99~1.33

（表中数据来自参考文献[241]）

　　超重和肥胖是导致 2 型糖尿病的重要因素,食物中的饱和脂肪酸、胆固醇也与 2 型糖尿病相关[242],Himsworth 在 1935 年就报道,高摄入脂肪会导致更多的糖尿病[243],随后在一项国际调查生态报告证明了脂肪的摄取和糖尿病是正相关的[244]。

　　在 Männistö[245] 癌症预防队列的分析中指出,影响加工肉类的消耗与糖尿病的风险的因素主要是日常饮食中摄入的钠元素,而不是饱和脂肪酸、蛋白质、胆固醇、铁元素、镁元素和硝酸盐,且不因肥胖而改变。钠盐的摄入如何导致 2 型糖尿病发生的机制还不清楚,钠盐的摄入通常与血压有关,有些研究认为钠盐导致微血管功能障碍,是导致胰岛素抵抗的额外因素,最后导致 2 型糖尿病[246,247]。肉类中含有饱和脂肪酸,饱和脂肪酸的过度摄入会影响胰岛素敏感性,引起胰岛素耐受,在糖尿病患者中还会通过影响餐后胃肠激素 GIH 的应答反应,增强氧化应激反应[248]。

　　Yip[249] 等人在 2017 年的欧洲临床营养学杂志上发表了一篇名为《肉类摄取与健康负担的总结》的论文,他们研究分析发现肉类摄取与 21 种疾病具有统计学上的显著相关性,每增加 50 g/d 加工肉类摄取最高剂量反应对不同疾病的相对危险度为食管癌 1.81(95% CI:1.32~2.48)、胃癌 1.71(95% CI:1.34~2.19)、冠心病 1.42(95% CI:1.07~1.89)、糖尿病 1.32(95% CI:1.19~1.48)、结肠癌发病率 1.24(95% CI:1.13~1.35)、心血管疾病病死率 1.24(95% CI:1.09~1.40)。

2.6.7　小结与展望

　　总之,加工肉类因其制作方法和工艺的不同,会产生营养成分和有害成分上的差异,食用加工肉类可以获得糖、蛋白质、脂肪、维生素等多种营养物质,同时也可能会导致硝酸及亚硝酸盐、食盐、多环芳烃、二噁英等有害成分摄入过量,危害人体健康。加工肉的摄入与糖尿病、心血管疾病和结肠癌的发病率相关,健康的饮食包括多食用水果、蔬菜、豆类、坚果和粗粮,减少饱和脂肪酸和游离糖的摄入。人们应当适当摄入肉类及加工肉类,中国营养学会推荐成年人每日吃动物性食物的量为鱼虾类 $50 \sim 100$ g,畜禽肉类 $50 \sim 75$ g。但是高摄入加工肉类会导致不饱和脂肪酸、胆固醇、食盐、亚硝酸盐、血红素铁、多环芳烃和杂环胺类等有害物质摄入过量,危害人体健康。

2.7 盐分摄入与慢性病预防

食盐是人们日常生活中必不可少的调味品,其成分以氯化钠(NaCl)为主。食盐除了作为咸味剂外,还可作为机体所需的必需营养元素的载体,包括维生素、必需氨基酸和矿物质等。2013 年世界卫生组织发布的最新膳食指南中明确指出,成年人每日的钠元素摄入量小于 2 g;同时每日的钾元素摄入量应该大于 3.51 g。然而目前大多数人钠的摄入量高于标准,但是钾的摄入量偏低。摄入过多的食盐会增加高血压的风险,进而在一定程度上增加心脏病和脑卒中的患病风险。众多的研究和流行病学调查表明合理健康的规范生活中食盐的摄入量能够降低高血压和心脑血管相关疾病的患病风险。本章节将从食盐的分类、对人体的生理作用、导致慢性病发病的原理以及如何合理规范食盐摄入量等多方面对其进行系统介绍。

2.7.1 食盐概述

2.7.1.1 食盐简介

食盐广泛存在于自然界,由于是我们日常烹饪中必备的调味品,对于大多数人来讲,往往只有在提到饮食时能够想起它。人类在食物中添加食盐的历史,可以追溯到一万年或者更长时间以前。虽然人体每日摄入的盐分并不多,但是盐分在我们维持正常生命活动方面一直占据着不可或缺的一席之地,盐分的重要性不容小觑。

盐是一个广谱的概念,从化学的角度定义,盐是指一类金属离子或铵根离子(NH_4^+)与酸根离子或非金属离子结合的化合物。我们本文中所谈到的盐主要是指食盐,它也符合这一化学定义,其成分以氯化钠为主。食盐种类繁多,其中的成分当然也不仅限于氯化钠,还有丰富的多种其他成分比如钾盐、钙盐、镁盐以及碘盐等,并且在不同包装、产地和类别的食盐当中其他混合物成分所占比例也不尽相同,我们将在下文进行详细描述。下文中所提到的"盐"不经特殊说明均指"食盐"。

2.7.1.2 食盐的分类

超市中的食盐即使看起来都呈现相似的白色半透明细小颗粒状结构,但仔细去看,其包装上所说明的种类却不尽相同,与其他食物一样,盐的种类也很丰富。

1) 按照是否提取分类

我们日常烹饪所用的盐,是经过多重工艺步骤提取所得。根据是否经过提取,我们可以将盐分为"原盐"和"精盐"两类。

(1) 原盐。未经加工提取也没有采用化学处理的盐即为原盐,属于天然物质,其主要成分仍以氯化钠为主,同时也含有多种丰富的微量元素和矿物质。曾有很长一段历史时期,人们以海盐晒制所得的原盐为主要烹饪用盐。在中国直到 20 世纪 80 年代逐渐转变为食用加工盐。

(2) 精盐。相对于原盐,经过提炼、再结晶和工业加工后的盐则为精盐。精盐中的氯化钠占 97% 以上。在提炼的过程中,原盐中的杂质和易于凝结的成分被去除,使得盐具有更好的外观和品质。当然在提炼过程中,原盐里的一些微量元素也被剔除,但同时人们也可以通过工业加工向其中添加人体所需的多种微量元素,以满足不同个体的需求,起到保健或疾病预防的作用。

2) 按照来源分类

按照原盐来源的自然环境不同,盐还可以分为"海盐"和"岩盐"两类。

(1) 海盐。海盐是使用自然晾晒的方法从盐沼或者海水中收集提取所得的盐。后来也有使用阳光以外的热源加速海水中水分蒸发以快速收集得到海盐的方法。从海盐的制作途径可以看出其产量和品质受到潮汐、阳光等气候因素的综合影响,一般在降水量少、风力强劲、日照充足的地域有利于海盐生产。

(2) 岩盐。岩盐是另一种自然来源的盐,实际上它也源自海盐,是内陆海或内陆湖干涸之后沉积在岩石层上的盐,也称为矿盐。地球上有丰富的岩盐资源,有约 2.1×10^8 亿吨的储备量。虽然岩盐中的微量元素没有海盐中丰富,但目前岩盐仍然是提炼日常食盐的主要材料来源。

3) 按照外形分类

我们还可以根据盐的外形特征将其分为盐花、金刚盐、细盐和粗盐等。在环境与盐沼表面存在温度差的情况下,通过蒸发作用形成的漂浮在盐沼表面的白色晶体即为盐花。刚从陆地盐矿中采集出来的盐呈现石块状,称作金刚盐。这种盐经过打磨以后产生的颗粒较大的晶体状盐称作粗盐。粗盐再经过后续的打磨和加工后形成的颗粒较细小的晶体状盐则为细盐。

2.7.2 食盐的生理学功能

食盐是烹饪调味时必不可少的材料,可谓是"调料之王",实际上它的用途远不仅限于此,即使对于食物,盐也不只有调味的作用。在正常人体中,一定量的盐分摄入对维持正常生理功能和内环境稳态十分重要,经过加工后的盐其中的添加成分对人体也有多种功效。

2.7.2.1 钠-钾泵

1957 年丹麦科学家延斯·克里斯蒂安·斯科(Jens Christian Skou)发现了钠-钾泵,并在 1997 年获得诺贝尔化学奖。钠-钾泵(sodium-potassium pump;Na^+,K^+-ATPase)简称钠泵,是哺乳动物细胞内存在的一种重要的离子泵,可以通过利用 ATP 产生的能量将细胞膜内外的钠离子和钾离子进行逆浓度梯度的跨膜转运。钠泵是由两个 α 亚基和两个 β 亚基组成的四聚体。α 亚基是相对分子质量约 120 000 的跨膜蛋白,在其上面即有钠、钾的结合位点,又有 ATP 酶活性。β 亚基是相对分子质量约 50 000 的糖基化多肽,有研究报道 β 亚基并不会直接参与离子的跨膜转运过程中,而是帮助在内质网新合成的 α 亚基进行折叠。

钠泵每分解 1 分子的 ATP 产生的能量可以将 3 个钠离子移出细胞外,同时将 2 个钾离子转移至细胞内,这个运转大约需要 10 ms。其具体机制是钠离子与细胞内侧的 α 亚基结合可以促进 ATP 的水解供能,其上面的一个天冬氨酸残基磷酸化导致了 α 亚基构象的改变,从而将 3 个钠离子泵出细胞(见图 2-22)。与此同时,细胞外的钾离子与 α 亚基的外侧结合,使其发生磷酸化改变其构象,从而将两个钾离子泵入细胞。这一作用所造成的电位差对神经冲动的传导尤为重要,钠泵造成的膜电位差约占整个神经膜电压的 80%。由于钠泵的作用,使得细胞内钾离子的浓度大约是细胞外液钾离子浓度的 30 倍,而细胞质中钠离子的浓度约为细胞外液的 1/10,当细胞内钠离子浓度升高或者是细胞外液钾离子浓度升高时都可以将钠泵激活,从而维持细胞

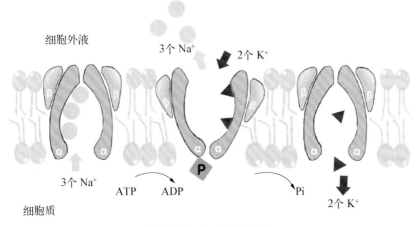

图 2-22 钠-钾泵示意图

钠-钾泵是由两个 α 亚基和两个 β 亚基组成的四聚体,3 个钠离子(Na^+)与膜内侧的钠钾泵复合体结合,ATP 酶被激活水解释放能量使复合体构象发生改变,将 3 个钠离子(Na^+)输出细胞;同时,钠泵复合体与细胞膜外侧的 2 个钾离子(K^+)结合,发生去磷酸化后构象再次改变,从而将 2 个钾离子(K^+)运到细胞内。ATP,三磷酸腺苷;ADP,二磷酸腺苷;Na^+,钠离子;K^+,钾离子;Pi,磷酸基团

内外的钠钾浓度梯度。

在哺乳动物中钠泵活动所消耗的能量占代谢产能的 20%～30%，可见钠泵活动对维持细胞的正常功能具有重要的作用。其主要功能包括以下几个方面：① 细胞内许多代谢反应需要高钾浓度，比如蛋白质在核糖体上的合成过程；② 维持细胞渗透压和容积，在静息电位时，细胞膜对钠离子、钾离子和氯离子具有一定的通透性，钠泵可以将进入细胞内的钠离子不断地转运出去，从而维持细胞的渗透压和容积；③ 维持细胞内低钠高钾的环境，维持静息电位。

2.7.2.2　调节渗透压、保持水分

在人体的细胞内液和细胞外液中均有盐的主要成分氯化钠，其中约有 80% 分布在细胞外液当中。盐中的 Na^+ 和 Cl^- 在维持和调节细胞外液渗透压中起主要的作用，也因此会影响人体内水的流向，人体内大量的水分若没有盐则无法维持。

2.7.2.3　补充电解质、维持神经和肌肉的正常功能

通过摄入食盐，人们可以补充以 Na^+ 和 Cl^- 为主的多种电解质。它们在维持神经和肌肉的正常功能方面也发挥着重要的作用。当细胞外液中的 Na^+ 浓度降低时，会导致机体的神经肌肉兴奋性的下降，进而表现出易乏力、精神欠佳、嗜睡等症状。

2.7.2.4　其他

食盐还可以促进新陈代谢，稀释和促进体内毒素的排出。

2.7.3　食盐对食物的调节作用

通过上述可见盐对于人体身体健康具有一定的重要性。而对于食物来讲，盐也有各种丰富的作用。

2.7.3.1　调味

作为调味品之王，对于食物盐首当其冲是具有调味的功能，食盐在去除原有食材腥味等的基础上能保持原有食材的鲜味，同时增加咸味，相互掺和的味觉体验给人们以美味的享受。人体喜好摄入含盐食物，有研究结果表明当儿童 4 岁时就表现出这一喜好[250]。这一作用归功于食盐中氯化钠的电解质特性，无论是动物或是植物食材，疏松的结构有利于 Na^+ 渗透到食材内部并与一些盐溶性蛋白相互作用。不仅仅是盐本身所具有的咸味可以改善食物的风味，在糖醋等烹调的过程中如果加入少量的盐，可以使得口味丰满，酸甜味更香醇。

摄入食盐是如何引起咸味的感知，这其中与何种潜在的分子机制相关也引起研究者们的探究兴趣。2010 年，有研究指出味觉细胞上的上皮钠离子通道（epithelium sodium channel，ENaC）与钠离子的识别有关[251]。食盐可以抑制和去除食材原有的风味，例如腥味和膻味，这一作用与盐可以抑制食物的苦味有关，通过抑制食物的苦味，食盐可以改善食物的风味，提升其他的味觉体验，例如甜味。

2.7.3.2 杀菌防腐

食盐还具有杀菌、灭菌的功能,因此也可以起到防腐的作用。用一定浓度的盐水浸泡腌制食材,使食材中的水分转移至具有更高渗透压的盐水中,从而使得食材皱缩变软。细菌等一些病原微生物也由这种方式引起失水,达到杀菌的目的。此外,食盐当中的 Cl^- 本身也具有一定的杀菌功能。

2.7.3.3 改变食物结构

食盐还可以改善一些食材的内部结构,例如用食盐腌制肉类时,盐分渗透至肉中,由于渗透压的作用使肉中的水分向外转移,因此在达到杀菌防腐目的的同时还会使肌肉纤维皱缩,此时可以用添加砂糖的方式中和这一变化,使肉质柔软。食盐渗透到动物性的食材中可稀释食材中蛋白质表面的水化层,并且由于 Na^+ 的吸引使得蛋白质较为内部的结构更易暴露,破坏了蛋白质的稳定性,从而加快了蛋白质的变性速度。

2.7.4 食盐中添加成分及其生理学功能

食盐在提炼的过程中会使得多种微量元素流失,但是通过后续的工业加工,人们可以根据不同的需求向食盐中添加一些所需成分。

2.7.4.1 碘

碘是甲状腺激素合成过程中不可缺失的原材料,是人体所需的必需微量元素。通过在食盐中添加碘的方式可以起到给人体补充碘元素的作用。碘也因此成为目前最为人们所熟知的食盐中添加的元素。其添加形式有碘化钾、碘化钠、碘酸钠等。

血液中的碘由甲状腺摄取以后,可以与甲状腺球蛋白的酪氨酸残基相结合,之后形成单碘酪氨酸或者双碘酪氨酸,进而形成甲状腺激素。甲状腺激素对人体的正常生理代谢非常重要,它主要参与机体的能量代谢与平衡,基础代谢率可以反映体内甲状腺激素的水平。骨骼的发育成长也有赖于甲状腺素维持在正常水平,如果碘元素缺乏,甲状腺无法合成足够量的甲状腺激素,则可以影响到机体的骨骼和神经系统的发育生长,若在年幼时缺乏一定量的甲状腺激素,则易引起"呆小症"的发生,造成幼儿体格矮小和智力迟钝。

碘的缺乏具有一定的地域特性。从世界范围看,恒河平原、撒哈拉沙漠以南和中国的塔克拉玛干大沙漠地区都是碘缺乏地区,在这些地区碘缺乏造成甲状腺相关疾病的高发病率,因此更为需要补充碘元素。若妊娠妇女体内碘元素缺乏会影响到胎儿,胎儿对于碘元素的缺乏非常敏感,如果得不到补充则会严重影响神经系统的发育造成认知障碍。防止地方性碘缺乏最主要的措施就是预防性补碘,加碘盐即为一个很好的补碘方式。通过以食盐为载体的形式补充碘元素可以很好地改善上述碘缺乏地区由于缺碘所造成的各种疾病形式和状态。例如曾经流行过地方性甲状腺肿的部分地区,就通过食盐中加碘的方式补充碘元素,其对由于这种营养元素缺乏所造成的多种疾病状态都有很好的改善作用。

健康人体需要的碘并不十分多,机体可以耐受摄入碘的含量在很大范围内波动,通过激素调控的轴线关系,即使摄入过多的碘也不至于生成过量的甲状腺激素。那么碘的摄入量是否存在相关的推荐标准呢。根据美国国家科学院食品与营养委员会的推荐,不同年龄段个体每日适宜的碘摄入量分别为:0～6 个月的婴儿 110 μg;7～12 个月的婴儿 130 μg;1～8 岁 90 μg,9～13 岁 120 μg,13 岁以后 150 μg,孕妇 220 μg,乳母为 290 μg。

但同时也需要注意碘补充过量会导致甲状腺功能亢进症的发生,随着食盐中碘水平的上升,甲状腺功能亢进症的患病风险则可能会加大。

2.7.4.2 钾

普通的食盐主要以氯化钠为主,占比在 98％以上,目前低钠盐走进了人们的生活,它主要是用氯化钾等代替了部分氯化钠,使后者含量降低到 75％以下,从而降低了钠离子的摄入量。与钠离子相同,钾也是人体必需元素,作为机体主要的阳离子,与钠离子共同维持着肌肉和神经的活性。

目前的调查研究显示大多数人处于每日钠摄入过多而钾摄入不足的状态,饮食中的钾离子可能是通过影响血压起到改善身体健康的功效。高钾饮食能够起到降低血压的作用,尤其对高盐饮食的高血压患者更为有效。一项历时 12 年的前瞻性研究结果表明每日增加 10 mmol 钾的摄入就可以使由于卒中导致的病死率降低 40％[252]。另外一项的人群研究也支持了这一观点,该研究发现在 28 880 例心血管疾病或者是糖尿病患者中高尿钾与降低卒中概率成正相关性[253]。饮食摄入的钾对骨骼也有一定的好处,可以降低尿液中钙离子的排泄,同时还可以降低肾脏疾病的进程。在高血压模型大鼠中,高钾摄入能够降低肾脏血管、肾小球和肾小管的损伤,而这些作用都是独立于其对血压的影响。在慢性肾病的大鼠模型中,增加钾离子的摄入通过上调肾脏 Smad7 和下调转化生长因子 β 抑制肾脏炎症[254]。

日常摄入的钾主要来自水果和蔬菜,比如马铃薯、李子、胡萝卜、西红柿等都属于钾含量较高的,其中马铃薯中钾的含量最高。钾离子在食物中以磷酸盐、硫酸盐、柠檬酸盐和有机阴离子的形式存在着。氯化钾与氯化钠在口感上接近,并不会改变其咸味提供者的功能,因此在食盐中添加部分氯化钾可以达到即不改变菜肴咸淡又可以减少钠的摄入量[255]。

2.7.4.3 硒

硒元素具有抗肿瘤、抗氧化应激和延缓衰老等诸多功能,因此也受到许多关注。人体中硒元素的缺乏会引发一种地方性心肌病——克山病。给低硒地区居民补充硒元素的摄入量可以减少克山病的发生,这充分证明硒元素与克山病之间的相关性。此外,平均硒摄入量较高的地区其克山病的发病率相较于平均硒摄入量较低的地区显著减少,也说明了硒元素的重要性。缺少硒除了可能引起克山病的发生外还可能加重病毒感染,有动物水平的研究结果表明柯萨奇病毒的毒力与机体内的硒水平有关,硒水平降低可能会加重病毒感染的情况。有研究报道相较于硒充足的小鼠,硒缺乏小鼠感染柯萨奇病毒后心肌受到的毒性攻击作用更大。除外柯萨奇病毒,一些其他病毒在硒缺乏小鼠体内的毒性作用也更加显著。

那么人体中硒的需要量是多少呢? 硒元素的代谢在健康人体内维持在一个稳定的平衡水平,硒元素的摄入量在 $9\sim200\ \mu g$ 范围内波动时,机体仍可以通过多种调节机制,例如增加尿硒的排出量来使得体内的硒元素代谢水平达到平衡。硒元素的每日推荐摄入量在不同的地区之间有所差异。根据 WHO 的指定的需要量,男性每日最少硒摄入量应当为 $40\ \mu g$,而女性则为 $30\ \mu g$。这些数值是以血浆谷胱甘肽过氧化物酶 3(GPX3)的活性作为指标进行估算的。GPX3 是主要来源于肾脏的分泌,占血浆硒蛋白的 20%,血浆中 GPX3 的水平可以间接反映血浆中的硒水平。以食盐作为载体,添加亚硒酸钠,是补充硒元素的一种途径,对于防治克山病有一定的帮助。

2.7.4.4 铁

铁是血红蛋白的重要组成元素,在食盐中添加适量的硫酸亚铁即为加铁盐,对于缺铁性贫血的患者有一定的补充铁元素的作用,也因此被视为具有一定的补血作用。除了可以改善贫血,摄入一定量的加铁盐,还有助于改善注意力、记忆力和免疫力。在加铁盐中的铁元素添加量为 $0.6\sim1\ g/kg$。但是需要注意的是,铁的摄入量不宜过多,铁超载是已经明确的致肝损伤因素,其潜在的肝损伤机制可能涉及氧化应激和脂质过氧化。因此,在补充铁的同时要注意防止摄入过量的铁。

2.7.4.5 维生素 B₂

维生素 B_2(Vit B_2)即核黄素,是 $5'$-磷酸核黄素(核黄素单核苷酸,FMN)和黄素腺嘌呤二核苷酸(FAD)的前体,而此两者为多种酶类的辅酶,并且 FAD 也是呼吸链的组成部分,也因此维生素 B_2 广泛参与多个氧化-还原反应和能量代谢中。当细胞中维生素 B_2 缺乏时,FMN 和 FAD 的浓度下降,广泛影响细胞中的多种生化反应。在动物水平发现维生素 B_2 缺乏时会导致生长障碍、神经系统退行性变和脱发等,若母鼠维生素 B_2 缺乏还会导致胎鼠的先天性畸形。人体中维生素 B_2 缺乏尚没有特异性的表现,其较为早期的表现有虚弱、发痒、性格改变等,若病情发展还会出现口唇损害、皮炎、贫血和角膜血管增生等。摄入量减少或者药物、疾病等都可能造成维生素 B_2 缺乏。维生素 B_2 缺乏的患者可以适当地使用含维生素 B_2 的食盐或者动物性食物来补充。

2.7.4.6 氟

氟元素对人体健康也十分重要,最为人们所熟知的是其具有预防龋齿的作用。美国食物与营养委员会根据牙齿氟中毒和骨骼氟中毒的资料制订氟的每日适宜摄入量为:年龄在 $0\sim6$ 个月为 $0.1\ mg$,7 个月~3 岁为 $0.5\ mg$,$4\sim8$ 岁为 $1\ mg$,$9\sim13$ 岁为

2 mg,14~18 岁为 3 mg,>19 岁男性为 4 mg,>19 岁女性为 3 mg。氟每日摄取最高剂量如下：0~6 个月为 0.7 mg,7~12 个月为 0.9 mg,1~3 岁为 1.3 mg,4~8 岁为 2.2 mg,>8 岁为 10 mg。在食盐当中添加一定量的氟化钠等氟化物,在低氟地区可以预防龋齿。

2.7.4.7 其他

其他以食盐为载体添加的营养物质还有叶酸、钙元素和锌元素等。孕妇用添加叶酸的食盐可以防治贫血和胎儿神经管缺陷。

2.7.5 食盐与慢性病的关系

2.7.5.1 食盐摄入与高血压疾病的关系

1) 食盐摄入与高血压发病风险的相关性

食盐的摄入对细胞的稳态和机体的正常功能都至关重要,而与此同时人们也应当注意过多的食盐摄入会增加高血压病的患病风险。其实这一理论的提出由来已久,早在《黄帝内经》就有过关于高盐摄入引起血压升高,即"硬脉"的描述。美国的一项研究中提到目前美国成人的平均食盐摄入水平远超其维持细胞稳态所需[256]。实际上,食盐摄入水平所导致的血压变化不尽相同,这可能是由于个体之间对盐的敏感性不同[257],若人体在一段时间高盐饮食后血压会逐渐升高,或者在一段时间低盐饮食后血压会逐步下降则视为是盐敏感的。在盐敏感的个体中,即使暂时处于血压正常状态,但是以后患高血压病的风险会很大[258]。血压水平的高低是否与盐的摄入量有关可以通过减少食盐摄入量后观察血压的变化来验证,早在 20 世纪杜克大学的一项研究中就指出,减少食盐摄入量(每日少于 0.5 g)有助于降低恶性高血压患者的血压水平,进一步验证了食盐摄入与血压之间的关系[259]。

2) 食盐摄入影响血压的作用机制

目前对于盐摄入量过多导致血压升高的研究已有很多,但尚不足以完全阐明其中潜在的作用机制,这其中可能包含有肾脏功能的改变、体液平衡、交感神经兴奋等原因。过多摄入食盐会导致高血压的发生发展,这与 I 型 Na^+/Ca^{2+} 离子交换体息息相关,在以往的研究中用钙离子通道抑制剂抑制钙离子进入动脉血管平滑肌中可以降低机体血压水平,而在 I 型 Na^+/Ca^{2+} 离子交换体缺失的小鼠中,钠的摄入并不显著改变血压水平,同时 I 型 Na^+/Ca^{2+} 离子交换体过表达的小鼠的血压则呈现出对钠盐摄入量的高度敏感,研究结果说明那些由于钠离子水平过高所诱导的高血压是源于钙离子通过 I 型 Na^+/Ca^{2+} 离子交换体进入血管平滑肌细胞中,继而增强血管平滑肌的收缩力引起血压水平的增高(见图 2-23)[260]。

肾脏对钠平衡的调节非常重要,早在明确了肾脏钠重吸收功能及钾离子、氯离子平衡调节功能之前,人们就发现肾脏在血压水平的调控中起决定性的作用。已有的动物

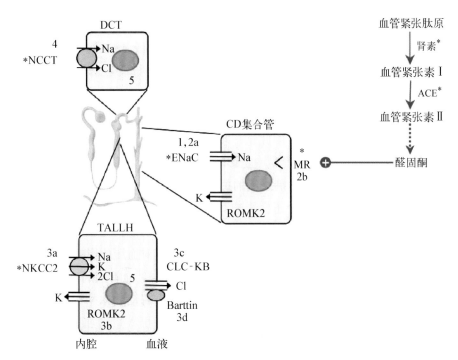

图 2-23 肾单位中肾素-血管紧张素-醛固酮轴的作用和钠离子重吸收的通路

在肾单位中钠离子重吸收发生在髓袢升支粗段(thick ascending limb of the loop of Henl,TALLH)、肾远曲小管(distal convoluted tubule,DCT)和集合管(collecting duct,CD)。在集合管上由于存在盐皮质激素(醛固酮)受体(mineralocorticoid receptor,MR),可以对钠离子的平衡进行更为细致的调节。而醛固酮的合成受到血管紧张素Ⅱ(angiotensin Ⅱ)的调节,后者的生成水平受到肾素(renin)的调控。图中与钠离子重吸收有关的转运体有:钠氯共转运体(sodium chloride cotransporter,NCCT);上皮钠通道(epithelial sodium channel,ENaC);钠钾氯共转运体(sodium-potassium-chloride cotransporter,NKCC)。ROMK2,肾外髓层钾离子通道;3a、3b、3c、3d,Ⅰ、Ⅱ、Ⅲ、Ⅳ型巴特综合征;ACE,血管紧张素转化酶;Na,钠离子;Cl,氯离子;K,钾离子(图片来自参考文献[154])

模型研究中发现在那些肾功能损伤的个体中,食盐的摄入会导致高血压的发生。在肾功能不全的患者中也会有高血压的发生[258]。肾素-血管紧张素-醛固酮激素轴的功能紊乱也与盐诱导的高血压的发生有关,当这一轴线的激素活性水平升高以后,会激活血管上血管紧张素Ⅱ受体,这一受体的激活与血压水平的升高息息相关[261]。

另一方面,食盐量的增加可以引起细胞外体液量的增多,从而增加循环血量,与此同时还会增加心输出量,此时若周围血管处于抵抗状态则极易导致高血压的发生。因此周围血管平滑肌的功能状态也对血压水平的变化产生影响[262]。神经系统在盐诱导高血压的发生过程的作用也不容小视,当机体大量摄入食盐使得血钠水平上升以后,会通过大脑引起交感神经系统的兴奋,而后者会通过增加血管阻力导致血压水平的上升[263]。

3)新观点:减少盐分摄入量并不降低血压

目前也有新的观点指出,减少盐分摄入量并不能够降低机体的血压水平。波士顿大学医学院的 Lynn Moore 指出新近的一项研究中对 2 000 名患者进行了为期 16 年的随访,结果发现减少食盐摄入量后他们的血压水平并不降低,该项研究也指出盐分摄入量也许仅会影响盐敏感个体的血压[264]。有研究也指出钠排泄量增加与心血管事件发生风险的增加相关,探究其机制推测这一现象可能与肾素-醛固酮系统和交感神经系统活性的升高有关[265]。而目前大多数的膳食指南和疾病治疗指南中都认为减少食盐摄入量是降低血压行之有效的途径,因此这一新观点的提出也许会对今后膳食或疾病治疗指南中有关食盐摄入量的界定产生一定影响。

2.7.5.2 与其他器官组织发病之间的关系

除血压外,盐分摄入量的多少还会影响其他靶器官包括大动脉、心脏、肾脏和大脑等的功能,并且这一影响作用独立于其对血压的影响(见图 2-24)。

1) 血管疾病

有动物水平的研究结果表明,盐分摄入量增加以后,在血压没有变化的情况下也会引起血管内皮的损伤[265]。在血压正常个体中,增加盐分的摄入也会造成内皮功能的下降[266],进一步的研究还表明在血压升高的个体中限制盐分摄入水平有助于改善血管内皮的功能[266]。关于对这一现象的潜在机制,目前认为盐对内皮功能的损伤可能与氧化应激有关[265]。此外,高盐摄入会导致血容量增加、血液流速加快、血管剪应力上升并诱导内皮型一氧化氮合成酶(endothelial nitric oxide synthase, eNOS)[267]。

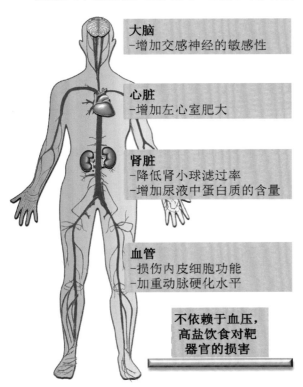

图 2-24　不依赖血压的高盐摄入对靶器官的损伤作用

(图片来自参考文献[163])

动物实验证明增加盐分摄入能够加重动脉硬化水平,但是这一变化不依赖于血压水平的升高。同样的结论也在人群调查研究中得到证实,该研究对人群进行了对比调查,发现高盐摄取与动脉硬化水平呈正相关性,但是与血压水平并没有相关性。动脉硬化水平增加可能是由于转化生长因子 β(TGF-β)的促纤维化功能引起的。高盐饮食可以导致动脉硬化加剧,因此在临床中通过降低饮食中含盐量来改善高血压患者的病情[268]。

2）大脑

钠离子会影响脑干部位与调控血压有关的核团，长期过量的食盐摄入会使交感神经元的兴奋性增强，使得在应对各种刺激条件时交感神经的反应增强，包括加强骨骼肌的收缩[269]。据研究，即使在平均血压水平没有改变的情况下，交感神经系统的这一变化也与血压的变异性有关[270]。而在这一改变下，即使血压水平没有发生改变，长期的交感神经兴奋也会导致多个靶器官功能的损坏。

在动物水平上的实验研究已经多次证明了高血钠和高渗压都可以刺激交感神经系统。很多实验室在啮齿动物中通过急性静脉灌注氯化钠至血浆钠浓度 10 mmol/L，可以显著增加腰椎交感神经的活性，并且增加动脉血压，这一变化与肾脏交感神经活性降低具有很大的相关性。其次，通过在大鼠颈动脉注射高渗的氯化钠不会改变脾脏、肾脏和腰椎交感神经活性和动脉血压，但是可以选择性激活前脑的渗透压感受器。由于长期对神经活动记录实验技术的限制性，长期高盐摄取对交感神经系统的影响相对于急性高盐的研究较少，但是 Grassi 等通过实验证明低盐摄入（20 mmol/d）可以增加肌肉中交感神经的活性，修复压力感受器反射作用。另外一项人群研究结果表明进行高盐摄入（380 mmol/d）5 天就能够降低肌肉交感神经活性和血浆中去甲肾上腺素水平。因此高盐摄入可以通过影响交感神经活性而影响机体的功能[271]。

3）心脏

在心血管系统方面，除外对于血压水平的影响，高钠摄入对于其他心血管方面的病理生理的改变所造成的影响也同样引起广泛关注。近期的荟萃分析指出每日减少 3 g 盐摄入量，卒中的发生率会下降近 13%，而缺血性心脏病的发生率会减少近 10%，芬兰的一项研究中指出减少 100 mmol 盐摄入量可以将冠心病的患病风险降低 50%。血压增高是左心室肥大的重要危险因素之一，而独立于血压水平升高所造成的影响，长期高盐饮食也会使左心室壁增厚[272]。其中潜在的作用机制可能与血醛固酮水平的升高有关，高醛固酮水平介导了盐摄入过量所引起的左心室重量的增加[273]。同时也有研究显示高血压患者限制食盐摄入量达 12 个月之后可有效改善左心室肥大[274]。

4）肾脏

高盐摄入与肾脏功能不全有关，钠负荷增加会加大肾血管的阻力和肾小球压力，增加血肌酐水平，引起蛋白尿的发生，而上述肾脏功能受损的表现仅伴随着血压水平的轻微改变[275,276]。盐摄入量的增加会导致肾脏功能受损的另一力证是，在减少盐的摄入后高血压患者不仅血压水平降低，蛋白尿的情况也得以改善[277]。高盐摄入量对肾脏的损伤还有一些间接的作用机制，如增加活性氧分子（reactive oxygen species，ROS）的生成并减少其清除量，继而还原型烟酰胺腺嘌呤二核苷酸磷酸氧化酶（reduced nicotinamide adenine dinucleotide phosphate oxidase，NADPH 氧化酶)的表达水平也增加，同时一些超氧化物歧化酶的表达水平减少。这些整体上增加了肾脏氧化应激的水平，从而对肾单位的功能造成进一步的损伤[267]。

2.7.6 高盐饮食对机体信号转导途径的调控

2.7.6.1 高盐饮食增加转化生长因子 β 的生成

动物实验和人群研究都表明了高盐饮食对心血管、肾脏功能和寿命都会产生副作用。当饮食摄入过多的盐时，会增加血管胶原沉积和转化生长因子 β(TGF-β)的生成，TGF-β 在动脉硬化发生过程中起着重要的作用。血流动力学力量是内皮细胞的激活子并且可以调节多种基因的表达。由于定位和对剪切应力的反应，内皮细胞作为生物力学感应子可以对血液量进行监测和反应，比如当饮食摄入过量的盐时导致血容量扩大时会对内皮细胞产生一系列的效应。分离培养大动脉内皮细胞在感应剪切应力的时能够刺激 TGF-β 的生成，并且释放具有生物活性的 TGF-β，而这些效应在加入四乙胺处理时被阻断。这一分子信号通路主要是由于高盐刺激打开了感应四乙胺的钾离子通道。

在培养的血管内皮细胞，剪切应力的增加能够激活 p38 丝裂原活化蛋白激酶和 p42/44 丝裂原活化蛋白激酶信号通路，与其一致的是饮食中的盐同样以剂量依赖的方式激活主动脉环和肾小球中这两种激酶信号通路。最近的一次研究结果表明盐处理可以诱导富含脯氨酸的蛋白酪氨酸激酶 2(Pyk2)的自磷酸化和激活，其激活后可以进一步招募并激活 c-Src、Pyk2 和 c-Src 以复合体的形式存在可以招募磷脂酰肌醇(-3)激酶(PI3K)，促进蛋白激酶(AKT)的激活，又可以进一步磷酸化一氧化氮合酶的 1176 位点的丝氨酸。这一复合体可以激活 p38 和 p42/44 丝裂原活化蛋白激酶信号通路，促进内皮细胞生成 TGF-β(见图 2-25)[268]。

2.7.6.2 高盐饮食诱导一氧化氮的生成

在血管感应盐摄入量时，一氧化氮(NO)的生成是一个主要的特征，人群调查和 SD 大鼠实验显示，增加盐的摄入量都可以增加一氧化氮的生成。Bech 等研究结果表明饮食中盐的含量增加会促进肾血浆流量和肾小球过滤率，更进一步证明了一氧化氮的生成与肾血液动力反应具有很大的相关性。在大鼠中，盐浓度增加诱导的一氧化氮主要是由于血管内皮细胞产生的。一氧化氮生成的增加促进输入小动脉的血管舒张，增加肾小球滤过率，从而促进钠的排出。抑制一氧化氮的生成会导致盐的滞留和高血压，如果持续这一过程，将会进一步导致肾损伤。

除了对血流动力学的影响，一氧化氮也可以调节盐诱导的 TGF-β 的生成。一氧化氮可以抑制 TGF-β 的生成，经过体内试验证明这一作用并不依赖于血压和血流的改变。在增加盐摄入量的过程中，一氧化氮的生成可以抵消 TGF-β 生成增加产生的影

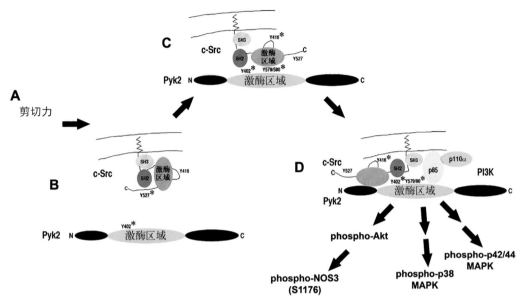

图 2-25　食盐介导的内皮细胞活化示意图

A. 高盐摄入介导产生的剪切力通过打开钾离子通道从而活化内皮细胞。B. 丙酮酸激酶 2(Pyk2)发生自身 402 位点酪氨酸的磷酸化被激活。C. 丙酮酸激酶 2 招募并激活 c-Src,激活的 c-Src 可以介导 Pyk2 蛋白激酶区域 579 和 580 位点的酪氨酸磷酸化,进一步激活 Pyk2 蛋白。D. 磷脂酰肌醇(-3)激酶 (PI3K)激活,从而导致了 Akt 的磷酸化激活作用,激活一氧化氮合酶促进一氧化氮的合成。这一复合体同时能够激活磷酸化激活作用,激活一氧化氮合丝裂原活化蛋白激酶(MAPK),促进了内皮细胞生成转化生长因子 TGF-β(TGF-β)表达。c-Src,酪氨酸激酶;phospho-AKT,磷酸化的蛋白激酶 B;phospho-p38 MAPK,磷酸化的 p38 丝裂原活化蛋白激酶;phospho-p42/44 MAPK,磷酸化的 p42/44 丝裂原活化蛋白激酶;SH,Src 同源区;N,氨基端;C,羧基端;S,丝氨酸;Y,酪氨酸(图片来自参考文献 [268])

响。因此一氧化氮不仅可以促进阻力血管的舒张,还可以抑制 TGF-β 的生成,从而同时达到调节血压的功能。当一氧化氮生成功能损害时比如年老、高血压和其他全身性疾病,TGF-β 的生成将会不再受到抑制,从而抑制血管顺应性,增加外周动脉收缩和血压水平。脑血管和肾血管疾病可能是食盐过量摄入导致寿命缩短的直接原因[268]。

2.7.7　精准摄盐

2.7.7.1　食盐摄入量需要控制

虽然食盐具有重要的生理学意义,但是食盐摄入量应控制在一定范围之内,否则容易引起上述诸多的疾病发生。对于大多数成人,钠的每日生理需求量少于 500 mg,而实际上目前人体所摄入的钠的水平高于需求量,盐的消耗量在近几十年间呈现出增加的态势。若采用美国心脏协会(American Heart Association,AHA)推荐标准(钠摄入量少于 1 500 mg/d)来算,则有 99.4% 的美国成人食盐摄入量均超过标准[278]。鉴于高盐摄入量与高血压和心血管系统疾病之间息息相关,很多国家都做了大量工作以得出合适的食盐摄入量的推荐标准,并以此作为参照,采取多种手段控制食盐摄入量。例如,早在 20 世纪 70 年代,芬兰就在全人口中实施控制食盐摄入水平的策略,之后男性的尿钠排泄水平从当时的 5 200 mg/24 h,降低至 2002 年的 4 000 mg/24 h,女性的尿钠排泄水平从当时的 4 200 mg/24 h,降低至 2002 年的 3 000 mg/24 h[279]。而与之相伴随的是人群的血压下降约 10 mmHg,并且由卒中或者心血管疾病所致的病死率也减少了 75%～80%[280]。2004 年英国政府也在全民范围内采取限盐措施,每日钠摄入量从 2001 年的 3 800 mg 下降至 2008 年的 3 440 mg[281]。有研究人员指出,若每日钠摄入量太低(少于 3 g)则反而会对高血压人群及正常血压人群的健康造成损害[282]。

2.7.7.2 钠的摄入量同样值得关注

尽管在世界范围内有多种盐分摄入量的推荐标准以及限盐措施,目前盐的摄入水平仍然较高。在中国平均每日的食盐摄入量有近 12 g,超出世界卫生组织(WHO)推荐量(每日不多于 5 g)的一倍多。值得注意的是,人们不仅仅需要关注食盐的摄入水平,实际的钠离子摄入量也同样需要引起重视,若仅仅减少食盐的食用而没有注意到一些加工食品中也含有较高的钠离子含量,则实际的钠离子消耗水平及其造成的健康危害也会被低估[283]。虽然近十年中国人烹饪过程中的食盐添加量有所减少,但是总的钠离子摄入量却并没有减少,有的省份(例如广西)总的钠离子摄入量呈显著增加的趋势。钠离子的来源不仅限于食盐摄取,还可以从多种食物中获取。基于澳大利亚饮食的研究指出钠离子含量较高的食物有调味汁、面包、酱料和经过预处理的肉类,而蔬菜水果和谷物类食材中的钠离子含量最少。对美国的饮食结构分析后发现,按照每 100 g 食物中钠含量来排列,加工肉类、海鲜、培根、加工奶酪和沙拉调味料中的钠含量最高,而实际上这些食物摄取量一般都在 100 g 以下[250]。同时这些食物的摄取频次也会影响到人体钠的摄入量,例如一些钠含量水平高的食物并不是人们常吃的食物,因此其对人体钠水平的增加影响较小。

2.7.7.3 钠的推荐摄入量

2010 年的美国饮食指南中提出,各年龄段的非洲裔美国人、50 岁以上的其他裔美国人、高血压患者、糖尿病患者和慢性肾脏疾病患者的建议钠摄入量为每人每日 1 500 mg,除上述人群外的其他人群,这一数值则为 2 300 mg。

2.7.7.4 食盐摄入的控制措施

从 2006 年起,中国开展了国家健康生活方式的倡导运动,向居民提倡日常生活中需注意控制食盐摄入水平。例如北京市政府向市民免费提供限盐勺,至 2012 年该项运动已经覆盖了全国 62.6% 的区域。在欧美国家,钠主要从加工食品中摄取,其摄取量占总量的 75% 左右。与此不同的是,中国人则主要是从家庭烹饪中所添加的食盐或者酱油中摄取钠,其摄取量占总摄取量的 80% 左右。在中国有的地区喜食咸菜,由于这些饮食文化的不同也使得中国需要采用的限盐措施需有别于其他国家和地区。政府可以通过相应的政策和举措限制加工食品中的盐分含量，以此达到限制盐分摄入的目的，由于限盐使得食物的风味受损，必然导致食品销量受到影响，由于食品工业的经济利益，因此这项举措实施起来并不容易[284]。食品加工业应积极响应限钠政策，使得市场上出现越来越多的少盐食品。如上文所述，食盐具有提供咸味以外的增进食物口味的功能，人们在控制食盐摄入量的时候也要将这部分食盐的使用量考虑进去。若能通过其他手段同样能够达到食盐改善其他风味的作用，也会是一个不错的选择。然而味觉细胞上的盐的受体只感应钠、锂和钾，锂盐有毒而钾盐带有苦味，因此盐的替代产品难以开发和推广。

除了通过国家宏观调控的方式以及各项限盐运动的开展来限制食盐的摄入量，日常生活中人们仍有多种手段来减少食盐摄入，包括：① 减少食品中的含盐量；② 避免食用含盐量较高的加工食品；③ 在购买加工食品之前阅读成分表；④ 通过增加其他风味的摄入从而减少对咸味的需求；⑤ 适量食用代盐品等。此外，若适度增加食物中钾的摄入水平可以降低钠盐敏感性[285]，一定程度上削弱钠盐对健康产生的不利影响。

2.8 膳食中的植物化学物与慢性病预防

随着中国经济繁荣和人们生活水平不断提高，中国居民膳食结构正逐步发生变化，糖尿病、高血脂以及慢性心血管疾病在中国日益流行。治疗这些慢性代谢性相关疾病的医疗费用已占发达国家医疗总费用的 7%，给国家造成巨大的压力，更给社会的正常运转造成沉重负担，因此慢性代谢性疾病是当今社会面对的巨大挑战。通过改变食品膳食结构以及实行个性化营养干预，对于预防、干预和治疗慢性代谢性疾病具有深刻的意义。

近年来，植物化学物在改善膳食结构以及营养干预上的作用正逐渐被发掘出来。植物化学物区别于传统药物化合物，在安全性与副作用方面均具有明显的优势。植物化学物主要来源于食物以及传统中药，在性价比与可接受度方面来说也具有独特的优势。膳食与药用植物中蕴含的诸多微量元素，如酚类化合物、萜类化合物以及植物甾醇等正逐渐进入科学研究学者的视野中，并在近年形成一波研究热潮来诠释植物中功能性化合物对有机体的作用。

2.8.1 植物化学物的组成与分类

2.8.1.1 糖类

植物中最主要的游离糖化合物就是单糖，包括葡萄糖、果糖、蔗糖，还有一些木糖、半乳糖和鼠李糖。还有一些磷酸糖化合物，存在量很少，如核酮糖。

绝大多数低聚糖（oligosaccharides）含有 2～6 个单糖，如蔗糖（2 个）和筋骨草糖

（ajugose,6 个）。低聚糖存在大量的同分异构体。植物中积累的低聚糖数量很少。蔗糖是唯一的一种普遍存在的低聚糖。

最常见的植物多糖（polysachharides）是纤维素和淀粉。纤维素是植物中含量最丰富的有机化合物，它与木质素一起是细胞壁的主要成分。

糖醇在食品工业上可作为一类非常好的功能型甜味剂，如赤藻糖醇（erythritol）、木糖醇、D-甘露醇、山梨醇等。此外，因为糖醇在生物体内代谢可直接转换成二氧化碳，因此可作为糖尿病患者的糖源，具有广阔前景。

2.8.1.2　功能性脂质

植物中的脂肪酸（fatty acid）主要以结合态的形式存在，如脂肪或者磷脂。这些脂质（lipids）化合物是叶绿体膜和线粒体膜的主要组成部分，在高等植物叶子中的含量约为 7%（干重）。植物的果实和种子中也存在大量脂类化合物，主要为植物发芽贮藏能量。植物籽油，如花生油、橄榄油、大豆油、棕榈油、菜籽油等已广泛用作食用油脂，它们含有的不饱和脂肪酸对人体很有益[286]。

功能性的脂质还包括磷脂和糖脂等。磷脂结构复杂，不仅含有一个磷，还包含一个或者多个其他基团，通常是碱性基团，如胆碱、乙醇胺和丝氨酸。也有携带两个或者多个甘油残基或者结合肌醇的磷脂化合物。相对于磷脂，糖脂的存在量要少很多。最重要的糖脂化合物是单半乳糖基和二半乳糖基二甘油酯。它们是一类具有高度表面活性的分子，在叶绿体代谢中起重要作用。硫代磷脂也是一类糖脂。

2.8.1.3　含氮化合物（生物碱除外）

尽管氮元素在植物干重所占的比例只有 2%，比碳（约 40%）低很多，但是植物中至少存在有 1.5 万种的含氮有机物，其中生物碱占了 1 万多种。本节仅介绍除生物碱之外的含氮化合物。

植物氨基酸（amino acid）通常分为两大类，即蛋白质氨基酸和非蛋白质氨基酸。蛋白质氨基酸有 20 种，主要存在于植物蛋白（或动物蛋白）的水解物。非蛋白质氨基酸有 300 多种，而普遍存在的只有一种，即 γ-氨基丁酸。非蛋白质氨基酸主要作为氮贮藏物质，存在于种子内，而且在发芽过程中会发生一定的代谢。此外，种子中的非蛋白氨基酸对于植物免受草食动物的摄食具有一定的保护作用。多肽（peptide）在植物组织中的分布较少，谷胱甘肽是唯一一种广泛分布的多肽化合物。一些非蛋白质氨基酸存在一些二肽化合物，如 γ-谷氨酰基衍生物。植物蛋白质具有重要的生物学功能。大豆蛋白质具有降低胆固醇、抗肥胖、抑制动脉粥样硬化的功效[287]。

植物中的胺类化合物（amines）在生物体内主要来自相应醛类的转化合成，也可认为是氨基酸脱羧反应的产物。胺类可以分为三类：脂肪族单胺、脂肪族多胺（包括二胺）以及芳香族胺。脂肪族单胺是挥发性化合物，包括简单的化合物（如甲胺）以及复杂的化合物（如正六胺），它们广泛存在于高等植物以及真菌，而且往往具有不良的气味。二胺和多胺挥发性要低一些,仍具有较强气味。常见的多胺化合物包括腐胺、胍基丁胺、亚精胺以及精胺。多胺可以通过核糖体 RNA 从而表现出一定的促生长活性。最常见的芳香胺是酶斯卡灵,它是仙人掌花的主要活性成分,是一种非常强的天然致幻剂。

自古以来就知道苦杏会产生一种毒药——氰化氢(HCN)。氰化物在完整坚果中以一种生氰糖苷(cyanogenic glycosides)的结合形式存在。只有在组织受破损时,才会释放出苦杏的气味。生氰糖苷中最为常见的糖类是葡萄糖,不过也存在一些双糖,如龙胆二糖。植物中氰的主要功能是针对食草动物的保护作用。不过很多食草动物都已形成一种脱毒氰化物的能力,如通过加合硫形成硫氰酸盐(或酯),或者与半胱氨酸反应产生 β-氰丙胺。

2.8.1.4 生物碱

生物碱(alkaloid)是一类天然生成的化合物,主要含有碱性氮元素[288]。生物碱和其他含氮天然化合物之间的界限并不明确。氨基酸多肽、蛋白质、核苷酸、核酸、胺和抗生素等化合物通常不称为生物碱。氮在环外的天然化合物(如三甲基苯乙胺、5-羟色胺、多巴胺等)通常称作胺,而非生物碱[289]。也有一些学者把生物碱归为胺的一种。

这个群体也包含一些中性甚至弱酸性的化合物[290]。一些具有相似结构的合成化合物也称为生物碱。除了碳、氢、氮等元素,生物碱也可能含有氧、硫甚至是氯、溴、磷等罕见元素。它们可以通过酸碱萃取从这些生物体的粗提取物中提纯。

生物碱具有广泛的药理活性,包括抗疟药物(如奎宁)、平喘(例如麻黄碱)、抗癌药物(如高三尖杉酯碱)、拟胆碱(如加兰他敏)、血管扩张(如长春胺)、心律失常(如奎尼丁)、镇痛药(如吗啡)、抗菌(如白屈菜红碱)和降糖活性(如胡椒碱)。已经发现很多生物碱使用于传统或现代医学,或作为药物发现的起始点。其他生物碱具有精神[如羟基二甲色胺(psilocin)]和刺激的活动(如可卡因、尼古丁、咖啡因、可可碱),并已用于"entheogenic"仪式或娱乐性药物。生物碱也可以是有毒的(如阿托品、筒箭毒碱)。虽然生物碱作用于人类和其他动物不同的代谢系统,它们几乎均能唤起一种苦味。

2.8.1.5 萜类化合物

萜类化合物(terpenoids)也称为类异戊二烯化合物,构成了最大类的天然植物产物,已从植物中分离出超过 2 万种。植物萜类化合物广泛利用它们的芳香特质,在传统的中草药中发挥重要作用。萜类化合桉树、肉桂和丁香等的香味,姜、向日葵的黄色,西红柿的红色,都是源自萜类化合物。

2.8.1.6 酚类化合物

酚类化合物(phenolic)或多酚类是一类含有一个或多个烃基的一个共同芳香环的植物化学物质。天然存在的分类化合物有 8 000 多种,范围非常广泛,既包括一些简单的物质,如杨梅素(arbutin)、丁子香酚、对苯二酚等,又包括一些结构更复杂的物质,如灰黄霉素(griseofulvin)、原矢车菊素(procyanidin)、鱼藤酮(rotenone)、四氢大麻酚

(tetrahydrocannabinol)等。

类黄酮化合物约占酚类化合物的一半，可以分为五类：① 花色苷及 anthochlors，花色苷是红-蓝以及黄花色素，它们可以为各种各样的花提供颜色[291]；后者包括查尔酮类及奥酮类，分布限于一些黄色花；它们可用于食品的天然色素，以避免合成色素的致癌毒性，还有一些"额外"的生理功能和健康效果。② 微量类黄酮。③ 黄酮类以及黄酮醇类，它们广泛分布于各种植物，既可作为花瓣中花色苷的辅助色素，也是一些高等植物叶子的色素物质，大多以糖苷的形式存在。最为常见的是芹菜配基和木樨黄素。④ 异类黄酮，主要存在于豆科植物的一种特征成分，通常具有较强的抗真菌活性，往往被认为是一类植物抗毒素。⑤ 单宁类，广泛存在于一些有脉管的植物，可以与蛋白质反应形成不溶于水的共聚物。可制成单宁酸，具有交联蛋白质的能力，从而把粗动物皮转化成皮革产品。

酚类化合物对很多食品及饮料的色泽、味道及风味有着较大的贡献。一些类黄酮化合物还具有生理功能和医疗效果[292]，如抗发炎、抗肝中毒等效果。某些异黄酮或木酚素类化合物还具有一定的雌激素活性、杀虫活性等。

2.8.1.7 其他

除了上述一些主要的化合物外，植物还有一些其他的化合物。与动物及微生物的代谢相比，植物代谢有一些独有的特征：植物在细胞液泡中积累了大量的有机酸。植物中积累的简单有机酸通常有两类：三羧酸循环酸和其他酸。最常见的是柠檬酸和苹果酸。柠檬酸存在于橙子、柠檬、草莓、黑醋栗等水果中，而苹果酸是葡萄、苹果、李子以及樱桃的最主要酸性成分。抗坏血酸、莽草酸也是广泛存在的植物有机酸。烃类(hydrocarbons)化合物可分为长链和短链两类。前者主要存在于植物的叶子和其他器官的蜡质图层，作为保护层阻隔水分，并抵抗疾病。后者主要存在于植物组织的挥发性分泌物(花香味和果实香味)。而硫代的烃类化合物则会产生不好的味道，如腐烂卷心菜的臭味。乙炔类(acetylenes)不太常见但是天然存在，具有一个或者多个乙炔基结构。

2.8.2 食品加工过程中植物化学物的含量与质量变化

2.8.2.1 多糖

天然植物多糖的来源包括草本、木本和菌类植物，草本、木本植物共 49 科 74 属 77 种，以禾本科、菊科、五加科、百合科、唇形科、豆科等为主；菌类植物共 11 科 17 属 23 种，以多孔菌科、麦角菌科为主[293]。

不同植物含有的多糖类型不同，同种多糖在不同植物中的含量差异也较大，在同种植物中也会因受到地理气候等条件影响含量而有所不同，同时在食品加工过程中不同处理方法对膳食中的植物多糖含量产生影响。不同产地的黄芪中黄芪多糖含量在 0.3%～0.5%[294]；不同炮制处理方法对黄芪中多糖含量产生影响，与生品相比较，酒炙和蜜炙使黄芪的多糖含量有不同程度提高,清炒、麸炒、米炒会降低黄芪中的多糖含量[295];常温高压条件下黄芪多糖粗品含量和用超临界流体技术提取的黄芪多糖含量能达到2.19%[296,297]。在膳食中,新鲜香菇中的香菇多糖含量为8%～9%,烫漂方式对香菇多糖含量及抗氧化活性的影响差异比较显著,沸水处理、蒸汽处理和微波处理对香菇含量的影响依次降低[298];不同干制方式对香菇多糖含量的影响差异也比较显著,烘干的香菇多糖含量最高,达到32.13%[299];香菇中可溶性多糖(WSP)含量范围为(78.7±1.5)～(120.1±4.9)mg/g(样品干重),热烫不会引起WSP含量的变化,而煮沸15分钟会显著降低WSP含量,可降低34%[300]。

2.8.2.2 功能性脂质

脂质化合物在植物中分布广泛,大多存在于植物籽和果实中。常见的油料作物如花生、核桃、葵花籽、油菜籽、山茶籽、油茶籽,其脂肪酸平均含量如表2-18所示。油炸过程对脂肪酸组成产生一定影响,在温度极高(>200℃)时,棕榈油中不饱和脂肪酸含量显著下降($P<0.01$),反式脂肪酸的含量显著增加($P<0.01$)[301];煎炸温度350℃、时间25 h后,大豆油、花生油和芝麻油的饱和脂肪酸(SFA)含量分别由19.03%、14.68%、17.54%增至33.01%、23.24%、27.41%;而其不饱和脂肪酸(UFA)分别由80.84%、85.21%、82.39%减少到59.67%、68.97%、69.41%[302]。

表2-18　常见油料作物中脂肪酸平均含量(%)

脂肪酸名称	花　生	核　桃	葵花籽	油菜籽	山茶籽	油茶籽
棕榈酸	13.91	5.57	6.92	4.19	8.45	8.49
硬脂酸	2.32	1.75	2.90	2.80	2.67	1.84
油酸	47.45	21.97	20.84	66.64	79.92	81.62
亚油酸	35.79	57.39	69.13	14.85	8.95	8.05
亚麻酸	0.39	13.17	0.042	8.09	0.54	0.19～1.18

2.8.2.3 含氮化合物

植物中的含氮有机物约有1.5万种,简单的低相对分子质量含氮有机物有吲哚乙酸、玉米素、精素、腐胺、亚麻苦苷、吗啡、番木鳖碱、腺嘌呤、胸腺嘧啶及各种氨基酸等。不同产地大蒜中蒜氨酸的含量范围为9 859.3～16 384.9 mg/kg[303];大豆氨基酸中谷氨酸含量最高,平均为6.49%[304];桑叶中γ-氨基丁酸含量范围为0.24～2.26 mg/g[305];食物中常见的大豆蛋白质含量为40.2%～42.2%[306];在食品加工过程中,不同pH值、热处理、干燥方式对大豆分离蛋白SPI贮藏稳定性的影响如下:低pH值的蛋白显示出高的贮藏稳定性;湿热处理会引起蛋白严重的变性、聚集及氧化,更快的溶解度下降,对蛋白贮藏稳定性显示出很大的负面影响;冷冻干燥和喷雾干燥所得产品的贮藏稳定性差异不大[307]。

2.8.2.4　酚类化合物

多酚类化合物大量存在于食物中,如蔬菜、水果、巧克力、谷物、干豆类等[308]。每100 g 鲜质量的果蔬中含有高达 200～300 mg 的多酚类化合物;一杯 250 ml 的红酒、茶或咖啡中含有约 100 mg 多酚类化合物;一个成年人通过膳食摄入的多酚类化合物的总量大约为 1 g/d[309]。根据碳骨架的性质可将多酚类物质分为黄酮、酚酸类和不常见的二苯乙烯、木脂素、芪类[310]。黄酮类化合物是饮食中含量最丰富的多酚,根据氧杂环的氧化程度可分为以下几种:黄酮,分布并不广泛,但在芹菜、欧芹和其他一些草本植物中发现了大量黄酮类;大蓟籽中总黄酮含量为 5.02%,总多酚含量为 4.63%[311];黄酮醇,广泛存在于除了真菌和藻类之外的植物中;异黄酮,主要存在于豆科植物中;黄烷酮类,在柑橘类水果的外皮中含量非常高;花色苷,蔬菜中花色苷含量较高的是紫甘蓝、茄子皮和紫苏,含量较高的水果是桑椹和杨梅,紫山药中不同产地来源的紫山药花色苷含量为 16.7～25.7 mg/100 g[312];藏药黑果枸杞中总花色苷和原花青素 B_2 的含量分别为0.639 g/100 g 和 0.141 g/100 g[311]。

酚酸类中最常见的是咖啡酸,其次是阿魏酸,水果和蔬菜中所含的酚酸大部分为游离型,而谷物和种子中的酚酸则多为结合型。二苯乙烯来源于植物的苯丙烷代谢途径,只有少数植物能够产生。其中,白藜芦醇大量存在于葡萄和红酒中,是一种强有效的抗氧化剂;木脂素由两分子苯丙素衍生物聚合而成,最丰富的来源是亚麻籽和芝麻。芪类存在于多种中药植物中,包括阴阳莲、桃金娘、大黄和白千层[313]。

膳食烹饪加工及中草药加工方式都会对植物中多酚类物质的含量、组分及抗氧化活性等品质产生影响。不同烹饪方式对紫色马铃薯花色苷含量及组分的影响差异较大,详见表 2-19[314]。苦荞经过浸泡后可以显著提高总酚、总黄酮、芦丁含量以及抗氧化性($P<0.05$),而经高温或者高压处理不仅会显著降低苦荞的总酚、总黄酮和芦丁含量($P<0.05$),同时其抗氧化性也显著降低($P<0.05$)[315]。银杏叶黄酮在不同干燥方式下含量也会不同,以晒干、阴干、烘干和微波干燥处理后,银杏叶总黄酮含量分别为0.751%、0.849%、0.826% 和 0.884%[316];同一性状、不同干燥方法下,杜仲总黄酮含量为微波干燥>烘干>晒干>阴干,以微波干燥 10 min 后晒干样品中的总黄酮含量最高[317];竹叶黄酮经微波、焙烤、蒸制三种不同热加工处理后其含量变化有显著差异,蒸制对竹叶黄酮的影响最大,损失率为 34.25%～71.27%[318]。

2.8.2.5　萜类化合物

萜类化合物广泛存在于高等植物中,主要存在以下植物类群中:唇形科、伞形科、松科、菊科、芸香科、樟科、桃金娘科、木兰科、马鞭草科、败酱科、马兜铃科、襄荷科、禾本科、柏科、瑞香科、胡椒科、杜鹃花科、木犀科、檀香科、莎草科、毛茛科、萝摩科、藜科、天

表 2-19　不同烹饪方式下紫色马铃薯花色苷的损失量

处　理　方　式	损失量(%)
清蒸(5 min)	9.18
微波(800 W,5 min)	22.65
水煮(100℃,5 min)	29.97
油炸(180℃,5 min)	44.35

南星科、三白草科、蔷薇科等[319]。萜类化合物是构成某些植物的香精、树脂、色素等的主要成分。如玫瑰油、桉叶油、松脂等都含有多种萜类化合物。另外,某些动物的激素、维生素等也属于萜类化合物。日常生活中所接触到的萜类化合物主要是存在于柑橘类水果,特别是果皮精油、食品调料、香精和一些植物油、黄豆等[320]。

萜类化合物分布广泛,数量众多,结构和功能多种多样。常温保存时核桃青皮中类胡萝卜素含量为 0.8%;冷冻贮藏时核桃青皮中类胡萝卜素含量为 1.4%[321];胡颓子属植物成熟果实,其主要类胡萝卜素成分为番茄红素,含量范围为 91.2~259.9 $\mu g/g$[322];京尼平属于环烯醚萜类化合物,栀子药材中京尼平苷含量为 3.58%~3.91%[323];中药海藻中总甾醇含量为 2.04%~2.62%[324];玉米须总甾醇含量为 10.59 mg/g[325];亚麻籽油中总甾醇含量范围为 321.65~1 028.50 mg/100 g,其中 β-谷甾醇含量最高[326]。

日常膳食中,食物加工方式会对植物中萜类化合物的含量产生一定影响,常温、70℃和 100℃ 3 种加工温度,在 70℃时番茄和胡萝卜中的类胡萝卜素较稳定,温度达到100℃时则明显降解[327];油脂的提取方法例如压榨、浸出等会对植物甾醇含量产生影响。此外,10%~70%的植物甾醇在精炼过程中会损失掉,损失的原因包括吸附、分解、氧化等[328]。

2.8.2.6　生物碱

生物碱是天然有机化学中最大的一类化合物。目前人类所发现的 5 万多种天然化合物中有 1.2 万种是生物碱。含有生物碱的植物有 100 多个科,且大多数分布在双子叶植物中,其中豆科、芸香科、夹竹桃科、罂粟科、防己科、小檗科、毛茛科、茜草科、马钱科、茄科、石蒜科等都含有生物碱。

一种植物中常含数种乃至数十种结构类似的生物碱,生物碱在植物体内不同部位的分布不一致,植物在不同生长阶段所含生物碱成分常有不同,有些多年生植物,在幼时生物碱可能广泛分布于各器官中,但随生长年限而逐渐集中于某一器官,如黄连根茎中小檗碱的含量,可随植株生长年限而增加 8%~9%。

不同科的植物中也可能含相同的生物碱,如一些小檗科、毛茛科、防己科、罂粟科、芸香科植物都含小檗碱,说明某种有效成分确定后,寻找更多、含量更高的植物资源是可能的。

已知的生物碱约 2 000 种以上,有一些结构式比较复杂,至今没有完全确定[329]。不同产地的植物生物碱含量不同,川乌总生物碱在不同产地中的含量为 6.433 1~9.501 3 mg/g[330];贵州不同来源钩藤的总生物碱平均含量存在差异(见表 2-20)[331]。18 个产地矮陀陀药材总生物碱含量为 0.6~11.98 mg/g 之间[332]。加工方式对植物中生物碱含量也会产生一定影响,微波加工的附子与生附子比较,具有双酯型生物碱含量明显降低(降幅最大可达 82.01%)、单酯型生物碱含量明显增加的优点(增幅最大可达57.25%)[333]。

表 2-20　贵州不同来源钩藤的总生物碱平均含量

来　　源	平均含量(mg/g)
黎平(无柄果钩藤)	2.218 3
开阳	1.834 9
剑河(无柄果钩藤)	1.456 9
黎平	1.089 5

2.8.3　植物化学物与慢性病预防

2.8.3.1　植物化学成分在心血管疾病预防中的作用

心脑血管疾病是心脏血管和脑血管疾病的统称,是一系列涉及循环系统的疾病,循环系统指人体内运送血液的器官和组织,主要包括心脏、血管(动脉、静脉、微血管),该病是由于高脂血症、血液黏稠、动脉粥样硬化、高血压等所导致的心脏、大脑及全身组织发生的缺血性或出血性疾病[292]。近几十年来,随着社会、环境、医疗技术等因素的变化,心血管疾病的疾病谱、发病率、预后及转归也发生了很大的改变。不断发现越来越多的危险因素,阐明发病机制,不断运用新的诊治技术,这一切使心血管疾病的防治取得了令人瞩目的成就。

大量流行病学研究资料表明植物性膳食(蔬菜、水果和完整的谷类)与心血管疾病呈负相关关系,随着研究的不断深入,人们发现植物性膳食健康促进作用的主要功效成分是植物化学物,近年来研究结果表明这些植物化学物具有广泛的生物活性和促进健康及防治疾病的作用。

花色苷是高等植物体内最为主要的水溶性色素,一项为期 16 年针对 34 489 名绝经期妇女健康的前瞻性研究结果同样证实,摄入较多的花色苷可以减少冠心病的发生[291];Cassidy 等对美国 1984—2008 年间 3 个大型膳食与健康流行病学前瞻性研究资料进行了汇总,发现花色苷摄入量上五分位研究对象发生高血压的概率要比下五分位研究对象降低 8%($P<0.05$)[292]。横断面调查同样表明,增加花色苷的膳食摄入有助于降低心脑血管疾病的发病风险[291]。为明确花色苷保护心血管系统的作用机制,研究者利用花色苷提取物或者单体作为受试物,在动物和细胞模型中针对花色苷对心脑血管疾病病理基础的影响开展了研究,结果发现:多种花色苷都可以有效抑制氧化低密度脂蛋白引起的血管内皮细胞损伤,表现为抑制细胞内丙二醛氧化产物形成和一氧化氮释放,其抗损伤能力与含有的羟基数量相关[291];花色苷还可以通过抑制炎症反应信号途径激活和炎症因子的表达来发挥抗炎作用[291];饲料中添加了黑米皮或者花色苷提取物的 *ApoE* 基因敲除小鼠血清低密度脂蛋白-胆固醇水平、肝脏和冠状动脉的胆固醇含量和氧化型低密度脂蛋白抗体滴度都明显降低,同时高密度脂蛋白-胆固醇水平明显升高,动脉粥样硬化斑块面积减小[292]。综上所述,花色苷类植物化学物有助于改善心血管疾病过程中的氧化应激、慢性炎症和脂质代谢紊乱等多种生物标志物病理指标,抑制动脉粥样硬化斑块的形成,延缓病程进展。人们可以通过食用深色植物性食品来增加花色苷的摄入量,促进心血管系统健康,预防心血管疾病的发生。

REID 等对 1955—2010 年间发表的番茄红素对血脂和血压的干预研究报告的荟萃分析结果表明,补充番茄红素可有效降低血清总胆固醇和低密度脂蛋白胆固醇(13 项研究),并能有效降低收缩压(4 项研究)[334]。潘洪志等 2007 年对 34 例高血脂的患者进行的干预研究结果表明,每日服用 18 mg 番茄红素持续 4 周,可显著降低血清总三酰甘油和总胆固醇[335];郑育等对高龄维持性血液透析患者进行高浓度番茄红素(156 mg/d,持续 8 周)表明,番茄红素实验组血清高密度脂蛋白升高,低密度脂蛋白/高密度脂蛋白比值降低[336]。

丹参作为临床治疗心血管疾病的常用药物,其对心血管系统的保护作用的机制虽然已有研究[337],丹参治疗心血管疾病主要是通过丹参酮ⅡA、丹酚酸 B、丹参酮ⅡB、丹参素、二氢丹参酮、3-羟基-4-甲氧基肉桂酸、迷迭香素、丁二酸、丹参酮Ⅰ等 13 个化学成分通过 IKBKB、EGF、INS、TNF-α、TP53、NOS2、STAT3、IL2 等 21 个化学成分靶点经过多步反应最终作用 F10、HMG-CoA、COX1、ABCA1、EDN1 等 16 个心血管疾病相关蛋白,从而对心血管疾病发挥作用。其中 HMG-CoA、COX1、EDN1、F10、CDK2 和 NOS3 等既是丹参某些化学成分的直接作用靶点,也是心血管疾病的直接相关蛋白,也就是说丹参的某些化学成分可以通过这些靶点,对心血管疾病直接进行调控[338,339]。

Markus[340]等人通过建立高胆固醇血症的新西兰兔模型,发现白藜芦醇能有效抑制血液循环中血小板的聚集,并能减少动脉粥样硬化和心肌梗死的范围,白藜芦醇对环氧酶 COX-1 的抑制作用较强,对环氧酶 COX-2 的抑制作用较弱,可抑制血栓素 A2 合成,防止血栓形成,保证血流量稳定,防止心肌缺血。白藜芦醇可作用于血管平滑肌,发挥舒张血管作用,体外研究发现白藜芦醇可改善离体大鼠主动脉环的舒缩功能[292]。白藜芦醇可通过多种机制预防动脉粥样硬化,一方面它是铜离子螯合剂,可降低由铜离子和含氮复合物诱发的氧化低密度脂蛋白含量并延长其氧化时间,在抑制低密度脂蛋白氧化作用上,白藜芦醇的能力可能比作为氧自由基清除剂的作用更大;另一方面,白藜芦醇可降低低密度脂蛋白含量,提高高密度脂蛋白含量,并抑制低密度脂蛋白的氧化。

2.8.3.2 植物化学成分在肿瘤预防中的作用

肿瘤是一种多因子诱发的疾病,其中恶性肿瘤是目前危害人类健康最严重的一类疾病,是中国以及全球主要的公共健康问题[341]。肿瘤在本质上是基因病,各种环境的和遗传的致癌因素以协同或序贯的方式引起 DNA 损害,从而激活原癌基因和(或)灭活肿瘤抑制基因,加上凋亡调节基因和(或)DNA 修复基因的改变,继而引起表达水平的异常,使靶细胞发生转化[292]。被转化的细胞先多呈克隆性的增生,经过一个漫长的多阶段的演进过程,其中一个克隆相对无限制的扩增,通过附加突变,选择性地形成具有不同特点的亚克隆(异质化),从而获得浸润和转移的能力(恶性转化),形成恶性肿瘤。

流行病学研究发现摄入果蔬的量与患癌症的风险呈负相关,生活在地中海区域的人群癌症的发病率低,这被认为与多食用番茄和橄榄油有关[342]。从植物中寻找有效的抗肿瘤药物已成为国内外药学研究者的热点研究课题,从 1981—2008 年的 27 年间已上市的抗肿瘤药物中,有 62.9%来自天然产物或其衍生物,可见天然产物在抗肿瘤药物的研究与开发中的重要地位[292]。目前,临床上已经筛选出 20 多种植物来源的抗肿瘤药物。

植物素的抗肿瘤作用可以体现在三个方面:抑制致癌物的形成;拮抗致癌物诱导的新陈代谢改变,增强机体的解毒作用,降低体内活性氧信号;通过作用于细胞增殖、分化和迁移抑制肿瘤的生长[343]。已证实许多细胞内分子和多重信号通路为植物素的潜在靶标,主要包括:异源物质代谢酶(XME)、活性氧(ROS)的产生及其信号、环氧酶(COX2)和脂氧化酶(LOX)信号通路、转录因子、细胞周期相关蛋白、凋亡相关蛋白、血管生成相关蛋白、表观遗传相关酶[344]。

致癌物质侵入靶细胞并造成 DNA 损伤与致癌物的活化与失活之间的平衡相关。致癌物与芳烃受体(AhR)的结合会造成核移位,芳烃受体的二聚体化,诱导细胞色素酶的表达。致癌物代谢或炎症过程产生的 ROS 可损伤 DNA,最终导致肿瘤转化[345]。具有清除自由基作用的抗氧化物通常具有以下活性:抑制致癌物激活,使致癌物质失活,阻断 DNA 加合物形成,增强 DNA 修复酶活性,抑制细胞增殖,抑制肿瘤细胞侵袭和血管生成,减少原癌基因激活和突变 p53 表达,诱导凋亡因子和转录因子的表达。许多植物化学物质作为有效的抗氧化剂,通过抑制转录因子 NF-κB 和活化蛋白-1(AP-1)最终抑制促炎介质 COX-2 和 LOX 的活性[346]。

细胞周期是由多基因参与表达调控的,但各种原因会使基因发生突变,使细胞无限增殖形成肿瘤。许多植物素的靶标是细胞增殖和细胞周期进程[344]，过往的研究证明膳食中的植物素可以通过激活细胞周期蛋白依赖的激酶(cyclin-dependent kinase,CDK)的抑制剂 P21[347]，诱导细胞周期阻滞从而减缓肿瘤细胞的增殖过程。寻找靶向凋亡调控因子的植物素已经发展成为一种新的抗癌思路。抑制在肿瘤生长、进展和转移中发挥关键作用的血管发生是抑制致癌过程有效的策略[348]，研究证明姜黄色可以抑制表皮因子生长受体(EGFR)、血管内皮生长因子受体(VEGFR)的表达。DNA 甲基转移酶(DNMTs)、组蛋白乙酰转移酶(HATs)组蛋白去乙酰化酶(HDACs)对于染色体的结构的稳定以及正确转录非常重要[349]，肿瘤细胞的 DNA 甲基化和组蛋白乙酰化/脱乙酰化平衡发生了改变，具有广谱抗癌作用(如生长停滞、分化和凋亡)的 HDAC 抑制剂作为潜在的抗癌剂引起了广泛的关注，HDAC 抑制剂虽然是非选择性的，但在急性白血病和乳腺癌的临床试验中显示其治疗潜力[350]。

1) 植物黄酮的抗癌活性和相关机制

据报道，植物黄酮具有抗氧化、抗炎、抗肿瘤、抗动脉粥样硬化等优良的生物学效应，特别对于肿瘤的发生、增殖、迁移、侵袭、血管生成以及多药耐药性等都具有显著的抑制作用，随着中草药有效成分及药效学的深入研究，发现越来越多的中药黄酮成分具有抗肿瘤作用，其机制、构效关系也得到进一步的研究和探索[351]。在癌细胞的增殖过程中，黄酮能够作用于细胞周期而显示出抗癌效果。5,6,7-三羟黄酮与水飞蓟素合用可有效消除肿瘤细胞，而对周围的正常细胞仅有很小的毒副作用，与水飞蓟素合用增加 G_0/G_1 期细胞百分比、减少 S 期细胞百分比的作用，与细胞周期调节蛋白的上调和细胞周期蛋白 D1、E 的下调有关[352]。植物黄酮可以被过氧化酶氧化为酚自由基，这些酚过氧化物可催化谷胱甘肽(GSH)或辅酶(NADH)共氧化并产生活性(ROS)，ROS 可以介导 DNA 片段化并导致凋亡发生[353]。黄酮化合物与膜的相互作用可改变生物膜的物理特性，从而影响到膜脂和膜蛋白的氧化速率，同时这些多酚物质在膜表面的作用，能够减少破坏性分子如氧化物质的进入，对生物膜的结构及功能起到保护作用[354]。

2) 番茄红素的抗肿瘤活性和相关机制研究

番茄红素摄入与其他肿瘤的关系也是近年来流行病学研究的热点。多项人体研究结果表明番茄、番茄红素、番茄制品摄入与肺癌、胃肠道肿瘤等有一定的负相关关系：在 1985—1991 年，Franceschi 等在意大利采用一系列病例对照研究方法，观察了以食用番茄的方式摄入大量番茄红素对消化道肿瘤的预防作用。病例组包括经组织学确诊的口腔癌、咽癌、食管癌、胃癌、结肠癌和直肠癌患者，发现高番茄红素摄入可降低以上各种癌症发生的风险，尤以胃癌、结肠癌和直肠癌发生率的下降更为显著[355]。

3) 紫杉醇的抗肿瘤功能和机制

紫杉醇是 1971 年由 Wani 等首先从短叶红豆杉中提取分离出来的，具有良好抗肿瘤活性。目前广泛用于治疗卵巢癌、乳腺癌/肺癌及与艾滋病相关的 Kaposi 肉瘤。紫杉醇主要与 β 蛋白 N 端第 31 位氨基酸和第 217~231 位氨基酸结合,促进微管蛋白聚合和微管装配,防止解聚,使微管稳定,形成 22 nm 的微管束,使得细胞在有丝分裂时不能形成纺锤体和纺锤丝。由于缺失了细胞周期检验点,癌细胞不能进入细胞周期,停止在 G2 期和 M 期,最终导致癌细胞的死亡[356]。

4) 喜树碱和长春碱的抗肿瘤研究

喜树碱及其类似物是拓扑异构酶 Ⅰ(topoisomerase Ⅰ)的特异性抑制剂,它能够抑制 S 期肿瘤细胞内显著高于正常组织中的 Topo Ⅰ引起 DNA 损伤,从而选择性地抑制增殖期肿瘤细胞的 DNA 复制,对转移性结肠癌、直肠癌、顽固性卵巢癌等多种肿瘤有显著疗效[357]。喜树可全株用药,具有显著的抗癌活性,对胃肠道腺癌、膀胱癌等多种恶性肿瘤都具有较好的近期疗效。

长春碱类药物有不同的抗肿瘤谱和不同的细胞毒性,但均是通过与微管蛋白结合,抑制微管聚合,阻碍纺锤体微管的形成,从而使细胞中期停止分裂,阻止细胞的增殖。对长春花生物碱的合成途径和一些关键限速酶的调节规律还不甚清楚,为得到高产植株,充分了解代谢调控的规律,这方面工作仍将是今后一段时期生物学工作者和药学工作者的研究重点。

5) 白藜芦醇的抗肿瘤活性和相关机制

在白藜芦醇多种药理活性中,其抗肿瘤作用最引人关注。白藜芦醇对鼠肝细胞癌、乳腺癌、白血病等多种肿瘤细胞均有显著抑制作用[358]。白藜芦醇的抗肿瘤作用表现为对肿瘤的发生、增殖和发展 3 个阶段均有抑制作用。研究发现,白藜芦醇通过抑制 DNA 聚合酶的活性,降低 DNA 合成效应,从而达到抑制癌细胞增殖的作用;白藜芦醇通过调节凋亡相关基因的表达诱导肿瘤细胞的凋亡,但其具体机制尚不明确;白藜芦醇能够诱导解毒酶,把致癌性的异生素共轭成无活性的化合物,以便通过新陈代谢将其排除[359]。因此,白藜芦醇是一种解毒酶的诱导剂,是有价值的化学预防剂。

2.8.3.3 植物化学物与糖尿病与脂质代谢异常的预防作用

随着人们生活方式和饮食结构的改变,慢性营养性疾病如高脂血症、糖尿病和脂肪肝等疾病的发病率呈逐年上升趋势。由于临床常用降糖降脂药物具有局限性,致使天然药物和中药的开发与研究成为热点。植物化学物(phytochemicals)是指植物代谢过程产生的一种次级代谢产物。天然植物浓缩提取物中蕴含人类所需的营养物质,研究证实这类物质具有降糖、降脂、降胆固醇等生物功能。

1) 植物化学物与脂质代谢

黄酮类化合物(flavonoids),也可以称为类黄酮化合物,是来源于植物的一种次级代谢产物,大部分是来自植物的光合作用。陈万一等人通过对高脂大鼠进行野马追总黄酮灌胃治疗发现,其可以促进外周组织与细胞中的胆固醇逐渐向肝脏转运,从而激活卵磷脂胆固醇脂酰转移酶(lecithin-cholesterolacyl transferase,LCAT)等脂肪酸代谢相关酶的表达与活性,促进肝脏低密度脂蛋白受体(LDLR)的表达来调节脂代谢紊乱[360]。近年来的研究发现,黄芩茎叶总黄酮(SSTF)可以提高卵磷脂胆固醇脂酰转移酶的活性,进而促进胆固醇向肝脏的逆向转移,提高高密度脂蛋白胆固醇对血浆及外周组织胆固醇的清除能力;此外其还能显著降低高脂血症大鼠血清和肝脏丙二醛(MDA)水平、提升超氧化物歧化酶(SOD)的表达水平,从而促进机体应对氧化应激的能力,抑制脂质过氧化反应与降低炎症因子水平,达到降低炎症反应与改善脂质代谢功能[361]。Ji 等人研究发现黄酮衍生物 CM108 对机体降脂可能存在一定积极作用[362],其机制可能为:CM108 可通过增加肝脏中 ATP 结合盒式转运蛋白 A1(ABCA1)、载脂蛋白 A1 以及载脂蛋白 A2 的水平,增加 HDL-C 水平进而发挥降脂作用;此外,CM108 还可以改变与转换基因表型,如改变脂肪酸 β-氧化过程发挥重要作用的脂肪酸转运蛋白、酰基辅酶 A 合成酶、脂蛋白合成酶等;继而降低血清和肝的三酰甘油水平;同时 CM108 也可通过降低 ATP 结合盒式转运蛋白 G5(ABCG5)、ATP 结合盒式转运蛋白 G8(ABCG8)和胆固醇 7α 羟化酶(CYP7A1)来降低血清及肝的胆固醇水平,发挥降脂功能。

多酚广泛存在于多种天然植物的根、茎、叶、果实及果皮中。据研究证实,多酚除了具有清除自由基,改善心血管疾病、慢性病以及抗氧化、抗癌的功能外,还能有效调节血脂水平且效果显著。研究结果显示,GSP(葡萄籽多酚)显著上调了肝脏中人细胞色素 P450 家族成员 21A1(CYP27A1)的 mRNA 表达,而 CYP27A1 则是胆固醇在肝内转化为胆汁酸过程的限速酶,此过程主要有中性合成和替代两种途径。因此,提示 GSP 可能通过这两种途径增加胆固醇转化成胆汁酸[363],从而降低血中总胆固醇水平。研究发现苹果渣多酚可以降低大鼠体重增长,同时减少高脂血症大鼠血清 TG、TC 和 LDL-C 含量,提升 HDL-C 含量,这些结果均说明苹果渣多酚对改善血脂平衡具有较好的作用[364]。Chan 等[365]通过观察茉莉花茶中的儿茶素对高脂仓鼠的影响实验中发现,高脂仓鼠的 TC 水平有剂量依赖性的下降,且排泄物中酸性和中性固醇的含量很高。因此认为茉莉花茶儿茶素能够促进胆固醇的排泄。

皂苷类物质被认为具有抗动脉粥样硬化、调节血脂等多种生物学作用。有研究结果表明肥胖大鼠灌胃芫根总皂苷后,大鼠血清游离脂肪酸(FFA)显著降低,过氧化物歧化酶活性显著升高,并伴有肝脏过氧化脂质丙二醇含量下降,谷胱甘肽过氧化物酶(GSH-Px)活性略有上升,这些结果均说明芫根总皂苷能够抑制自由基的产生,降低脂质过氧化,调节脂质代谢[366]。研究发现,薤头中甾体皂苷成分也能有效地升高高脂血症大鼠 GSH-Px 和 SOD 水平,继而降低 TC、TG 等多项血脂水平,改善高脂血症大鼠的脂代谢[367]。西洋参的有效成分为西洋参皂苷和多糖等,研究结果表明西洋参皂苷可以降低血清 TC、TG 水平,升高 HDL-C 水平[15],从而改善载脂蛋白和调节血脂的作用,但其作用机制尚不明确。

近年来通过对多糖的不断深入研究，发现其具有免疫调节、抗肿瘤、抗氧化、降血脂以及非酶糖基化等生理功能，且对机体毒副作用较小。高晓旭等[368]发现北五味子活性多糖能明显降低肥胖小鼠体重、TC、TG以及LDL含量，并对HDL有明显的升高作用。但小鼠体重的下降程度不随服用剂量的增加而增加，因此并非剂量越大效果越好。食用菌类具有营养保健的功效，研究发现其内含有的多糖如黑木耳多糖、香菇多糖等具有较好的降血脂作用。不仅能有效降低TC、TG、LDL-C的含量，同时对胆固醇和三酰甘油也有一定的降低作用，其作用效果高于毛木耳全粉，因此具有深入研究和开发成保健食品的价值[369]。玉米活性多糖主要成分为高分子β葡聚糖，郑建仙等[370]研究发现在适量的玉米活性多糖具有减肥、降脂的功效。其降脂机制可能是：玉米活性多糖的活性基团能够螯合吸附肠道内的胆汁酸和胆固醇，从而减少胆汁酸的重吸收和对膳食胆固醇的吸收；另外，玉米活性多糖被大肠内细菌发酵降解，所产生的脂肪酸也可抑制胆固醇的生物合成。

2）植物化学物与糖尿病

白藜芦醇是多酚化合物，天然的白藜芦醇在很多植物中存在，是植物为了抵御病菌入侵而产生的一种抗毒性物质。Lou等研究发现，与正常大鼠比较糖尿病大鼠主动脉内膜的前炎性因子如IL-1β、IL-6、TNF-α的mRNA和蛋白质的表达明显较高，这些炎性因子CpG位点的甲基化却明显降低，而抗炎性因子IL-10的表达及甲基化情况却与之相反，但是在白藜芦醇治疗之后这些症状得以缓解[371]。Zhang等则通过对小鼠肝脏H4IIE细胞、人肝脏HepG2细胞和人胚胎肾脏HEK-293细胞的研究发现，白藜芦醇通过破坏胰岛素受体底物（insulin receptor substrate，IRS）及其与下游绑定蛋白质的相互作用，磷酸化丝裂原激活的蛋白激酶（mitogen-activated protein kinase，MAPK）和蛋白激酶B（protein kinase B，PKB/Akt）第473位丝氨酸，调节Akt、MAPK的活性及磷酸烯醇丙酮酸羧化酶（phosphoenolpyruvate carboxykinase，PEPCK）和葡萄糖6磷酸酶（glucose-6-phosphatase，G6Pase）的mRNA表达，从而影响胰岛素信号途径[372]。

EGCG是绿茶中最有效的抗氧化多酚。Lin等[13]的研究则发现EGCG通过调节腺苷酸活化蛋白激酶[Adenosine 5'-monophosphate（AMP）-activated protein kinase，AMPK]172位苏氨酸的磷酸化调节它的活性，使IRS-1的307位丝氨酸磷酸化降低，进而通过磷酸化调节Akt途径，结果缓解了高糖诱导的人细胞的胰岛素信号途径的阻碍。通过对营养不良的Wistar大鼠所生的后代的研究，Sun等[373]也证明EGCG能够调节AMPK，并发现这个过程中DNA甲基化转移酶1（DNA methyltransferase，DNMT1）和DNMT3的基因表达也发生变化，并且这些过程或与胰岛素的敏感性有关。除上所述，其他的多酚及黄酮类化合物如漆黄素、木犀草素、柚苷、染料木黄酮、银椴苷、杨梅酮等也都经研究发现能够改善胰岛素抵抗的症状。

有研究结果表明生物碱同样能够在改善糖尿病症状方面发挥重要功能。Yang等[374]研究发现韩国辣椒70%乙醇提取物能剂量依赖性增强C2C12细胞AMPK和ACC的磷酸化水平,提高PPARγ的转录水平,增加葡萄糖摄入,抵抗糖尿病的发生。Kang等[375]研究结果表明喂食适量辣椒素可以显著降低C57BL/6肥胖小鼠脂肪和肝脏组织IL-6(白介素6)、TNF-α(肿瘤坏死因子-α)和MCP-1(单核细胞趋化蛋白-1)的mRNA和蛋白质的水平。同时,脂肪组织的脂联素mRNA和蛋白质水平升高及肝脏中PPARα(过氧化物酶体增殖剂激活受体α)、PGC-1α(过氧化物酶体增殖物活化受体协同刺激因子1α)的mRNA水平升高,而这些都能影响胰岛素抵抗。Lee等研究发现盐酸小檗碱能降低db/db小鼠体重,在不改变食物摄取量的情况下显著改善葡萄糖耐量,降低高脂饲喂的Wistar大鼠体重和脂质水平,增强胰岛素敏感性。饲喂人参皂苷后,大鼠肝脏和脂肪组织的PPARγ及UCP3(线粒体脱偶联蛋白3)和脂肪酸合成酶(fatty acid synthase,FAS)基因表达增加,使大鼠体重减轻及胆固醇水平降低、胰岛素抵抗得到改善。Mu等[376]也证实人参皂苷Rb1通过调节3T3-L1前脂肪细胞的PPARγ的活性,影响2型糖尿病的发生。没药甾酮、大蒜烯、脂肪酸盐等也通过调节胰岛素信号通路相关基因的表达水平来影响糖尿病的发生发展过程。

3) 植物化学物的抗炎及抗病毒活性

某些植物化合物同样也能帮助机体抵抗炎症和病毒。姜黄素也是一种多酚类化合物,可以从姜科植物的根茎中提取。核转录因子(nuclear factor-κ-gene binding,NF-κB)在调节与炎性疾病有关的促炎性基因方面发挥重要作用,已证实许多炎性疾病(如心脑血管病、胰岛素抵抗)与之有关。通过对雄性SD大鼠的研究发现,在高糖条件下姜黄素通过抑制组蛋白乙酰转移酶的活性抑制NF-κB活性和次级转录因子,使单核细胞产生的炎性因子如肿瘤坏死因子-α(tumor necrosis factor-α,TNF-α)、白介素-6(interleukin-6,IL-6)、IL-8和单核细胞趋化蛋白-1(monocyte chemotactic protein-1,MCP-1)分泌减少,减轻机体的炎症反应[377]。在这个过程中,组蛋白乙酰基转移酶CBP/P300(histoneacetyltransferase CBP/P300)的活性受到抑制[378]。

甘草为豆科甘草属多年生草本植物,又名甜草、粉草、国老等,其性平味甘,具有润肺解毒、祛痰止咳、补益肺气、调和诸药等功效。近年来,随着甘草药理研究的日益深入,甘草的药用价值越来越受到人们的关注和肯定。甘草的有效化学成分如三萜类化合物、黄酮类化合物、甘草多糖、生物碱及微量元素等,具有抗病毒、抗炎、抗肿瘤、抗溃疡、抗氧化、免疫调节等多种药理活性作用。现代药理研究证实,甘草酸、甘草皂苷和甘草次酸三萜类化合物是甘草中的主要活性成分,具有显著的抗病毒作用。其对疱疹病毒[379]、肝炎病毒、HIV、SARS冠状病毒、流感病毒等都具有一定的抵抗作用。随着人们对植物化学物的研究越来越深入,其在抗炎症、抗病毒等方面将会发挥越来越重要的作用。

4) 植物化学物的其他活性

随着流行病学的研究以及基础研究的不断进展。人们发现植物化合物在治疗神经退行性疾病以及对药物和环境化学物神经毒性也显示了保护作用。Rajakumar 等[380] 采用大鼠脑匀浆与姜黄素反应,发现姜黄素能直接抑制组织的自发过氧化,减少过氧化物的形成,同时也发现姜黄素能抑制铁离子、抗坏血酸铁以及铁-ADP-抗坏血酸诱发的脂质过氧化,且保护作用明显优于其结构类似物去氢姜酮。采用原代大脑皮层神经元培养,朱元贵等[381] 发现 $2.5\ \mu mol/L$ 姜黄素预处理能保护神经元免受 $100\ \mu mol/L$ 氧化物三丁基过氧化氢(tBHP)的细胞毒性和凋亡,其机制可能与降低细胞内活性氧水平,增加线粒体膜电位和还原性谷胱甘肽水平有关。采用大鼠原代海马神经元样细胞株(H19-7)和 I 型星形胶质细胞株(DI TNC1),有人研究发现姜黄素可通过激活细胞内的抗氧化保护基因增强血红素加氧酶-1(HO-1)的活性,使神经元和星形胶质细胞免受氧化性损伤[382,383]。此外,Shukla 等[384] 发现姜黄素 100 mg/kg 和铅 50 mg/kg 共处理 45 d 后大鼠脂质过氧化水平显著下降,且与那些单独铅染毒组比较,姜黄素处理组各脑区含铅水平明显降低,谷胱甘肽(GSH)含量、超氧化物歧化酶(SOD)、过氧化氢酶(CAT)活性亦趋向恢复到空白对照组水平。因此,姜黄素对重金属(铅、镉和铝)的神经毒性具有保护作用。人们还发现,姜黄素对乙醇神经毒性、癫痫模型毒物神经毒性、Parkinson's 病模型毒物 MPTP 神经毒性都具有一定的保护作用。

2.8.4 植物化学物与精准营养

到目前为止,国内外许多流行病学研究结果表明,植物中的部分化学物能够影响人体健康状态,例如多糖、多酚类化合物、类胡萝卜素、生物碱、萜类等,有希望能通过改变日常饮食结构,增加某些有益的植物化学物来预防或治疗许多慢性病。

2.8.4.1 多糖

石斛为珍贵的中药材,在中医治疗方面历史悠久,其中石斛多糖为其主要的药用化学物成分之一[385]。现代药理研究结果表明,石斛多糖具有抗细胞衰老、扩血管、降血糖等功效,而且对正常血糖并没有显著影响[386],对中老年人群具有增强机体免疫力、抗衰老的保健功效[387]。除此之外,灵芝多糖、胖大海多糖、乌头多糖、桔梗多糖等也被发现具有抗衰老、增强免疫力等功效。

2.8.4.2 多酚化合物

水果、蔬菜和中草药中广泛存在着多酚化合物,此类化合物从结构上可分为多种类型,包括:① 黄酮及黄酮醇类;② 二氢黄酮及二氢异黄酮类;③ 黄烷醇类;④ 异黄酮及二氢异黄酮类;⑤ 双黄酮类;⑥ 其他如花色苷、查耳酮等。其中茶多酚主要由儿茶素组成,属于黄烷醇类,主要存在于茶叶中,并且其制作工艺对含量有很大影响。目前调查研究发现,茶多酚口服液会显著降低心血管病患者的血脂和动脉粥样硬化程度[388]。在饮茶和肿瘤相关性研究中发现,茶叶中既有致癌成分单宁,又有抗癌成分茶多酚,其最终效果与茶叶的加工制作工艺,冲泡的方法、程序、条件,饮用习惯、浓度和量等有关。日本学者一项研究发现,每日饮茶 3 杯以下者比饮茶 10 杯以上者患肿瘤的危险低[388]。在妇女乳腺癌相关研究中,绿茶对绝经前乳腺癌发病呈负相关,绝经后效果就显著降低[389]。除此之外,加拿大一项研究发现提高日常生活中黄酮类化合物的摄取有益于正常的认知功能,降低人群中阿尔兹海默病的发病率[390]。

2.8.4.3　类胡萝卜素

类胡萝卜素是主要存在于动物、高等植物、真菌、藻类的黄色、橙红色或红色的天然色素的总称,根据化学结构可以分为胡萝卜素和叶黄素两种。其中番茄红素属于胡萝卜素,广泛存在于西瓜、葡萄、葡萄柚、李子、柿子、木瓜、芒果、番石榴、柑橘以及萝卜、胡萝卜等水果或蔬菜中。具有抗氧化、抗衰老和抑制肿瘤的功能。[391]

2.8.4.4　生物碱

生物碱是自然界中一类含氮的碱性有机化合物,大部分天然存在在植物体内,部分在动物体内。按照生物碱的基本结构可以分成许多类型:有机胺类(麻黄碱、益母草碱、秋水仙碱)、吡咯烷类(古豆碱、千里光碱、野百合碱)、吡啶类(烟碱、槟榔碱、半边莲碱)、异喹啉类(小檗碱、吗啡、粉防己碱)、吲哚类(利血平、长春新碱、麦角新碱)、莨菪烷类(阿托品、东莨菪碱)、咪唑类(毛果芸香碱)、喹唑酮类(常山碱)、嘌呤类(咖啡碱、茶碱)、甾体类(茄碱、浙贝母碱、澳洲茄碱)、二萜类(乌头碱、飞燕草碱)以及其他类(加兰他敏、雷公藤碱)。许多有名的中草药中都含有多种生物碱,例如苦参中主要含有苦参碱和氧化苦参碱。由研究结果表明,氧化苦参碱治疗可以改善肝纤维化患者的肝功能,改善预后水平[392]。部分临床结果表明,氧化苦参碱可以减缓冠心病患者的心律失常,而在肿瘤治疗方面,不少研究认为苦参碱能够改善胃癌、结肠癌等恶性肿瘤的预后情况,具有镇痛、提高免疫能力等功效。此外,麻黄碱、小檗碱、利血平、阿托品等已是临床治疗中常用药物,对其详细的作用机制有许多分子生物学研究。

2.8.4.5　萜类

萜类化合物是构成某些植物的香精、树脂、色素等的主要成分,分子式为异戊二烯单位的倍数的烃类及其含氧衍生物,含氧衍生物可以是醇、醛、酮、羧酸、酯等,某些动物的激素、维生素也属于这一大类化合物,一般是其产热气味的原因之一,常见祛痰、止咳、祛风、发汗、驱虫、镇痛等功效。樟脑属于已知的重要莰烯型萜类化合物,主要分布在樟树的挥发油中,在医药治疗方面主要作用于外周皮肤刺激剂或者吸入性强心剂使用。在深海鲨鱼中含量丰富的角鲨烯也属于萜类化合物,现有研究发现山茶油、橄榄油中也能够分离纯化出这类萜类化合物,临床研究发现,非酒性脂肪肝患者服用角鲨烯制剂后肝功能明显恢复,提高体内超氧化物歧化酶(SOD)的活性,提高健康人体的免疫能力。

表 2-21 植物化学物与营养效用

化合物名称	多 糖	多 酚	类胡萝卜素	生物碱	萜 类
效用	抗细胞衰老	降血脂	减肥，防辐射，抗肿瘤	心脏、肝脏保护，抗肿瘤	抗氧化,镇痛、止咳
主要受益人群	中老年人群等	妇女、肿瘤患者等	男性、肿瘤患者等	肝纤维化、心律不齐、肿瘤患者	皮肤病患者、呼吸道疾病患者等
含有该化合物的植物	石斛,灵芝	茶叶,水果	胡萝卜,辣椒等有色植物	麻黄,益母草	山茶油,樟脑

虽然目前流行病学研究结果发现植物中的一系列化学物对人体健康有积极的作用,但是同时也发现了尼古丁、植物中的有机酸等过量摄取会对人体产生毒性的化学物质,所以要想通过合理摄取植物中的各种化学物来改善人体健康还需要大量细胞学实验论证。

2.9 小结

综上所述,充分了解各种膳食成分的营养价值和健康功效,建立合理、科学的膳食结构,为人体提供适量的营养素,避免摄入过量的对健康有害的成分,既能满足身体的需求,又能有效地预防和干预慢性病的发生和发展。

参考文献

[1] Bouchard-Mercier A, Rudkowska I, Lemieux S, et al. The metabolic signature associated with the Western dietary pattern: a cross-sectional study[J]. Nutr, 2013, 12(1): 158-166.

[2] Naja F, Hwalla N, Itani L, et al. A Western dietary pattern is associated with overweight and obesity in a national sample of Lebanese adolescents (13-19 years): a cross-sectional study[J]. Br J Nutr, 2015, 114(11): 1909-1919.

[3] Hojhabrimanesh A, Akhlaghi M, Rahmani E, et al. A Western dietary pattern is associated with higher blood pressure in Iranian adolescents[J]. Eur J Nutr, 2017, 56(1): 399-408.

[4] Oddy W H, Herbison C E, Jacoby P, et al. The Western dietary pattern is prospectively associated with nonalcoholic fatty liver disease in adolescence[J]. Am J Gastroenterol, 2013, 108(5): 778-785.

[5] Phillips P. "Mediterranean" dietary pattern for the primary prevention of cardiovascular disease: summaries of nursing care-related systematic reviews from the Cochrane library[J]. J Cardiovasc Nurs, 2015, 30(3): 188-189.

[6] Yang J, Farioli A, Korre M, et al. Modified Mediterranean diet score and cardiovascular risk in a

North American working population[J]. PLoS One，2014，9(2)：e87539.

[7] Abiemo E E，Alonso A，Nettleton J A，et al. Relationships of the Mediterranean dietary pattern with insulin resistance and diabetes incidence in the Multi-Ethnic Study of Atherosclerosis (MESA) [J]. Br J Nutr，2013，109(8)：1490-1497.

[8] Mantzoros C S，Williams C J，Manson J E，et al. Adherence to the Mediterranean dietary pattern is positively associated with plasma adiponectin concentrations in diabetic women[J]. Am J Clin Nutr，2006，84(2)：328-335.

[9] Solfrizzi V，Capurso C，Panza F. Adherence to a Mediterranean dietary pattern and risk of Alzheimer's disease[J]. Ann Neurol，2006 60(5)：620.

[10] Rumawas M E，Meigs J B，Dwyer J T，et al. Mediterranean-style dietary pattern，reduced risk of metabolic syndrome traits，and incidence in the Framingham Offspring Cohort[J]. Am J Clin Nutr，2009，90(6)：1608-1614.

[11] Takaizumi K，Harada K，Shibata A，et al. Impact of awareness of the Japanese Food Guide Spinning Top on eating behaviour[J]. Public Health Nutr，2012，15(3)：399-406.

[12] 郭存三.中国的膳食结构与人体健康中的危险因素[J].中华流行病学杂志,1997,18(6)：375-376.

[13] 李书国,薛文通,李雪梅,等.中国居民膳食营养不平衡原因分析及对策[J].中国食物与营养，2005,10：7-9.

[14] Zhou B F. Cooperative Meta-Analysis Group of the Working Group on Obesity in China. Predictive values of body mass index and waist circumference for risk factors of certain related diseases in Chinese adults — study on optimal cut-off points of body mass index and waist circumference in Chinese adults[J]. Biomed Environ Sci，2002，15(1)：83-96.

[15] GBD 2015 Obesity Collaborators，Afshin A，Forouzanfar M H，et al. Health effects of overweight and obesity in 195 countries over 25 years[J]. N Engl J Med，2017，377(1)：13-27.

[16] Lavie C J，Arena R，Alpert M A，et al. Management of cardiovascular diseases in patients with obesity[J]. Nat Rev Cardiol，2018，15(1)：45-56.

[17] Lim K，Jackson K L，Sata Y，et al. Factors Responsible for Obesity-Related Hypertension[J]. Curr Hypertens Rep，2017，19(7)：53.

[18] 韩金祥,赵乃倩,王丽.果糖诱导肥胖和内脏脂肪蓄积的研究进展[J].生命科学,2017,29(8)：790-796.

[19] American Diabetes Association. Obesity management for the treatment of type 2 diabetes[J]. Diabetes Care，2016，39(1 Suppl)：S47-S51.

[20] 陈春明,赵文华,杨正雄,等.中国慢性病控制中膳食关键因素的研究[J].中华流行病学杂志，2006,27(9)：739-743.

[21] Bhupathiraju S N，Tobias D K，Malik V S，et al. Glycemic index，glycemic load，and risk of type 2 diabetes：results from 3 large US cohorts and an updated meta-analysis[J]. Am J Clin Nutr，2014，100(1)：218-232.

[22] Schulze M B，Schulz M，Heidemann C，et al. Fiber and magnesium intake and incidence of type 2 diabetes：a prospective study and meta-analysis[J]. Arch Intern Med，2007，167(9)：956-965.

[23] Jung C H，Choi K M. Impact of high-carbohydrate diet on metabolic parameters in patients with type 2 diabetes[J]. Nutrients，2017，9(4)：322.

[24] Meng Y，Bai H，Wang S，et al. Efficacy of low carbohydrate diet for type 2 diabetes mellitus management：A systematic review and meta-analysis of randomized controlled trials[J]. Diabetes

Res Clin Pract，2017，131：124-131.

[25] van Wyk H J，Davis R E，Davies J S. A critical review of low-carbohydrate diets in people with Type 2 diabetes[J]. Diabet Med，2016，33(2)：148-157.

[26] Farvid M S，Homayouni F，Shokoohi M，et al. Glycemic index，glycemic load and their association with glycemic control among patients with type 2 diabetes[J]. Eur J Clin Nutr，2014，68(4)：459-463.

[27] Lean M E，Te Morenga L. Sugar and Type 2 diabetes[J]. Br Med Bull，2016，120(1)：43-53.

[28] Hamza R T，Ahmed A Y，Rezk D G，et al. Dietary fructose intake in obese children and adolescents：relation to procollagen type Ⅲ N-terminal peptide (P3NP) and non-alcoholic fatty liver disease[J]. J Pediatr Endocrinol Metab，2016，29(12)：1345-1352.

[29] Donnelly K L，Smith C I，Schwarzenberg S J，et al. Sources of fatty acids stored in liver and secreted via lipoproteins in patients with nonalcoholic fatty liver disease[J]. J Clin Invest，2005，115(5)：1343-1351.

[30] Haghighatdoost F，Salehi-Abargouei A，Surkan P J，et al. The effects of low carbohydrate diets on liver function tests in nonalcoholic fatty liver disease：A systematic review and meta-analysis of clinical trials[J]. J Res Med Sci，2016，21：53.

[31] Granja S，Pinheiro C，Reis R M，et al. Glucose addiction in cancer therapy：advances and drawbacks[J]. Curr Drug Metab，2015，16(3)：221-242.

[32] Belcheva A，Irrazabal T，Robertson S J，et al. Gut microbial metabolism drives transformation of MSH2-deficient colon epithelial cells[J]. Cell，2014，158(2)：288-299.

[33] Khodadadi S，Sobhani N，Mirshekar S，et al. Tumor cells growth and survival time with the ketogenic diet in animal models：a systematic review[J]. Int J Prev Med，2017，8：35.

[34] 王镜岩，朱圣庚，徐长法. 生物化学[M]. 北京：高等教育出版社. 2007.

[35] Collarini E J，Oxender D L. Mechanisms of transport of amino acids across membranes[J]. Annu Rev Nutr，1987，7：75-90.

[36] Luscombe N D，Clifton P M，Noakes M，et al. Effect of a high-protein，energy-restricted diet on weight loss and energy expenditure after weight stabilization in hyperinsulinemic subjects[J]. Int J Obes Relat Metab Disord，2003，27(5)：582-590.

[37] Hu F B，Stampfer M J，Manson J E，et al. Dietary protein and risk of ischemic heart disease in women[J]. Am J Clin Nutr，1999，70(2)：221-227.

[38] Fraser G E. Diet and coronary heart disease：beyond dietary fats and low-density-lipoprotein cholesterol[J]. Am J Clin Nutr，1994，59 (5 Suppl)：1117S-1123S.

[39] Tanasescu M，Cho E，Manson J E，et al. Dietary fat and cholesterol and the risk of cardiovascular disease among women with type 2 diabetes[J]. Am J Clin Nutr，2004，79(6)：999-1005.

[40] Fraser G E，Sabaté J，Beeson W L，et al. A possible protective effect of nut consumption on risk of coronary heart disease. The Adventist Health Study[J]. Arch Intern Med，1992，152(7)：1416-1424.

[41] Anderson J W，Johnstone B M，Cook-Newell M E. Meta-analysis of the effects of soy protein intake on serum lipids[J]. N Engl J Med，1995，333(5)：276-282.

[42] Rector T S，Bank A J，Mullen K A，et al. Randomized，double-blind，placebo-controlled study of supplemental oral L-arginine in patients with heart failure[J]. Circulation，1996，93(12)：2135-2141.

[43] Adeva-Andany M M，López-Maside L，Donapetry-Garcia C，et al. Enzymes involved in branched-

chain amino acid metabolism in humans[J]. Amino Acids, 2017, 49(6): 1005-1028.

[44] Draaisma J M, van Kesteren I C, Daniels O, et al. Dilated cardiomyopathy with 3-methylglutaconic aciduria[J]. Pediatr Cardiol, 1994, 15(2): 89-90.

[45] Shah S H, Bain J R, Muehlbauer M J, et al. Association of a peripheral blood metabolic profile with coronary artery disease and risk of subsequent cardiovascular events[J]. Circ Cardiovasc Genet, 2010, 3(2): 207-214.

[46] Ngo T H, Barnard R J, Tymchuk C N, et al. Effect of diet and exercise on serum insulin, IGF-I, and IGFBP-1 levels and growth of LNCaP cells in vitro (United States)[J]. Cancer Causes Control, 2002, 13(10): 929-935.

[47] Fielder P J, Guevara-Aguirre J, Rosenbloom A L, et al. Regulation of serum insulin-like growth factors and their binding proteins in Ecuadorean patients with growth hormone receptor dysfunction (growth hormone insensitivity)[J]. Acta Paediatr Scand Suppl, 1991, 377: 104-109.

[48] Giovannucci E, Pollak M N, Platz E A, et al. A prospective study of plasma insulin-like growth factor-1 and binding protein-3 and risk of colorectal neoplasia in women[J]. Cancer Epidemiol Biomarkers Prev, 2000, 9(4): 345-349.

[49] Ma J, Pollak M N, Giovannucci E, et al. Prospective study of colorectal cancer risk in men and plasma levels of insulin-like growth factor (IGF)-I and IGF-binding protein-3[J]. J Natl Cancer Inst, 1999, 91(7): 620-625.

[50] Benavides M A, Bosland M C, da Silva C P, et al. L-Methionine inhibits growth of human pancreatic cancer cells[J]. Anticancer Drugs, 2014, 25(2): 200-203.

[51] Poirson-Bichat F, Goncalves R A, Miccoli L, et al. Methionine depletion enhances the antitumoral efficacy of cytotoxic agents in drug-resistant human tumor xenografts[J]. Clin Cancer Res, 2000, 6(2): 643-653.

[52] Kudou D, Misaki S, Yamashita M, et al. The role of cysteine 116 in the active site of the antitumor enzyme L-methionine gamma-lyase from Pseudomonas putida[J]. Biosci Biotechnol Biochem, 2008, 72(7): 1722-1730.

[53] Jain M, Nilsson R, Sharma S, et al. Metabolite profiling identifies a key role for glycine in rapid cancer cell proliferation[J]. Science, 2012, 336(6084): 1040-1044.

[54] Zhang Y, Guo K, LeBlanc R E, et al. Increasing dietary leucine intake reduces diet-induced obesity and improves glucose and cholesterol metabolism in mice via multimechanisms[J]. Diabetes, 2007, 56(6): 1647-1654.

[55] Felig P, Marliss E, Cahill G F Jr. Plasma amino acid levels and insulin secretion in obesity[J]. N Engl J Med, 1969, 281(15): 811-816.

[56] Gulve E A, Cartee G D, Holloszy J O. Prolonged incubation of skeletal muscle in vitro: prevention of increases in glucose transport[J]. Am J Physiol, 1991, 261(1 Pt 1): C154-C160.

[57] Tremblay F, Marette A. Amino acid and insulin signaling via the mTOR/p70 S6 kinase pathway. A negative feedback mechanism leading to insulin resistance in skeletal muscle cells[J]. J Biol Chem, 2001, 276(41): 38052-38060.

[58] Tremblay F, Dubois M J, Marette A. Regulation of GLUT4 traffic and function by insulin and contraction in skeletal muscle[J]. Front Biosci, 2003, 8: d1072-d1084.

[59] Patti M E, Brambilla E, Luzi L, et al. Bidirectional modulation of insulin action by amino acids [J]. J Clin Invest, 1998, 101(7): 1519-1529.

[60] Traxinger R R, Marshall S. Role of amino acids in modulating glucose-induced desensitization of

the glucose transport system[J]. J Biol Chem, 1989, 264(35): 20910-20916.

[61] Armstrong J L, Bonavaud S M, Toole B J, et al. Regulation of glycogen synthesis by amino acids in cultured human muscle cells[J]. J Biol Chem, 2001, 276(2): 952-956.

[62] Fung K Y, Brierley G V, Henderson S, et al. Butyrate-induced apoptosis in HCT116 colorectal cancer cells includes induction of a cell stress response[J]. J Proteome Res, 2011, 10(4): 1860-1869.

[63] Worthley D L, Le Leu R K, Whitehall V L, et al. A human, double-blind, placebo-controlled, crossover trial of prebiotic, probiotic, and synbiotic supplementation: effects on luminal, inflammatory, epigenetic, and epithelial biomarkers of colorectal cancer[J]. Am J Clin Nutr, 2009, 90(3): 578-586.

[64] Obesity: a growing threat to health in China[J]. Lancet, 2014, 384(9945): 716.

[65] Renehan A G, Tyson M, Egger M, et al. Body-mass index and incidence of cancer: a systematic review and meta-analysis of prospective observational studies[J]. Lancet, 2008, 371(9612): 569-578.

[66] Research WCRFAIfC. Food, Nutrition, Physical Activity, and the Prevention of Colorectal Cancer [R]. 2007.

[67] Mozaffarian D, Abdollahi M, Campos H, et al. Consumption of trans fats and estimated effects on coronary heart disease in Iran[J]. Eur J Clin Nutr, 2007, 61(8): 1004-1010.

[68] DeFilippis A P, Sperling L S. Understanding omega-3's[J]. Am Heart J, 2006, 151(3): 564-570.

[69] Wallis J G, Browse J. The delta8 – desaturase of euglena gracilis: an alternate pathway for synthesis of 20 – carbon polyunsaturated fatty acids[J]. Arch Biochem Biophys, 1999, 365(2): 307-316.

[70] Edwards I J, O'Flaherty J T. Omega-3 fatty acids and PPARγ in cancer[J]. PPAR Res, 2008, 2008(Special): 358052.

[71] Burdge G. Alpha-linolenic acid metabolism in men and women: nutritional and biological implications[J]. Curr Opin Clin Nutr Metab Care, 2004, 7(2): 137-144.

[72] Ezaki O, Takahashi M, Shigematsu T, et al. Long-term effects of dietary alpha-linolenic acid from perilla oil on serum fatty acids composition and on the risk factors of coronary heart disease in Japanese elderly subjects[J]. J Nutr Sci Vitaminol (Tokyo), 1999, 45(6): 759-772.

[73] Jenab M, Slimani N, Bictash M, et al. Biomarkers in nutritional epidemiology: applications, needs and new horizons[J]. Hum Genet, 2009, 125(5-6): 507-525.

[74] Crowe F L, Skeaff C M, Green T J, et al. Serum fatty acids as biomarkers of fat intake predict serum cholesterol concentrations in a population-based survey of New Zealand adolescents and adults[J]. Am J Clin Nutr, 2006, 83(4): 887-894.

[75] 中国营养学会. 中国居民膳食营养素参考摄入量(2013)[M]. 北京：科学出版社, 2013.

[76] Wang Y, Mi J, Shan X Y, et al. Is China facing an obesity epidemic and the consequences? The trends in obesity and chronic disease in China[J]. Int J Obes (Lond), 2007, 31(1): 177-188.

[77] Hu F B, Manson J E, Stampfer M J, et al. Diet, lifestyle, and the risk of type 2 diabetes mellitus in women[J]. N Engl J Med, 2001, 345(11): 790-797.

[78] Yang S H, Dou K F, Song W J. Prevalence of diabetes among men and women in China[J]. N Engl J Med, 2010, 362(25): 2425-2426.

[79] Grundy S M, Cleeman J I, Daniels S R, et al. Diagnosis and management of the metabolic

syndrome: an American Heart Association/National Heart, Lung, and Blood Institute scientific statement[J]. Curr Opin Cardiol, 2006, 21(1): 1-6.

[80] Zhai F, Wang H, Du S, et al. Lifespan nutrition and changing socio-economic conditions in China [J]. Asia Pac J Clin Nutr, 2007, 16 Suppl 1: 374-382.

[81] Du S, Lu B, Zhai F, et al. A new stage of the nutrition transition in China[J]. Public Health Nutr, 2002, 5(1A): 169-174.

[82] Gong J, Campos H, McGarvey S, et al. Adipose tissue palmitoleic acid and obesity in humans: does it behave as a lipokine[J]. Am J Clin Nutr, 2011, 93(1): 186-191.

[83] Chong M F, Hodson L, Bickerton A S, et al. Parallel activation of de novo lipogenesis and stearoyl-CoA desaturase activity after 3 d of high-carbohydrate feeding[J]. Am J Clin Nutr, 2008, 87(4): 817-823.

[84] 赵平,陈万青. 2012 中国肿瘤登记年报[M]. 北京: 军事医学科学出版社, 2012.

[85] Cui X, Rosner B, Willett W C, et al. Dietary fat, fiber, and carbohydrate intake in relation to risk of endometrial cancer[J]. Cancer Epidemiol Biomarkers Prev, 2011, 20(5), 978-989.

[86] Shu X O, Zheng W, Potischman N, et al. A population-based case-control study of dietary factors and endometrial cancer in Shanghai, People's Republic of China[J]. Am J Epidemiol, 1993, 137 (2): 155-165.

[87] Siegel R, Naishadham D, Jemal A. Cancer statistics, 2012[J]. CA Cancer J Clin, 2012, 62(1): 10-29.

[88] Shen Q W, Yao Q Y. Total fat consumption and pancreatic cancer risk: a meta-analysis of epidemiologic studies[J]. Eur J Cancer Prev, 2015, 24(4): 278-285.

[89] Yao X, Tian Z. Saturated, monounsaturated and polyunsaturated fatty acids intake and risk of pancreatic cancer: evidence from observational studies[J]. PLoS One, 2015, 10(6): e0130870.

[90] Ferlay J, Soerjomataram I, Dikshit R, et al. Cancer incidence and mortality worldwide: sources, methods and major patterns in GLOBOCAN 2012[J]. Int J Cancer, 2015, 136(5): E359-E386.

[91] Research WCRFAIfC. Continuous Update Project Report Food, Nutrition, Physical Activity, and the Prevention of Colorectal Cancer[R]. 2011.

[92] Howe G R, Aronson K J, Benito E, et al. The relationship between dietary fat intake and risk of colorectal cancer: evidence from the combined analysis of 13 case-control studies[J]. Cancer Causes Control, 1997, 8(2): 215-228.

[93] Liu L, Zhuang W, Wang R Q, et al. Is dietary fat associated with the risk of colorectal cancer? A meta-analysis of 13 prospective cohort studies[J]. Eur J Nutr, 2011, 50(3): 173-184.

[94] Shen X J, Zhou J D, Dong J Y, et al. Dietary intake of n-3 fatty acids and colorectal cancer risk: a meta-analysis of data from 489 000 individuals[J]. Br J Nutr, 2012, 108(9): 1550-1556.

[95] Chen G C, Qin L Q, Lu D B, et al. N-3 polyunsaturated fatty acids intake and risk of colorectal cancer: meta-analysis of prospective studies[J]. Cancer Causes Control, 2015, 26(1): 133-141.

[96] O'Doherty M G, Freedman N D, Hollenbeck A R, et al. Association of dietary fat intakes with risk of esophageal and gastric cancer in the NIH-AARP diet and health study[J]. Int J Cancer, 2012, 131(6): 1376-1387.

[97] Lagergren K, Lindam A, Lagergren J. Dietary proportions of carbohydrates, fat, and protein and risk of oesophageal cancer by histological type[J]. PLoS One, 2013, 8(1): e54913.

[98] O'Doherty M G, Cantwell M M, Murray L J, et al. Dietary fat and meat intakes and risk of reflux esophagitis, Barrett's esophagus and esophageal adenocarcinoma[J]. Int J Cancer, 2011, 129(6):

1493-1502.

[99] Jessri M, Rashidkhani B, Hajizadeh B, et al. Macronutrients, vitamins and minerals intake and risk of esophageal squamous cell carcinoma: a case-control study in Iran[J]. Nutr J, 2011, 10: 137.

[100] De Stefeni E, Ronco A L, Boffetta P, et al. Nutrient intake and risk of squamous cell carcinoma of the esophagus: a case-control study in Uruguay[J]. Nutr Cancer, 2006, 56(2): 149-157.

[101] De Stefani E, Ronco A, Mendilaharsu M, et al. Diet and risk of cancer of the upper aerodigestive tract-II. Nutrients[J]. Oral Oncol, 1999, 35(1): 22-26.

[102] Mayne S T, Risch H A, Dubrow R, et al. Nutrient intake and risk of subtypes of esophageal and gastric cancer[J]. Cancer Epidemiol Biomarkers Prev, 2001, 10(10): 1055-1062.

[103] Chen W, Zheng R, Baade P D, et al. Cancer statistics in China, 2015[J]. CA Cancer J Clin, 2016, 66(2): 115-132.

[104] Cao Y, Hou L, Wang W. Dietary total fat and fatty acids intake, serum fatty acids and risk of breast cancer: A meta-analysis of prospective cohort studies[J]. Int J Cancer, 2016, 138(8): 1894-1904.

[105] Lee J E, Spiegelman D, Hunter D J, et al. Fat, protein, and meat consumption and renal cell cancer risk: a pooled analysis of 13 prospective studies[J]. J Natl Cancer Inst, 2008, 100(23): 1695-1706.

[106] Maclure M, Willett W. A case-control study of diet and risk of renal adenocarcinoma[J]. Epidemiology, 1990, 1(6): 430-440.

[107] Hellerstein M K, Schwarz J M, Neese R A. Regulation of hepatic de novo lipogenesis in humans [J]. Annu Rev Nutr, 1996, 16: 523-557.

[108] King I B, Lemaitre R N, Kestin M. Effect of a low-fat diet on fatty acid composition in red cells, plasma phospholipids, and cholesterol esters: investigation of a biomarker of total fat intake[J]. Am J Clin Nutr, 2006, 83(2): 227-236.

[109] Forsythe C E, Phinney S D, Fernandez M L, et al. Comparison of low fat and low carbohydrate diets on circulating fatty acid composition and markers of inflammation[J]. Lipids, 2008, 43(1): 65-77.

[110] Kabagambe E K, Tsai M Y, Hopkins P N, et al. Erythrocyte fatty acid composition and the metabolic syndrome: a National Heart, Lung, and Blood Institute GOLDN study[J]. Clin Chem, 2008, 54(1): 154-162.

[111] Warensjö E, Riserus U, Vessby B. Fatty acid composition of serum lipids predicts the development of the metabolic syndrome in men[J]. Diabetologia, 2005, 48(10): 1999-2005.

[112] Volek J S, Fernandez M L, Feinman R D, et al. Dietary carbohydrate restriction induces a unique metabolic state positively affecting atherogenic dyslipidemia, fatty acid partitioning, and metabolic syndrome[J]. Prog Lipid Res, 2008, 47(5): 307-318.

[113] Siri P W, Krauss R M. Influence of dietary carbohydrate and fat on LDL and HDL particle distributions[J]. Curr Atheroscler Rep, 2005, 7(6): 455-459.

[114] Sieber J, Lindenmeyer M T, Kampe K, et al. Regulation of podocyte survival and endoplasmic reticulum stress by fatty acids[J]. Am J Physiol Renal Physiol, 2010, 299(4): F821-F829.

[115] Djousse L, Matthan N R, Lichtenstein A H, et al. Red blood cell membrane concentration of cis-palmitoleic and cis-vaccenic acids and risk of coronary heart disease[J]. Am J Cardiol, 2012, 110 (4): 539-544.

[116] Vessby B, Tengblad S, Lithell H. Insulin sensitivity is related to the fatty acid composition of serum lipids and skeletal muscle phospholipids in 70-year-old men[J]. Diabetologia, 1994, 37 (10): 1044-1050.

[117] Petersson H, Basu S, Cederholm T, et al. Serum fatty acid composition and indices of stearoyl-CoA desaturase activity are associated with systemic inflammation: longitudinal analyses in middle-aged men[J]. Br J Nutr, 2008, 99(6): 1186-1189.

[118] Rohrig F, Schulze A. The multifaceted roles of fatty acid synthesis in cancer[J]. Nat Rev Cancer, 2016, 16(11): 732-749.

[119] Medes G, Weinhouse S. Metabolism of neoplastic tissue. XIII. Substrate competition in fatty acid oxidation in ascites tumor cells[J]. Cancer Res, 1958, 18(3): 352-359.

[120] Ookhtens M, Kannan R, Lyon I, et al. Liver and adipose tissue contributions to newly formed fatty acids in an ascites tumor[J]. Am J Physiol, 1984, 247 (1 Pt 2): R146-R153.

[121] Wang D, Dubois R N. Eicosanoids and cancer[J]. Nat Rev Cancer, 2010, 10(3): 181-193.

[122] Ma C, Kesarwala A H, Eggert T, et al. NAFLD causes selective CD^{4+} T lymphocyte loss and promotes hepatocarcinogenesis[J]. Nature, 2016, 531(7593): 253-257.

[123] Hawcroft G, Loadman P M, Belluzzi A, et al. Effect of eicosapentaenoic acid on E-type prostaglandin synthesis and EP4 receptor signaling in human colorectal cancer cells [J]. Neoplasia, 2010, 12(8): 618-627.

[124] Abel S, Riedel S, Gelderblom W C. Dietary PUFA and cancer[J]. Proc Nutr Soc, 2014, 73(3): 361-367.

[125] Wu J H, Lemaitre R N, Imamura F, et al. Fatty acids in the de novo lipogenesis pathway and risk of coronary heart disease: the Cardiovascular Health Study[J]. Am J Clin Nutr, 2011, 94 (2): 431-438.

[126] Patel P S, Sharp S J, Jansen E, et al. Fatty acids measured in plasma and erythrocyte-membrane phospholipids and derived by food-frequency questionnaire and the risk of new-onset type 2 diabetes: a pilot study in the European Prospective Investigation into Cancer and Nutrition (EPIC)-Norfolk cohort[J]. Am J Clin Nutr, 2010, 92(5): 1214-1222.

[127] Kroger J, Zietemann V, Enzenbach C, et al. Erythrocyte membrane phospholipid fatty acids, desaturase activity, and dietary fatty acids in relation to risk of type 2 diabetes in the European Prospective Investigation into Cancer and Nutrition (EPIC)-Potsdam Study[J]. Am J Clin Nutr, 2011, 93(1): 127-142.

[128] Krachler B, Norberg M, Eriksson J W, et al. Fatty acid profile of the erythrocyte membrane preceding development of Type 2 diabetes mellitus[J]. Nutr Metab Cardiovasc Dis, 2008, 18(7): 503-510.

[129] Laaksonen D E, Lakka T A, Lakka H M, et al. Serum fatty acid composition predicts development of impaired fasting glycaemia and diabetes in middle-aged men[J]. Diabet Med, 2002, 19(6): 456-464.

[130] Volek J S, Feinman R D. Carbohydrate restriction improves the features of Metabolic Syndrome. Metabolic Syndrome may be defined by the response to carbohydrate restriction[J]. Nutr Metab (Lond), 2005, 2: 31.

[131] Hodge A M, Williamson E J, Bassett J K, et al. Dietary and biomarker estimates of fatty acids and risk of colorectal cancer[J]. Int J Cancer, 2015, 137(5): 1224-1234.

[132] Cottet V, Vaysse C, Scherrer M L, et al. Fatty acid composition of adipose tissue and colorectal

cancer: a case-control study[J]. Am J Clin Nutr, 2015, 101(1): 192-201.

[133] Kuriki K, Wakai K, Hirose K, et al. Risk of colorectal cancer is linked to erythrocyte compositions of fatty acids as biomarkers for dietary intakes of fish, fat, and fatty acids[J]. Cancer Epidemiol Biomarkers Prev, 2006, 15(10): 1791-1798.

[134] Takata Y, King I B, Neuhouser M L, et al. Association of serum phospholipid fatty acids with breast cancer risk among postmenopausal cigarette smokers[J]. Cancer Causes Control, 2009, 20(4): 497-504.

[135] Rissanen H, Knekt P, Jarvinen R, et al. Serum fatty acids and breast cancer incidence[J]. Nutr Cancer, 2003, 45(2): 168-175.

[136] Pouchieu C, Chajes V, Laporte F, et al. Prospective associations between plasma saturated, monounsaturated and polyunsaturated fatty acids and overall and breast cancer risk — modulation by antioxidants: a nested case-control study[J]. PLoS One, 2014, 9(2): e90442.

[137] Bassett J K, Hodge A M, English D R, et al. Plasma phospholipids fatty acids, dietary fatty acids, and breast cancer risk[J]. Cancer Causes Control, 2016, 27(6): 759-773.

[138] Jenkins B, West J A, Koulman A. A review of odd-chain fatty acid metabolism and the role of pentadecanoic Acid (c15: 0) and heptadecanoic Acid (c17: 0) in health and disease[J]. Molecules, 2015, 20(2): 2425-2444.

[139] Gouk S W, Cheng S F, Ong A S, et al. Stearic acids at sn-1, 3 positions of TAG are more efficient at limiting fat deposition than palmitic and oleic acids in C57BL/6 mice[J]. Br J Nutr, 2014, 111(7): 1174-1180.

[140] Emken E A. Metabolism of dietary stearic acid relative to other fatty acids in human subjects[J]. Am J Clin Nutr, 1994, 60(6 Suppl): 1023S-1028S.

[141] Mayneris-Perxachs J, Guerendiain M, Castellote A I, et al. Plasma fatty acid composition, estimated desaturase activities, and their relation with the metabolic syndrome in a population at high risk of cardiovascular disease[J]. Clin Nutr, 2014, 33(1): 90-97.

[142] Perreault M, Roke K, Badawi A, et al. Plasma levels of 14: 0, 16: 0, 16: 1n-7, and 20: 3n-6 are positively associated, but 18: 0 and 18: 2n-6 are inversely associated with markers of inflammation in young healthy adults[J]. Lipids, 2014, 49(3): 255-263.

[143] Fretts A M, Mozaffarian D, Siscovick D S, et al. Associations of plasma phospholipid SFAs with total and cause-specific mortality in older adults differ according to SFA chain length[J]. J Nutr, 2016, 146(2): 298-305.

[144] Forouhi N G, Koulman A, Sharp S J, et al. Differences in the prospective association between individual plasma phospholipid saturated fatty acids and incident type 2 diabetes: the EPIC-InterAct case-cohort study[J]. Lancet Diabetes Endocrinol, 2014, 2(10): 810-818.

[145] 赵志华,岳田利,王燕妮. 乳制品的营养价值及发展前景[J]. 中国食物与营养,2005,11: 18-20.

[146] Tu M, Wang C, Chen C, et al. Identification of a novel ACE-inhibitory peptide from casein and evaluation of the inhibitory mechanisms[J]. Food Chem, 2018, 256: 98-104.

[147] 赵圣国,王加启,章玉涛,等. 乳及乳制品中 IgG 含量检测方法的研究进展[J]. 中国畜牧兽医, 2010,37(11): 216-219.

[148] Pfaender S, Vielle N J, Ebert N, et al. Inactivation of Zika virus in human breast milk by prolonged storage or pasteurization[J]. Virus Res, 2017, 228: 58-60.

[149] 赵春燕. 奶粉包装保质机理及保质期预测[D]. 无锡：江南大学,2011.

[150] Ayala N Z A, González C, Saldo J, et al. Predicting lactulose concentration in heat-treated

reconstituted skim milk powder using front-face fluorescence[J]. Food Control，2017，73：110-116.

[151] 庞玉珍，王玉静. 速溶奶粉中卵磷脂含量的测定[J]. 中国乳品工业，1998，3：46-47.

[152] 张丹凤，陆东林. 乳铁蛋白及其生理功能[J]. 草食家畜，2002，2：3-6.

[153] Orsi N. The antimicrobial activity of lactoferrin：current status and perspectives[J]. Biometals，2004，17(3)：189-196.

[154] Alsahli A，Kiefhaber K，Gold T，et al. Palmitic acid reduces circulating bone formation markers in obese animals and impairs osteoblast activity via C16-ceramide accumulation[J]. Calcif Tissue Int，2016，98(5)：511-519.

[155] 韩瑞丽，马健，张佳程，等. 棕榈酸在三酰甘油中的位置分布对婴儿营养吸收的影响[J]. 中国粮油学报，2009，24(5)：80-83.

[156] 梁培斗，李树珩. 炼乳的加工技术[J]. 中国农村科技，2002，3：43.

[157] 明珠，陈庆森，刘雪姬，等. 乳源酪蛋白糖巨肽对溃疡性结肠炎小鼠肠道菌群多样性的影响[J]. 食品科学，2016，37(5)：154-161.

[158] 刘宪夫，牛琴，覃树林，等. 双歧杆菌分类、生理功能及应用研究进展[J]. 生物产业技术，2017，3：100-1005.

[159] Gujral D M，Lloyd G，Bhattacharyya S. Effect of prophylactic betablocker or ACE inhibitor on cardiac dysfunction & heart failure during anthracycline chemotherapy ＋／－ trastuzumab[J]. Breast，2018，37：64-71.

[160] 谷雨，毛敏. 植物固醇的研究现状[J]. 河北医药，2017，39(16)：2514-2516.

[161] CMTVRLMNAF. Disability-adjusted life years（DALYs）for 291 diseases and injuries in 21 regions，1990-2010：a systematic analysis for the Global Burden of Disease Study 2010[J]. Lancet，2012，2197-2223.

[162] Bruno-Barcena J M，Azcarate-Peril M A. Galacto-oligosaccharides and Colorectal Cancer：Feeding our Intestinal Probiome[J]. J Funct Foods，2015，12：92-108.

[163] Toden S，Lockett T J，Topping D L，et al. Butyrylated starch affects colorectal cancer markers beneficially and dose-dependently in genotoxin-treated rats[J]. Cancer Biol Ther，2014，15(11)：1515-1523.

[164] Global status report on non-communicable diseases 2010. Geneva：World Health Organization[C]. http：//wwwwhoint/nmh/publications/ncd_report2010/en/2010.

[165] Hijova E，Szabadosova V，Strojny L，et al. Changes chemopreventive markers in colorectal cancer development after inulin supplementation[J]. Bratisl Lek Listy，2014，115(2)：76-79.

[166] Kim E，Coelho D，Blachier F. Review of the association between meat consumption and risk of colorectal cancer[J]. Nutr Res，2013，33(12)：983-994.

[167] Food and Agriculture Organization of the United Nations. FAO World Food Outlook 2014；[EB/OL]＜http：//www. fao. org/ag/againfo/themes/en/meat/home. html%3E.

[168] Sabine R，Jakob L. Processed meat：the real villain[J]. P Nutr Soc，2016，75：233-241.

[169] 董寅初. 吃肉与健康[J]. 中国食物与营养，1998，2(11)：5-18.

[170] 刘洋，王卫. 动物型蛋白饮料及其研究开发[J]. 食品与发酵科技，2013，1：25-29.

[171] Pereira P M，Vicente A F. Meat nutritional composition and nutritive role in the human diet[J]. Meat Sci，2013，93(3)：586-592.

[172] Food，Nutrition，Physical Activity，and the Prevention of Colorectal Cancer. 2007[R]；American Institute for Cancer Research/World Cancer，Research Fund(Washington，DC：AICR).

[173] Chalupka S. Omega-3 polyunsaturated fatty acid in primary and secondary cardiovascular disease prevention[J]. AAOHN J, 2009, 57(11): 480.

[174] Burn J, Mathers J, Bishop D T. Genetics, inheritance and strategies for prevention in populations at high risk of colorectal cancer (CRC)[J]. Recent Results Cancer Res, 2013, 191: 157-183.

[175] 黄锦殷,郑增忍,黄莉.肉制品安全的影响因素及相关法规标准[J].动物医学进展,2012,33(2): 102-109.

[176] Alaejos M S, Afonso A M. Factors that affect the content of heterocyclic aromatic amines in foods[J]. Compr Rev Food Sci F, 2011, 10(2): 52-108.

[177] 张晓东. 畜产品质量安全及其检测技术[M].北京:化学工业出版社,2006:64-66.

[178] 许牡丹,毛跟年.食品安全性与分析检测[M].北京:化学工业出版社,2006.

[179] 吴海舟,张迎阳,唐静,等.降低肉制品中氯化钠含量研究进展[J].肉类研究,2014(6): 22-26.

[180] 张露,张雅玮,惠腾,等.低钠干腌肉制品研究进展[J].肉类研究,2013,27(11): 45-49.

[181] Parreno M, Gil M, Sarraga C, et al. Development of cathepsin B, L and H activities and cystatin-like activity during two different manufacturing proesses of Spanish dry-cured ham[J]. Food Chem, 1994, 49(1): 15-21.

[182] 吴定.食品营养与卫生保健[M].北京:中国质检出版社,2013.

[183] Mozaffarian D, Fahimi S, Singh G M, et al. Global sodium consumption and death from cardiovascular causes[J]. N Engl J Med, 2014, 371(7): 624-634.

[184] 皇甫超申,史齐,李延红,等.亚硝酸盐对人体健康的利害分析[J].环境与健康杂志,2010,27(8): 733-736.

[185] 吴坤.营养与食品卫生学[M].北京:人民卫生出版社,2006.

[186] 李玲,夏天兰,徐幸莲,等.肉制品和胃酸条件下亚硝胺合成阻断作用的研究进展[J].食品科学, 2013,34(5): 284-288.

[187] Loh Y H, Jakszyn P, Luben R N, et al. N-Nitrosocompounds and cancer incidence: the European Prospective Investigation into Cancer and Nutrition(EPIC)-Norfolk study[J]. Am J Clin Nutr, 2011, 93: 1053-1061.

[188] Hord N G, Tang Y P, Bryan N S. Food sources of nitrates and nitrites: the physiologic context for potential health benefits[J]. Am J Clin Nutr, 2009, 90(1): 1-10.

[189] 史巧巧,席俊,陆启玉.食品中苯并芘的研究进展[J].食品工业科技,2014,35(5): 379-381.

[190] 王欣,周智慧,赵晓联.苯并[α]芘危害性及其检测技术[J].粮食与油脂,2011,3: 48-49.

[191] 朱小玲.烹饪过程中多环芳烃的产生及控制[J].四川旅游学院学报,2012,5: 22-25.

[192] Yang K, Jiang X, Su Q. Disruption of glutamate neurotransmitter transmission is modulated by SNAP-25 in benzo[a]pyrene-induced neurotoxic effects[J]. Toxicology, 2017, 384: 11-22.

[193] Zhang J, Chang L, Jin H. Benzopyrene promotes lung cancer A549 cell migration and invasion through up-regulating cytokine IL8 and chemokines CCL2 and CCL3 expression[J]. Exp Biol Med (Maywood), 2016, 241(14): 1516-1523.

[194] 黄超,陈凝,杨明嘉,等.二噁英类化合物的毒性作用机制及其生物检测方法[J].生态毒理学报, 2015,10(3): 50-62.

[195] 王凌云.代表性食品和饲料中二噁英分布特征及生物检测方法在食源性暴露风险评估中的应用研究[D].北京:中国科学院研究生院,2016.

[196] Tian Y. Ah receptor and NF-κB interplay on the stage of epigenome[J]. Biochem Pharmacol, 2009, 77(4): 670-680.

[197] Ahmed S V, Sandelin A. Dioxin increases the interaction between aryl hydrocarbon receptor and

estrogen receptor alpha at human promoters[J]. Toxicol Sci, 2009, 111(2): 254-266.

[198] Okey A B. An aryl hydrocarbon receptor odyssey to the shores of toxicology: the deichmann lecture, international congress of toxicology-XI[J]. Toxicol Sci, 2007, 98(1): 5-38.

[199] 裴新辉,谢群慧,胡芹,等. 二噁英对免疫系统影响的研究进展[J]. 环境化学,2011,30(1): 200-210.

[200] Giles T D, Materson B J, Cohn J N, et al. Definition and classification of hypertension: an update[J]. J Clin Hypertens (Greenwich), 2009, 11(11): 611-614.

[201] 杨天伦,胡远东. 盐、高血压与心血管疾病[C].中国南方国际心血管病学术会议,2008.

[202] 曾勇,张稳,刘丹,等.高血压病左心室肥厚形成影响因素的研究进展[J].中国循环杂志,2013,28 (6): 477-479.

[203] Berk B C, Fujiwara K, Lehoux S. ECM remodeling in hypertensive heart disease[J]. J Clin Invest, 2007 117(3): 568-575.

[204] Spinale F G. Myocardial matrix remodeling and the matrix metalloproteinases: influence on cardiac form and function[J]. Physiol Rev, 2007, 87(4): 1285-1342.

[205] Ingber D E. Mechanical signaling and the cellular response to extracellular matrix in angiogenesis and cardiovascular physiology[J]. Circ Res, 2002, 91(10): 877-887.

[206] Russell B, Curtis M W, Koshman Y E, et al. Mechanical stress-induced sarcomere assembly for cardiac muscle growth in length and width[J]. J Mol Cell Cardiol, 2010, 48(5): 817-823.

[207] 黄玲玲. 葡萄籽原花青素对 DOCA-高盐诱导高血压大鼠心血管重构的保护作用及其可能机制 [D]. 合肥:安徽医科大学,2014.

[208] Cheng T H, Shih N L, Chen C H, et al. Role of mitogen-activated protein kinase pathway inreactive oxygen species-mediated endothelin-1-induced beta-myosin heavy chaingene expression and cardiomyocyte hypertrophy[J]. J Biomed Sci, 2005, 12(1): 123-133.

[209] Micha R, Michas G, Mozaffarian D. Unprocessed red and processed meats and risk of coronary artery disease and type 2 diabetes — an updated review of the evidence[J]. Curr Atheroscler Rep, 2012, 14: 515-524.

[210] Abete I, Romaguera D, Vieira A R. Association between total, processed, red and white meat consumption and all-cause, CVD and IHD mortality: a meta-analysis of cohort studies[J]. Br J Nutr, 2014, 112: 762-775.

[211] Haring B, Wang W, Fretts A, et al. Red meat consumption and cardiovascular target organ damage (from the Strong Heart Study)[J]. J Hypertens, 2017, 35(9): 1794-1800.

[212] Tobian L. Dietary sodium chloride and potassium have effects on the pathophysiology of hypertension in humans and animals[J]. Am J Clin Nutr, 2004, 79(6): 999-1005.

[213] Denton D, Weisinger R, Mundy N I, et al. The effect of increased salt intake on blood pressure of chimpanzees[J]. Nat Med, 1995, 1(10): 1009-1016.

[214] Micha R, Wallace S K, Mozaffarian D. Red and processed meat consumption and risk of incident coronary heart disease, stroke, and diabetes mellitus: a systematic review and meta-analysis[J]. Circulation, 2010, 121(21): 2271-2283.

[215] Soinio M, Laakso M, Lehto S, et al. Dietary fat predicts coronary heart disease events in subjects with type 2 diabetes[J]. Diabetes Care, 2003, 26(3): 619-624.

[216] Tanasescu M, Cho E, Manson J E, et al. Dietary fat and cholesterol and the risk of cardiovascular disease among women with type 2 diabetes[J]. Am J Clin Nutr, 2004, 79(6): 999-1005.

[217] Hu F B, Stampfer M J, Manson J A E, et al. Dietary saturated fats and their food sources in relation to the risk of coronary heart disease in women[J]. Am J Clin Nutr, 1999, 70 (6): 1001-1008.

[218] Hord N G, Tang Y, Bryan N S. Food sources of nitrates and nitrites: the physiologic context for potential health benefits[J]. Am J Clin Nutr, 2009, 90(1): 1-10.

[219] Larsen F J, Ekblom B, Sahlin K, et al. Effects of dietary nitrate on blood pressure in healthy volunteers[J]. N Engl J Med, 2006, 355(26): 2792-2793.

[220] Lundberg J O, Weitzberg E. Biology of nitrogen oxides in the gastrointestinal tract[J]. Gut, 2013, 62(4): 616-629.

[221] Virtanen S M, Jaakkola L, Rasanen L, et al. Nitrate and nitrite intake and the risk for type 1 diabetes in Finnish children. Childhood Diabetes in Finland Study Group[J]. Diabet Med, 1994, 11(7): 656-662.

[222] Craig W J. Phytochemicals: guardians of our health[J]. J Am Diet Assoc, 1997, 97 (10 Suppl 2): S199-S204.

[223] Finley J W. Proposed criteria for assessing the efficacy of cancer reduction by plant foods enriched in carotenoids, glucosinolates, polyphenols and selenocompounds[J]. Ann Bot, 2005, 95(7): 1075-1096.

[224] Lippi G, Mattiuzzi C, Cervellin G. Meat consumption and cancer risk: a critical review of published meta-analyses[J]. Crit Rev Oncol Hematol, 2016, 97: 1-14.

[225] Food, Nutrition, Physical Activity, and the Prevention of Colorectal Cancer. American Institute for Cancer Research/World Cancer, Research Fund[R]. 2012.

[226] Kiss I S J, Ember I. Allelic polymorphism of GSTM1 and NAT2 genes modifies dietary-induced DNA damage in colorectal mucosa[J]. Eur J Cancer Prev, 2009, 9: 429-432.

[227] Arab L, Steck-Scott S, Fleishauer A T. Lycopene and the lung[J]. Exp Biol Med (Maywood), 2002, 227(10): 894-899.

[228] Norat T, Bingham S, Ferrari P, et al. Meat, fish, and colorectal cancer risk: the European Prospective Investigation into cancer and nutrition[J]. J Natl Cancer Inst, 2005, 97 (12): 906-916.

[229] English D R, MacInnis R J, Hodge A M, et al. Red meat, chicken, and fish consumption and risk of colorectal cancer[J]. Cancer Epidemiol Biomarkers Prev, 2004, 13(9): 1509-1514.

[230] Goldbohm R A, van den Brandt P A, van't Veer P, et al. A prospective cohort study on the relation between meat consumption and the risk of colon cancer[J]. Cancer Res, 1994, 54(3): 718-723.

[231] Hammerling U, Bergman Laurila J, Grafström R, et al. Consumption of red/processed meat and colorectal carcinoma: possible mechanisms underlying the significant association[J]. Crit Rev Food Sci Nutr, 2016, 56(4): 614-634.

[232] Zhao Z, Pu Z, Yin Z, et al. Dietary fruit, vegetable, fat, and red and processed meat intakes and Barrett's esophagus risk: a systematic review and meta-analysis[J]. Sci Rep, 2016, 6: 27334.

[233] Svetoslav S, Ślęzak T, Marcin Z, et al. Consumption of red and processed meat and esophageal cancer risk: meta-analysis[J]. World J Gastroenterol, 2013, 19(7): 1020-1029.

[234] 中华医学会内分泌学分会肥胖学组. 中国成人肥胖症防治专家共识[J]. 中华内分泌代谢杂志, 2011, 27(9): 711-717.

[235] 刘志红, 黎磊石. 糖尿病肾病发病机理[J]. 中华肾脏病杂志, 1999, (2): 120-123.

[236] Ramasamy R, Vannucci S J, Yan S S, et al. Advanced glycation end products and RAGE: a common thread in aging, diabetes, neurodegeneration, and inflammation[J]. Glycobiology, 2005, 15(7): 16R-28R.

[237] Dam R M V, Willett W C, Rimm E B, et al. Dietary fat and meat intake in relation to risk of type 2 diabetes in men[J]. Diabetes Care, 2002, 25(3): 417-424.

[238] Vang A, Singh P N, Lee J W. Meats, processed meats, obesity, weight gain and occurrence of diabetes among adults: findings from Adventist Health Studies[J]. Ann Nutr Metab, 2008, 52 (2): 96-104.

[239] Pan A, Sun Q, Bernstein A M, et al. Red meat consumption and risk of type 2 diabetes: 3 cohorts of US adults and an updated meta-analysis[J]. Am J Clin Nutr, 2011, 94 (4): 1088-1096.

[240] Aune D, Ursin G, Veierod M B. Meat consumption and the risk of type 2 diabetes: a systematic review and meta-analysis of cohort studies[J]. Diabetologia, 2009, 52(11): 2277-2287.

[241] Feskens E J, Sluik D, van Woudenbergh G J. Meat consumption, diabetes, and its complications [J]. Curr Diab Rep, 2013, 13(2): 298-306.

[242] Feskens E J, Kromhout D. Habitual dietary intake and glucose tolerance in euglycaemic men: the Zutphen Study[J]. Int J Epidemiol, 1990, 19(4): 953-959.

[243] Himsworth H P. The dietetic factor determining the glucose tolerance and sensitivity to insulin of healthy men[J]. Clin Sci, 1935, 2: 67-94.

[244] West K M, Kalbfleisch J M. Influence of nutritional factors on prevalence of diabetes[J]. Diabetes, 1971, 20(2): 99-108.

[245] Männistö S, Kontto J, Kataja-Tuomola M, et al. High processed meat consumption is a risk factor of type 2 diabetes in the Alpha-Tocopherol, Beta-Carotene Cancer Prevention study[J]. Br J Nutr, 2010, 103: 1817-1822.

[246] Barrett E J, Eggleston E M, Inyard A C, et al. The vascular actions of insulin control its delivery to muscle and regulate the rate-limiting step in skeletal muscle insulin action[J]. Diabetologia, 2009, 52(5): 752-764.

[247] Muris D M H A, Schram M T, et al. Microvascular dysfunction is associated with a higher incidence of type 2 diabetes mellitus-brief report: a systematic review and Meta-analysis[J]. Arterioscl Thromb Vasc Biol, 2012, 32(12): 3082-3094.

[248] Belinova L, Kahleova H, Malinska H, et al. Differential acute postprandial effects of processed meat and isocaloric vegan meals on the gastrointestinal hormone response in subjects suffering from type 2 diabetes and healthy controls: a randomized crossover study[J]. PLoS One, 2014, 9 (9): e107561.

[249] Yip C S C, Lam W, Fielding R. A summary of meat intakes and health burdens[J]. Eur J Clin Nutr, 2018, 72(1): 18-29.

[250] DeSimone J A, Beauchamp G K, Drewnowski A, et al. Sodium in the food supply: challenges and opportunities[J]. Nutr Rev, 2013, 71(1): 52-59.

[251] Chandrashekar J, Kuhn C, Oka Y, et al. The cells and peripheral representation of sodium taste in mice[J]. Nature, 2010, 464(7286): 297-301.

[252] Khaw K T, Barrett-Connor E. Dietary potassium and stroke-associated mortality. A 12-year prospective population study[J]. N Engl J Med, 1987, 316(5): 235-240.

[253] O'Donnell M J, Yusuf S, Mente A, et al. Urinary sodium and potassium excretion and risk of

cardiovascular events[J]. JAMA, 2011, 306(20): 2229-2238.

[254] Wang W, Soltero L, Zhang P, et al. Renal inflammation is modulated by potassium in chronic kidney disease: possible role of Smad7[J]. Am J Physiol Renal Physiol, 2007, 293(4): F1123-F1130.

[255] Weaver C M. Potassium and health[J]. Adv Nutr, 2013, 4(3): 368s-377s.

[256] Bernstein A M, Willett W C. Trends in 24-h urinary sodium excretion in the United States, 1957-2003: a systematic review[J]. Am J Clin Nutr, 2010, 92(5): 1172-1180.

[257] [No authors listed] Malabsorption syndrome[J]. Q Med Rev, 1969, 19(3): 1-36.

[258] Farquhar W B, Edwards D G, Jurkovitz C T, et al. Dietary sodium and health: more than just blood pressure[J]. J Am Coll Cardiol, 2015, 65(10): 1042-1050.

[259] O'Shaughnessy K M, Karet F E. Salt handling and hypertension[J]. J Clin Invest, 2004, 113(8): 1075-1081.

[260] Chavez-Tapia N C, Rosso N, Tiribelli C. Effect of intracellular lipid accumulation in a new model of non-alcoholic fatty liver disease[J]. BMC Gastroenterol, 2012, 12: 20.

[261] Crowley S D, Gurley S B, Oliverio M I, et al. Distinct roles for the kidney and systemic tissues in blood pressure regulation by the renin-angiotensin system[J]. J Clin Invest, 2005, 115(4): 1092-1099.

[262] Schmidlin O, Sebastian A F, Morris R C Jr. What initiates the pressor effect of salt in salt-sensitive humans? Observations in normotensive blacks[J]. Hypertension, 2007, 49(5): 1032-1039.

[263] Guild S J, McBryde F D, Malpas S C, et al. High dietary salt and angiotensin II chronically increase renal sympathetic nerve activity: a direct telemetric study[J]. Hypertension, 2012, 59(3): 614-620.

[264] Buendia J R, Bradlee M L, Daniels S R, et al. Longitudinal effects of dietary sodium and potassium on blood pressure in adolescent girls[J]. JAMA Pediatr, 2015, 169(6): 560-568.

[265] Nurkiewicz T R, Boegehold M A. High salt intake reduces endothelium-dependent dilation of mouse arterioles via superoxide anion generated from nitric oxide synthase[J]. Am J Physiol Regul Integr Comp Physiol, 2007, 292(4): R1550-R1556.

[266] Tzemos N, Lim P O, Wong S, et al. Adverse cardiovascular effects of acute salt loading in young normotensive individuals[J]. Hypertension, 2008, 51(6): 1525-1530.

[267] Ritz E, Mehls O. Salt restriction in kidney disease — a missed therapeutic opportunity[J]. Pediatr Nephrol, 2009, 24(1): 9-17.

[268] Sanders P W. Vascular consequences of dietary salt intake[J]. Am J Physiol Renal Physiol, 2009, 297(2): F237-F243.

[269] Stocker S D, Madden C J, Sved A F. Excess dietary salt intake alters the excitability of central sympathetic networks[J]. Physiol Behav, 2010, 100(5): 519-524.

[270] Simmonds S S, Lay J, Stocker S D. Dietary salt intake exaggerates sympathetic reflexes and increases blood pressure variability in normotensive rats[J]. Hypertension, 2014, 64(3): 583-589.

[271] Stocker S D, Monahan K D, Browning K N. Neurogenic and sympathoexcitatory actions of NaCl in hypertension[J]. Curr Hypertens Rep, 2013, 15(6): 538-546.

[272] Jin Y, Kuznetsova T, Maillard M, et al. Independent relations of left ventricular structure with the 24-hour urinary excretion of sodium and aldosterone[J]. Hypertension, 2009, 54(3):

489-495.

[273] du Cailar G，Fesler P，Ribstein J，et al. Dietary sodium，aldosterone，and left ventricular mass changes during long-term inhibition of the renin-angiotensin system[J]. Hypertension，2010，56 (5)：865-870.

[274] Jula A M，Karanko H M. Effects on left ventricular hypertrophy of long-term nonpharmacological treatment with sodium restriction in mild-to-moderate essential hypertension [J]. Circulation，1994，89(3)：1023-1031.

[275] Smyth A，O'Donnell M J，Yusuf S，et al. Sodium intake and renal outcomes：a systematic review[J]. Am J Hypertens，2014，27(10)：1277-1284.

[276] Matavelli L C，Zhou X，Varagic J，et al. Salt loading produces severe renal hemodynamic dysfunction independent of arterial pressure in spontaneously hypertensive rats[J]. Am J Physiol Heart Circ Physiol，2007，292(2)：H814-H819.

[277] Swift P A，Markandu N D，Sagnella G A，et al. Modest salt reduction reduces blood pressure and urine protein excretion in black hypertensives：a randomized control trial[J]. Hypertension，2005，46(2)：308-312.

[278] Whelton P K. Sodium，blood pressure，and cardiovascular disease：a compelling scientific case for improving the health of the public[J]. Circulation，2014，129(10)：1085-1087.

[279] Kotchen T A，Cowley A W Jr，Frohlich E D. Salt in health and disease — a delicate balance[J]. N Engl J Med，2013，368(26)：2531-2532.

[280] Karppanen H，Mervaala E. Sodium intake and hypertension[J]. Prog Cardiovasc Dis，2006，49 (2)：59-75.

[281] Cappuccio F P，Capewell S，Lincoln P，et al. Policy options to reduce population salt intake[J]. BMJ，2011，343：d4995.

[282] Mente A，O'Donnell M，Rangarajan S，et al. Associations of urinary sodium excretion with cardiovascular events in individuals with and without hypertension：a pooled analysis of data from four studies[J]. Lancet，2016，388(10043)：465-475.

[283] Anderson C A，Appel L J，Okuda N，et al. Dietary sources of sodium in China，Japan，the United Kingdom，and the United States，women and men aged 40 to 59 years：the INTERMAP study[J]. J Am Diet Assoc，2010,110(5)：736-745.

[284] Xi B，Hao Y，Liu F. Salt reduction strategies in China[J]. Lancet，2014，383(9923)：1128.

[285] Luft F C，Miller J Z，Grim C E，et al. Salt sensitivity and resistance of blood pressure. Age and race as factors in physiological responses[J]. Hypertension，1991，17(1 Suppl)：I102-I108.

[286] Rose D P，Connolly J M. Omega-3 fatty acids as cancer chemopreventive agents[J]. Pharmacol Therapeut，1999，83(3)：217.

[287] 汪建斌,邓勇.大豆多肽的生理功能及开发利用[J].现代食品科技,2001,17(3)：52-53.

[288] McNaught A D，Wilkinson A. Compendium of chemical terminology（IUPAC chemical data） [M]. 2nd ed. Wiley，1997.

[289] Kaufman P B，Cseke L J，Warber S，et al. Natural products from plants[M]. Taylor Francis Inc，1999，66(8)：709-723.

[290] Wenkert E. The alkaloids. chemistry and physiology. Volume VIII. The indole alkaloids[J]. J Am Chem Soc，1966，88(15)：3681.

[291] 唐传核,彭志英.天然花色苷类色素的生理功能及应用前景[J].冷饮与速冻食品工业,2000,6 (1)：26-28.

[292] 郭鹏,张莉.喜树碱类抗癌药的研究进展[J].武警医学院学报,2001,10(3)：255-258.

[293] 侯小涛,何耀涛,杜正彩,等.降糖植物多糖来源及其降糖活性研究[J].中华中医药学刊,2017,2：358-360.

[294] 朱尚文,魏佳,许勇镇,等.不同产地黄芪中黄芪多糖的含量及其抗疲劳、耐常压缺氧作用[J].陕西中医学院学报,2016,39(1)：86-89.

[295] 杨建土.不同处理方法对当归、黄芪多糖含量的影响[J].海峡药学,2016,28(12)：35-37.

[296] 吴卫生.超临界流体技术和天然产物有效成分的提取与纯化[D].上海：上海交通大学,2001.

[297] 刘春娟.常温高压提取黄芪多糖的研究[D].长春：吉林大学,2005.

[298] 刘璐,王桂桢,乔宇,等.烫漂方式对香菇中多糖含量及其抗氧化活性的影响[J].食品工业,2017,1：175-178.

[299] 贾夏,赵娜.不同干制方式对香菇多糖和还原糖含量的影响[J].江苏农业科学,2011,39(2)：396-397.

[300] Radzki W，Ziaja-Sołtys M，Nowak J，et al. Effect of processing on the content and biological activity of polysaccharides from Pleurotus ostreatus mushroom[J]. LWT-Food Sci Technol, 2016，66：27-33.

[301] 张乐.棕榈油煎炸过程中品质变化研究[J].现代农业科技,2016,12：245-252.

[302] 王同珍,余林,邱思聪,等.煎炸时间对植物油脂中脂肪酸含量的影响[J].食品安全质量检测学报,2014(2)：577-585.

[303] 许珂珂,胡京枝,郝学飞,等.HPLC法快速检测大蒜中的蒜氨酸含量[J].中国调味品,2016,1：124-127.

[304] 李楠.利用近红外光谱技术快速检测大豆氨基酸含量及分析其相关性研究[D].北京：北京交通大学,2012.

[305] 孙莲,朱卫敏,李玲,等.新疆药桑叶中γ-氨基丁酸的分析[J].中成药,2016,38(10)：2301-2303.

[306] 闫海波,王艳,赵琳,等.大豆蛋白和油分含量的QTL分析[J].大豆科学,2016,35(2)：228-233.

[307] 郭凤仙.大豆蛋白在贮藏过程中品质下降机制及控制途径[D].无锡：江南大学,2015.

[308] Santos M D D，Almeida M C，Lopes N P. Evaluation of the anti-inflammatory, analgesic and antipyretic activities of the natural polyphenol chlorogenic acid[J]. Biol Pharm Bull, 2006，29(11)：2236-2240.

[309] Scalbert A，Williamson G. Dietary intake and bioavilability of polyphenols[J]. J Nutr, 2000，130(8S Suppl)：2073S-2085S.

[310] 彭冰洁,宋卓,刘云龙,等.多酚类化合物对糖脂代谢影响的研究进展[J].食品科学,2015,36(17)：270-275.

[311] 段雅彬,姚星辰,朱俊博,等.藏药黑果枸杞中总花色苷与原花青素 B_2 的含量测定[J].时珍国医国药,2015(7)：1629-1631.

[312] 王哲,徐皓.不同产地紫山药中花色苷含量分析[J].北方园艺,2013,3：49-51.

[313] 李静,赵海峰.多酚类化合物的主要食物来源[J].卫生研究,2017,46(1)：169-172.

[314] 于振,王伟,苏成付,等.不同烹饪方式对紫色马铃薯花色苷含量及组分影响[J].食品科技,2016,9：229-234.

[315] 孙丹,黄士淇,蔡圣宝.不同加工方式对苦荞中总酚、总黄酮及抗氧化性的影响[J].食品与发酵工业,2016,42(1)：141-147.

[316] 苏定昌.干燥方式对银杏叶黄酮含量影响试验[J].现代农业科技,2009,14：78-79.

[317] 魏学军,孙晓惠,刘汇丽,等.不同加工方法对杜仲总黄酮含量的影响[J].中国药房,2016,27(28)：3967-3969.

[318] 邹小琳,吕兆林,王媛媛,等. 竹叶黄酮不同热加工方式稳定性[J]. 北京林业大学学报,2016,38 (11):111-117.

[319] 谷文祥,段舜山,骆世明. 萜类化合物的生态特性及其对植物的化感作用[J]. 华南农业大学学报, 1998,4:108-112.

[320] 贾永辉,徐超,贾潇姮. 萜类化合物与人类健康[J]. 科技创业家,2014,2:130.

[321] 赵雪卿,段嘉瑞,侯欣颖,等. 光度法检测核桃青皮中类胡萝卜素含量[J]. 氨基酸和生物资源, 2015,2:35-37.

[322] 胡海涛,程珍霞,李玲艳,等. 胡颓子属5种植物果实主要类胡萝卜素成分及含量[J]. 植物学报, 2016,51(3):306-310.

[323] 赵成城,刘昊,杨军宣,等. 栀子药材中京尼平苷含量的薄层-紫外分光光度法测定[J]. 时珍国医 国药,2012,23(12):2982-2983.

[324] 张培育,陈震,刘淇,等. 中药海藻中总植物甾醇的含量测定[J]. 中国海洋药物,2016,35(4): 76-78.

[325] 张海燕,张杰,尚富德. 玉米须中高含量植物甾醇的提纯工艺[J]. 食品工业科技,2017,38(3): 192-195.

[326] 魏晓珊,邓乾春,张逸,等. 亚麻籽油中植物甾醇含量的测定[J]. 中国油脂,2015,40(11): 107-111.

[327] 龙娉,魏兴武,陈彦斌,等. 加工温度对番茄和胡萝卜中类胡萝卜素含量的影响[J]. 食品科技, 2011,8:77-79.

[328] 郑淑敏,马传国,王伟,等. 植物油中甾醇在加工过程中的变化[J]. 粮食与油脂,2015,3:19-21.

[329] 马养民,傅建熙. 生物碱的研究概况[J]. 陕西林业科技,1997,1:75-79.

[330] 区炳雄,邓广海,罗锐. 川乌总生物碱含量测定[J]. 中药材,2013,36(6):946-947.

[331] 张华,李姗. 贵州不同产地钩藤的总生物碱含量测定[J]. 贵州农业科学,2017,45(1):119-121.

[332] 马雯芳,唐玉荣,颜萍花,等. 壮药矮陀陀中总生物碱含量测定条件优选及不同产地药材含量比 较[J]. 中国药房,2016,4:476-478.

[333] 邓文伟,侯大斌. 微波加工对附子中酯型生物碱的影响[J]. 安徽农业科学,2012,30: 14710-14712.

[334] Ried K, Fakler P. Protective effect of lycopene on serum cholesterol and blood pressure:Meta-analyses of intervention trials[J]. Maturitas, 2011, 68(4):299-310.

[335] 杨艳晖,宋柏捷,朱孝娟,等. 番茄红素对高脂血症患者血脂的影响[J]. 中华临床营养杂志,2007, 15(1):43-45.

[336] 郑育,李宝青,叶菡洋,等. 番茄红素在血液透析患者中的抗氧化及调脂作用[J]. 营养学报,2009, 31(1):51-54.

[337] 何帅兵,张百霞,王慧慧,等. 基于"中药作用机理辅助解析系统"的丹参治疗心血管疾病作用机 制解析[J]. 中国中药杂志,2015,40(19):3713-3717.

[338] 宋伟. 丹参的药理作用的研究进展[J]. 北方药学,2013,5:52-53.

[339] 李巧玉,刘杨,包华音. 近5年丹参化学成分及药理作用研究进展[J]. 食品与药品,2014,2: 145-146.

[340] Markus M A, Morris B J. Resveratrol in prevention and treatment of common clinical conditions of aging[J]. Clin Interv Aging, 2008, 3(2):331-339.

[341] Surh Y J. Cancer chemoprevention with dietary phytochemicals[J]. Nat Rev Cancer, 2003, 3 (10):768-780.

[342] Priyadarsini R V, Nagini S. Cancer chemoprevention by dietary phytochemicals:promises and

pitfalls[J]. Curr Pharm Biotechnol，2012，13(1)：125-136.

[343] Wattenberg L W. Chemoprevention of cancer[J]. Cancer Res，1985，45(1)：1-8.

[344] Aggarwal B B, Shishodia S. Molecular targets of dietary agents for prevention and therapy of cancer[J]. Biochem Pharmacol，2006，71(10)：1397-1421.

[345] Neergheen V S, Bahorun T, Taylor E W, et al. Targeting specific cell signaling transduction pathways by dietary and medicinal phytochemicals in cancer chemoprevention[J]. Toxicology，2010，278(2)：229-241.

[346] Oyagbemi A A, Azeez O I, Saba A B. Interactions between reactive oxygen species and cancer：the roles of natural dietary antioxidants and their molecular mechanisms of action[J]. Asian Pac J Cancer Prev，2009，10(4)：535-544.

[347] Lee D S, Lee M K, Kim J H. Curcumin induces cell cycle arrest and apoptosis in human osteosarcoma (HOS) cells[J]. Anticancer Res，2009，29(12)：5039-5044.

[348] Burz C, Berindan-Neagoe I, Balacescu O, et al. Apoptosis in cancer：key molecular signaling pathways and therapy targets[J]. Acta Oncol，2009，48(6)：811-821.

[349] Jones P A, Baylin S B. The epigenomics of cancer[J]. Cell，2007，128(4)：683-692.

[350] Witt O, Deubzer H E, Milde T, et al. HDAC family：what are the cancer relevant targets？[J]. Cancer Lett，2009，277(1)：8-21.

[351] 常徽,糜漫天.植物黄酮抗肿瘤研究进展[J].国外医学·卫生学分册,2006,33(5)：296-300.

[352] 李锦.5,6,7-三羟黄酮与水飞蓟素对人肝细胞瘤 HepG2 细胞株的协同抗肿瘤作用[J].现代药物与临床,2009,3：178.

[353] 李建康,和凡,毕惠嫦,等.黄酮类化合物对细胞色素 P450 CYP1A2 的抑制作用及其构效关系研究[J].药学学报,2008,43(12)：1198-1204.

[354] 杨志峰,朱英,李珊珊.植物黄酮的抗肿瘤作用及构效关系的研究进展[J].四川中医,2011(9)：35-38.

[355] Franceschi S, Bidoli E, La Vecchia C, et al. Tomatoes and risk of digestive-tract cancers[J]. Int J Cancer，1994，59(2)：181-184.

[356] 王超磊,孙炳峰,姚和权,等.植物来源的抗肿瘤药物研究进展[J].药学进展,2011,35(5)：193-202.

[357] Li QY, Zu YG, Shi RZ, et al. Review camptothecin：current perspectives[J]. Curr Med Chem，2006，13(17)：2021-2039.

[358] 安梅,周瑾,陈晓宇.白藜芦醇药理学作用的研究进展[J].肿瘤药学,2014,4：242-246.

[359] Fremont L. Biological effects of resveratrol[J]. Life Sci，2000，66(8)：663-673.

[360] 陈万一,秦剑,何海霞,等.野马追总黄酮对实验性高脂血症大鼠脂代谢的影响[J].第三军医大学学报,2009,31(16)：1589-1591.

[361] 尤翠兰,苏佩清,周晓霞.黄芩茎叶总黄酮调血脂作用及其机制的研究[J].中国中药杂志,2008,33(9)：1064-1066.

[362] Ji W, Guo L, Lian J, et al. Hypolipidaemic mechanisms of action of CM108 (a flavone derivative) in hyperlipidaemic rats[J]. J Pharm Pharmacol，2008，60(9)：1207-1212.

[363] 连冠,鱼毛毛,徐璐,等.葡萄籽多酚降血脂及抗动脉粥样硬化的作用及机制[J].中国动脉硬化杂志,2015,23(2)：121-126.

[364] 葛蕾.苹果渣多酚对高脂大鼠减肥降脂影响[J].食品研究与开发,2013,9：95-97.

[365] Chan P, Fong W, Yl, et al. Jasmine green tea epicatechins are hypolipidemic in hamsters (Mesocricetus auratus) fed a high fat diet[J]. J Nutr，1999，129(6)：1094-1101.

［366］陈志鹃,蒋思萍,冯成,等.芫根总皂苷对饮食诱导肥胖大鼠减肥降脂机制研究［J］.四川动物,2014,33(2)：279-282.

［367］雷荣剑,李军,金圣煊,等.薤头总甾体皂苷对高脂大鼠降脂作用研究［J］.中成药,2013,35(8)：1615-1619.

［368］高晓旭,孟宪军,李继海.北五味子活性多糖降脂减肥作用的研究［J］.食品工业科技,2008,11：248-251.

［369］赵爽,刘宇,许峰,等.毛木耳多糖降血脂功效研究［J］.食品科技,2013,6：192-195.

［370］郑建仙.现代功能性粮油制品开发［M］.北京：科学技术文献出版社,2003.

［371］Lou X D，Wang H D，Xia S J，et al. Effects of resveratrol on the expression and DNA methylation of cytokine genes in diabetic rat aortas［J］. Arch Immunol Ther Exp (Warsz)，2014，62(4)：329-340.

［372］Zhang J. Resveratrol inhibits insulin responses in a SirT1-independent pathway［J］. Biochem J，2006，397(3)：519-527.

［373］Sun Y，Mukai Y，Tanaka M，et al. Green tea extract increases mRNA expression of enzymes which influence epigenetic marks in newborn female offspring from undernourished pregnant mother［J］. PLoS One，2013，8(8)：e74559.

［374］Yang H J，Jang D J，Hwang J T. Anti-diabetic effects of Korean red pepper via AMPK and PPAR-γ activation in C2C12 myotubes［J］. J Funct Foods，2012，4(2)：552-558.

［375］Kang J H，Goto T，Han I S，et al. Dietary capsaicin reduces obesity-induced insulin resistance and hepatic steatosis in obese mice fed a high-fat diet［J］. Obesity，2010，18(4)：780.

［376］Banz W J，Iqbal M J，Bollaert M，et al. Ginseng modifies the diabetic phenotype and genes associated with diabetes in the male ZDF rat［J］. Phytomedicine，2007，14(10)：681-689.

［377］Soetikno V，Sari F R，Veeraveedu P T，et al. Curcumin ameliorates macrophage infiltration by inhibiting NF-κB activation and proinflammatory cytokines in streptozotocin induced-diabetic nephropathy［J］. Nutr Metab，2011，8(1)：35.

［378］Yun J M，Jialal I，Devaraj S. Epigenetic regulation of high glucose-induced proinflammatory cytokine production in monocytes by curcumin［J］. J Nutr Biochem，2011，22(5)：450-458.

［379］Dargan D J，Subaksharpe J H. The antiviral activity against herpes simplex virus of the triterpenoid compounds carbenoxolone sodium and cicloxolone sodium［J］. J Antimicrob Chemother，1986，18 Suppl B(10)：185.

［380］Rajakumar D V，Rao M N. Antioxidant properties of dehydrozingerone and curcumin in rat brain homogenates［J］. Mol Cell Biochem，1994，140(1)：73-79.

［381］朱元贵,陈晓春,陈志哲,等.姜黄素对皮层神经元氧化损伤的保护作用［J］.中国药理学通报,2004,20(10)：1153-1157.

［382］Scapagnini G，Colombrita C，Amadio M，et al. Curcumin activates defensive genes and protects neurons against oxidative stress［J］. Antioxid Redox Sign，2006，8(3-4)：395.

［383］Scapagnini G，Foresti R，Calabrese V，et al. Caffeic acid phenethyl ester and curcumin：a novel class of heme oxygenase-1 inducers［J］. Mol Pharmacol，2002，61(3)：554.

［384］Shukla P K，Khanna V K，Khan M Y，et al. Protective effect of curcumin against lead neurotoxicity in rat［J］. Hum Exp Toxicol，2003，22(12)：653-658.

［385］张光浓,毕志明,王峥涛,等.石斛属植物化学成分研究进展［J］.中草药,2003,34(6)：U005-U8.

［386］吴昊姝,徐建华,陈立钻,等.铁皮石斛降血糖作用及其机制的研究［J］.中国中药杂志,2004,29(2)：160-163.

［387］林萍,毕志明,徐红,等.石斛属植物药理活性研究进展[J].中草药,2003,34(11)：U019.

［388］龚志华,仇灿红,肖文军.茶多酚降血脂研究进展[J].福建茶叶,2002,4：39-40.

［389］王连英,刘丽,陶旻枫,等.饮食习惯与女性乳腺癌关系调查[J].中国妇幼保健,2008,23(32)：4630-4631.

［390］Beking K，Vieira A. Flavonoid intake and disability-adjusted life years due to Alzheimer's and related dementias：a population-based study involving twenty-three developed countries[J]. Public Health Nutr，2010，13(9)：1403-1409.

［391］La Vecchia C. Tomatoes，lycopene intake，and digestive tract and female hormone-related neoplasms[J]. Exp Biol Med (Maywood)，2002，227(10)：860-863.

［392］朱金水,朱励,余小虎,等.氧化苦参碱对肝纤维化患者 IL-6、IL-8、IL-10 水平影响[J].中国免疫学杂志,2003,19(3)：191-192.

3 基因和饮食的交互作用

营养素是指食物中可以给人体提供能量、构成机体和组织修复以及具有生理调节功能的化学成分，包含维持人体健康以及提供生长、发育和劳动所需要的各种物质。各种营养素具有特定的生理功能，吸收、消化、代谢特点，其食物来源，需要量和推荐摄入量等，均随着人体不同的生理状况、生活方式和遗传背景而呈现个性化特征。随着基因组学、代谢组学、蛋白质组学以及微生物组学等技术的发展及应用，在营养素代谢的遗传背景、营养状况的个体化评价、营养素与基因交互作用影响疾病的进程等方面的研究均取得了新的进展。宏量营养素，如蛋白质、脂类和碳水化合物，在前面章节已有叙述，本章主要针对微量营养素，如矿物质（钙、镁、铁、锌、碘、硒），维生素（维生素 A、维生素 D、维生素 E、叶酸、胆碱）以及乙醇，在传统的营养学理论的基础上，阐述这些营养素或膳食成分代谢的遗传背景及其对人体的营养状况、疾病和健康的影响。

3.1 钙

钙是人体含量最丰富的矿物质，占成人体重的 $1.5\% \sim 2.0\%$，其中约 99% 的钙以羟磷灰石的形式存在于骨骼和牙齿中，其余 1% 则分布于血液、细胞外液和软组织中，成为混溶钙池。机体主要通过甲状旁腺激素、降钙素、$1,25\text{-}(OH)_2\text{-}D_3$ 调节骨骼钙与混溶钙池的钙以维持动态平衡。钙稳态的维持是机体各种生理功能活动的基础。

3.1.1 生理功能

人体骨骼和牙齿中无机物的主要成分是钙的磷酸盐。骨骼中的钙不断地从破骨细胞中释放进入混溶钙池，混溶钙池中的钙又不断地沉积于成骨细胞中，骨骼钙与混溶钙池保持着相对的动态平衡，促进骨骼不断更新。

钙离子与细胞膜的蛋白和各种阴离子基团结合，调节细胞受体结合和离子通透性，参与神经信号传递物质的释放，维持神经和肌肉的活动。细胞外介质中的 Ca^{2+} 不仅可与细胞膜的某些蛋白质结合,而且与磷脂的阴离子基团结合,导致膜结构的构象发生变化,使细胞膜的疏水性增强,维持和发挥细胞膜正常的生理功能。

钙离子是细胞内重要的"第二信使"。在细胞受到刺激后,胞质内 Ca^{2+} 浓度升高,引起细胞内的系列反应。通过 Ca^{2+} 调控的组织和细胞间的反应包括基因的表达和调控、腺体的分泌、细胞的增殖、分化和骨架的形成、神经末梢递质的释放等。

另外,作为凝血因子Ⅳ,钙离子促使活化的凝血因子在磷脂表面形成复合物而促进血液凝固。钙离子还对许多参与细胞代谢的酶具有重要的调节作用、参与激素的分泌、维持体液酸碱平衡等生理功能。

3.1.2　代谢

3.1.2.1　钙的吸收

钙的吸收主要在十二指肠和小肠上段,钙的吸收包括主动吸收和被动吸收两种方式。当机体对钙的需要量增高或摄入量较低时,钙的吸收为消耗能量的主动吸收,同时需要 $1,25-(OH)_2-D_3$ 作为调节剂。当钙摄入量较高时,大部分以被动的离子扩散方式吸收。

钙的吸收受许多因素的影响。随年龄的增长,钙的吸收率降低。在孕期和哺乳期,钙的主动吸收和被动吸收均增加。当机体钙摄入不足,会反馈性升高活性维生素 D 水平,从而促进小肠对钙的吸收。膳食因素影响钙的吸收。含有较多的膳食纤维、草酸、植酸的植物性食物阻碍钙的吸收,未消化的脂肪酸与钙形成钙皂影响钙的吸收。蛋白质消化过程中释放的某些氨基酸可与钙形成可溶性钙盐而促进钙的吸收。乳糖经肠道菌发酵产酸,与钙形成乳酸钙复合物可增强钙的吸收。另外,一些抗生素能促进钙的吸收,一些碱性药物也影响钙的吸收。

3.1.2.2　钙的排出

钙主要经肠道和泌尿系统排出,粪钙和尿钙排出量随食物含钙量及吸收状况的不同而有较大的波动。皮肤(汗液)、头发和指甲等也排出极少量钙。

机体因素和膳食因素影响钙的排泄。当血钙浓度低时,钙重吸收率增加,尿中无钙排出。当血钙升高时,尿钙排出增加。绝经期女性尿钙排泄量增加,骨钙动员加快。钙的摄入量对尿钙的排泄量影响不大,主要影响粪钙的排泄。钠和蛋白质的摄入量增加会增加尿钙排泄。但是由于其尿钙排出和钙吸收增加相抵,蛋白质不会降低净钙潴留。

3.1.3　缺乏与过量

儿童缺钙不易入睡;入睡后爱啼哭、多汗。严重缺钙易患佝偻病,表现为膝外翻、膝内翻、鸡胸等症状。孕妇及哺乳期妇女易缺钙,感到四肢无力、经常抽筋、麻木等。成年后人体慢慢进入了负钙平衡期。老年人因钙的流失而造成缺钙现象,骨质疏松症比较常见。钙过量也会造成不良后果,如影响肠道对营养物质的吸收,骨骼过早钙化等。

3.1.4 钙、基因和人类疾病

3.1.4.1 钙和骨表型

20 年前人们就开始关注钙摄入量与 *VDR* 基因单核苷酸多态性(single nucleotide polymorphisms,SNPs)之间的交互作用。该基因编码类固醇激素受体家族的一个核受体,*VDR* 基因 SNP 的研究开启了骨质疏松症的遗传学研究。1995 年首次发现该基因多态性(bb,Bb,BB)与钙摄取存在交互作用。在 229 名绝经后白种女性中,2/3 每日补充 500 mg 钙,1/3 则给予安慰剂,分别在基线、干预 1 年和 2 年后测定骨密度(bone mineral density,BMD),结果显示无论是绝经早期还是绝经后期的女性,VDR 的 *BsmI* 基因的次要等位基因型(BB 基因)携带者的股骨颈、桡骨、脊椎骨的骨量丢失加快;而在干预组,所有基因型均能降低髋骨骨量的丢失,主要通过增加钙摄入从而减少携带 BB 等位基因女性髋骨骨量的丢失[1]。Ferrari 等分析了 72 名白种老年人 VDR 等位基因和腰脊柱骨 BMD 的关系。18 个月后,9 名 BB 基因携带者 BMD 减少明显,但 26 名 bb 基因携带者没有 BMD 丢失[−2.3(SE 1.0)和 0.9(0.7)%/年,$p<0.05$],值得注意的是37 名 Bb 基因携带者的 BMD 改变与钙摄入水平显著相关($r=0.35,p<0.03$),提示钙摄取维持骨量的作用与 VDR 基因多态性有关[2]。在另一项针对绝经前期白种女性研究中,高钙摄入($>1\,036$ mg/d)显著增加了 B 等位基因携带者股骨颈的 BMD,而 bb 基因型的 BMD 不随钙摄入量而变[3]。在一个老年人群的大样本研究中,当钙摄入量>800 mg/d 时,bb 基因携带者股骨头的 BMD 显著高于 BB 携带者;当而钙摄入量<500 mg/d 时,这种关系正好相反[4]。Ferrari 等还分析了从青春期到绝经期女性 VDR 的 *BsmI* SNP 与 BMD 的关系,并探讨了儿童期钙摄入水平、BMD 改变和 *VDR* 基因型的交互作用。在儿童期、少年期女孩中,BB 基因携带者的 BMD 低于 Bb 和 bb 基因型携带者,在成年人中则没有发现这种区别。补钙干预 1 年后显著增加了携带 Bb 基因女孩的 BMD,BB 基因携带者的 BMD 增加没有达到统计学差异,但补钙没有增加 bb 基因携带者的 BMD。在没有钙补充剂的低钙组,bb 基因携带者的 BMD 增加要明显高于其他基因型。因此,补钙显著增加了携带 Bb(可能还包括 BB)基因型女孩的 BMD。携带 bb 基因的女孩对钙的自然反应比较明显,但补钙效果不明显[5]。

钙摄入量与 VDR *FokI* SNP 的关系也受到关注,Ferrari 等研究了欧洲白种绝经前女性和青春期前女孩的 BMD 和 *FokI* 基因型的关系,该队列中 *FokI* 多态性分别为15% ff,50% Ff 和 35% FF。结果发现在高钙摄取的情况下,BMD 和 *FokI* 基因型的交互作用比低钙摄取更为明显,而且在携带 *BsmI* 的 bb 基因型和 *ApaI* 的 aa 基因型的青春期前女孩中,*FokI* 的 ff 基因携带者的腰椎 BMD 显著低于其他基因型[6]。Abrams 等观察了 *FokI* 对青春期人群钙吸收、骨矿化率等的影响,结果显示 *Fok1* 基因多态性与钙吸收($p=0.008$)、全身骨量(bone mineral content，BMC)($p=0.03$)以及 BMD($p=0.006$)均显著相关。按照钙摄入量分层发现，当钙摄取>800 mg/d 时，$FokI$ 基因多态性影响青春期人群的 BMD($p<0.001$)，而钙摄取$\leqslant 800$ mg/d 时则没有影响($p=0.40$)[7]。在一项来自中国的研究中，断奶并恢复月经的女性每日补充 600 mg 的钙，持续一年后其腰椎和髋部的 BMD 都显著升高，但 FF 基因携带者的 BMD 升高速度显著快于 ff 基因携带者[8]。最近一项来自伊朗的研究探讨了肥胖女性 $FokI$ 基因多态性($rs10735801$)和钙、维生素 D 摄入之间的关系，结果显示钙摄取量$>1\ 000$ mg/d 并且携带 ff 基因的女性腰椎 L2-L4 的 Z 值(观察对象的骨密度与同性别同年龄同种族个体骨密度平均值的差别)显著高于其他组别[9]。

除了 $BsmI$ 和 $FokI$ 的 SNP，其他 VDR 多态性也参与钙摄入与骨表型的相互作用。一项为期六年的绝经后白种妇女的研究发现，在低钙摄入组，$TaqI$ SNP 的 t 次要等位基因携带者的臀部骨量丢失率高于 TT 基因携带者；而高钙摄入组未观察到不同基因型携带者之间 BMD 的差异[10]。最近的研究也关注 VDR 基因的 $Cdx-2$ SNP。Stathopoulou 等招募了 578 名绝经后的希腊女性，测定了腰椎和髋骨 BMD、钙摄入量和 VDR 的 $BsmI$、$TaqI$ 和 $Cdx-2$ 基因多态性，根据钙摄入量分层分析发现低钙摄入组(<680 mg/d)的三个基因的多态性均与腰椎骨 BMD 相关，研究发现次要等位基因 A 与绝经后白种女性腰椎 BMD 降低的相关性，调整混杂因素后，$BsmI$ 的 B 等位基因和 $TaqI$ 基因的 t 等位基因与骨质疏松症患病相关，$Cdx-2$ 的 A 等位基因携带者的腰椎骨 BMD 显著低于其他基因型。在高钙摄入组，没有一个 SNP 与骨质疏松症或 BMD 有关[11]。另一项研究发现，在低钙摄入(<600 mg/d)组，$Cdx-2$ 的 A 等位基因对 55 岁以上成年人的 BMD 有保护作用，但差异无统计学意义[12]。

在决定骨表型时，还存在除 VDR 以外的与钙摄入相互作用的基因。在不同的钙摄入水平上，低密度脂蛋白受体相关蛋白-5(LRP5)的 rs4988321 SNP 对绝经后女性 BMD 的影响也不同。在低钙摄入(<680 mg/d)组，携带 A 等位基因的绝经后女性表现出腰椎骨 BMD 降低；而在高钙摄入组，不同基因型的 BMD 无差异[13]。Fang 等观察了 6 181 名白种老年人维生素 D 结合蛋白(DBP)与骨质疏松症的关系，虽然血维生素 D 水平与 BMD 之间无统计学关联，但分层分析发现在低钙摄入组($<1\ 090$ mg/d)，DBP 的 $hap1$ 纯合子携带者发生临床骨折风险增加了 47%($HR=1.47$，95% CI $1.06\sim 2.05$)[14]。白细胞介素 6($IL-6$)基因也与钙摄入密切相关。Li 等在 228 名初潮的健康中国女孩中研究了 $IL-6$ 启动子基因多态性($-174G/C$ 和 $-634C/G$)、钙摄入量和骨量之间的关系，结果显示$-174G/C$ 位点无基因多态性，均为 GG 纯合子。$IL-6$ $-634C/G$ 多态性与 BMD 和 BMC 显著相关，CC 基因携带者的 BMC 和 BMD 显著高于 G 基因携带者。但是分层分析显示仅在低钙摄入(<460 mg/d)组，CC 等位基因携带者较 G 等位基因携带者有较高的全身骨矿物质量的现象，高钙摄入组则没有差别[15]。但是

在另外一项研究中,在钙摄入量较低($<$941 mg/d)组,$IL-6$ $-174G/C$ SNP 中 GG 基因型携带者的臀部 Ward 区域 BMD 显著低于其他基因型携带者[16]。

3.1.4.2 钙和肿瘤

基因多态性影响肿瘤发生发展,$Fok1$、$Bsm1$、$Taq1$、$Apa1$ 等基因多态性与直结肠癌、前列腺癌和乳腺癌等相关,但报道并不一致,这可能是因为钙摄入量、血液 25-(OH)-D₃ 水平与这些基因多态性的存在交互作用[17]。

钙摄入量与结直肠癌的发病风险与基因多态性有关。在一项新加坡华人的病例对照研究中,与 $FokI$ 的 FF 基因携带者比较,Ff 和 ff 基因携带者直肠癌发病风险分别增加了 51%和 84%,膳食营养素调节 VDR 基因多态性和直肠癌发病风险,在低钙摄入($<$388 mg/d)组,ff 基因携带者的发病风险增加了 2.5 倍[18]。另一项病例对照研究探讨了结肠腺瘤性息肉基因(APC)D1822V 基因多态性与结直肠癌发病风险的关系,结果发现高钙摄入能显著减低 DV/VV 携带者的结直肠癌发病风险(OR=0.51,95% CI 0.28~0.93)[19]。此外,在高钙/镁摄入情况下,瞬时受体电位 M7 通道(TRPM7)基因的 Thr1482Ile 的 A 等位基因的携带者结直肠腺瘤的发病风险更高。类似的现象存在于增生性息肉的发病风险中[20]。Zhu 等利用田纳西州结直肠息肉队列研究了钙和镁摄入量、甲状旁腺激素(PTH)及其基因多态性与结直肠癌的关系,结果发现在高钙摄入($\geqslant$1 000 mg/d)组,PTH 基因(rs11022858)TT 携带者的腺癌发病风险显著降低了 64%,而其他基因型(CC/TC)携带者则没有这种关系[21]。Zhu 等还研究 VDR、钙敏感受体(CASR)多态性和直结肠癌生存之间的关系,诊断前钙摄入水平和 CASR R990G(p=0.040)以及 CASR G-T-G-G-G-G-C(p=0.017)存在交互作用,在低钙摄入组,这些基因携带者生存时间显著缩短[22]。但是也有研究结果表明在结直肠癌发病风险中,VDR、$CASR$ 或 DBP 基因与钙摄入之间没有交互作用[23,24]。

Rawland 等利用加利福尼亚合作前列腺癌研究队列(California Collaborative Prostate Cancer Study)分析了 VDR $Cdx2$ 基因多态性、钙摄入与前列腺癌发病风险的关系,发现钙摄入最高组的前列腺癌发生风险是对照组的两倍(OR=2.20,95% CI:1.40~3.46),并存在剂量反应关系。$Cdx2$ GG 基因型(钙摄入不良)携带者显著降低了晚期前列腺癌的发病风险(OR=0.41,95% CI=0.19~0.90)。在低钙摄入($<$680 mg/d)组,G 等位基因携带者的前列腺癌发病风险只有 AA 基因型的 50%[25]。Binder 等探讨了钙摄入、$CASR$ 基因多态性与浸润性前列腺癌和手术后复发的关系,结果发现 $CASR$ 基因多态性与浸润性前列腺癌和手术后复发无关,但分层分析显示中等钙摄入人群,在高连锁不平衡的 4 个区域发现 31 SNPs 与前列腺癌复发有关联[26]。

McCullough 等利用肿瘤预防研究 Ⅱ 营养队列(Cancer Prevention Study Ⅱ Nutrition Cohort)进行了 VDR 基因多态性、钙摄入水平和乳腺癌关系的配对病例对照研究,在高钙摄入($>$902 mg/d)组,$BsmI$ 的 bb 基因携带者患乳腺癌的风险明显低于

Bb 和 BB 基因携带者（OR＝0.61,95％ CI：0.38～0.96；$p＝0.01$）[27]。Wang 等最近的研究分析了血钙水平、*CASR* 和乳腺癌的关系,结果显示在白种人和非洲裔美国人中主要等位基因均为 rs1801725(G/T,A986S)和 rs1801726(C/G,Q1011E)。与野生型等位基因比较,rs1801725 SNP 多态性与高血钙相关（$p＝0.006$）,但是 rs1801726 多态性与血钙无关。调整混杂因素后,乳腺癌患者的血钙水平与肿瘤分型（$p＝0.009$）,临床分期（$p＝0.003$）以及 *CASR* rs1801725 基因多态性失活性突变有关（$p＝0.038$）[28]。另外一个病例对照研究探讨了类视黄醇 X 受体（RXR）基因的两个 SNPs（rs3118538 和 rs10776909）、高钙食物与肾细胞癌的交互作用,结果显示在这两个 SNP 的野生型基因型中,肾细胞癌风险与饮用酸奶和高钙食物呈正相关[29]。

3.1.4.3 钙和其他表型

Daily 等在韩国人群中研究了血管平滑肌上编码钙泵的 *ATP2B1* rs17249754 基因、高血压以及钙摄入之间的交互作用,结果发现 *ATP2B1* rs17249754 主要等位基因携带者更容易发展成高血压。与次要等位基因携带者比较,主要等位基因携带者高盐低钙饮食高血压风险更大。进一步调整钠和钾摄入,低钙摄入能显著升高主要等位基因携带者的收缩压[30]。去乙酰化酶 1（SIRT1）基因多态性与 BMI 和肥胖相关。Zillikens 等在 4 575 名老年人中观察到该基因的两个 SNP(rs7895833 和 rs1467568)、钙摄入与 BMI 存在交互作用,但是调整混杂因素后,钙摄入量对 SIRT1 和 BMI 之间的关系没有影响[31]。

3.1.5 动物模型和体外试验

在饮食诱导的肥胖小鼠模型中,21 周的高钙饮食改变了脂肪组织中 129 个基因的表达,特别是参与胰岛素及脂肪细胞因子信号转导和脂肪酸代谢途径的基因[32]。14 天的高钙饮食也改变了大鼠结肠内 10 个基因的表达,尤其是与结肠细胞代谢和疾病有关的特有黏膜穿透素（*Mptx*）基因[33]。用西方饮食喂饲三种不同结肠癌模型小鼠,采用比较微阵列方法分析,结果显示膳食钙和维生素 D 的增加可以有效抑制肿瘤形成[34]。此外,低钙摄入可以改变小鼠和人腺癌来源的 *Caco-2* 细胞中与炎症、解毒和维生素 D 相关的标记物的基因表达[35]。

3.1.6 膳食来源和推荐摄入量

膳食钙的主要来源是奶和奶制品,其他食物来源包括某些鱼类(三文鱼以及鱼骨可食用的类似沙丁鱼的小鱼)、海产品(蛤和牡蛎)、蔬菜(萝卜、芥菜、西兰花、菜花和甘蓝)、豆类及豆制品和干果。此外,各种强化食物(果汁和面包)也可以提供钙。不同食物中钙的生物利用度差异较大,如奶和奶制品不仅钙含量丰富,其吸收率也高;而菠菜等蔬菜虽然钙含量丰富,但其吸收率低。根据 2013 年中国营养学会的建议,18～49 岁的成年人的推荐摄入量(RNI)为 800 mg/d,孕中期、孕晚期和乳母分别在同龄人群参考值基础上增加 200 mg/d。成年人的钙的可耐受最高摄入量(UL)为 2 000 mg/d。根据不同年龄、性别的生理需要,其 RNI 和 UL 如表 3-1 所示。

表 3-1　不同人群钙的参考摄入量

年龄/岁	RNI/(mg/d)	UL/(mg/d)	年龄/岁	RNI/(mg/d)	UL/(mg/d)
0～	200(AI)	1 000	18～	800	2 000
0.5～	250(AI)	1 000	50～	1 000	2 000
1～	600	1 500	孕妇		
4～	800	2 000	早期	+0	2 000
7～	1 000	2 000	中期	+200	2 000
11～	1 200	2 000	晚期	+200	2 000
14～	1 000	2 000	乳母	+200	2 000

"+"表示在同龄人群参考值基础上额外增加量
(表中数据来自参考文献[166])

3.1.7　小结与展望

钙是人体含量最丰富的矿物质,钙稳态是维持机体各种生理功能的基础。在决定骨表型时,钙摄入量与 VDR 基因单核苷酸多态性($BsmI$、$FokI$、$TaqI$ 和 Cdx-2)之间存在交互作用,$LRP5$、DBP 以及 IL-6 基因多态性也影响钙摄入对骨表型的作用。另外,钙摄入量、$Fok1$、$Bsm1$、$Taq1$、$Apa1$ 等基因多态性与某些肿瘤之间存在交互作用,从而影响了这些肿瘤的发生、发展及其防治。因此,需要从基因多态性、代谢等角度,开展针对个体化的精准营养干预,达到最佳的维持骨健康、降低肿瘤等疾病的发病风险。

3.2　镁

正常成人体内含有 $20\sim28$ g 的镁,镁主要分布在细胞内,细胞外液的镁不超过 1%。红细胞含镁 $2.2\sim3.1$ mmol/L,血清镁含量为 $0.75\sim0.95$ mmol/L。在红细胞及血浆中,半数以游离镁形式存在,其他以结合镁和镁盐的形式存在。

3.2.1　生理功能

作为多种酶的激活剂,镁参与体内 300 多种酶促反应。镁可激活磷酸转移酶及水解肽酶系的活性,调节葡萄糖酵解、脂肪、蛋白质、核酸的生物合成。Na^+,K^+-ATP 酶是一种镁依赖性酶,细胞内游离镁浓度低可降低该酶活性,导致心肌细胞内的钾向细胞外迁移,造成细胞内钾浓度降低,使心肌兴奋性增高。镁还能封闭不同钾通道的外向性电流,阻止钾的外流。另外,镁是骨细胞结构和功能所必需的元素,可影响骨的吸收,具有维持和促进骨骼生长的作用。镁和钙存在拮抗作用,主要与某些酶竞争结合,由镁引起的中枢神经和肌肉接点处的传导阻滞可被钙拮抗。

镁还有促进胃肠道功能,如硫酸镁溶液能促使胆囊排空,碱性镁盐可中和胃酸,镁离子在肠道中吸收缓慢,具有导泻作用等。另外,镁对激素具有调节作用,如血浆镁的变化可直接影响甲状旁腺激素分泌,镁能降低血管张力和血管紧张性等。

3.2.2 代谢

3.2.2.1 镁的吸收
人体摄入的镁 30%～50%在小肠吸收。镁的摄入水平受食物中钙、磷、乳糖含量等因素的影响。正常情况下,肠及肾的吸收与排泄机制具有调节镁在机体内稳态平衡的作用。

3.2.2.2 镁的排出
肾脏是镁排泄的主要途径。肾上腺皮质分泌的醛固醇能调节肾脏排泄镁的速率。饮酒、服用利尿剂增加镁的排出。另外,汗和粪便能排泄甚微量的镁。

3.2.3 缺乏与过量

镁缺乏可引起神经肌肉兴奋性亢进,严重时出现谵妄、精神错乱甚至惊厥、昏迷。机体镁的缺乏引起的镁代谢异常还会对其他电解质及体内酶活性产生影响,如出现低钾血症、低钙血症及心脑血管疾病等。一般情况下不易发生镁摄入过量,摄入过量可引起恶心、胃肠痉挛等胃肠道反应。

3.2.4 镁、基因和人类疾病

3.2.4.1 镁与基因多态性
在相当宽的范围内,镁摄入量对血中镁含量影响不大,膳食镁摄入量不是评价机体镁充足与否的敏感指标[36]。机体镁严格的稳态调控可能与其作用的广泛性和复杂性有关。虽然调节机制还不清楚,但遗传变异可以解释 20%～40%的血清镁水平的差异[37]。

Chacko 等进行了交叉设计的干预研究,给予 14 名超重但无其他疾病的受试对象摄取 14 天的镁,测定其基因表达图谱,发现上调和下调幅度超过 20%的基因分别达到 22 个和 36 个,而且大多与炎症通路有关[38]。在心脏与衰老研究基因组流行病学队列(CHARGE)中,Meyer 等分析了 15 366 名欧洲后裔的 250 万个基因分型和基因型填补的常见 SNP，GWAS 结果发现 6 个位点（MUC1，ATP2B1，DCDC5，TRPM6，SHROOM3 和 MDS1）上的常见变异影响欧洲成人血清镁水平[39]。另一项研究则发现了成纤维细胞生长因子受体-2（FGFR2）和腺苷酸硫酸激酶 2（PAPSS2）在调节欧洲血统的美国儿童的镁稳态中发挥重要作用[40]。因为这些基因多态性涉及镁的转运和稳态，因此它们可以调控镁摄入不同水平下镁相关的疾病（如糖尿病）。目前已知调节镁转运和稳态的基因是瞬时受体电位 M6 和 M7 通道（TRPM6 和 TRPM7），TRPM6 主要表达在镁重吸收密切相关的肾脏和小肠，而 TRPM7 的表达比较广泛。其他的变异涉及家族性低镁血症，如 CLDN16 和 CLDN19 的变异，可溶载体家族 12 和 41（SLC12A3 和 SLC41A1、SLC41A2）、镁离子转运蛋白 1（MagT1）等[41-43]。

3.2.4.2 镁与 2 型糖尿病

镁摄取与基因多态性之间的相互作用可能与镁代谢和稳态异常或者血糖、胰岛素代谢异常有关，但这方面的人群研究资料不多。TRPM6 和 TRPM7 在镁稳态中发挥重要作用，Song 等利用女性健康队列（Women's Health Study）开展了巢式病例对照研究，分析了 TRPM6 中 20 个单倍型标签 SNP 和 TRPM7 中 5 个普通 SNP 与老年女性糖尿病的发病风险，结果发现当每日镁摄入量低于 250 mg 时，同时携带 TRPM6 的两个非同义 SNP（外显子 26 的 Val1393Ile［rs3750425］和外显子 27 的 Lys1584Glu［rs2274924］）的罕见等位基因的女性 T2DM 发病风险显著增加了 4 倍（OR＝4.92，95％ CI 1.05～23.0）[44]。Nair 等则探讨了这两个 SNP 与妊娠糖尿病的关系，胰岛素虽然刺激 TRPM6 的活性，但与这两个 SNP 无关。进一步分析则发现携带这两个 SNP 的孕妇糖化血红蛋白水平更高，并且比携带野生型 TRPM6 的个体更容易产生胰岛素抵抗[45]。

利用女性健康行动-SNP 健康协会资源研究（Women's Health Initiative-SNP Health Association Resource，WHI-SHARe），Chan 等探讨了绝经后女性镁内稳态相关的 SNP、镁摄入、T2DM 之间的交互关系。结果发现在西班牙裔美国女性中，镁摄入低时，CLDN19、SLC41A1 和 MMGT1 增加了 T2DM 发病风险；镁摄入高时，KCNJ11 基因增加了 T2DM 发病风险，而 NIPA2 基因降低了 T2DM 发病风险。在非洲裔美国女性中，镁摄入高时，CNNM1 降低了 T2DM 发病风险[46]。

Hruby 等对 15 项研究的荟萃分析发现，镁摄入量高的个体空腹血糖与胰岛素水平较低，但是在调整了混杂因素后，镁摄入量、基因多态性（TRMP6、TRPM7、CNNM2 和 MUC1）以及空腹血糖/胰岛素之间无显著交互作用。不过，两个 SNP 在名义上与镁摄入量和空腹血糖具有交互作用。第一个位于 T2DM 易感基因-SLC30A8 的 rs1155847，在镁摄取较高组，A 等位基因携带者能更加显著地降低血糖；第二个为编码一种肾脏代谢镁所需的膜蛋白基因 CNNM2 附近的 rs3740393，该位点的 G 等位基因和血清镁水平降低有关。与 C 等位基因携带者比较，G 等位基因携带者的镁摄入量和空腹血糖的负相关容易被抵消,因此 G 等位基因携带者需要更高的镁摄入量才能起到降低空腹血糖的作用[47]。

3.2.4.3　镁及钙镁摄食比与结直肠肿瘤

田纳西州结直肠息肉队列系统研究了镁尤其是钙镁摄入比与结直肠癌的关系以及相关基因多态性的交互作用。美国人群的镁摄入量与结直肠癌低发的东亚人群差别不大,但钙镁摄入比显著高于东亚人群,因此钙镁摄入比显得更为重要。Dai 等的研究发现增加镁摄入量能显著降低结直肠腺瘤发病风险,尤其在钙镁摄入比低的人群。研究还发现 *TRPM7* 基因中常见 Thr182Ile 多态性与腺瘤和增生性息肉的危险增加有关。在钙镁摄入比高的人群中,携带≥1 个 1482Ile 等位基因的个体的腺瘤的发病风险比携带 1482Thr 纯合子个体显著增加了 60%(OR=1.60,95% CI 1.12~2.29),增生性息肉发病风险也显著增加了 85%(OR=1.85,95% CI 1.09~3.14)[20]。

SLC7A2 基因编码阳离子氨基酸转运蛋白 2。Sun 等利用田纳西州结直肠息肉队列进行的病例对照研究,分析了 23 个 *SLC7A2* 基因的标签 SNP 后发现,rs2720574 SNP 在钙镁摄入比与腺癌发病风险关系中存在交互作用。在钙镁摄入比低于 2.78 的人群中,GC/CC 基因携带者腺瘤的发病风险显著高于 GG 基因携带者(OR=1.36,95% CI 1.11~1.68)。相反,在钙镁摄入比高的人群中,GG 基因携带者显著增加了结直肠腺瘤的发病风险,GC/CC 基因携带者则显著降低了结直肠癌的发病风险[48]。

同样利用田纳西州结直肠息肉队列,Zhu 等发现在钙镁摄入比高的人群中,PTH(rs11022858)的 TT 基因携带者显著降低了结直肠腺瘤的发病风险,CC/TC 携带者则不能降低发病风险。另外,高镁摄入人群中,CC/TC 基因携带者显著减低 27% 的发病风险,TC 基因型效果更明显。而 TT 基因携带者的镁摄入量与发病风险无关[20]。

3.2.5　动物模型和体外试验

Ozgo 等用动物模型研究镁稳态调节中遗传因素的作用,他们采用双向选择育种法建立了低镁状态和高镁状态两种品系的小鼠,低镁状态小鼠体内镁储存明显低于高镁状态小鼠。经研究发现两个品系小鼠中,镁摄入量降低均显著影响了血浆、红细胞、尿中镁的水平。但两个品系中有 5 个基因不一致。高镁状态小鼠中,镁摄入量降低上调了骨桥蛋白、连接素 45(CX45)和生长激素受体,下调了胆囊收缩素 A 受体和 BCL2-相关永生基因(*BAG1*);而低镁状态小鼠中,镁摄入量降低则下调了骨桥蛋白、CX45 和生长激素受体,上调了胆囊收缩素 A 受体和 BAG1。因此低镁状态和高镁状态小鼠对低镁摄食表现出不同的生理病理反应[49]。

3.2.6　膳食来源和推荐摄入量

绿叶蔬菜、大麦、黑米、荞麦、木耳、香菇、粗粮、坚果等含镁丰富,硬水中也含有较高的镁盐,精加工食物中镁含量低。根据 2013 年中国营养学会的建议,成年人的推荐摄入量(RNI)18～64 岁为 330 mg/d,65～79 岁为 320 mg/d,80 岁以上为 310 mg/d。孕期在同龄人群参考值基础上增加 40 mg/d。根据不同年龄、性别的生理需要,其 RNI 和 UL 如表 3-2 所示。

表 3-2　不同人群镁的参考摄入量

年龄/岁	RNI/(mg/d)	年龄/岁	RNI/(mg/d)	年龄/岁	RNI/(mg/d)
0～	20(AI)	7～	220	65～	320
0.5～	65(AI)	11～	300	80～	310
1～	140	14～	320	孕妇	+40
4～	160	18～	330	乳母	+0

"+"表示在同龄人群参考值基础上额外增加量
(表中数据来自参考文献[166])

3.2.7　小结与展望

镁是人体必需元素,作为多种酶的激活剂参与体内酶促反应和其他重要的生理功能。镁摄入量、基因多态性(*TRMP6*、*TRPM7*、*CNNM2* 和 *MUC1*)以及空腹血糖/胰岛素之间存在交互作用,其中 *TRPM6* 和 *TRPM7* 在镁稳态中发挥重要作用。另外,钙镁摄入比、基因多态性、结直肠癌发病风险也存在交互作用。因此,在营养干预中要考虑个体差异。

3.3　铁

铁是人体重要的必需微量元素之一。人体内铁总量为 3～4 g,分布在各组织中,其中 60%～70%的铁存在于红细胞的血红蛋白中,3%的铁存在于骨骼肌的肌红蛋白中,1%的铁存在于含铁酶类(如细胞色素、细胞色素氧化酶、过氧化物酶、过氧化氢酶等)、辅助因子和运铁载体中,此类铁称为功能性铁。另外 25%～30%为贮存铁,主要以铁蛋白和含铁血黄素的形式存在于肝、脾和骨髓的单核-吞噬细胞系统中。人体内铁的水平随着年龄、性别、营养状况和健康状况的不同而异。

3.3.1　生理功能

铁易于传递电子,在二价铁和三价铁两种形式间相互转换,起氧化剂或还原剂的作用。该特性使得铁成为构成血红蛋白、肌红蛋白、细胞色素和某些呼吸酶的组成成分,能与氧结合,直接或间接参与体内氧的运送和组织呼吸过程。血红蛋白由 4 个单位组成,每个单位含有 1 个血红素和 1 条球蛋白多肽链,每个血红素又由 4 个吡咯环组成,在环中央有 1 个铁原子。该结构使血红蛋白具有充分携带氧的功能,并可逆地释放到组织。肌红蛋白的结构与血红蛋白类似,但仅有一个血红素和一条球蛋白多肽链,这种结构有利于在肌肉组织中转运和储存氧的功能。其他的含铁酶类如细胞色素,同样含有 1 个血红素和 1 条球蛋白多肽链的结构,这些酶作为电子载体,在细胞内特别是线粒体内起传递电子的作用,并在细胞能量转移中起着极为重要的作用。另一方面,由于 Haber-Weiss-Fenton 反应,铁能够催化产生大量的 ROS,造成细胞大分子如脂质膜、核酸和蛋白质的氧化损伤。

铁水平的稳定能维持正常的造血功能。机体中的铁大多存在于红细胞中。在骨髓造血组织中,铁和卟啉结合形成高铁血红素,再与球蛋白合成血红蛋白。缺铁可影响血红蛋白的合成,甚至影响 DNA 的合成及幼红细胞的增值。

铁参与维持正常的免疫功能。研究发现缺铁可引起机体感染性增加,微生物繁殖受阻,白细胞的杀菌能力降低,淋巴细胞功能受损。但铁过量会促进细菌的生长,对抵抗感染不利。

3.3.2 代谢

铁代谢在维持生命活动中至关重要,机体铁代谢紊乱会导致贫血和人类遗传性血色病等诸多疾病,对人体健康造成危害。因此,铁代谢平衡在维持机体新陈代谢稳态中起着重要的作用。铁代谢平衡由众多蛋白质组成的调控网络协同完成,相关调控基因起到关键作用。

3.3.2.1 铁的吸收

铁吸收主要在十二指肠和空肠。人体每日从小肠中吸收 1~2 mg 铁。铁主要以两种形式被吸收从而进入细胞:铁结合蛋白质(如转铁蛋白、血红蛋白)和游离铁。

转铁蛋白存在于血浆中,是一种主要的铁结合蛋白,也是最主要的铁运输蛋白。每个转铁蛋白分子能够可逆、高亲和力地结合两个铁原子,该过程受到转铁蛋白受体 1(transferrin receptor 1,TfR1)的调控。一旦转铁蛋白和铁在细胞表面和 TfR1 结合,细胞膜便分离出来进入细胞质,形成早期的核内体。质子泵维持核内体的酸性环境,诱导转铁蛋白和 TfR1 的构象变化,从而促进铁与转铁蛋白和 TfR1 的分离。TfR1 在许多不同的细胞中都有表达,包括肠上皮细胞和红系前体细胞。在正常情况下,只有 30% 的铁结合位点饱和,在铁过载情况下达到 55%~100%。双铁结合转铁蛋白和 TfR1 的结合力比单铁结合转铁蛋白高 10 倍,比未结合的转铁蛋白高 2 000 倍[50]。

除了转铁蛋白,其他铁结合蛋白的吸收在铁循环系统中同样重要,特别是对于一些先天性或获得性的疾病,比如:镰状细胞贫血、血栓性血小板减少性紫癜、弥散性血管内凝血病和溶血症。血红蛋白释放到血浆中,与结合珠蛋白形成复合物,被巨噬细胞或单核细胞的表面分子 CD163 捕获而内吞。

从食物中获得的铁大多数是不可溶的游离三价铁,非蛋白结合的游离铁可以被直接吸收进入十二指肠肠细胞。三价铁在蛋白质还原酶如十二指肠细胞色素 b(duodenal cytochrome b,Dcytb)的帮助下还原为二价铁,然后通过二价金属离子转运体 1(divalent metal ion transporter 1,DMT1)穿过肠细胞的顶端膜进入细胞。非蛋白结合铁具有潜在毒性,能够以一种不受调控的方式跨过细胞膜并导致铁相关毒性,而转铁蛋白的过量铁结合能力能够帮助预防其发生。

在铁缺乏的情况下全身系统的铁吸收增加,特别是在缺铁性贫血、妊娠期、遗传性血色素沉着症以及其他原发性铁过载的罕见遗传性疾病中铁吸收显著增加。在铁储备充足的健康人和患有慢性炎性疾病的患者以及慢性病导致的贫血患者中,铁吸收减少。由于无效红细胞生成造成的贫血,如地中海贫血、铁粒细胞和先天性红细胞生成障碍性贫血,尽管全身性铁超负荷,但铁吸收仍显著增加。

3.3.2.2 铁的储存

人体内铁的主要储存部位在肝细胞、网状内皮细胞、巨噬细胞和单核细胞。铁以三价铁离子的形式储存于铁蛋白。铁蛋白是体内广泛存在的一类储存铁的蛋白,由 12 条轻链和 12 条重链亚基构成。铁蛋白多聚体的载脂蛋白外壳可以使核内容纳 4 500 个铁原子。铁蛋白的作用类似于"海绵",当铁缺乏时其表达下调,释放铁以避免贫血;铁过量时铁蛋白的表达增加,储存铁以保护细胞免受自由基引起的细胞铁毒性。

3.3.2.3 铁的排出

细胞内的铁排出由特异性的铁转运蛋白(ferroportin,FPN)完成。铁转运蛋白主要在十二指肠的基底外侧膜和巨噬细胞的细胞质膜上表达。铁缺乏会诱导铁转运蛋白的表达,从而使铁向血浆的运输增加,同时,由于细胞内铁蛋白的表达下调,促进了更多的铁进入铁转运蛋白。二价铁从基底外侧膜运出,需要膜铁转运辅助蛋白(hephaestin,Heph)的协同。Heph 是一种多铜氧化酶,结构上和血浆铜蓝蛋白(ceruloplasmin,Cp)同源,能使 Fe^{2+} 氧化为 Fe^{3+},从而被血浆中的转铁蛋白摄取。HEPH 功能缺失模型 *Sla* 突变小鼠表达不完整的 Heph,从而使基底外侧铁转运减少,导致肠细胞铁蓄积,并表现出较严重的小细胞性贫血[51]。

3.3.2.4 铁的利用：红细胞生成

人体每日红细胞总产量超过 20 亿,需要 20~30 mg/d 的铁来维持血红蛋白的生成。成红细胞通过 TfR1 介导的内吞作用获得铁,TfR1 的表达和红系祖细胞的成熟相一致。在红细胞核内,铁被铁还原酶还原,再由 DMT1 排出至细胞质。*Tfr1*⁻/⁻ 小鼠具有胚胎致死性,*Tfr1* 单倍基因剂量不足会引起小红细胞性贫血。*Steap3* 敲除小鼠和 *nm1054* 突变小鼠患有缺铁性贫血[52]。铁在成红细胞中参与血红蛋白的合成,这是涉及球蛋白、血红素合成与铁供给的精细协调的过程。

线粒体是细胞中利用铁的主要细胞器,能利用铁合成血红素和铁硫簇。人血红素合成通路缺陷会导致卟啉症或铁粒幼红细胞性贫血,而铁硫簇合成通路的缺陷则会导致铁粒幼红细胞性贫血、Friedreich's共济失调、遗传性肌病伴随严重的运动不耐受。

3.3.2.5 铁的循环

人体内90%以上的铁通过巨噬细胞反复循环利用。巨噬细胞吞噬衰老或损伤的红细胞,利用血红素氧合酶分解血红素。天然抗性相关巨噬细胞蛋白1(natural resistance-associated macrophages protein 1,NRAMP1)是与DMT1类似的二价金属转运体,在吞噬溶酶体膜上表达,参与铁从吞噬细胞囊泡的排出。红细胞释放的铁在多铜氧化酶铜蓝蛋白的协同下,通过铁转运蛋白以二价铁的形式从巨噬细胞排出。编码血浆铜蓝蛋白的Cp基因敲除小鼠表现出肝脾的铁蓄积,细胞铁排出减少[53]。血浆铜蓝蛋白缺乏症会引起肝细胞和巨噬细胞的铁蓄积,导致贫血、视网膜变性、糖尿病和迟发性基底神经节紊乱。

3.3.3 铁稳态调控

精准的内稳态机制能够在细胞和系统水平上调控铁的吸收、分布和储存,具有重要的生物学意义。人体没有增加铁排出的生理机制,铁稳态的维持取决于对铁吸收的严格调控。

3.3.3.1 铁调素

铁调素是调节机体铁代谢稳态的关键分子,是对机体铁储存状态、红细胞生成需铁量、炎症和缺氧状况进行应答进而调节铁稳态的最终介质。铁调素由HAMP基因编码,由肝细胞分泌,是含有25个氨基酸的肽类激素。

血浆中的铁调素和铁转运蛋白结合并相互作用,导致铁调素的内化以及铁转运蛋白被溶酶体降解。铁调素是细胞铁排出的抑制剂。铁过量时,铁调素的mRNA水平上调,血浆铁调素水平升高抑制铁的吸收,同时抑制巨噬细胞的铁排出以及肝铁储存。反过来,铁调素水平受到抑制会导致增加的巨噬细胞和肠细胞的铁排出。铁调素和铁转运蛋白的表达呈负相关。在上游刺激因子2(upstream stimulatory factor 2,USF2)敲除小鼠实验中,该观点得到了证实[54,55]。人群中HAMP基因突变会导致幼年型血色病和严重的铁负荷过量疾病的发生[56]。另外,铁调素还能够下调DMT1的表达,影响肠道内的铁吸收。

铁调素的表达受机体铁储存量、炎症、组织缺氧、红细胞生成等多种因素的影响。同时,许多蛋白通过调节铁调素的表达参与机体铁稳态的调节,主要存在以下几条途径(见图3-1)。

(1) 骨形态发生蛋白(bone morphogenetic protein,BMP)家族能调控铁调素的表

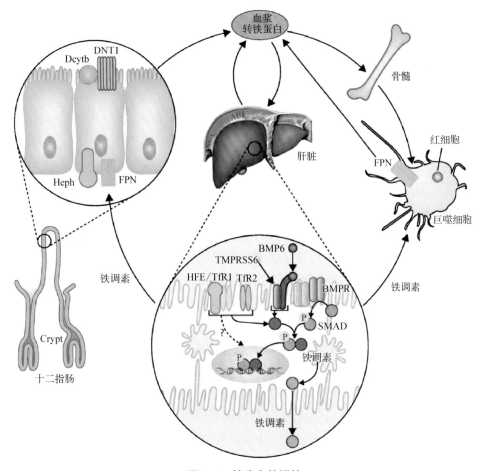

图 3-1 铁稳态的调控

(图片来自参考文献[257])

达,是对炎症、铁储存量应答过程的上游调节器,其中 BMP6 的作用最强。BMP6 的 mRNA 水平与铁储存量正相关。铁调素调节蛋白(hemojuvelin,HJV)与 BMP 受体形成复合物,并且作为 BMP 受体信号传导的共受体起作用。通过 HJV/BMP 受体, BMP6 以自泌的方式诱导细胞内 BMP/SMAD 信号通路,使 SMAD 1,5,8 和 SMAD4 蛋白质磷酸化,进而增加铁调素转录[57-59]。

(2)铁储存量对铁调素的调节机制尚未完全了解。最近的研究结果表明,遗传性血色病蛋白质(hereditary hemochromatosis protein,HFE)、TfR2 复合物可能是铁调素的上游调节物[60]。HFE 和 TfR2 在肝细胞膜上形成复合物,与高浓度的双铁结合转铁蛋白相互作用,感应血浆中转铁蛋白铁的含量,并通过与 TfR1 的结合激活铁调素的转录[61]。

（3）炎性细胞因子IL-1和IL-6是铁调素产生的诱导物。IL-6在肝细胞中与其受体结合，通过信号转导和转录激活因子3（signal transducer and activator of transcription 3，STAT 3）通路的信号转导和激活，促进铁调素转录。这一发现解释了急性感染和慢性病引起的低血铁性贫血的分子机制。后者表现为色素正常的正常红血球性贫血、巨噬细胞铁储存量增加、血清铁和转铁蛋白饱和度降低、血清铁调素水平显著升高。

（4）缺氧诱导因子1（hypoxia-inducible factor 1，HIF1）和HIF2在缺氧条件下的稳定表达会抑制肝细胞铁调素的表达。对Hif1α肝特异性条件性失活的小鼠给予铁缺乏饮食，会引起高铁调素水平[62]。参与HIF降解的铁依赖性脯氨酰羟化酶可能是肝铁敏感元件[61]。HIFs是否直接与铁调素促进剂结合目前仍有争议。

（5）低氧、贫血和出血会伴随高红细胞生成素（erythropoietin，EPO）水平和低铁调素水平。研究发现给小鼠注射EPO可以降低铁调素的水平，而促红细胞生成活性阻断剂能够阻断该作用，表明EPO可能是通过刺激红细胞生成从而抑制铁调素水平[63]。目前，红细胞生成调节铁调素水平的分子机制仍不明确。实验证据表明，贫血时铁调素的抑制需要完好的红细胞生成活性[63]。生长分化因子15（growth differentiation factor 15，GDF15）和扭转原肠胚形成同系物1（twisted gastrulation 1，TWSG1）是转化生长因子β超家族的成员，由红细胞前体细胞分泌。在患有无效红细胞生成（如地中海贫血）的患者血清中可以检测到高浓度的GDF15[64]。体外试验发现病理性高浓度的GDF15能抑制铁调素的表达[65]。TWSG1在地中海贫血小鼠体内高表达。在细胞模型中，TWSG1抑制BMP/SMAD信号通路，导致铁调素的活化[66]。

（6）跨膜丝氨酸蛋白酶6（transmembrane serine protease 6，TMPRSS6）（也称为蛋白裂解酶-2）在调节铁调素表达中起重要作用。这种蛋白酶能剪切HJV，抑制BMP/SMAD信号通路活性，从而抑制铁调素的表达。TMPRSS6突变的患者会患有严重的"顽固性"缺铁性贫血，对口服补铁和高血清铁调素没有应答[67]。而$Tmprss6^{-/-}$和mask小鼠体内铁调素水平异常升高，导致小肠吸收铁能力下降，表现出生长迟缓、脱发和重度贫血[68]。全基因组关联分析（genome-wide association study，GWAS）显示TMPRSS6的变异与血红蛋白水平、血清铁、转铁蛋白饱和度和平均红细胞体积之间均具有关联性[69,70]。

3.3.3.2 铁响应元件/铁调节蛋白系统

铁响应元件/铁调节蛋白（iron responsive element/iron regulating protein，IRE/IRP）系统对细胞内铁稳态调节起关键的作用。许多编码铁代谢蛋白的mRNA的非编码区含有IRE。IRE是30～40个核苷酸组成的发夹结构，提供IRP的结合位点。转铁蛋白、铁蛋白和铁转运蛋白的mRNA的3'和5'非翻译区内含有IRE，与IRP1/2结合在转录后水平调控这些蛋白的表达，从而调控铁稳态。在铁缺乏的细胞中，IRP与铁蛋白、铁转运蛋白mRNA的5'非翻译区的IRE结合，抑制蛋白质的翻译。相反地，在铁充足的细胞中,IRP 结合铁硫簇导致失活,不能与 IRE 结合。另外,在铁缺乏的细胞中,IRP 以高亲和力结合 IRE,使 TfR1 的 mRNA 可以稳定地表达,增加的 TfR1 水平促进血浆中的铁摄取,同时防止不必要的铁蛋白合成[61]。其他基因如溶质载体家族的编码铁转运蛋白的 *SLC40A1* 基因、编码 DMT1 的 *SLC11A2* 基因、编码氨基酮戊酸-δ-合成酶 2 的 *ALAS2* 基因,其 mRNA 中均含有 IRE。

3.3.4 铁、基因和人类疾病

铁缺乏是最常见的营养缺乏症,全球约有 20 亿人口受到影响,其发病率和人口社会经济状况息息相关。铁缺乏的主要原因是营养供应不足,导致铁营养状态失衡,特别是当铁丢失过多(月经期妇女)或全身需求增加(婴儿期、儿童期和怀孕)时。铁缺乏会损害儿童的认知能力和生长,即使后续给予铁治疗,其后果也不可逆转。在怀孕期间,铁缺乏会增加母亲和新生儿的围生期风险和婴儿总体病死率。预防性补铁已经成为儿童和孕妇这类高危人群采取的标准手段。硫酸亚铁是常用的铁制剂,在治疗和预防缺铁中使用得越来越广泛。

在涉及铁稳态的孟德尔遗传疾病中,遗传性血色病在欧洲人群中更为常见。血色病是一种遗传异质性疾病,主要表现为肝脏中铁吸收增加和进行性铁蓄积。血色病的临床并发症包括纤维化、肝硬化、肝细胞癌、性腺机能减退、关节炎、心肌病、糖尿病和皮肤色素沉着过度。大多数成年人患者是由于 *HFE* 基因的 C282Y 纯合性突变。复合杂合子 C282Y/H63D 也被认为是有风险的。人群研究结果表明,纯合基因型的外显率相对较低,这表明遗传和环境因素对临床疾病的表达很重要[71]。非 *HFE* 相关的罕见遗传类型的血色病是由于基因 *TfR2*、*HJV* 和 *HAMP* 的突变。幼年型血色病是由 *HJV* 和 *HAMP* 基因突变引起,表现为早期发生严重的铁负荷过量、性腺机能减退、并伴有心脏并发症。血色病的常染色体显性形式是由于编码铁转运蛋白的 *SLC40A1* 突变。有趣的是,*SLC40A1* 突变引起的临床症状取决于不同的蛋白质功能改变。有的突变阻碍突变蛋白的细胞表达,导致巨噬细胞的铁蓄积和铁受限的红细胞生成;有的突变通过改变参与铁调素结合和蛋白质内化相关的蛋白质位点,导致对铁调素的抵抗[72]。血色病临床症状的严重程度与铁调素不足的程度直接相关。

3.3.5 膳食来源和推荐摄入量

人体每日的膳食铁摄入量为 10~20 mg。从食物中摄取的铁主要分为血红素铁和非血红素铁,其中 90% 以非血红素铁的形式存在。血红素铁的生物利用度高,有效吸收率接近 40%,主要存在于动物性食物中,如红肉、鱼肉、肝脏、肾脏、蛋黄等。尽管非血红素铁的丰度较高,但是生物利用度较低,需先还原成二价铁才能吸收,有效吸收率仅为 5%~10%,主要存在于植物性食物中,如豆类、蔬菜、谷物等。非血红素铁的吸收受食物中的植酸、钙和鞣酸等的影响，而维生素 C、酒精和肉制品可以增加铁的吸收。另外，胃酸可以促进铁对可溶性低相对分子质量化合物（如某些胺类、氨基酸和糖）的螯合，防止不溶性铁络合物的形成。一些药物如四环素、质子泵抑制剂和抗酸剂的长期服用会降低铁吸收，而长期患有胃酸缺乏症的人容易发生缺铁的症状。

成年男性和非经期女性的每日铁需求量通常与每日铁损失量相等，约为 1 mg/d。随着肠细胞脱落、隐血和皮肤细胞脱落，都会造成铁的流失。在女性月经期、妊娠中晚期，以及快速生长期（如婴儿期、幼儿期、青春期），铁的需求量尤其高。

根据 2013 年中国营养学会的建议，成年男性的推荐摄入量为 12 mg/d，成年女性为 20 mg/d，孕中期、孕晚期和乳母分别在同龄人群参考值基础上增加 4 mg/d、9 mg/d 和 3 mg/d。成年人的铁最高摄入量为 42 mg/d。根据不同年龄、性别的生理需要，其 RNI 和 UL 如表 3-3 所示。

表 3-3　不同人群铁的参考摄入量

年龄/岁	性别	RNI/(mg/d)	UL/(mg/d)	年龄/岁	性别	RNI/(mg/d)	UL/(mg/d)
0～	—	0.3(AI)	—	18～	男	12	42
0.5～	—	10	—		女	20	42
1～	—	9	25	50～	—	12	42
4～	—	10	30	孕妇			42
7～	—	13	35	早期	—	+0	42
11～	男	15	40	中期	—	+4	42
	女	18	40	晚期	—	+9	42
14～	男	16	40	乳母	—	+3	42
	女	18	40				

"+"表示在同龄人群参考值基础上额外增加量
（表中数据来自参考文献[166]）

3.3.6　小结与展望

铁是人体重要的必需微量元素之一，参与体内氧的运送、组织呼吸、造血以及免疫等重要功能。多种蛋白质、基因形成的复杂网络协同调控铁代谢的平衡。其中，铁调素是调节机体铁代谢稳态的关键分子，其表达受机体铁储存量、炎症、组织缺氧、红细胞生成等多种因素的影响。IRE/IRP 系统对细胞内铁稳态调节起到关键作用。机体铁代谢紊乱会导致贫血和人类遗传性血色病等诸多疾病，对人体健康造成危害。多种疾病的发生与铁代谢基因密切相关，对于这类疾病的预防和治疗，迫切需要从基因、代谢等角度,开展针对个体化的精准营养干预。另外,铁缺乏目前依旧是全球重点关注的营养缺乏性疾病,针对不同人群制订铁的摄入量仍需要在循证医学的基础上进一步完善。

3.4 锌

锌是人体的必需微量元素,在人体中的含量为 $2\sim3$ g。迄今为止,已发现有 300 多种含锌酶,锌在这些酶中作为辅因子或结构调节子。据估计,大约有 10% 的人类基因组参与编码锌结合蛋白。

3.4.1 生理功能

锌的基本特征包括:电荷高度集中,原子半径小,无化合价变化,故产生自由基的风险低,另外,其配体交换反应迅速,在生物体中主要与硫、氮结合。这些特性使锌得以作为催化剂发挥重要的生物学作用。

锌以锌指结构存在于许多蛋白质、肽、酶、激素、转录因子和细胞因子中,参与维持体内平衡。锌对 300 多种酶的生物学功能是至关重要的,包括超氧化物歧化酶、苹果酸脱氢酶、碱性磷酸酶、乳酸脱氢酶等,这些酶在参与组织呼吸、能量代谢和抗氧化过程中发挥重要作用。锌参与蛋白质合成、细胞生长、分裂和分化等过程,并参与促黄体激素、促卵泡激素、促性腺激素等有关内分泌激素的代谢,对胎儿生长发育、促进性器官和性机能发育均具有重要调节作用。锌也是维持 RNA 聚合酶、DNA 聚合酶和逆转录酶等酶活性的必需微量元素。锌还能调节金属蛋白酶和基质金属蛋白酶组织抑制剂的基因表达的平衡,这对许多生物系统发挥最佳功能是必要的。

并且由于锌具有结合巯基、形成硫醇盐的能力,其对于生物膜的结构、功能、稳定性和灵活性都很重要。当细胞产生脂质过氧化损伤时,膜内巯基氧化成为二硫键,而锌与硫形成稳定的硫醇盐防止氧化,从而保护膜的完整性。相反地,缺锌可造成膜的氧化损伤、结构变形以及膜内运载蛋白的功能改变。

此外,维持一氧化氮合酶(nitricoxide synthase,NOS)的酶活性也需要锌。锌可以与 NOS 的两个半胱氨酸残基结合。由于一氧化氮参与金属硫蛋白(metallothionein,MT)的 mRNA 表达,并阻止多聚腺苷酸二磷酸核糖聚合酶[poly(ADP-ribose)polymerase,PARP]活化,故而锌的结构性作用对一氧化氮的生成尤为重要。另外,锌从 MT 到抗氧化酶的释放也涉及一氧化氮的参与。

金属硫蛋白是一组低相对分子质量金属结合蛋白,对锌、铜有高度的亲和力。每一个 MT 分子包含 20 个半胱氨酸和 7 个通过硫醇盐连接的锌结合位点。在人类中发现了至少 10 种基因(16 号染色体)编码 MTs 的 4 个亚族。锌可促使 MT 基因的转录,并能激活金属调节转录因子 1,开启 MT 的表达。MT1 和 MT2 在所有组织中表达,MT3

主要在脑内表达,MT4 在鳞状上皮表达。MT1 和 MT2 的关键作用包括对锌的内稳态的调节和细胞内氧化应激的保护作用。MTs 能清除细胞内的自由基,还能通过结合或释放金属离子来调节自由基的水平,对人体的瞬时应激有保护作用。在免疫系统中,MTs 还能够调节锌的稳态和生物利用度。MTs 的生理功能似乎随着年龄进展而改变。在年轻人中,氧化应激或炎症使 MT 生成增加,随后锌释放并促进免疫反应的发生。锌从 MTs 中释放可以保证 iNOS 和 PARP 活化产生充足的 NO 用于 DNA 修复。相反地,老年人由于锌摄入不足、肠道吸收减弱,氧化应激和炎症的慢性暴露引起 MTs 的长期升高,过度产生的 MTs 释放锌的能力减弱。一旦老年人再次发生氧化应激和炎症的暴露,会进一步造成 MTs 的过度产生,并导致锌无法被释放。MTs 诱导的锌释放减少会导致免疫反应受损,参与细胞凋亡的 PARP 激活。

3.4.2 代谢

锌在小肠通过跨膜运输的方式被吸收,该过程主要发生在空肠。锌的吸收过程是可饱和的,随着锌的耗尽运输速度增加。低膳食锌摄入时,小肠内转运体的表达上调,使肠内锌流失减少。肠道的锌吸收率为 12%～59%,并且受到多种膳食因素的调节。

锌主要储存于骨骼肌和骨,11% 的锌存在于肝脏和皮肤,而血浆锌仅占锌总量的 0.1%。血浆锌水平为 $10\sim15~\mu mol/L$。血浆锌水平受到严格的调控,即使在膳食摄入锌波动较大的情况下也能保持相对稳定,除非情况严重或是长期的。在中性 pH 值时,锌和蛋白质有高结合力,80% 的锌与血浆中的白蛋白相结合。锌的排出主要通过胰腺分泌,排出量 $27\sim90~\mu mol/d$。由于肾脏对矿物质的重吸收,尿中锌的排出量非常少,$8\sim11~\mu mol/d$。噻嗪类利尿药的使用会增加锌从尿中的排泄。

锌的稳态由胃肠道调节,这包括了许多转运蛋白的协调功能。锌转运蛋白包括两大家族,分别是锌转运体(zinc transporter, ZnT)和锌铁调控转运蛋白(ZRT, IRT-like protein, ZIP),分别由 SLC30 基因和 SLC39 基因编码。ZnT 家族和 ZIP 家族分别有 9 个和 14 个成员。在人体中,ZnT 和 ZIP 转运蛋白的功能相反,ZnT 蛋白促使锌的细胞外流或转移到细胞内囊泡,从而减少细胞内的锌含量,ZIP 蛋白发挥相反的作用,促使细胞内锌含量的增加。所有锌转运蛋白都具有跨膜结构,在各种亚细胞器、细胞及器官中的分布不同。ZnT1 是第一种发现的锌转运蛋白,位于小肠、肾小管上皮细胞和胎盘,主要负责将锌从肠细胞内转运到体循环中,并参与锌离子在小肠的循环、在肾脏的重吸收及分泌,以及锌在母体和胎儿之间的转运。ZnT1 的表达受膳食锌摄入量的调节,锌摄入量增加会导致 ZnT1 的 mRNA 水平上调。ZnT2 和 ZnT4 参与核内体的锌排出,调节细胞内的锌转运,并且也参与乳腺组织的锌分泌。ZIP4 和 ZIP5 主要在小肠和肝脏中表达,在小肠锌吸收中起重要作用。在锌缺乏的情况下 ZIP4 的表达增加。

另外,金属硫蛋白可能作为储存蛋白参与锌的吸收和储存,并维持其在机体内的动态平衡。体内锌浓度高时可诱导肝脏金属硫蛋白合成增加，并与之结合存积于肠黏膜细胞内，当锌水平下降时，再释放至肠腔，以此调节体内锌的平衡。

3.4.3 锌、基因和人类疾病

严重的锌缺乏表现为生长迟缓、皮肤损害、伤口愈合缓慢、贫血、厌食、性腺机能减退和免疫力降低。

3.4.3.1 锌和免疫系统

锌是免疫系统的结构和功能所必需的矿物质。淋巴细胞的产生、成熟和激活依赖充足的锌浓度。在淋巴细胞的细胞循环周期中，锌作为淋巴细胞细胞膜结构蛋白的一部分，与 DNA 转录和翻译过程中的酶结合，并激活胸腺嘧啶。胸腺嘧啶是胸腺上皮细胞分泌的激素，与锌结合时可以被活化。胸腺嘧啶对于 T 细胞的成熟、分化和活化，细胞因子的产生和自然杀伤细胞的最佳功能状态是必需的。锌缺乏表现为胸腺萎缩、淋巴细胞减少症、受损的免疫系统细胞毒性功能和降低的胸腺嘧啶活性。

T 淋巴细胞对充足的锌浓度格外敏感。锌缺乏导致外周 T 淋巴细胞数量减少，辅助性 T 细胞功能受损和细胞毒性降低。锌也是 Ⅰ 类和 Ⅱ 类主要组织相容性复合体的重要成分，缺乏时抗体的产生受损。其他表现还包括辅助性 T 细胞产生的细胞因子失衡，导致 IL-2、IL-12、IFN-α 和 IFN-γ 水平减少，但 TNF-α、IL-1 和 IL-6 水平增加。锌诱导的细胞因子失衡导致自然杀伤细胞的活性和功能降低。老年人锌补充试验结果表明，膳食锌摄入量与 *IL6* 和 *MT1* 基因变异存在交互作用，对慢性病和炎症标志物有影响[73-76]。

除了 T 淋巴细胞外，锌对 B 淋巴细胞的成熟也很重要，锌缺乏与未成熟的 B 淋巴细胞数量减少有关。另外，在免疫系统中锌缺乏还会造成中性粒细胞、单核细胞和组织巨噬细胞的趋化性和吞噬作用受损。在人体中，锌缺乏最具特征性的表现是肠病性肢端皮炎，这是一种罕见的常染色体隐性代谢紊乱，引起胸腺萎缩和细菌、真菌及病毒感染的易感性增加。该疾病的病理学病因是由于编码肠道锌转运蛋白 ZIP4 的 *SLC39A4* 突变所导致的锌吸收不良。

3.4.3.2 锌和糖尿病

锌是 β 细胞中胰岛素六聚体结晶所必需的。锌随胰岛素共同分泌，发挥拟胰岛素和抗氧化作用，并参与调节 β 细胞数量。在糖尿病动物模型和人类糖尿病患者中发现锌稳态受损，2 型糖尿病（type 2 diabetes，T2D）患者体内血浆锌水平降低。在动物模型中进行的锌干预试验得到一致的结论，表明锌对 T2D 有保护性作用[77]。尽管存在一些证据，但是锌和 T2D 间的关联性仍未完全明确。目前仅有少数人体干预试验报道了锌补充剂对糖代谢、胰岛素稳态、T2D 发病风险的保护性作用，但没有得出一致性的结论[78]。仅少数人群研究数据表明膳食锌摄入和锌补充剂能降低 T2D 风险[79-81]。2 型糖尿病患者的尿锌排泄增加,导致血浆锌水平降低。在锌干预动物模型中,锌对高血糖症、高胰岛素血症和胰岛受损有保护性作用,这可能是由于锌刺激 MTs 的表达[77]。对 T2D 患者补锌也观察到糖化血红蛋白和血糖水平的下降;然而这些试验的可重复性较差[82-85]。在非糖尿病的肥胖巴西妇女中,4 周的补锌试验观察到胰岛素敏感性改善[86]。

最近的一篇荟萃分析结果表明,高锌的摄入可能减弱了 SLC30A8 基因 rs11558471 位点的变异带来的升糖效应[87]。SLC30A8 基因编码 ZnT8 锌转运蛋白,而 rs1158471 位点与血糖相关。ZnT8 β 细胞特异性基因敲除(Znt8KO)小鼠葡萄糖不耐受,同时 β 细胞锌蓄积减少,生成非典型的胰岛素颗粒,一相葡萄糖刺激的胰岛素分泌减少,加工胰岛素的酶转录减少以及胰岛素原水平增加[88]。并且,全基因组关联分析(genome-wide association study,GWAS)研究结果表明 SLC30A8 基因位点的突变(rs13266634 和 rs11558471 为强连锁不平衡)与空腹血糖水平和 T2D 风险相关[89,90]。有趣的是,观察结果表明这些突变损坏了胰岛 ZnT8 的表达、胰岛素分泌或葡萄糖的稳态,并与低活性的锌转运蛋白的产生相关[91,92]。目前仍需要更多的研究来进一步阐明锌、遗传因素和糖尿病之间的关联。

3.4.4 膳食来源和推荐摄入量

锌存在于所有食物中,主要来源包括牡蛎、红肉、家禽、鱼、海鲜、豆类、坚果、全谷物以及乳制品。富含蛋白质的食物是锌的良好来源,但是不同蛋白质的种类影响锌的生物利用度,大多数动物蛋白的吸收率较高,可能是由于其释放氨基酸使锌保持溶解状态,从而使锌的吸收增加。相反地,由未消化的酪蛋白亚基上磷酸化的丝氨酸和苏氨酸残基可以和锌结合,所以牛奶中的酪蛋白对锌的吸收有负作用。另外,膳食纤维和植酸盐对锌的吸收有抑制作用,这主要是因为锌和六磷酸肌醇的磷酸基团形成了不溶性复合物。膳食铁对锌的吸收没有影响,同时补充两种微量营养素并不会抑制其中任意一种的吸收,只要铁锌比率不是过高。螯合物及配体(如 EDTA)、某些氨基酸(如组氨酸和甲硫氨酸)、有机酸(如柠檬酸盐)主要通过增加矿物质的溶解度来改善锌的吸收和生物利用度。

根据不同年龄、性别的生理需要,锌的推荐摄入量不同。根据 2013 年中国营养学会的建议,成年男性的推荐摄入量为 12.5 mg/d,成年女性为 7.5 mg/d,孕期和乳母分别在同龄人群参考值基础上增加 2 mg/d 和 4.5 mg/d。成年人的锌最高摄入量为 40 mg/d。

3.4.5 小结与展望

锌在人体内具有多种重要的生理功能,主要为参与和维持多种酶的生物活性。ZnT 和 ZIP 是两类锌转运蛋白,维持体内锌稳态。ZnT 和 ZIP 分别由 SLC30 基因和 SLC39 基因编码,而这两种基因发生的变异与多种疾病的发生相关,主要影响免疫系统功能以及 2 型糖尿病的发生。大量研究结果表明锌、基因和疾病之间存在交互作用,其机制还有待于进一步的研究,并从精准医疗的角度深度挖掘,以求更科学地指导个体锌补充。

3.5　硒

硒(selenium,Se)原子序数为 34,与硫的化学性质相似,多以二价、四价及六价的形式以氧化态存在。硒最早于 1817 年由瑞典人 Jöns Jakob Berzelius 从硫酸厂的铅室底部的红色粉状物质中发现,并命名为 selene,在希腊语中为月亮的意思。硒具有特别的生物功能,其生物学机制较复杂。1957 年,Schwarz 和 Foltz 等[93]给硒和维生素 E 联合缺乏的大鼠喂食少量硒后发现,硒能避免大鼠出现膳食性的肝坏死,从而提出硒是机体必不可少的微量元素之一。1973 年,Rotruck 等发现了第一个含硒酶——谷胱甘肽过氧化物酶-1(glutathione peroxidase-1,GPX1)[94],从而明确了硒的第一种生物活性形式。硒是该酶的必需组成成分,没有硒的存在,GPX1 就没有活力。在同时期,中国学者首次报道了克山病与硒营养水平关系,即发现克山病地区的人群多处于低硒状态,补硒能有效地预防克山病。这一研究阐明了克山病与硒营养水平之间的密切关系,同时也证明了硒是人类必需微量元素之一。

3.5.1　生理功能

人体内的硒大部分与蛋白质结合,称之为"含硒蛋白"(selenium-containing protein or selenium-binding protein),其中,以硒半胱氨酸、硒蛋氨酸掺入的蛋白称为"硒蛋白"(selenium-protein)。根据基因频度分析,人体内可能存在 50～100 种硒蛋白[95]。机体主要通过硒蛋白发挥硒的生理作用,而硒蛋白则受人体硒营养状态影响,进行相应的调节。

3.5.1.1　抗氧化作用

硒是谷胱甘肽过氧化物酶(glutathione peroxidase,GSH-Px)的重要组分,GSH-Px 具有抗氧化性,它通过消除脂质过氧化物,阻断活性氧与自由基的致病作用,起到防病作用。GSH-Px 可催化还原型谷胱甘肽成为氧化型,将有毒的氧化物(如过氧化氢、超氧阴离子等)还原为无害的羟化物,从而起到保护细胞膜及组织免受过氧化物的损害的作用,以维持细胞的正常功能。因此,机体硒水平与机体抗氧化能力和对抵抗相关疾病的能力密切相关。

3.5.1.2　增强免疫功能

硒几乎存在于所有免疫细胞中,免疫系统依靠活性氧来杀灭外来微生物或毒物,补硒可明显提高机体免疫力,还可提高宿主抗体和补体的应答能力。

3.5.1.3 保护心血管,维护心肌健康

调查发现,高硒地区人群的心血管发病率较低。在中国以心肌损害为主要特征的克山病,缺硒是其主要发病因素。

3.5.1.4 抗肿瘤作用

人体流行病学研究发现缺硒地区的肿瘤发病率明显提高。机体在正常硒营养状态下,补充硒可抑制和延缓肿瘤的发生。

3.5.1.5 其他

硒有很强的金属亲和力,可与体内的铅、汞、镉等重金属结合形成金属-硒-蛋白复合物起到解毒作用,并使有毒金属排出体外;硒可通过影响 3′脱碘酶活性来调节甲状腺激素水平,从而影响全身代谢;有研究结果表明,硒能促进生长与繁殖。缺硒可导致生长迟缓并影响正常的生育功能;此外,硒缺乏还可导致神经性视觉损害。由白内障和糖尿病引起视觉障碍的患者,经补硒后视觉功能得到了明显的改善。

3.5.2 吸收和代谢

在动物体内,硒存在于所有的组织器官和血液中。其中以肝和肾中的浓度最高,但以肌肉中总量最多,人体硒总量为 $14\sim21\,mg$,其中约有一半的硒存在于肌肉,尤其是心肌中。大部分硒在体内的存在形式主要有两种,一种形式是在体内不能合成,需靠膳食提供的硒蛋氨酸,它是以一种非调节性储存形式存在,当膳食中硒缺乏时,硒蛋氨酸可向机体提供硒。另一种形式是硒蛋白中的硒半胱氨酸,为具有生物活性的化合物。

硒在体内的吸收主要受膳食中硒的化学形式和量的影响,另外,也受性别、年龄、健康状况以及食物中是否存在如硫、重金属、维生素等化合物的影响。但是食物中维生素 E 的含量并不影响硒的吸收和排泄。

硒的主要吸收部位为十二指肠,空肠和回肠稍有吸收,胃不吸收。人体能很好地吸收食物中的硒,吸收率达 $50\%\sim100\%$。硒的吸收受其化学结构和溶解度的影响,与无机硒相比,硒蛋氨酸更易吸收;可溶性硒化合物极易被吸收,如亚硒酸盐(SeO_3^{2-})的吸收率大于 80%,硒蛋氨酸(SeMet)和硒酸盐(SeO_4^{2-})的吸收率大于 90%。

膳食中除 SeMet 以外的其他形式的硒以及动用 SeMet 代谢库[96]时的 SeMet 降解产物,通过不同的代谢途径均转化为负二价硒化物(Se^{2-}),Se^{2-} 经硒代磷酸合成酶(SPS)催化,形成硒代磷酸盐($SePO_3^{2-}$)。然后再经一系列转换将硒半胱氨酸(Sec)编码插入形成硒蛋白。一旦 SPS 催化反应被抑制,Se^{2-} 就会通过另一种途径形成二甲基或三甲基硒离子,由呼出气或经尿排出。因此,机体内 Se^{2-} 是硒人体代谢的进入途径或排出途径的中间化合物,而硒代磷酸合成酶(SPS)可能在调节中起关键作用。

体内的硒经代谢后大部分经尿排出,占体内总硒排放量的 $50\%\sim60\%$,尿硒的数量和形式受机体内含硒水平和硒摄入量的影响。动物实验表明,三甲基硒在低硒大鼠尿

中只占很小一部分,当动物摄入超量硒后它就成为尿硒的主要成分。粪便中排出的硒多为未被吸收的硒。另外,硒还可从汗液、毛发和呼气中排出,不过排出量极少,只有在摄入大剂量硒时才形成二甲基硒或三甲基硒呼出。

3.5.3　缺乏与过量

3.5.3.1　缺乏

动物实验表明缺硒可导致动物出现营养性肌萎缩,这种缺乏病在羊、牛群中见于白肌病,多引起肌肉的僵直、蹒跚步态和肌无力。实验发现,使用缺硒同时缺乏维生素 E 和含硫氨基酸饲料喂养大鼠,大鼠会发生肝脏坏死[96]。严重的硒缺乏可引起鸡胰腺的萎缩,伴有生长低下和毛色异常。另外,硒缺乏还可使动物出现生殖障碍。

中国科学家首先报道了人群中与硒缺乏相关的克山病和大骨节病。克山病是一种以多发性灶状坏死为主要病变的心肌病,主要表现为心脏扩大、心功能不全和心律失常,严重者可发生心源性休克和心律失常,病死率高达 85%。大骨节病是一种地方性软骨病,补硒对患者干骺端改变有促进修复、防止恶化的较好效果,但对控制大骨节病的发病率没有明显的作用,缺硒与大骨节病的关系还在进一步研究中。

3.5.3.2　过量

硒曾作为一种有毒元素被报道。膳食中硒充足且无毒的浓度范围较窄,大鼠最低饲料硒需要量为每克饲料 0.1 μg,但每克饲料大于 2 μg 就具有慢性毒性。动物硒中毒表现为"盲目蹒跚"、脱毛、脱角、脱蹄、四肢僵直等。

对于人类,有研究认为摄入适宜水平的硒(<800 μg/d)不会造成硒中毒。中国湖北恩施地区和陕西紫阳县水土中含硒量很高,以致生长的植物中含硒量也很高,居民因从膳食中平均摄入硒 4.99 mg/d 而发生慢性硒中毒。硒中毒或慢性硒中毒在人类中多表现为指(趾)甲结构改变或指(趾)甲、头发脱落,长期摄入过量硒则会出现皮肤和神经系统损害、恶心、虚弱、腹泻以及牙齿出现色斑等现象。

3.5.4　硒、基因和人类疾病

3.5.4.1　硒与营养素的交互作用

自从 1957 年 Schwarz 和 Foltz 发现硒对大鼠肝坏死具有预防作用以来,研究者多将维生素 E 和硒功能联合起来进行研究。迄今为止,在动物实验中,硒和维生素 E 的联合作用对一些疾病的影响业已得到证实。Smith 等[97]研究发现,母牛乳腺炎的易感性与血浆硒和维生素 E 的水平有关。干乳期的母牛每头供给维生素 E 740 IU/d 或注射硒 0.1 mg/(kg·d),其乳腺炎发生率分别下降了 37% 和 12%。同时补充维生素 E 和硒,可缩短临床症状持续期。硒和维生素 E 分别及联合补充都可有效预防发生在鸡身上的一种渗出性的毛细血管退行性病变。但硒的作用受制于维生素 E 的水平,由缺硒引起的鸡胰腺萎缩,只有在维生素 E 含量正常的情况下补充硒才具有防止该病的作用。饲料中硒或维生素 E 缺乏会导致牛的生殖功能出现问题,母牛会发生胎盘滞留,公牛可能会丧失生殖功能。研究结果表明,在干乳期或泌乳期给乳牛补充硒和维生素 E 能有效提高牛的繁殖机能,明显降低牛的胎盘滞留和乳腺炎的发病率,单独补充维生素 E 还能提高牛奶或牛肉的品质[98]。此外,硒和维生素 E 联合缺乏还会导致猪产生一种称为"桑椹心"的心脏病变;羊可发生营养性肌萎缩,称为白肌病;火鸡出现砂囊肌病等。维生素 E 和硒通过作用于不饱和脂肪酸过氧化反应链中的不同阶段,从而在抗氧化反应中起协同作用。两者之间不可互相替代,故在对有缺硒表现的患畜进行治疗时,同时补充硒和维生素 E 是必要的,单一补充可能无法获得良好的治疗效果。需要注意的是,硒与维生素 E 的摄入水平应在一定的剂量范围。单独高硒或高维生素 E 摄入会降低幼鼠的抗氧化活性,而高硒高维生素 E 同时摄入时,两者则处于一种相互拮抗的状态。

硒与碘及甲状腺关系,是通过"脱碘酶"这一中间环节联系起来。早在 1983 年中国学者就发现,克山病患者血清甲状腺激素 T_4 水平明显高于正常人,而 T_3 却不随之上升;1987 年,Beckett 利用人工合成的低硒饲料喂养大鼠,结果发现,大鼠血清中 T_4 水平显著升高,而 T_3 显著下降,rT_3 无明显变化,同时发现低硒大鼠肝内 I 型脱碘酶的活性较对照的补硒组低[99]。此发现为探讨硒影响甲状腺激素代谢的途径提供了启示。此后,Kohrle 和 Safarn 等应用亲和标记技术,证明 I 型脱碘酶是一种含硒酶。Behne 进一步证明在 I 型脱碘酶的作用下,T_4 发生脱碘转变成为 T_3[100]。脱碘酶是甲状腺激素代谢的关键酶,硒是其活性中心,对脱碘酶的表达和活力具有重要作用。硒和碘的相互作用主要表现为对相关酶和激素的影响。韩博等人所做的动物实验[101]表明缺碘导致黄牛甲状腺肿大,而缺硒加重了其甲状腺肿大,硒与碘在自由基和甲状腺激素代谢过程中表现为相互依赖和制约;奶牛的日粮中添加硒和碘,血硒、肝硒和血清结合碘极显著高于对照组($p < 0.05$),白肌病的发病率由 17.9% 降至 0,死胎、弱胎发生率由 22.97% 降至 6.79%。Zagrodzki P 等[102]对波兰 136 名 7~16 岁患有甲状腺肿的儿童和 38 名健康对照儿童分别进行了血硒浓度和血浆谷胱甘肽过氧化物酶活性的测定,发现有甲状腺肿症状的儿童的血硒浓度和血浆谷胱甘肽过氧化物酶活性比对照组儿童要低。这种作用可能是由于硒、碘在自由基代谢紊乱致机体损伤的过程中发挥的双重作用:首先是通过影响 GSH-px 和 CAT 的活性而发挥抗氧化作用,其次通过直接清除自由基(FR)发挥抗损伤作用。中国自 1995 年普及食盐加碘以来,碘缺乏病已得到有效的控制。当前由于部分地区饮水或膳食中碘含量过高,中国尚存在部分碘过量人群。已有研究[103]证实,硒对高碘损伤有一定的干预作用。但是硒对过量碘损伤起干预作用的具体环节尚不明确,能否有效防治甲状腺疾病还需更多的药物临床研究提供证据,应用于人体的治疗剂量范围尚需进一步确定。

研究证实,硒与氟之间存在一定的相互作用。邓海等[104]用低、中、高 3 个剂量
(0 μg/kg,33 μg/kg,770 μg/kg)的亚硒酸钠灌胃与低、中、高 3 种浓度(0 mg/L,50 mg/L,
100 mg/L)氟化钠饮水两两组合给大白鼠联合经口染毒 5 个月,发现在低硒和高硒水平
时,随饮水氟浓度的增加大鼠氟斑牙的发生率升高,体重增长减慢,而这些变化在中硒水
平时则不明显。这表明,适量的硒具有拮抗氟中毒的作用,但是低剂量或高剂量的硒对氟
中毒则表现为协同作用。但氟与硒之间究竟是通过何种途径使适量的硒对氟所引起的毒
害起拮抗作用,而低剂量或高剂量的硒却对氟所引起的毒害起协同作用,目前还未明确。

3.5.4.2 硒、基因与疾病

硒以硒半胱氨酸、硒蛋氨酸插入蛋白形成硒蛋白,硒的生物学功能主要以硒蛋白的
形式表现。目前在哺乳动物中至少已发现并分离出 35 种硒蛋白。其中主要包括:谷胱
甘肽过氧化物酶(gluthathione peroxidase,包括 GPX-1,GPX-2,GPX-3,GPX-4)、脱碘
酶(idothyronine deiodinase,包括 ID1、ID2、ID3)、硫氧还蛋白还原酶(thioredoxinreductases,
包括 TrxR1、TrxR2、TrxR3)、硒磷酸合成酶(selenophosphate synyhetase,SPS2)、硒蛋
白 P(selenoprotein P)、硒蛋白 W(selenoprotein W)、精子线粒体膜硒蛋白(sperm
mithochondrial capsule selenoprotein,MCS)、人淋巴细胞硒蛋白(human lymphocytic
selenoprotein)等。目前,关于硒蛋白基因多态性与疾病关系的研究主要集中在 *GPX1*、
GPX4、*Sep15* 等硒蛋白基因上。

GPX-1 是一个具有 4 个相同亚基的四聚体蛋白,每个亚基都含有 1 个 sec 残基。
硒缺乏时,在大脑和一些内分泌组织中的 GPX-1 活性与肝脏、肾脏、肌肉等组织的活性
相比没有明显变化。在低硒状态下,GPX-1 在神经和内分泌组织中能够保持其活性,
表明它在神经和内分泌组织中具有重要功能。促进 GPX-1 表达可以保护细胞免受由
过氧化氢、脂肪过氧化物、氧化还原药物等引起的损害,但 GPX-1 过度表达也能阻止过
氧化氢对基因表达调控诱导的细胞凋亡[105]。*GPX-1* 基因敲除的小鼠在生长和对缺硒
敏感性方面与正常小鼠无明显区别,但当 *GPX-1* 基因敲除小鼠暴露于致死剂量的氧
化剂百草枯或敌草快时,其寿命缩短到野生型小鼠的 1/8。另外,*GPX-1* 基因突变与
胃癌、食管癌、结肠癌等多种癌症发生的危险性相关[106-108]。

GPX-4 是相对分子质量为 19 500 的单体蛋白,具有亲脂性,可沿细胞膜流动,清除
过氧化物。另外,GPX-4 可影响精子成熟和雄性生育能力,它作为精蛋白疏基过氧化
物参与二硫键的交联,这在精细胞染色质凝聚过程中是必需的。已有研究证实[109],
GPX-4 基因上的 Ala93 位点与男性不育症有相关关系。

Sep15 是一种与二硫键形成和蛋白折叠有关的内质网硒蛋白,最初是作为 ^{75}Se 标记
的蛋白质从人类 T 细胞中提取的。Sep15 与肿瘤发生关系密切,在人肿瘤中 Sep15 的
遗传位点(1p31)普遍发生突变。Sep15 在人恶性间皮瘤细胞系和肿瘤中下调约 60%,
在鼠前列腺癌和肝癌中表达缺乏[110]。乳腺癌中 *Sep15* 等位基因缺失现象十分普遍,是

肿瘤发生的关键步骤之一[111]。

D2 是脱碘酶的一种,它与 D1 一样,具有催化 T_3 脱碘,合成并调节活性甲状腺素 T_3 水平的功能。D2 基因中 A/G 单核苷酸多态性导致的 92 位 Thr 突变为 Ala(D2 Thr92Ala)与 D2 脱碘效率下降及Ⅱ型糖尿病患者肥胖症胰岛素抗性上升有关。一项对丹麦 1 405 名 2 型糖尿病患者的基因多态性研究结果表明[112],Ala/Ala 个体,D2 在甲状腺、骨骼肌中的活性大约只是 Ala/Thr 或 Thr/Thr 个体的一半,显示 D2 Ala/Ala 基因型与胰岛素抗性的产生有关。D2 Ala92 位点可能是高血压的易感基因,人类促甲状腺激素释放激素启动子区一个单核苷酸多态性位点(221G3C)被认为很可能与高血压有关。D2 很可能是影响血浆促甲状腺激素(TSH)水平和血压调节的一个遗传型变型,临床结果显示[113],甲状腺机能正常未进行甲状腺激素替代治疗的成人 D2 Ala92 等位基因增加了患高血压的风险,提高了血清 TSH 水平,与 Thr92 纯合子相比,Ala92 杂合子纯合子和杂合子似乎更易患高血压。

硒蛋白 S(SELS)是一种在内质网和细胞膜潴留的硒蛋白,是一种新发现的炎症负调控因子,可以保护细胞免受氧化损伤,参与炎症和免疫反应。已有研究发现[114],SELS 基因多态性与肿瘤、心血管疾病、缺血性卒中和先兆子痫等疾病的发生风险相关。

3.5.5 膳食来源和推荐摄入量

3.5.5.1 食物来源

食物中硒的含量随地域不同而异,尤其是植物性食物,其硒含量与环境土壤中的含硒量有关。中国富硒区生产的大米、大豆和玉米的含硒量分别为 4.0 μg/g、11.9 μg/g 和 8.1 μg/g,而缺硒的克山病区的大米、大豆和玉米的含硒量则分别为 0.007 μg/g、0.010 μg/g 和 0.005 μg/g。

动物性食物的硒含量受其饲料产地的影响。脏器肉和海产品含硒量从 0.4~1.5 μg/g 不等,乳产品含硒量从 0.1~0.3 μg/g 不等。蔬菜及水果的含硒量较低,鱼子酱、海参、牡蛎、猪肾等海产品和动物内脏是硒的良好的食物来源。含硒量较高的食物如表 3-4 所示。

表 3-4　常见食物中的硒含量（单位: μg/100 g 可食部）

食　物	含　量	食　物	含　量	食　物	含　量
魔芋精粉	350.15	鲜贝	57.35	腰果	34.00
猪肾	156.77	鸭肝	57.27	羊肉(瘦)	32.20
松蘑(干)	98.44	小黄花鱼	55.20	扁豆	32.00
牡蛎	86.64	带鱼	36.57	南瓜子	27.03

食　物	含　量	食　物	含　量	食　物	含　量
鸡蛋黄	27.01	桂圆(干)	12.40	紫菜(干)	7.22
豆腐干	23.60	猪肉(瘦)	11.97	黑豆	6.79
猪肝	19.21	牛肉(瘦)	10.55	大豆	6.16
杏仁	15.65	猪蹄筋	10.27	大蒜(紫皮)	5.54

(表中数据来自参考文献[166])

3.5.5.2　推荐摄入量

中国 2013 年最新修订的《中国居民膳食营养素参考摄入量》建议,儿童和青少年硒的推荐摄入量(recommended nutrient intake,RNI):1～3 岁为 25 μg/d;4～6 岁为 30 μg/d;7～10 岁为 40 μg/d;11～13 岁为 55 μg/d;14～18 岁为 60 μg/d。18 岁及以上健康成年男女 RNI 为 60 μg/d,孕期和哺乳期妇女在同龄人群参考值基础上分别增加 5 μg/d 和 18 μg/d[166]。

3.5.5.3　可耐受最高摄入量

中国现行的 18 岁及以上健康成年男女硒的可耐受最高摄入量(UL)为 400 μg/d。根据高硒地区母乳的硒含量及乳母和婴儿的症状,设定 0～6 个月龄硒的 UL 为 55 μg/d;7～12 个月龄为 80 μg/d。1 岁以上儿童和青少年硒的 UL 值由成人 UL 按体重比推算,分别为:1～3 岁 100 μg/d;4～6 岁 150 μg/d;7～10 岁 200 μg/d;11～13 岁 300 μg/d;14～17 岁 350 μg/d。建议中国居民各年龄段组膳食硒参考摄入量(DRIs)如表 3-5 所示。

表 3-5　中国居民膳食硒参考摄入量

人　群	EAR	RNI	UL	人　群	EAR	RNI	UL
0 岁～	—	15(AI)	55	11 岁～	45	55	300
0.5 岁～	—	20(AI)	80	14 岁～	50	60	350
1 岁～	20	25	100	18 岁～	50	60	400
4 岁～	25	30	150	孕妇	+4	+5	400
7 岁～	35	40	200	乳母	+15	+18	400

(表中数据来自参考文献[166])

3.5.6　小结与展望

硒是人体必需的微量元素,具有抗氧化、保护心血管和心肌健康、对重金属的解毒作用、促进生长及抗肿瘤等多种生理功能。硒的生物学功能主要以硒蛋白的形式表现，各种硒蛋白的功能以及其基因多态性对疾病的影响仍在不断的探索之中。通过基因预测程序发现具有新功能的硒蛋白，并利用基因工程大量表达这些硒蛋白是目前硒领域研究的热点，如何提高硒蛋白表达效率使之在哺乳动物细胞中大量表达将是今后研究的方向。

3.6 碘

碘(iodine,I)是一种卤族元素，19世纪初，法国科学家 Coourtois 从海藻灰中发现单质碘，并于1814年命名。碘不易溶于水，易溶于有机溶剂。主要以碘酸盐和碘化物的形式广泛存在于自然界中，见于岩石、水中、土壤、动植物以及空气中。由于雨水的冲刷作用，使得地表土壤中的水溶性碘经过河流而汇集到海水中，使得海产品的含碘量要比陆地生物中的含碘量高。20世纪初，碘被确认为人体必需的微量元素之一。正常人体内的总碘含量为20~50 mg，甲状腺是全身含碘最多的组织，占总碘量的70%~80%，其余少量碘分布在肌肉、脑、淋巴结、卵巢、唾液腺、肝、肾、肺和睾丸中。碘是合成甲状腺激素的必需原料之一。甲状腺将摄取的碘合成甲状腺激素，进而在机体发挥相应的生理功能。

3.6.1 生理功能

碘在人体中主要参与甲状腺激素的合成，其主要生理功能也是通过甲状腺激素来实现的。甲状腺激素是人体的重要激素，其主要活性形式为 T_3 和 T_4。生理状态下，人体甲状腺主要受以下两种机制的调节：下丘脑-腺垂体-甲状腺轴(hypothalamus-pituitary-thyroid axis,HPT)的调节和甲状腺的自身调节。下丘脑促甲状腺激素释放激素(thyrotropin-releasing hormone,TRH)，经垂体门脉系统作用于腺垂体，促进 TSH 的合成和释放。TSH 一方面可以促进甲状腺激素的合成和释放，使血中的 T_3 和 T_4 增多；另一方面促进甲状腺细胞增生、腺体肥大。同时血中游离 T_3(free T_3,FT_3)和游离 T_4(free T_4,FT_4)浓度的改变，也对腺垂体 TSH 的分泌起着反馈调节的作用。当机体碘摄入量发生波动时，也会启动甲状腺自身调节机制，调节甲状腺对碘的吸收和甲状腺激素的。

3.6.1.1 促进生物氧化

甲状腺激素在蛋白质、脂肪和糖的生物氧化以及磷酸化彻底释放能量的过程中起着重要的作用。甲状腺激素通过促进物质的分解代谢增加耗氧量，产生大量的能量影响基础代谢率，从而增强能量代谢，维持正常的新陈代谢和保持体温。当甲状腺激素缺乏时，可出现一系列由于生物氧化弱化及能量供应不足而导致的症状，例如基础代谢降低、体温降低、肌肉无力等。

3.6.1.2　促进蛋白质合成和分解

甲状腺激素调节蛋白质合成和分解,对机体的生长发育有重要的生理意义。甲状腺激素对蛋白质代谢的调节可因蛋白质的摄入量不同而不同。当膳食中摄入的蛋白质不足时,甲状腺激素促进蛋白质的合成;当膳食中摄入的蛋白质充足时,甲状腺激素促进蛋白质的分解。

3.6.1.3　促进糖和脂肪代谢

甲状腺激素除了能够促进三羧酸循环和生物氧化外,还能够促进肝糖原的分解以及机体对糖的吸收利用。此外,还能促进脂肪分解和氧化,并且调节血清中的胆固醇和磷脂的浓度。

3.6.1.4　促进大脑和神经系统的发育

脑和神经系统发育依赖于甲状腺激素,神经元的增值、迁移、分化和髓鞘化,特别是树突、突触及神经联系的建立都必须有甲状腺激素的参与。甲状腺激素对胚胎发育期和出生后的早期生长发育(特别是智力发育)尤为重要。

3.6.1.5　其他

甲状腺激素还具有调节组织中的水盐代谢、促进维生素的吸收和利用及激活体内许多重要的酶(细胞色素酶系、琥珀酸氧化酶系等)等功能。

3.6.2　吸收和代谢

人体中的碘的来源 $80\%\sim90\%$ 来自食物,$10\%\sim20\%$ 来自饮水,不足 5% 来自空气。食物中的碘有两种存在形式:有机碘和无机碘。在消化过程中,碘的主要吸收形式是无机碘。无机碘在胃和小肠几乎 100% 被迅速吸收;有机碘在消化道消化和脱碘后,以无机碘的形式吸收。此外,与氨基酸结合的碘可直接吸收。进入胃肠道的碘一般在3 小时之内可完全吸收。与脂肪酸结合的碘可不经过肝脏,由乳糜管吸收进体液,而后进入脂肪组织。胃肠道中过多的钙、镁和氟会妨碍碘在肠道的吸收,而在碘缺乏时较严重。蛋白质和能量不足时,也会妨碍胃肠对碘的吸收。

进入血液的无机碘分布于人体各组织中。大部分碘被甲状腺摄取用来合成甲状腺激素,健康成人甲状腺组织中的碘含量为 $8\sim15$ mg;在促甲状腺素(thyrotropic stimulating hormone,TSH)的刺激下,碘离子由甲状腺细胞基质膜上的钠碘转运体(sodium iodide symporter,NIS)逆浓度梯度转运,从血液进入甲状腺细胞内,甲状腺细胞顶端膜上的甲状腺过氧化物酶(thyroperoxidase,TPO)和过氧化氢将碘离子有机化,并使之与甲状腺球蛋白(thyroglobulin,Tg)上的酪氨酸残基结合,生成一碘酪氨酸(monoiodotyrosine,MIT)和二碘酪氨酸(diiodothyronine,DIT),二分子的 DIT 偶联生成四碘甲状腺原氨酸(tetraiodothyronine,T_4),一分子 MIT 和一分子 DIT 偶联生成三碘甲状腺原氨酸(triiodothyronine,T_3)。T_3 和 T_4 以甲状腺球蛋白的形式储存于甲状腺滤泡腔胶质中,甲状腺球蛋白通过胞饮作用进入甲状腺细胞内,被内涵体和溶酶体的蛋白酶分解后,T_3 和 T_4 释放入血。碘化酪氨酸残基上的碘经脱碘酶作用后与酪氨酸残基脱离,释放后可被甲状腺再利用。除甲状腺外,其他组织如唾液腺、乳腺、生殖腺和胃黏膜也能摄取或浓缩微量的碘。

在碘摄入稳定和充足的条件下,人体排出的碘几乎等于摄入的碘。体内的碘主要经肾脏排出。尿碘占总排出量的 80% 以上,其中 80%～90% 是无机碘,约 10% 左右为有机碘。粪中的碘主要是未被吸收的有机碘,占总排出量的 10% 左右。其余的碘可通过汗液、呼吸和毛发脱落等途径排出。一般肺和皮肤排出的碘很少,但大量出汗时可达到总排出量的 30%。哺乳期妇女可因哺乳每日至少损失 30 μg 的碘,随着婴儿的生长,通过泌乳损失的碘量也会随之升高。

3.6.3 缺乏与过量

3.6.3.1 碘缺乏

碘在环境中分布很不均匀,世界上很多地区属于碘缺乏地区。由碘摄入不足所导致的一系列疾病称为碘缺乏病(iodine deficiency disorders,IDD),IDD 包括地方性甲状腺肿、地方性克汀病(endemic cretinism,EC)及甲状腺功能亢进等疾病。碘缺乏的典型症状为甲状腺肿大,这是由于缺碘造成甲状腺激素合成分泌不足,引起垂体大量分泌TSH,导致甲状腺组织代偿性增生,从而引起腺体肿大。孕妇、乳母、儿童以及青少年由于自身生理原因对碘的需求较高,易成为碘缺乏的高危人群。

碘缺乏引发的症状在人类不同生长发育阶段的表现形式不一。成人碘缺乏会罹患甲状腺肿大、甲状腺功能减退、智能和体能低下等病症。青春期的青少年因对碘需要量的增多,摄入不足时易发生甲状腺肿。孕妇孕期碘缺乏会影响胎儿的神经系统和肌肉的发育,严重者可出现胎儿流产和死产。婴幼儿碘缺乏会出现生长发育迟缓、智力低下,严重者发生呆小症。呆小症又称为克汀病(cretinism),是由于胚胎期和出生后早期碘缺乏导致甲状腺激素分泌不足,从而引起脑及体格发育障碍。这是碘缺乏病最为严重的不可逆危害,严重影响人口素质。表 3-6 为不同发育时期碘缺乏病的疾病谱。

鉴于缺碘对人体所造成的危害,WHO 在全球推行供人类和动物消费的食盐全部加碘,用于预防和控制碘缺乏病的策略。中国曾是碘缺乏最为严重的国家之一,自 1995 年实行全民食盐加碘(universal salt iodization,USI)策略以来,中国的碘缺乏病得到有效控制,国民碘营养水平得到显著改善。2000 年评估显示,中国在总体水平上消除了碘缺乏病。

表 3-6 不同发育时期碘缺乏病的疾病谱

发 育 时 期	碘缺乏病的表现
胎儿期	流产、死胎、先天畸形 围生期病死率增高、婴幼儿期病死率增高 地方性克汀病 　神经型：智力落后、聋哑、斜视、痉挛性瘫痪、不同程 　　　　度的步态和姿态异常 　黏肿型：黏液性水肿、侏儒、智力落后 神经运动功能发育落后 胎儿甲状腺功能减退
新生儿期	新生儿甲状腺功能减退、新生儿甲状腺肿
儿童期和青春期	甲状腺肿 青春期甲状腺功能减退 亚临床型克汀病（亚克汀） 智力发育障碍、体格发育障碍 单纯聋哑
成人期	甲状腺肿及其并发症 甲状腺功能减退 智力障碍

（表中数据来自参考文献[166]）

3.6.3.2 碘过量

　　长期碘过量摄入可导致碘过多病（iodine excessive disorders，IED），主要表现为甲状腺功能减退症、高碘性甲状腺肿、碘性甲状腺功能亢进、自身免疫性甲状腺疾病（autoimmune thyroid disease，AITD）等。动物实验和人群流行病学调查均显示，过量的碘摄入可导致 TSH 和/或甲状腺激素水平的异常，从而使甲状腺疾病发生风险增加。滕卫平等人对中国不同碘摄入水平地区进行的 5 年随访调查发现：碘摄入过多可引起甲状腺减退症的发病率和患病率较高，但不会对甲亢的发病率产生显著影响[115]。有研究结果表明，碘过量时，孕妇甲状腺疾病患病率较高，其中以亚临床甲状腺功能减退为主；并且碘过量时孕妇的不良妊娠结局发生率有随尿碘升高而升高的趋势，提示了长期碘过量对孕妇以及新生儿可能存在潜在的危害。此外，在低碘和适碘地区补充碘，也可引起甲状腺功能减退症的发生。在低碘摄入人群中，补碘可诱发或加重 AITD。

　　近年来，碘摄入过量与甲状腺恶性肿瘤发生的关系已成为国内外研究者关注的热点。WHO 认为，碘摄入充足地区的甲状腺滤泡癌发病率低于碘缺乏地区。有研究显示，长期摄入过量的碘可使甲状腺癌的发病率增加[116]。食盐加碘或碘摄入过量与甲状腺肿瘤发生的关系仍需进一步的研究。

在食盐加碘策略消除碘缺乏病的同时,根据碘营养评估结果,2012年中国进行了食盐碘含量标准的第三次调整,省级卫生行政部门可在20~30 mg/kg碘这一国家标准范围内,根据当地人群碘营养水平的实际情况,选择适合本地情况的碘含量平均水平,以达到人群适宜的碘营养水平,避免碘过量。

3.6.4　碘与营养素的交互作用

进入甲状腺中的碘需要在脱碘酶的作用下合成甲状腺激素,脱碘酶包括Ⅰ型脱碘酶(ID-Ⅰ)、Ⅱ型脱碘酶(ID-Ⅱ)、Ⅲ型脱碘酶(ID-Ⅲ)3种类型。ID-Ⅰ催化T_4脱碘形成T_3,目前已证实ID-Ⅰ是一种含硒酶。机体的硒水平对一些甲状腺疾病有一定的影响,例如AITD、产后甲状腺炎、亚急性甲状腺炎、甲状腺癌等疾病[117]。动物实验表明,当硒缺乏时,大鼠肝脏中的脱碘酶的活性降低,当硒水平下降超过80%时,脱碘酶活性明显下降,导致血浆中T_4升高,以及肝、肾等外周组织T_3水平的下降。单独硒缺乏时,成人甲状腺体积出现增大,提示硒可能是维持甲状腺形态和保护腺体的另一关键因素。当碘缺乏合并硒缺乏时,可加重大鼠甲状腺肿和甲状腺功能低下及甲状腺细胞的损伤[118]。

此外,含硒的谷胱甘肽过氧化物酶(GSH-Px)可以抵御碘活化过程中产生的过氧化氢(H_2O_2)。有研究发现高碘小鼠GSH-Px的活力有明显的下降,当补硒0.5 mg/L时,肝脏硒含量显著升高,同时GSH-Px的活性也明显增强并有效的发挥抗氧化作用[119]。有研究通过建立实验性自身免疫性甲状腺炎(experimental autoimmune thyroiditis,EAT)大鼠模型,发现高碘摄入的EAT大鼠在补硒后,GSH-Px的水平明显增加,氧化损伤得到改善,提示补硒能改善高碘带来的氧化损伤[120]。另外碘与硒的关系还可见3.5节硒。

林来祥等[121]对60只SPF/VAF级初断乳SD雄性大鼠进行碘铁联合缺乏对甲状腺功能的影响研究,按体质量采用2×2析因分析方法将大鼠随机分为对照组、碘缺乏组、铁缺乏组、碘铁联合缺乏组,每组15只。通过饮食控制动物碘、铁摄入量,各组均自由饮用去离子水,喂养6周后发现,铁和碘缺乏均可导致大鼠的甲状腺功能降低,两者具有交互作用,当碘和铁联合缺乏时甲状腺激素降低更为明显。这是由于碘活化过程中需要的甲状腺过氧化物酶(TPO)的活性代谢中心是亚铁红素酶,铁缺乏会导致TPO的活性降低,从而影响甲状腺激素的合成。另外,铁是机体内多种酶的辅助因子,可以影响三羧酸循环的进程,当铁缺乏时,会导致含铁酶及铁依赖酶的活性降低,导致生成的能量减少,从而影响甲状腺滤泡的功能,导致甲状腺激素的合成减少。同时也有报道指出,甲状腺功能亢进时,血清铁蛋白升高。当甲状腺功能亢进得到缓解后,血清铁蛋白又可恢复正常。综上,改善机体的铁状态,不仅可以防治缺铁性贫血,还能够增加碘预防甲状腺疾病的效果。

氟作为微量元素之一,过量摄入可引起机体甲状腺功能的改变。高氟可抑制甲状腺功能,导致甲状腺细胞生物膜完整性的损害,引起甲状腺形态学的改变;当碘过量和氟过量同时存在时,则引起以高碘损伤为主的甲状腺功能和形态的改变。这提示氟过量对甲状腺的影响可能与机体的碘营养状态有关,可能以碘的影响为主。

此外,在碘缺乏情况下,摄入高钙可加重甲状腺肿,这可能与钙抑制碘的吸收、促使碘从肾脏排出有关;锂能够被浓集到甲状腺滤泡上皮,抑制甲状腺激素的释放和碘的摄取;维生素 A 对甲状腺具有保护作用,补充适量的维生素 A 可以部分拮抗高碘造成的影响;锌缺乏也可导致甲状腺功能的改变,使甲状腺激素和 TSH 均降低,而补锌能在一定程度上调节缺碘所导致的甲状腺激素代谢紊乱。

3.6.5 碘、基因和人类疾病

钠碘转运体(sodium iodide symporter, NIS)、促甲状腺激素受体(thyrotropin-stimulating hormone receptor, TSHR)、甲状腺球蛋白(Tg)和甲状腺过氧化物酶(TPO)等在碘的摄取、甲状腺激素的合成和分泌过程中起着重要的作用。

有报道发现 NIS 在甲状腺癌组织中的表达以 mRNA 表达下降并伴有蛋白表达上升为特征,虽然在蛋白水平上呈表达状态,但 NIS 蛋白主要定位于细胞质,脱离了其功能定位的细胞膜,可能是导致不聚集碘的主要原因[122]。碘水平可以影响 NIS 的表达和定位,有研究利用免疫组化技术,分别对来自碘供应充足地区和碘缺乏地区人的甲状腺增生性结节组织样本进行分析,结果显示,来自碘供应充足地区的样本呈现弱或缺乏 NIS 免疫性染色,而在碘缺乏地区,几乎所有的组织样本的细胞膜都呈现出 NIS 染色阳性[123]。TSHR 也参与碘代谢,除了在生理状态下促进甲状腺细胞摄取碘外,还可以上调 NIS mRNA 的表达以及调控转录后向细胞膜的靶向运输[124]。有学者将 30 只雌性 *Wistar* 大鼠按体质量随机分为低碘组、适碘组和高碘组进行喂养,观察不同碘营养水平对大鼠甲状腺 TSHR mRNA 表达水平的影响,结果发现,高碘时,大鼠甲状腺 TSHR 表达减少,从而下调碘的摄入以保护自身受碘过量的危害;低碘时,甲状腺提高 TSHR 的表达以增加碘的摄入保护自身免受缺碘危害[125]。

Tg、TPO 的组织特异性表达通常是在转录水平的调控,其中甲状腺转录因子 1(TTF1)尤为重要,它表达在甲状腺滤泡细胞,具有 DNA 结合功能和转录活化功能,能识别 Tg、TPO 启动子[126]。Tg、TPO mRNA 的表达受碘浓度的调节,碘有可能通过直接作用来调节 Tg、TPO mRNA 的表达,也可能通过 TSH、生长因子的间接作用完成。将 *Wistar* 大鼠按体质量随机分为低碘、适碘和高碘三组,观察 TPO mRNA 的表达,研究发现,低碘组甲状腺 TPO mRNA 的表达明显增高,提示激素合成功能增强,是甲状腺对缺碘的代偿性适应;高碘组甲状腺 Tg、TPO mRNA 的表达均明显降低,提示甲状腺激素合成功能下降,这是甲状腺对高碘的一种自身保护机制[127]。

载脂蛋白 E(apolipoprotein E,ApoE)与碘代谢关系密切,其 N 末端有甲状腺激素的结合位点。将 ApoE 中四个重要的功能位点-491A/T、-427T/C、-219T/G 以及-ε2/3/4 与 T_3、T_4 和 TSH 代谢异常进行关联分析研究,结果提示 ApoE 在碘代谢调节通路上对 T_3、T_4 和 TSH 水平的影响具有累加效应,ApoE 是一个与碘缺乏病关系密切的基因[128]。甲状腺激素在转录及转录后水平调控 ApoE 基因的表达,不同构象、不同表达水平的 ApoE 与甲状腺激素的结合效率有所不同。

Paired Box Gene 8(Pax8)是一个非常重要的转录调控因子,参与调控甲状腺原基的形成、移行、分化和增值的过程。Pax8 能够在甲状腺中表达,可以与特异的靶基因 Tg、TPO 和钠碘转运体(NIS)基因[129]结合,从而影响甲状腺激素的合成过程。由于智力发育迟缓以及甲状腺代谢水平异常是碘缺乏病的主要表现,选择 *Pax8* 全长的 10 个单核苷酸多态性(single nucleotide polymorphism,SNP),分别以智力指标和碘代谢的代表指标 T_3、T_4 和 TSH 为基础,和上述基因点做关联性研究,结果表明 *Pax8* 是一个与碘缺乏病的相关联的基因[128]。Meeus 等人的报道[130]也指出碘缺乏病中的先天性甲减的发病与 *Pax8* 基因的突变有关。

遗传因素在自身免疫性甲状腺病(autoimmune thyroid disease,AITD)的发生中起着一定的作用。许多学者认为易感人类白细胞抗原(human leukocyte antigen,HLA)等位基因是 AITD 易感性或抗性的遗传标志。Graves 病(Graves' disease,GD)和桥本甲状腺炎(Hashimoto thyroiditis,HT)是常见的器官特异性自身免疫性疾病,其发病时遗传易感基因与环境因素共同作用的结果。闫胜利等[131]从山东沿海地区甲状腺流行病学调查人群中选取 GD 90 例、HT 43 例和健康对照 60 例,分别测定尿碘、抽提外周血白细胞基因组 DNA,将碘营养水平和易感 *HLA* 等位基因结合分析,发现易感 *HLA* 等位基因和碘摄入量过多对 GD 和 HT 的发生发展具有正协同的作用,即具有易感 *HLA* 等位基因者,碘摄入量正常或稍微增加,就会诱发 GD 和 HT 的发病;而不表达 *HLA* 等位基因者,只有当碘摄入量大幅度增加时,才有可能诱发 GD 和 HT 的发病。

3.6.6　膳食来源和推荐摄入量

3.6.6.1　食物来源

生物体可通过生物富集和食物链作用,对环境碘进行不同程度的富集。碘在自然界中的分布存在一定的规律,由于大海是大自然的碘库,因此一般海产品的碘含量大于陆地食物,包括海带、紫菜、鲜海鱼、蚶干、蛤干、干贝、淡菜、海参、海虾等;海带含碘量最高,其次为海贝类及鲜海鱼。陆地食物中动物性食物的碘含量大于植物性食物,其中鸡蛋的含碘量较高,其次为肉类,植物的含碘量较低,尤其是蔬菜和水果。常见食物中的含碘量如表 3-7 所示。

表 3-7 常见食物的含碘量[μg/(100 g 可食用部分)]

食 物	含 量	食 物	含 量	食 物	含 量
海带(干)	36 240	鸡肉	12.4	橘子	5.3
紫菜	4 323	牛肉	10.4	小米	3.7
贻贝	346	核桃	10.4	小麦粉	2.9
海鱼	295.9	松子仁	10.3	番茄	2.5
虾皮	264.5	小白菜	10	大米	2.3
海带(鲜)	113.9	黄豆	9.7	扁豆	2.2
虾米	82.5	青椒	9.6	牛奶	1.9
豆腐干	46.2	豆腐	7.7	鸡肝	1.3
鸡蛋	27.2	草鱼	6.4	马铃薯	1.2
猪肝	16.4	柿子	6.3	茄子	1.1

(表中数据来自参考文献[166])

3.6.6.2 膳食碘参考摄入量

1) 推荐摄入量

中国 2013 年最新修订的《中国居民膳食营养素参考摄入量》建议,儿童和青少年碘的推荐摄入量(recommended nutrient intake,RNI):1～3 岁、4～6 岁和 7～10 岁均为 90 μg/d;11～13 岁为 110 μg/d;14～18 岁为 120 μg/d。18 岁及以上健康成年男女为 120 μg/d,孕期和哺乳期妇女在同龄人群参考值基础上分别增加 110 μg/d 和 120 μg/d。

2) 可耐受最高摄入量

中国现行的 18 岁及以上健康成人碘的可耐受最高摄入量(tolerable upper intake levels,UL)为 600 μg/d;孕妇和乳母碘 UL 设定和成人相同;4 岁以上儿童和青少年硒的 UL 值按成人 UL 体重比推算,分别为:4～6 岁 200 μg/d;7～10 岁 300 μg/d;11～13 岁 400 μg/d;14～17 岁 500 μg/d;4 岁以下的儿童由于缺少资料,暂未制订。建议中国居民各年龄段组膳食碘参考摄入量(DRIs)如表 3-8 所示。

表 3-8 中国居民膳食碘参考摄入量(μg/d)

人 群	EAR	RNI	UL	人 群	EAR	RNI	UL
0～	—	85(AI)	—	4～	65	90	200
0.5～	—	115(AI)	—	7～	65	90	300
1～	65	90	—	11～	75	110	400

人　群	EAR	RNI	UL	人　群	EAR	RNI	UL
14～	85	120	500	孕妇	+75	+110	600
18～	85	120	600	乳母	+85	+120	600

（表中数据来自参考文献[166]）

3.6.7　小结与展望

碘作为人体必需微量元素之一,是合成甲状腺激素的重要原料。适宜的碘营养水平对维持个体健康起到非常重要的作用,碘与其他营养素还存在着交互作用。当前中国整体人群的碘营养状况得到了良好的改善,但是 IDD 和 IED 依旧是需要密切关注的公共卫生问题,因此,监测人群和个体的碘营养状态,防止碘缺乏和碘过量,达到一级预防仍是今后工作的重点。

3.7　维生素 A

维生素 A 类是指含有视黄醇结构,并具有其生物活性的一大类化合物,包括已形成的维生素 A(preformed vitamin A)、维生素 A 原(provitamin A)以及其代谢产物。机体内的维生素 A 活性形式包括视黄醇(retinol)、视黄醛(retinal)和视黄酸(retinolic acid)。

自然界中维生素 A 以不同的形式存在,在动物组织中以已形成的维生素 A 形式存在,在植物中则以维生素 A 原——类胡萝卜素类的形式作为色素合成,存在于绿色、橙色和黄色植物组织中[132,133]。自然界中大约有 700 多种胡萝卜素,仅有约十分之一是可在小肠和肝细胞内转变成视黄醇和视黄醛的类胡萝卜素称为维生素 A 原。膳食、血液和组织中发现的 6 种主要类胡萝卜素为：α-胡萝卜素、β-胡萝卜素、β-隐黄素、番茄红素、叶黄素和玉米黄素[134]。α-胡萝卜素、β-胡萝卜素和 β-隐黄素在体内可以转化成视黄醇。

维生素 A 及维生素 A 原类胡萝卜素不溶于水,易溶于脂肪或有机溶剂。当暴露于光照、氧气、性质活泼的金属以及高温环境时,易被氧化和异构化,脂肪酸败可引起其严重破坏。

3.7.1　生理功能

维生素 A 在维持视觉功能、上皮细胞的分化和正常增殖、调节免疫、生殖、胚胎发育以及基因的转录调控中发挥重要作用。而维生素 A 在预防肿瘤、心血管疾病中的作用目前还未取得一致性的结论。

类胡萝卜素最重要的功能是它们作为维生素 A 合成的前体。然而,这仅适用于胡萝卜素和隐黄素,因为叶黄素,玉米黄素和番茄红素不能转化为视黄醇。叶黄素和玉米黄素是视网膜黄斑中唯一的类胡萝卜素,它们吸收进入眼睛的有害蓝光,并可能在预防老年性黄斑变性和白内障发展中起重要作用。类胡萝卜素还具有其他生物学作用,包括抑制肿瘤生长、防止遗传毒性和调节免疫系统功能等。

类胡萝卜素是有效的自由基清除剂,特别是单线态氧[135]。抗氧化能力归因于电子丰富的多烯链,其具有广泛的共轭双键。由于类胡萝卜素是脂溶性的,它们的抗氧化性质对于保护脂质可能尤其重要,并且可能与维生素 E 防止脂质过氧化有协同作用[136]。类胡萝卜素也可能在保护来自自由基攻击的 DNA 损伤中起重要作用,同时调节 DNA 修复机制[137]。

3.7.2 吸收和代谢

维生素 A 的代谢包括酯化、结合、氧化和异构化反应。食物中已形成的维生素 A 大都是以与脂肪酸结合形成视黄基酯的形式存在。视黄基酯和维生素 A 原类胡萝卜素经胃蛋白酶消化后从食物中释出,在小肠中胆汁、胰脂酶和肠脂酶的共同作用下,其中的酯键被水解,释放出的游离视黄醇以及类胡萝卜素与其他脂溶性食物成分形成胶团,穿过小肠绒毛上皮细胞的质膜。在小肠黏膜细胞内 β-胡萝卜素-15,15′二加氧酶的作用下,β-胡萝卜素转化成视黄醛,后者与细胞视黄醛结合蛋白Ⅱ(cellular retinal binding protein type Ⅱ,CRBP-Ⅱ)结合,在视黄醛还原酶的作用下,结合的视黄醛转变成视黄醇。在小肠黏膜细胞中结合的视黄醇重新酯化成视黄基酯,并与少量未酯化的视黄醇、胡萝卜素和叶黄素以及其他的类胡萝卜素一同掺入乳糜微粒进入淋巴,经胸导管进入体循环。有 70%～90%的已形成的维生素 A 酯被吸收和利用或储存。但维生素 A 原类胡萝卜素的吸收率差异很大。

视黄醇在细胞内被氧化成视黄醛,再进一步被氧化成视黄酸。在小肠黏膜细胞内视黄醛和视黄醇可以相互转化,但视黄醛转变成视黄酸的反应却不可逆。与视黄醇不同的是,视黄酸经门静脉吸收并与血浆白蛋白紧密结合在血液中运输。

肝脏是维生素 A 储存的主要器官,维生素 A 以酯的形式储存于肝实质细胞和星状细胞。营养良好者肝内可储存维生素 A 总量 90%以上,肾储存量约为肝的 1%,肠道、视网膜色素上皮中也有少量储存。

视黄醇由肝实质细胞合成和分泌的视黄醇结合蛋白(retinol-bingding protein,RBP)从肝脏运至靶器官。视黄醇与 RBP 按 1∶1 比例结合成 holo-RBP 复合体,后者在血浆中与转甲状腺蛋白(transthyretin,TTR)形成视黄醇-RBP-TTR 复合体。该复合体是循环中维生素 A 的主要形式。

维生素 A 在体内被氧化,其代谢产物与葡萄糖醛酸结合后大部分由胆汁进入粪便排泄或经肠肝循环吸收入肝再利用,少部分由肾脏排泄。

3.7.3 缺乏与过量

维生素 A 缺乏是一个全球性的公共卫生问题,尤其是发展中国家。其中学龄前儿童、育龄期妇女以及孕妇是高危人群。维生素 A 缺乏最早的症状是暗适应能力下降,严重者可导致夜盲症;维生素 A 缺乏也可引起眼干燥症,进一步发展可导致失明。儿童维生素 A 缺乏最重要的临床诊断体征是比托斑(Bitot's spots),常出现于结膜颞侧 1/4 处。

维生素 A 缺乏除眼部症状外,还会引起不同组织上皮干燥、增生及角化,以致出现各种症状,如皮脂腺及汗腺角化,出现皮肤干燥,在毛囊周围角化过度,发生毛囊丘疹和毛发脱落。并且维生素 A 缺乏会降低机体的免疫力,增加儿童感染的严重程度,与儿童时期感染的高病死率有关。

过量摄入维生素 A 可引起急性、慢性毒性及致畸性。急性毒性产生于 1 次或多次连续摄入成人推荐摄入量 100 倍,或儿童大于其推荐摄入量 20 倍的维生素 A 时,其早期症状为恶性、呕吐、头痛、眩晕、视觉模糊、肌肉失调、婴儿囟门突起。慢性中毒比急性中毒常见,常见症状为头痛、脱发、肝大、长骨末端外局部疼痛,肌肉僵硬、皮肤瘙痒等。孕期摄入大量维生素 A 可导致胚胎吸收、流产、出生缺陷、畸形等。普通食物通常不会引起维生素 A 摄入过多,绝大多数过量是由于过多摄入维生素 A 浓缩制剂,或大量摄入动物肝脏引起。

3.7.4 营养状况评价

机体维生素 A 营养状况可综合临床表现、生化指标,结合生理情况和膳食摄入情况予以评价。常用的检测方法包括:血清维生素 A 水平、血清/血浆视黄醇水平、血浆视黄醇结合蛋白、稳定放射性核素测定、相对剂量-反应试验、视觉暗适应功能测定、眼结膜印迹细胞学法、眼部症状检查等。血液视黄醇含量是最常用的评价机体维生素 A 营养状况的指标。视黄醇结合蛋白也是常用的替代方法,但该方法仅反映机体的极端缺乏或过量状态。并且需要注意的是炎症和感染可导致血液视黄醇和视黄醇结合蛋白浓度降低,从而使评价结果失真,因此在应用这两个指标时需要校正炎症因素的影响。世界卫生组织并不推荐使用视黄醇含量作为评价个体维生素 A 营养状况的指标,但是仍可作为评价人群维生素 A 营养状况的较好指标。稀释的稳定放射性核素标记的视黄醇是比较敏感的反映机体维生素 A 营养状况以及维生素 A 补充对其储备影响的检测方法。相对剂量反应试验和改良的相对剂量反应试验也常用于评价人群维生素 A 的营养状况。

3.7.5 影响营养状况的因素

维生素 A 缺乏的原因包括：饮食中维生素 A 原和已形成的维生素 A 摄入不足（原发性维生素 A 缺乏）或吸收利用障碍（继发性维生素 A 缺乏）。原发性维生素 A 缺乏主要是由于含维生素 A 丰富的动物性食物和含胡萝卜素丰富的深绿色或红黄色蔬菜、水果摄入过少。任何情况和临床疾病造成维生素 A 吸收不良、排泄增加、丢失增加、利用能力受损和需要量额外增加，均可导致继发性维生素 A 缺乏。例如麻疹、肺结核、猩红热等消耗性疾病，胆囊炎、胰腺炎、肝硬化、胆道闭锁等消化道疾病，吸烟和饮酒等，皆可影响维生素 A 的吸收和代谢，因此常伴有维生素 A 的缺乏。

对大多数中国人来说，维生素 A 的主要来源是类胡萝卜素。因此，类胡萝卜素的吸收率和转化率也是影响维生素 A 营养状况的重要因素。除了食物载体或基质、烹调方式等因素，类胡萝卜素的吸收率和转化率还与机体的营养状况、生理状态、遗传因素有关。机体的营养状况对于维生素 A 原类胡萝卜素的转化是非常重要的。当维生素 A 营养状况低下时，维生素 A 的转化率增加，以满足机体的需要。而蛋白质缺乏则可降低大鼠体内 β-胡萝卜素转化的关键酶 β-胡萝卜素 $15,15'$-二加氧酶的生物合成，使维生素 A 的转化率降低；另外，蛋白质缺乏影响视黄醇结合蛋白的合成，使维生素 A 的运输和利用降低。由于中心裂解酶需要亚铁离子作为辅因子，锌参与视黄醇结合蛋白的合成，因此铁、锌的营养状况可能也是影响类胡萝卜素的维生素 A 活性的重要因素。随着机体的衰老，胃肠功能降低同样也影响类胡萝卜素的吸收。主要是胃酸分泌减少导致胃内的 pH 值改变，进而影响乳糜微粒的形成和吸收，使类胡萝卜素的吸收降低。

尽管已形成的维生素 A 和维生素 A 原类胡萝卜素都可以在体内最终代谢为维生素 A 的三种活性形式。但是每一种形式的维生素 A 在最终转变为视黄醛之前的代谢通路不完全相同，不同个体或人群由于维生素 A 吸收或代谢通路相关蛋白表达或活性的遗传变异导致对两种形式的维生素 A 的吸收和利用率不同。已有大量研究报道了类胡萝卜素在吸收、转化、循环水平以及对类胡萝卜素补充的反应方面有相当大的个体变异性，可能与影响其吸收、摄取、转运和代谢的基因差异有关。

经研究发现，类胡萝卜素在吸收、血循环水平以及对类胡萝卜素补充的反应方面有显著的个体差异，并且这种差异与影响吸收、摄取、转运和代谢的个体遗传变异有关[138]。胡萝卜素是疏水性抗氧化剂，通过血液中的脂蛋白运输，因此早期许多尝试使用候选基因方法来确定影响血中胡萝卜素水平的遗传因素时，集中在涉及脂蛋白代谢的基因。这些初步研究确定了编码蛋白质的几个基因中的变异，这些编码蛋白与脂质和脂蛋白相关，包括 APOE、APOB、APOA4、SR-B1[139]、小肠脂肪酸结合蛋白和肝脂肪酶。

补充胡萝卜素的研究显示，编码 β-胡萝卜素 $15,15'$-单加氧酶 1 的 *BCMO1* 基因中的两个多态性位点与空腹 β-胡萝卜素浓度以及该酶将 β-胡萝卜素转化成维生素 A 的能力有关[140]。GWAS 的数据也支持 BCMO1 基因的变异与循环类胡萝卜素水平显著相关。在来自三个大型队列的 GWAS 数据的荟萃分析中,BCMO1 的多态性与血 α-胡萝卜素、β-胡萝卜素、番茄红素、叶黄素和玉米黄素的水平显著相关[141]。具体而言,即维生素 A 原类胡萝卜素中的 α-和 β-胡萝卜素水平与 BCMO1 多态性相关,而维生素 A 原类胡萝卜素中的 β-隐黄素和视黄醇水平与 BCMO1 多态性无关;番茄红素、叶黄素和玉米黄素这几类非维生素 A 原的类胡萝卜素与 BCMO1 多态性也显著相关,这可能反映番茄红素、叶黄素和玉米黄素可以增强或抑制 BCMO1 活性,或者可以与维生素 A 原类胡萝卜素的吸收或转运相互作用[142]。

在最近的一项干预研究中,29 名受试者在给予 3 周的缺乏叶黄素饮食后,以含有叶黄素的补充剂或安慰剂干预 6 个月,在干预前和干预后测量血浆叶黄素和黄斑色素光密度(反映眼睛黄斑黄色素含量的一个指标)。结果表明,BCMO1 和脂肪酸转位酶(fatty acid translocase,CD36)基因多态性与血叶黄素水平显著相关,并且可影响血浆水平和黄斑色素光密度对叶黄素补充剂的反应性。在这两个基因中,与较低基线叶黄素水平相关的基因多态性位点也与对补充剂最大的反应相关[143],表明 BCMO1 基因的变异可能影响血类胡萝卜素的水平和对补充剂的反应。

编码内源性抗氧化酶的基因变异也与对类胡萝卜素补充的反应有关。血浆对氧化磷酶/芳基酯酶 1(paraoxonase1,PON1)是血中的一种水解酶,它与 HDL 相关,并且在保护 LDL 免受氧化损伤中起重要作用[144]。基因中的两个功能多态性位点与酶的活性降低有关[145],具有这些变异的个体容易遭受氧化应激。研究发现,血清番茄红素可以影响这些遗传位点与氧化应激和骨转换之间的关系,这表明存在 LDL 中的番茄红素可替代部分丢失的 PON1 活性[146]。该研究结果可以帮助筛选受益于类胡萝卜素补充剂的人群,例如具有眼睛疾病或骨质疏松症风险的个体。

经研究发现,编码视黄醇转运相关蛋白——视黄醇结合蛋白(retinol-binding protein,RBP)和转甲状腺蛋白(transthyretin,TTR)——的基因多态性影响血视黄醇浓度。突变基因编码的蛋白形成异常的视黄醇——视黄醇结合蛋白复合物——与正常复合物相比稳定性差,导致血浆视黄醇和视黄醇结合蛋白的浓度较低。

机体维生素 A 的营养状况是由膳食维生素 A 的摄入、影响维生素 A 的生物利用率的因素以及基因的个体差异共同决定的。因此在治疗维生素 A 缺乏时,要综合考虑上述因素,从而达到较好的治疗效果。比如,对于某些维生素 A 缺乏、同时维生素 A 原吸收和转化率低的人群,可以考虑补充已形成维生素 A 的补充剂。

3.7.6　膳食来源和推荐摄入量

由于胡萝卜素吸收率远低于维生素 A,并且不同维生素 A 原类胡萝卜素转换率差异较大。因此,报道有关食物中不同形式维生素 A 的活性时需要一种标准化的方法。目前有两种方法可以使用:国际单位(IU)和视黄醇当量(retinol equivalents,RE)。视黄醇当量表示饮食或食物中全部具有视黄醇活性物质,包括已形成的维生素 A 和维生素 A 原总量,常用的换算关系是:

1 μg RE＝1 μg 视黄醇

1 μg RE＝2 μg 补充剂形式的全反式 β 胡萝卜素

1 μg RE＝12 μg 食物中全反式 β 胡萝卜素

1 μg RE＝24 μg 食物基质中的其他维生素 A 原胡萝卜素

1 μg RE＝3.33 IU 视黄醇

中国成人维生素 A 每日的推荐摄入量(RNI),男性为 800 μg RE/d,女性为 700 μg RE/d。UL 成人 3 000 μg RE/d,孕妇 2 400 μg RE/d,4～14 岁儿童、青少年 2 000 μg RE/d。

维生素 A 最好的来源是各种动物肝脏、鱼肝油、鱼卵、全奶、奶油、禽蛋等;维生素 A 原的良好来源是绿色、橙色和黄色蔬菜或水果,如菠菜、苜蓿、空心菜、莴苣叶、胡萝卜、豌豆苗、红心红薯、南瓜、芒果、杏子及柿子等。

除膳食来源外,也常使用维生素 A 补充剂,WHO 倡导对于某些维生素 A 缺乏的人群可以补充一定剂量的维生素 A,比如 6 月龄至 5 岁的儿童。但要注意的是用量过大不仅没有益处反而会引起中毒。β-胡萝卜素一般不会导致中毒,但有研究指出药理水平的 β-胡萝卜素可增加肺癌和心血管病的危险性,尤其是吸烟人群;而膳食水平的 β 胡萝卜素摄入则可减少肺癌和心血管病的危险性。

3.7.7　小结与展望

维生素 A 缺乏在中国是常见的营养缺乏问题,尤其对于儿童,应加强营养宣教,增加富含维生素 A 和维生素 A 原类胡萝卜素的食物的摄入,同时加强影响维生素 A 代谢和营养状况的遗传变异方面的研究,筛选出易感人群,采取精准的个体化的预防或补充,改善维生素 A 的营养状况。

3.8　维生素 D

维生素 D 类(vitamin D,calciferol)是指含环戊氢烯菲环结构,并具有钙化醇生物活性的一大类物质,以维生素 D_2(ergocalciferol,麦角钙化醇)及维生素 D_3(cholecalciferol,胆钙化醇)最为常见。通常情况下,维生素 D_2 是由紫外线照射植物中的麦角固醇产生,但在自然界中的量很少,只有酵母及某些菌类含有的麦角固醇经过紫外线照射可形成维生素 D_2。维生素 D_3 则主要由人体表皮和真皮内含有的胆固醇的衍生物——7-脱氢胆固醇，经日光中紫外线照射转变而成；另外，维生素 D_3 也可来自动物性食物如蛋黄、动物肝脏、鱼、奶等。维生素 D_2 和维生素 D_3 对人体的作用和作用机制完全相同，哺乳动物和人类对两者的利用亦无区别。

由于维生素 D_3 是在身体的皮肤中产生，但要运往靶器官才能发挥生理作用，故认为维生素 D_3 实质上是激素。由于来源于膳食或由皮肤合成的维生素 D 没有生理活性，必须到其他部位激活才具有生理作用，即它们是有活性作用维生素 D 的前体，又称为激素原（prohormone）。在某些特定条件下，如工作或居住在日照不足、空气污染（阻碍紫外光照射）的地区，维生素 D 必须由膳食供给，才成为一种真正意义上的维生素，故又认为维生素 D_3 是条件性维生素。

维生素 D_2 和维生素 D_3 皆为白色晶体，溶于脂肪和有机溶剂，在中性和碱性溶液中耐热，不易被氧化，但在酸性溶液中则逐渐分解。故通常的烹调加工不会引起维生素 D 的损失；但脂肪酸败可引起维生素 D 破坏。过量辐射线照射可形成具有毒性的化合物[147]。

3.8.1　生理功能

维生素 D 在肝脏和各种组织都有分布，特别在脂肪组织中有较高的浓度，但代谢较慢。维生素 D_3 经过肝脏羟化作用变成为 $25\text{-}(OH)\text{-}D_3$，经过肾细胞再羟化成 $1,25\text{-}(OH)_2\text{-}D_3$。$1,25\text{-}(OH)_2\text{-}D_3$ 作为维生素 D 的活性形式，作用于小肠、肾、骨等靶器官，参与维持细胞内、外钙浓度以及钙磷代谢的调节；此外，它还作用于其他很多器官，如心脏、肌肉、大脑、造血和免疫器官，参与细胞代谢或分化的调节。

维生素 D 的最主要功能是提高血浆钙和磷的水平到超饱和的程度，以适应骨骼矿物化的需要。主要通过以下机制：① 促进肠道对钙、磷的吸收。维生素 D 作用于肠细胞的刷状缘表面，能使钙在肠腔中进入细胞内。此外，$1,25\text{-}(OH)_2\text{-}D_3$ 可与肠黏膜细胞中的特异受体结合，促进肠黏膜上皮细胞合成钙结合蛋白，对肠腔中的钙离子有较强的亲和力，对钙通过肠黏膜的转运有利。维生素 D 也能激发肠道对磷的转运过程，这种转运是独立的，与钙的转运两者之间互不影响。② 对骨骼钙的动员。与甲状旁腺协同，维生素 D 使未成熟的破骨细胞前体转变为成熟的破骨细胞，促进骨质的吸收；使旧骨中的骨盐溶解，钙、磷转运到血内，以提高血钙和血磷的浓度；另一方面刺激成骨细胞促进骨样组织成熟和骨盐沉着。③ 促进肾脏重吸收钙、磷。维生素 D 可促进肾近曲小管对钙、磷的重吸收，以提高血钙、血磷的浓度。

维生素 D 具有强大的免疫调节作用。越来越多的流行病学、遗传学和动物模型实验研究结果表明，维生素 D 作为一种第二类固醇激素，还具有强大的免疫调节作用，与固有和适应性免疫应答均有密切关系。研究发现它可抑制各种 Th1 免疫反应介导的自身免疫性疾病，如炎症性肠病（inflammatory bowel disease，IBD）、类风湿性关节炎、系统性红斑狼疮、多发性硬化（multiple sclerosis，MS）、1 型糖尿病（type 1 diabetes mellitus，T1DM）等，并可能参与了哮喘的发病。相关研究结果表明减少阳光暴露与哮喘发病有关，而维生素 D 被认为是联系阳光暴露与哮喘发病的中介物。

维生素 D 对其他组织细胞的作用——调节基因转录。目前已发现了大量与维生素 D 代谢及作用途径相关的基因多态性，如细胞色素 P450 2R1（cytochrome P450 2R1，*CYP2R1*）基因、维生素 D 受体（vitamin D receptor，VDR）基因、GC-球蛋白（group-specific component globulin，GC-globulin）基因、细胞色素 P450 24A1（*CYP24A1*）基因等。最近的研究结果表明，维生素 D 不仅与细胞膜受体特异性结合，还与核 VDR 结合。VDR 受体也属于核激素超家族受体的一员，目前已经发现三十多个器官有 VDR，包括肠、肾、骨、胰、垂体、乳房、胎盘、造血组织、皮肤及各种来源的癌细胞等[148,149]。在这些器官中，活性的维生素 D 与 VDR 结合改变了 VDR 构型，继而改变了 VDR 与位于特异性靶基因的启动子区域（promoter region of gene）的维生素 D 的反应元件（vitamin D response elements，VDRE）的亲和性。VDR-1,25-$(OH)_2$-D_3 复合体与 VDR 的结合将调节某一特异基因转录成 mRNA，继而在蛋白质水平影响细胞的代谢与分化。

3.8.2　吸收和代谢

食物中的维生素 D 进入小肠后，在胆汁的作用下与其他脂溶性物质一起形成胶团，通过胶体依赖被动吸收入小肠黏膜细胞。食物中 $50\%\sim80\%$ 的维生素 D 在小肠吸收。维生素 D 吸收最快的部位在小肠的近端，也就是在十二指肠和空肠，但由于食物通过小肠远端的时间较长，维生素 D 最大的吸收量可能在回肠。大部分的维生素 D（约 90% 的吸收总量）与乳糜微粒结合进入淋巴系统，由淋巴系统入血，其余少量与 α-球蛋白结合。

在皮肤中产生的维生素 D_3 缓慢扩散入血液，血浆中约 60% 的维生素 D_3 与一种特异载体蛋白——维生素 D 结合蛋白（vitamin D-binding protein，DBP）结合，由 DBP 携带运输。相当一部分与 DBP 结合的维生素 D_3 在被肝脏摄取之前，进入肝外组织，如肌肉和脂肪。

无论是由乳糜微粒或由 DBP 携带进入肝脏的维生素 D_3（或 D_2），均被肝脏内 D_3-25-羟化酶催化生成 25-(OH)-D_3；25-(OH)-D_3 由肝脏分泌入血，并由 DBP 携载运输至肾脏，在 25-$(OH)D_3$-1 羟化酶和 25-(OH)-D_3-24 羟化酶的催化下，进一步被氧化成 1,25-$(OH)_2$-D_3 和 24,25-$(OH)_2$-D_3。一旦 1,25-$(OH)_2$-D_3 合成后，由肾脏释放入血，与 DBP 松散结合，并运输至各个靶器官产生生物学效应。

维生素 D 的激活取决于肝脏和肾脏的 D_3-25-羟化酶和 25-(OH)-D_3-1 羟化酶的生物学作用。D_3-25-羟化酶较少受到其他因素的调节，而 25-(OH)-D_3-1 羟化酶易受到多种因素的影响，主要包括甲状旁腺素（parathyroid hormone，PTH）、血钙浓度、1,25-$(OH)_2$-D_3 浓度和食物中磷的含量。PTH、低钙和低 1,25-$(OH)_2$-D_3 浓度和低

磷膳食摄入刺激 $25\text{-}(OH)\text{-}D_3\text{-}1$ 羟化酶的活性,反之则抑制其活性。

3.8.3　缺乏与过量

维生素 D 缺乏导致肠道吸收钙、磷减少,肾小管对钙和磷的重吸收减少,影响骨钙化,造成骨骼和牙齿的矿物质异常,可引起各种生理功能障碍[150]。如维生素 D 缺乏在婴幼儿时期可引起维生素 D 缺乏病,以钙、磷代谢障碍和骨样组织钙化障碍为特征,严重者出现骨骼畸形,如方头、鸡胸、漏斗胸、膝内翻和膝外翻等。而对于成人而言,维生素 D 缺乏使成熟骨矿化不全,表现为骨质软化症,特别是妊娠期和哺乳期妇女及老年人容易发生,常见症状是骨痛、肌无力,活动时加剧,严重时骨骼脱钙引起骨质疏松,发生自发性或多发性骨折。

维生素过量可引起维生素 D 过多症,即摄入过量的维生素 D 可能会产生不良反应。一般认为通过膳食来源的维生素 D 不会引起中毒,但摄入过量维生素 D 补充剂或强化维生素 D 的奶制品,有发生维生素 D 过量和中毒的可能。准确的中毒剂量还不清楚,一些学者认为长期摄入 $25\ \mu g/d$ 维生素 D 可引起中毒,这其中可能也包含一些对维生素 D 较为敏感的人,但长期摄入 $125\ \mu g/d$ 维生素 D 则肯定会引起中毒。目前普遍接受维生素 D 的摄入量宜不超过 $25\ \mu g/d$[151-153]。维生素 D 中毒时可出现厌食、呕吐、头痛、嗜睡、腹泻、多尿、关节疼痛和弥漫性骨质脱矿化。随着血钙和血磷水平长期升高,最终导致钙、磷在软组织的沉积,特别是心脏和肾脏,其次为血管、呼吸系统和其他组织,引起功能障碍,严重的维生素 D 中毒可引起死亡。此外,高维生素 D 摄入的危险也和钙、磷的摄入有关。预防维生素 D 中毒的最有效方法是避免滥用。

3.8.4　营养状况评价

$25\text{-}(OH)\text{-}D_3$ 是维生素 D_3 在血液中的主要存在形式,其正常值为 $25\sim150\ nmol/L$ ($10\sim60\ ng/ml$)。平均水平为 $25\sim30\ ng/ml$,低于 $25\ nmol/L$ 为维生素 D 缺乏。尽管报道其正常值上限是 $150\ nmol/L$,但救生员在整个夏天日光暴露,其血中 $25\text{-}(OH)\text{-}D_3$ 的浓度达到 $250\ nmol/L$($100\ ng/ml$)也是正常的。$25\text{-}(OH)\text{-}D_3$ 的浓度依赖于皮肤产生的维生素 D 和膳食摄入量,血循环中 $25\text{-}(OH)\text{-}D_3$ 的半衰期是 3 周,它可特异地反映出人体几周到几个月内维生素 D 的储存情况。

另外,血清 $1,25\text{-}(OH)_2\text{-}D_3$ 也可用竞争受体结合试验(competitive receptor binding assay)进行测定,其半衰期是 $4\sim6\ h$,正常值为 $38\sim144\ pmol/L$($16\sim60\ pg/ml$)。血清 $1,25\text{-}(OH)_2\text{-}D_3$ 水平对遗传和 $25\text{-}(OH)\text{-}D_3$ 代谢紊乱的患者有很大价值,如慢性肾衰竭、高磷血症、甲状旁腺功能减退等,血清 $1,25\text{-}(OH)_2\text{-}D_3$ 水平降低。而血清 $1,25\text{-}(OH)_2\text{-}D_3$ 水平在一些患者可高于常人,如原发性甲状旁腺功能亢进、结核和硅肺等。

血清钙磷乘积、血清碱性磷酸酶活性也被用于判定佝偻病，由于其结果受众多因素影响，并不是判定维生素 D 营养状况的良好指标。

3.8.5 影响营养状况的因素

按照目前维生素 D 评价标准[血液 25-(OH)-D$_3$<20 ng/ml 定义为严重缺乏，血液 25-(OH)-D$_3$<30 ng/ml 为缺乏状态]，中国普通女性人群高达 85% 存在维生素 D 不足，全世界 65%～75% 的女性存在显著的维生素 D 缺乏状态[154]。而有效证据表明，全世界有超过十亿人维生素 D 缺乏或不足，毫无疑问，维生素 D 缺乏是一个全球性的健康问题。血 25-(OH)-D$_3$ 水平是良好的维生素 D 营养状况的评价指标。血 25-(OH)-D$_3$ 的测定方法有放射免疫、化学发光和质谱测定方法，不同的测定方法对维生素 D 水平存在不同程度的估计误差。因此，对个体维生素 D 的衡量依赖于检测方法的选择，目前逐渐形成基于质谱-液相色谱的高灵敏临床标准化测定方法[155]。

血中 25-(OH)-D$_3$ 水平主要受到环境和遗传两方面的因素的影响。季节是影响体内维生素 D 水平最重要的环境因素之一。受到日光光照、气温等因素的影响，血中 25-(OH)-D$_3$ 的水平在夏天最高，而在冬天水平相对较低。也有研究发现，摄入维生素 D 含量高的食物或者服用维生素 D 补充剂，可能升高体内 25-(OH)-D$_3$ 水平[156,157]。此外，腰围和 BMI 等评价肥胖程度的指标与缺乏维生素 D 相关；同时，缺乏体育锻炼以及静坐的工作和生活方式可能增加缺乏维生素 D 的风险[158]。而有研究提示，体内 25-(OH)-D$_3$ 水平的波动只有四分之一是受到采血的季节、所在地理纬度以及维生素 D 摄入量的影响[159]。

遗传因素对维生素 D 的水平有着重要影响。血中维生素 D 的水平与体内甲状旁腺激素（parathyroid hormone，PTH）密切相关。然而，人群中关于 PTH 和维生素 D 的相关性却不完全一致，存在人种和个体的差异[160]。并且，近年来研究发现，虽然不同人种维生素 D 存在差异，但总维生素 D 水平与临床生理学特征和效应不存在显著相关性。例如美国白种人和非裔人群相比，白色人种体内 25-(OH)-D$_3$ 水平显著高于黑色人种，然而相同年龄和性别的黑色人种的骨骼密度却显著高于白色人种，提示总 25-(OH)-D$_3$ 不是最优的体内维生素 D 的血液标记分子[15]。最新研究发现，维生素 D 结合蛋白（DBP）能调控体内具有生物活性维生素 D 的水平。相对于黑色人种，美国白色人种体内 DBP 水平显著升高，而 DBP 的水平与其编码基因 *GC* 上的遗传变异位点 rs7041 和 rs4588 显著相关，较高的 DBP 水平限制了总维生素 D 的生物学活性。虽然黑色人种体内总 25-(OH)-D$_3$ 水平较低，但 DBP 水平也较低，因此黑种人和白种人体内生物活性形式的维生素 D 水平相同。生物活性形式的维生素 D 水平和骨骼密度的相关性高于总维生素 D 水平，提示具有生物活性形式的 25-(OH)-D$_3$ 水平相对于总 25-

(OH)-D$_3$ 水平可能更好的提示其体内维生素 D 水平[161]。

除去种族遗传差异外,体内维生素 D 水平还受到个体对维生素 D 吸收差异以及代谢相关基因的遗传变异的影响。已有一些双生子研究和家系研究针对遗传因素对 25-(OH)-D$_3$ 水平的影响进行了研究[162]。例如,弗拉明翰(Framingham)地区的一项横断面调查结果显示,血浆 25-(OH)-D$_3$ 的遗传度估计为 28.8%[163]。一项纳入了 1 068 对双生子的研究中 25-(OH)-D$_3$ 的估计遗传度为 43%,1,25-(OH)$_2$-D$_3$ 的估计遗传度为 65%[164]。Orton 等人在冬天采集了 100 对成年双胞胎的血样,检测后发现, 25-(OH)-D$_3$ 估计遗传度高达 77%[165]。可见,不同个体即便有相同的外暴露因素,基于其不同的遗传背景也会产生不同的结局。其中,基因多态性正是人体产生不同的遗传易感性的物质基础。目前已发现了大量与维生素 D 代谢及作用途径相关的基因多态性,如 *CYP2R1* 基因、*VDR* 基因、*GC*-球蛋白基因等的突变可导致维生素 D 水平的异常。目前研究最多的是 *VDR* 基因、*CYP2R1* 基因。

3.8.6　膳食来源和推荐摄入量

维生素 D 既来源于膳食,又可由皮肤合成,因而较难估计膳食维生素 D 的摄入量。在钙、磷供给量充足的情况下,除 65 岁以上老人 RNI 为 15 μg/d 外,其余儿童、少年、孕妇、乳母、65 岁以下成人维生素 D 的 RNI 均为 10 μg/d[166]。详见表 3-9。

表 3-9　中国人群膳食维生素 D 的参考摄入量(μg/d)

年　龄	EAR	RNI	UL	年　龄	EAR	RNI	UL
0～		10(AI)	20	50～	8	10	50
0.5～		10(AI)	20	65～	8	15	50
1～	8	10	20	80～	8	15	50
4～	8	10	30	孕妇(早)	8	10	50
7～	8	10	45	孕妇(中)	8	10	50
11～	8	10	50	孕妇(晚)	8	10	50
14～	8	10	50	乳母	8	10	50
18～	8	10	50				

(表中数据来自参考文献[166])

维生素 D 的摄入量除了用 μg 表示,也可以用 IU 表示,它们之间的换算关系如下:

1 μg 维生素 D$_3$ = 40 IU 维生素 D$_3$

1 IU 维生素 D$_3$ = 0.025 μg 维生素 D$_3$

人体内维生素 D 有两个来源，一为外源性，依靠食物来源；另一为内源性，通过阳光（紫外线）照射由人体皮肤产生。维生素 D 的食物来源极为有限，主要依赖体内合成或补充。维生素 D_3 仅富含于某些海洋鱼类的肝脏，每 100 g 不同鱼类肝脏所含维生素 D_3 的量为：鳕鱼肝脏 6 000 IU，鳕鱼肝油 8 000～30 000 IU，比目鱼肝油 20 000～400 000 IU，金枪鱼肝油最高，达到 1 600 000 IU。通常的鱼肝油是混合型的。按每 100 g 鱼类脂肪含维生素 D_3 的量为：三文鱼约 500 IU，金枪鱼（油浸）230 IU。其他动物性食物的维生素 D_3 含量均不高，如炖鸡肝 67 IU/100 g，鸡蛋 49 IU/100 g。而植物性食物中仅蘑菇、蕈类含有极少量维生素 D_2。

皮肤合成是体内维生素 D 的重要来源。阳光和紫外线是体内合成维生素 D 的重要条件。人类最早发现的维生素 D 缺乏性佝偻病流行于缺乏日照的雾都英国伦敦。户外活动、接触日光浴是合成维生素 D 最主要的途径。在日光不充足的季节，没有条件进行足够户外活动或户外活动受限的人群，维生素 D 的强化食品或直接补充成为预防缺乏的主要措施。

3.8.7　小结与展望

维生素 D 的主要功能是参与钙、磷代谢，预防骨质疏松、骨质软化和佝偻病，此外还参与了免疫调节和多种组织细胞的代谢和功能，维生素 D 摄入与慢性病的关系近年也引起了研究者的重视。维生素 D 缺乏是中国比较常见的营养问题。婴幼儿，特别是 6 月龄内的婴儿，生长快、户外活动少，是发生维生素 D 缺乏性佝偻病的高危人群，应给予足够的关注。为进行维生素 D 缺乏的有效预防、治疗和预后，应积极采取综合措施，大力宣传维生素 D 缺乏的防治知识，开展健康教育；加强孕期和哺乳期保健；增加日光照射；及时补充维生素 D 等。在进行维生素 D 营养状况评价及临床精准干预时，需要考虑影响体内维生素 D 水平的相关遗传代谢因素，以达到维生素 D 安全、合理和有效的干预效果。

3.9　维生素 E

维生素 E(vitamin E，VE)是 1922 年由 Evans 和 Bishop 最先发现的能够显著提高老鼠繁殖力的一种"致育因子"，因缺乏可造成细精管上皮细胞萎缩导致不孕，所以维生素 E 又被命名为"生育酚"。1938 年，瑞士化学家 Kaurr 首次合成了维生素 E。1968 年，美国食品和营养委员会首次正式确定天然维生素 E 是人类必需的营养成分[167]。

维生素 E 类是指含苯并二氢吡喃结构、具有 α-生育酚生物活性的一类物质。根据其疏水性尾部的饱和度及芳香环上甲基的数量和位置分为生育酚和生育三烯酚两类，包括四种生育酚(tocopherols，即 α-T、β-T、γ-T、δ-T)和四种生育三烯酚(tocotrienols，

即 α-TT、β-TT、γ-TT、δ-TT)。每种化合物具有不同的生物活性,其中 α-生育酚的生物活性最高,故通常以 α-生育酚作为代表进行研究[147]。

维生素 E 是一种必需的微量营养素,通常从植物油和与植物油相关的制品中摄取。对热及酸稳定,对碱不稳定,对氧极为敏感,油脂酸败加速维生素 E 的破坏。食物中维生素 E 在一般烹饪时损失不大,但油炸时维生素 E 活性明显降低。食品加工、储藏和包装过程,会因其加工和氧化作用造成维生素 E 及其生理活性的大量损失[147]。

3.9.1 生理功能

维生素 E 除了具有众所周知的抗氧化特性之外,还具有包括稳定膜结构,调控基因表达和信号转导等多种功能。首先,维生素 E 是一种断链抗氧化剂,能够阻断由脂质过氧自由基产生的自由基链反应;此外,它直接清除超氧自由基和单线态氧,这两者都可以引发氧化反应。其抗氧化活性归因于苯并二氢吡喃环,其含有能够向活性氧族(reative oxygen species,ROS)供氢的羟基[168]。α-生育酚可以通过与维生素 C、还原型谷胱甘肽或辅酶 Q 的氧化还原反应再生。由于维生素 E 的脂溶性特点,它的抗氧化功能在保护膜脂质免受氧化损伤方面起了重要作用。

VE 还可防止肠道内维生素 A、胡萝卜素以及 B 族维生素的氧化,避免出现白肌病或肌肉萎缩、脂肪炎及脂肪肝等。可清除心、脑、肝和神经等细胞中脂质过氧化物与蛋白质结合形成的脂褐质,调节蛋白质和糖类化合物代谢,预防多种疾病发生。此外,维生素 E 的抗氧化剂特征及其防止自由基反应的能力,可以保留端粒并减少细胞衰老。补充维生素 E 可减少细胞中的脂褐质形成,预防衰老。

维生素 E 又称作抗不育维生素或者生育酚。维生素 E 与哺乳动物的繁殖性能有着密切的关系,可刺激垂体前叶的功能活动,促进分泌细胞分泌促性腺激素增加,从而调节性腺的生长发育和功能活动,如促进精子的生成与活动,增强卵巢的生理机能,使卵泡增加和黄体细胞增大并使孕酮的作用增强,防止流产、早产等。

维生素 E 还具有阻止血小板血栓形成和血小板凝集的作用,增加氧的利用率,提高心肌对缺氧的耐受性,改善冠状动脉的血液循环,预防冠心病和脑卒中。此外,维生素 E 还具有抗肿瘤、增强免疫力、预防神经退行性病变和白内障等功能。

3.9.2 吸收和代谢

生育酚在食物中以游离的形式存在,而生育三烯酚则以酯化的形式存在。膳食中的维生素 E 化合物在十二指肠中经胰脂酶水解,形成胶团,并通过被动扩散或通过胆固醇转运子俘获 B 类 1 型受体(cholesterol transporter scavenger receptor class B type 1,SR-B1)主动吸收,后掺入乳糜微粒经淋巴导管进入血循环。维生素 E 的吸收率一般为 20%~50%,最高可达 80%。随着摄入量增加,维生素 E 的吸收率降低[147]。

在血液中的维生素 E 可以从乳糜微粒转移到其他的脂蛋白进行运输,如 HDL、LDL 和 VLDL,以及转移到红细胞膜,红细胞膜维生素 E 浓度与血浆浓度高度相关。维生素 E 主要由 LDL 运输,在保护 LDL 免受氧化损伤方面起重要的作用[147]。所有形式的维生素 E 均通过掺入乳糜微粒,后释放到循环中,最终作为乳糜微粒残留物被肝细胞摄取。由于维生素 E 溶于脂质并主要由脂蛋白转运,所以血浆维生素 E 浓度与血浆总脂浓度呈正相关。

肝脏 α-生育酚转移蛋白(hepatic α-tocopherol transfer protein,α-TTP)可结合 α-生育酚到 VLDLs,释放到血循环供外周组织摄取和利用。其他形式的维生素 E 主要通过胆汁和尿液代谢和排出。因此,虽然 γ-生育酚在膳食中最为丰富,但由于 α-TTP 的作用使血中 α-生育酚浓度高于其他形式的维生素 E。细胞内 α-生育酚的转运不依赖 α-TTP,可能与其他蛋白如生育酚相关蛋白(tocopherol-associated proteins,TAPs)有关。

3.9.3 缺乏与过量

由于维生素 E 在自然界分布广泛,一般人体不会因为摄入不足导致缺乏。但是,缺乏症可出现在低体重的早产儿、慢性胆汁淤积性肝病、脂肪吸收障碍等的患者。维生素 E 缺乏时,可出现视网膜退变、溶血性贫血、肌无力、神经退行性病变、小脑共济失调等[147]。

在脂溶性维生素中,维生素 E 的毒性也相对较小,人和动物均可耐受需求量 2 倍以上的剂量。大剂量维生素 E(每日摄入超过 800 mg)有可能出现中毒症状,如肌无力、视觉模糊、复视、恶心、腹泻以及维生素 K 的吸收和利用障碍。早产儿对补充维生素 E 的不良反应敏感,必须在医生严密监控下使用[147]。

3.9.4 营养状况评价

3.9.4.1 血维生素 E 水平

血清(浆)α-生育酚浓度可直接反映人体维生素 E 的营养状况。健康成人若血脂水平正常,则血浆 α-生育酚的范围为 11.6～46.4 μmol/L(5～20 mg/L)。由于血浆生育酚浓度与血浆总脂浓度密切相关,故建议用每克总血脂中的 α-生育酚水平来评价维生素 E 的营养状况[147]。

3.9.4.2 红细胞溶血试验

红细胞溶血试验是间接判断维生素 E 营养状况的实用性功能指标。红细胞与 2%～2.4% H_2O_2 溶液温育后出现溶血,测得的血红蛋白量占红细胞与蒸馏水保温后测得的血红蛋白量的百分比可反映维生素 E 的营养状况。当维生素 E 缺乏时,红细胞膜上的部分脂质失去抗氧化的保护作用,红细胞膜的完整性受到破坏,对 H_2O_2 溶血作用的耐受力下降[147]。

3.9.4.3　α-生育酚分解代谢物检测

维生素 E 的分解代谢过程中，通过优先分解非 α-生育酚形式的维生素 E 来调节体内维生素 E 稳态，而 α-生育酚因为肝 α-生育酚转运蛋白(α-TTP)的作用优先分泌到血浆中。最初，细胞色素 P450 4F2ω-羟化各种维生素 E，经 β 氧化，最终形成羧甲基丁基羟基苯并二氢吡喃醇(α-carboxymethylbutyl hydroxychromanol, α-CMBHC)及羧乙基羟基苯并二氢吡喃醇(α-carboxyethyl hydroxychromanol, α-CEHC)。当 α-生育酚的量超过肝 α-TTP 促进 α-生育酚从肝脏分泌到循环中的能力时，α-CEHC 将内源性地生成。研究发现，健康者尿 α-CEHC 水平与膳食和血浆 α-生育酚浓度的相关[169]。因此，认为 α-生育酚分解代谢物 α-CEHC 和 α-CMBHC 是评价 α-生育酚营养状况的生物标志物。尿 α-CEHC 和 α-CMBHC 水平可用于无创性评估 α-生育酚的营养状况[170]。

3.9.5　影响营养状况的因素

血浆维生素 E 水平，特别是 α-生育酚水平可作为维生素 E 状态的短期生物标志物[171]。但血维生素 E 水平存在很大的个体差异，且摄入量和血浓度之间的相关性相对较弱[172]。维生素 E 在吸收和代谢中的遗传变异可以部分地解释这种差异。据估计，α-生育酚循环浓度的总变异约 22% 归因于关键基因的变异。候选基因是那些参与维生素 E 结合的基因，包括编码 α-TTP 的 *TTPA* 和编码 TAP 的 *SEC14L2*[173]。α-TTP 是一种主要在肝脏组织中表达并可以结合维生素 E 的蛋白，是决定机体维生素 E 含量的重要蛋白，对于维生素 E 在肝脏中沉积及向外周组织转运起着关键调控作用。α-TTP 基因突变后可引发维生素 E 缺乏性共济失调症，导致血浆中维生素 E 含量极低，同时伴随有进行性神经退化症状。*TTPA* 和 *SEC14L2* 基因中的常见变异也与血清 α-生育酚水平相关[174]。

在全基因组关联研究(genome-wide assocaiton study, GWAS)中发现，BUD13 同源物(BUD13)、锌指蛋白 259(ZNF259)和载脂蛋白 A-Ⅰ/C-Ⅲ/A-Ⅳ/A-Ⅴ(APOA1/APOC3/APOA4/APOA5)三个位点附近的基因多态性与 α-生育酚的血液浓度显著相关。这些发现在另外两个人群中进行了重复，荟萃分析也确认了这种关联[175]。另外，几个候选基因的研究也观察到脂质和脂蛋白代谢相关的基因变异对血液维生素 E 水平有着重要影响，确定 *APOC3 APOA4*、*APOA5*、*APOE*、*SCARB1*(编码 SR-B1 蛋白)和胆固醇酯转移蛋白(CETP)中的变异与 α-生育酚水平相关，*APOA4*、*APOE*、*SCARB1* 和肝脂肪酶(*LIPC*)的变异与 γ-生育酚水平相关[139]。SR-B1 也可能对维生素 E 水平有直接影响，因为它可能参与维生素 E 和类胡萝卜素的肠道吸收[176]。在 GWAS 研究中证实了 SR-B1 蛋白的参与，也确定了 *SCARB1* 和细胞色素 P450、家族 4、亚家族 F、多肽 2(*CYP4F2*)基因作为与血液 α-生育酚浓度相关的基因位点[177]。这些研究共同表明,影响脂质运输和代谢以及维生素 E 摄取和代谢的遗传变异,是循环维生素 E 水平的重要决定因素。

遗传变异可用于筛选可能受益于维生素 E 补充的个体。在评估 α-生育酚补充对糖尿病患者的心血管危险因素和结局的双盲安慰剂对照试验中发现,α-生育酚补充的有益效果仅限于那些携带 *HP2-2* 基因型的个体[178]。*SEC14L2* 的两个多态性位点也发现其可改变 α-生育酚补充与前列腺癌发生之间的关联。这表明,由于基因型不同,某些个体可能受益于维生素 E 补充,但膳食摄入的作用仍有待研究。

3.9.6　膳食来源和推荐摄入量

维生素 E 是人类和动物营养所必不可少的,维生素 E 只能在光合生物(植物和光合细菌)中合成,在人体内不能自行合成,必须从外界食物摄入。

天然维生素 E 的八种同系物广泛分布在自然界中。生育酚广泛分布在植物所有绿色组织中,在种子中含量最高。生育三烯酚的分布没有生育酚那么广泛,主要在大多数单子叶植物种子中存在。由于维生素 E 只能在植物和光合细菌中合成,因此人们日常获取维生素 E 的主要来源是植物,尤其是油料作物的种子及其制品食用油。但是不同种类植物油中所含的维生素 E 的主要形式有显著差异,如 α-生育酚是葵花籽油和橄榄油中的主要形式,玉米油中主要是 γ-生育酚,大豆油中 δ-生育酚含量较高。生育三烯酚是棕榈油中的主要形式,米糠油中主要含 γ-生育三烯酚[170]。坚果也含有丰富的维生素 E。肉、蛋、鱼等动物性食物也含有少量的维生素 E。

维生素 E 的活性可用 α-生育酚当量(α-tocopherol equivalence,α-TE)来表示。中国成人维生素 E 的 RNI 为 14 mg α-TE/d,UL 为 700 mg α-TE/d。维生素 E 的摄入量应该考虑多不饱和脂肪酸摄入量。一般每摄入 1 g 多不饱和脂肪酸,应摄入 0.4 mg 维生素 E[147]。

3.9.7　小结与展望

维生素 E 是一种具有抗氧化、保护生殖、预防冠心病和脑卒中等重要功能的脂溶性维生素,主要的食物来源是植物油和坚果。维生素 E 摄入不足导致的缺乏比较少见,但是由于维生素 E 吸收代谢的遗传变异使得血维生素 E 水平存在很大的个体差异。脂质和脂蛋白代谢相关的基因多态性以及维生素 E 吸收代谢相关的基因多态性是维生素 E 水平的重要决定因素。应加强影响维生素 E 代谢和营养状况的遗传变异方面的研究,采取精准的个体化的干预,尽可能地发挥维生素 E 的有益功能。

3.10　叶酸

叶酸由蝶啶、对氨基苯甲酸和谷氨酸缩合而成,是蝶酰谷氨酸类化合物的总称,又名维生素 B₉、维生素 Bc、维生素 M、U 因子等,因 1941 年 Mitchell 首先从菠菜叶子中提取出来而得名。叶酸为淡黄色结晶粉末,不溶于冷水,稍溶于热水(钠盐易溶于水),在酸性溶液中对光、热敏感而易分解,但在中性和碱性溶液中对热稳定。天然食物中的叶酸经烹调加工,损失率可达 50%～90%。

3.10.1 吸收和代谢

天然食物中的叶酸(folate)常与多个谷氨酸结合即以多谷氨酸叶酸(polyglutamated folate)形式存在,不易被吸收,需在小肠黏膜刷状缘分泌的 γ-谷氨酰羧肽酶(folylpoly-γ-glutamate carboxypeptidase,FGCP)的作用下被水解为单谷氨酸叶酸(monoglutamated folate)后才能被吸收。谷氨酸的聚合度越高,其吸收率越低。天然食物中叶酸的谷氨酸聚合度较高,是其生物利用率较低(仅约 50%)的主要原因。合成叶酸(folic acid)为蝶酰单谷氨酸,空腹服用时生物利用率接近 100%,强化在食物中也可高达 85%(为天然叶酸的 1.7 倍)。叶酸在肠道的转运是由质子耦联的叶酸转运载体(proton-coupled folate transporter,PCFT)介导的主动转运过程,受 pH 值、能量等因素的影响。因此,食物中的维生素 C 和葡萄糖可促进叶酸的吸收。

作为叶酸结合酶(folate conjugase),FGCP 由谷氨酰羧肽酶-Ⅱ基因(*glutamate carboxypeptidase Ⅱ*,*GCP Ⅱ*)编码的含锌金属蛋白酶,主要表达于小肠黏膜刷状缘细胞膜,其次在脑、肾及前列腺等部位也有表达。锌缺乏可引起 FGCP 酶活性下降,从而降低叶酸的吸收。*GCP Ⅱ* 突变直接影响到小肠对食物中叶酸的吸收,体外研究发现,COS-1 细胞 *GCP Ⅱ* 基因 H475Y 突变后,FGCP 活性下降 53%[179];人体 *GCP Ⅱ* 中的 1561T 等位基因有着更高的血清叶酸水平,1561CT 基因型叶酸干预后,红细胞中叶酸浓度高于 CC 基因型,血清同型半胱氨酸水平低于 CC 基因型[180,181]。

吸收后的叶酸在肠壁二氢叶酸还原酶(dihydrofolate reductase)及辅因子 NADPH 的作用下生成具有生理活性的四氢叶酸(tetrahydrofolate,THF)进入血液并与甲基结合,其中 5-甲基四氢叶酸(5-MTHF)是最主要的存在形式(约占 80%)。乙醇及某些药物如雌激素、阿司匹林、口服避孕药、抗惊厥药物等通过抑制二氢叶酸还原酶的活性而降低叶酸的生物活性。循环中的叶酸可在肝脏叶酰多谷氨酸合成酶(folylpoly-glutamate synthetase)的作用下再次合成多谷氨酸聚合物而储存于肝脏,储存的多谷氨酸叶酸也可在 FGCP 的作用下释放供机体各组织利用。

3.10.2 生理功能

循环中的 5-MTHF 在细胞膜还原型叶酸载体-1(reduced folate carrier-1,RFC1)作用下进入细胞,进行胞内叶酸循环代谢(见图 3-2)并发挥相应的生理功能。亚甲基四氢叶酸还原酶(methylenetetrahydrofolate reductase,MTHFR)为胞内叶酸代谢的关键酶,可将 5,10-亚甲基四氢叶酸(5,10-methylenetetrahydrofolate,5,10-MTHF)转化为5-MTHF,为体内合成代谢提供甲基。在蛋氨酸合成酶/甲硫氨酸合成酶(methionine synthase,MTR)和依赖维生素 B$_{12}$ 的蛋氨酸合成酶还原酶(methionine synthase reductase,MTRR)共同作用下,5-MTHF 转化为 THF 实现叶酸循环;同时同型半胱氨酸(homocysteine,Hcy)接受 5-MTHF 的甲基转化为蛋氨酸(methionine,Met)。Hcy 来源于饮食摄取的 Met 在 ATP 及甲基转移酶的作用下生成 S-腺苷-Hcy 并进一步转化而来。Hcy 本身并不参与蛋白质的合成,且高 Hcy 血症是冠状动脉粥样硬化性及缺血性心脏病、脑血管病的独立危险因素,并与阿尔茨海默病、深静脉血栓、肿瘤等相关。Hcy 的甲基化过程由 MTR 催化,维生素 B$_{12}$ 是其中重要的辅助因子。此外,Hcy 也可在维生素 B$_6$ 的辅助下,经脱硫醚-β-合成酶(CBS)的催化与丝氨酸缩合形成脱硫醚。脱硫醚在 γ-胱硫醚酶作用下进一步裂解为半胱氨酸、α-酮丁酸和 NH$_4^+$,可用于蛋白质、谷胱甘肽的合成,或进入三羧酸循环氧化供能。因此,叶酸主要作为一碳单位的载体或传递体,与一碳单位供体(组氨酸、丝氨酸、甘氨酸、蛋氨酸等)一起,参与体内许多重要物质的合成与分解代谢[182-184]。

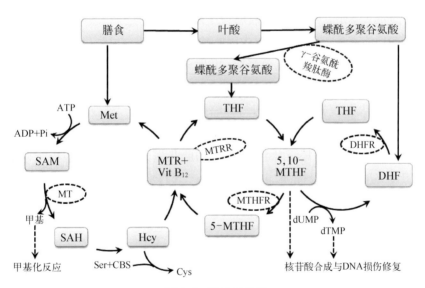

图 3-2 叶酸的代谢

THF,四氢叶酸;5,10-MTHF,5,10-亚甲基四氢叶酸;5-MTHF,5-甲基四氢叶酸;MTHFR,甲基四氢叶酸还原酶;DHF,二氢叶酸;Met,甲氨酸;SAM,S-腺苷甲硫氨酸;SAH,S-腺苷同型半胱氨酸;Ser,丝氨酸;CBS,脱硫醚-β-合成酶;Cys,半胱氨酸;MT,甲基转移酶;MTRR,蛋氨酸合成酶还原酶

3.10.2.1 氨基酸代谢

叶酸与维生素 B$_{12}$ 共同参与 Hcy 的代谢、蛋氨酸的转化;叶酸作为亚胺甲基转移

酶、羟甲基转移酶的辅酶,携带一碳基团(甲基、亚甲基和甲酰基),发挥一碳单位的载体或传递体的作用,促进二碳氨基酸和三碳氨基酸的相互转化,如苯丙氨酸与酪氨酸、组氨酸与谷氨酸、半胱氨酸与蛋氨酸间的转化,叶酸在氨基酸代谢及蛋白质的合成中扮演着重要角色。叶酸与维生素 B_{12}、维生素 B_6 一起参与 Hcy-Met 代谢转化,对于防止高 Hcy 血症具有重要意义。

3.10.2.2 核酸合成与 DNA 甲基化

叶酸通过参与甘氨酰胺核苷酸和 5-氨基-4-咪唑羧酰胺核苷酸的甲酰化而影响次黄嘌呤核苷酸的合成;参与脱氧尿嘧啶核苷酸单磷酸转化为脱氧胸腺嘧啶核苷酸单磷酸;通过 S-腺苷甲硫氨酸(S-adenosyl methionine,SAM)调控 DNA 中 CpG 岛胞嘧啶的甲基化,进而调控基因的转录。因此,叶酸通过调控 DNA 的合成及其甲基化,在维持基因组稳定性及机体健康方面发挥着关键作用。

3.10.2.3 其他功能

参与血红蛋白、神经递质、肾上腺素、胆碱、肌酸等重要甲基化合物的合成。

3.10.3 叶酸及其代谢酶基因多态性对健康的影响

机体叶酸摄入不足,"一碳基团"转移发生障碍,蛋白质与核酸等多种物质合成与代谢受阻而出现功能紊乱。造血系统首先因叶酸缺乏、核酸合成障碍而受累,骨髓中幼红细胞停留在巨幼红细胞阶段而成熟受阻,出现典型的巨幼红细胞贫血(megaloblastic anemia)。Hcy 向 Met 转化受阻,出现高 Hcy 血症并诱发动脉硬化和心血管疾病等事件。DNA 甲基化与修复异常,癌基因与抑癌基因表达失衡,导致结肠癌、前列腺癌、宫颈癌等高发。孕期叶酸缺乏易出现先兆子痫、胎盘早剥和自发性流产等,还会导致胎儿宫内发育迟缓、早产和新生儿低出生体重,增加胎儿先天性心脏病、唐氏综合征和脊柱裂、无脑、腭裂等神经管畸形(neural tube defects,NTD)的发生风险。近年来研究发现,叶酸代谢酶的基因多态性通过影响体内叶酸水平和循环代偿,直接或间接参与上述临床不良事件的发生和发展[182-184]。

3.10.3.1 MTHFR

MTHFR 是叶酸代谢转化与 Hcy-Met 循环的关键酶,人类 MTHFR 基因位于染色体 1p36.3 于 1994 年由 Goyette 等首次成功克隆,全长 19.3 kb,包含 11 个外显子和 10 个内含子,cDNA 全长 2.2 kb,编码由 656 个氨基酸组成的 77 000 肽链形成的二聚体,氨基酸序列高度保守[185,186]。MTHFR 在叶酸代谢通路中将 5,10-MTHF 转化为 5-MTHF,从而使 Hcy 甲基化为 Met 提供甲基,同时实现叶酸的代谢循环。

早在 30 年前,即已发现 MTHFR 基因常染色体隐性遗传突变——第 677 位碱基对上的不耐热错义突变,导致高 Hcy 和低叶酸水平。除 C677T(SNP rs1801133)位点外,该基因还存在多个位点的变异,如 A1298C(SNP rs1801131)、SNPs rs3818762、 rs1476413、rs1994798 等,其中以 C677T(SNP rs1801133)和 A1298C(SNP rs1801131)变异导致酶活性及热稳定性下降最具临床意义,尤以 C677T 突变对酶活性影响最大,因而相关研究也最多。MTHFR SNP rs1801133 位点位于第 4 外显子,该位点变异使 677 位碱基胞嘧啶(C)被胸腺嘧啶(T)取代,导致 222 位的丙氨酸突变为缬氨酸。研究结果表明,C677T 变异中,纯合基因型(TT)编码蛋白的酶活性仅相当于纯合野生基因型(CC)的 30%,而杂合基因型(CT)编码蛋白的酶活性则相当于 CC 编码酶活性的 65%[185,186]。Tsang 等[187]近期的荟萃分析显示,MTHFR 基因 C677T 变异(SNPs rs1801133)中,CC、CT 和 TT 基因型个体血清/血浆及红细胞中叶酸依次下降。MTHFR 基因 1298 位点位于第 7 外显子,该位点变异使腺嘌呤(A)被 C 取代,则导致 429 位的谷氨酸被丙氨酸替换。由于 MTHFR 缺陷阻碍了 5,10-MTHF 转化为 5MTHF,Hcy 甲基化和 Met 循环合成过程受阻,出现高 Hcy 血症和低 Met 血症,甲基直接供体 SAM 生成减少,影响 DNA 的甲基化和蛋白质的合成。

目前,关于 MTHFR 基因多态性尤其是 C677T 变异与临床疾病的研究较多,包括心血管疾病、妊娠与不孕、牛皮癣、神经系统与精神疾病、糖尿病和癌症等。Yang 等[188]对入选的 715 项关于中国人群 MTHFR 基因多态性与疾病的荟萃分析发现,C677T 变异与循环系统疾病、出生缺陷、肿瘤等 42 种不良临床结局密切相关,而 A1298C 则仅与冠心病、乳腺癌和 NTD 有关。

(1) 神经管畸形(NTD):早在 20 世纪末荷兰的一份研究显示,C677T 变异中 TT 基因型的父母亲生育 NTD 患儿的危险性分别比 CC 型母亲增加 2.9 倍和 3.7 倍;且 TT 基因型母亲的 CT 基因型子女患 NTD 增加 4.1 倍(95% CI,1.5,11.1),而 TT 基因型子女患 NTD 的风险增加 6.1 倍,提示 MTHFR 基因 C677T 多态性是 NTD 的危险因素[189]。Yan 等[190]综合 25 篇文章中 2 429 例病例和 3 570 例对照进行荟萃分析,结果显示 C677T 变异中 TT 基因型母亲孕育的胎儿患 NTD 风险比 CC 基因型母亲高 1.022 倍(OR=2.022,95% CI:1.508,2.714,$p<0.001$)。Yadav 等[188]进一步针对叶酸代谢酶多基因多位点变异与健康的关系的系统综述,也显示 MTHFR 基因 C677T 变异与 NTD 密切相关,T 等位基因母亲孕育的胎儿患 NTD 的风险较 C 等位基因母亲的高 20%,而 A1298C 变异则与 NTD 相关无显著性。针对中国人群研究及荟萃分析也显示,MTHFR 基因 C677T 变异是 NTD 的危险因素,但 A1298C 变异则是保护因素[191]。

MTHFR 变异存在明显的种族差异和地区差异。意大利和西班牙人群 MTHFR 基因 SNPs rs1801133 位点发生 C>T 变异的频率较高,美国黑种人群和撒哈拉以南的非洲地区人群该基因的等位基因频率较低。相应地,NTD 发病也存在着种族和地区差异性,亚洲人、高加索人和混血人种的 NTD 发病风险与基因多态性相关性较高,而黑种人相关性不明显。混血人种发病风险比白种人以及总调查人群都要高得多。高加索人中,母亲而非胎儿的 C677T 的 TT 基因型才是胎儿腭裂的危险因素。Yadav 等[191]新近的系统综述指出,*MTHFR* 基因 C677T 变异中,亚洲、欧洲、美洲的 T 等位基因母亲较 C 等位基因母亲,胎儿 NTD 的发生风险分别升高 43%、13%和 26%。这种差异可能与不同种族 T 等位基因遗传信息不同有关,还可能受不同种族饮食习惯影响,比如叶酸、维生素 B_{12}、维生素 B_6 摄入量差异都可能引起 NTD 发病差异。

关于 *MTHFR* 多态性及与叶酸摄入情况的交互作用对唇腭裂的影响已有较为深入的研究报道[192-194]。*MTHFR* C677T 变异中 TT 基因型母亲若叶酸补充剂或膳食叶酸摄入偏低,其子代罹患唇腭裂风险较摄入充足者分别增高 5.9 倍和 2.8 倍;若叶酸补充剂或膳食叶酸摄入都偏低,则危险性增高到 10 倍。即使叶酸摄入不足,*MTHFR* SNPs rs1476413、rs1801131 和 rs1801133 杂合子母亲孕育胎儿发生唇腭裂的风险,仅分别为对应的突变纯合子的 0.55、0.58 和 0.69 倍。因此,对于 C677T 变异 TT 基因型母亲而言,其叶酸的摄入与补充对子代唇腭裂风险有着更为重要的影响,更需要加强叶酸的摄入。另外,由于叶酸代谢相关基因的缺陷致叶酸的代谢障碍引起 DNA 低甲基化而影响到染色体的解离,是唐氏综合征发生的危险因素。孕妇叶酸缺乏还可造成妊娠高血压、贫血、先兆子痫、胎盘早剥、胎儿宫内发育迟缓、早产和自发性流产等病患。对于孕妇,科学并有计划的补充叶酸对于母婴两代人的健康具有重要意义。

(2)心脑血管疾病:目前,高 Hcy 血症作为脑卒中的独立危险因素,日益受到人们的关注,有 20%~50%的脑卒中患者伴有不同程度的高 Hcy 酸血症。高 Hcy 血症导致脑卒中的病理机制主要是 Hcy 对内皮细胞和血管平滑肌细胞的损伤,激活促凝因子,促进纤溶酶原激活物抑制分子的表达,从而增强组织因子活性,激活多种凝血酶等,促进血小板黏附聚集,显著增加机体凝血的风险。在排除高血压、吸烟及糖尿病等暴露因素后,冠心病(coronary artery disease,CAD)患者 Hcy 水平显著高于对照组;轻度和重度高血清 Hcy 水平使男性和女性患冠心病风险分别升高 60%和 80%,与高血胆固醇所致冠心病风险无异。因此,高 Hcy 血症与高脂血症、高血压和吸烟等因素同为冠心病的独立危险因素。

MTHFR 基因 C677T 变异是引发高 Hcy 血症的重要病因,其中 TT 基因型个体比 CC 基因型个体罹患冠心病的可能性高 16%。欧洲人群 TT 基因型个体 Hcy 水平显著高于 CC 基因型个体,叶酸水平则低于 CC 基因型个体。汉族人群 *MTHFR* C677T 突变基因型(CT 型+TT 型)的冠心病患者 Hcy 水平明显高于野生型(CC 型),且先天性心脏病组 TT 型个体的血浆 Hcy 水平高于 CT 和 CC 型个体。进一步针对汉族人群荟萃分析表明,*MTHFR* T677T 基因型与 CAD 密切相关,推测可能与 T 等位基因数量的增加、血浆 Hcy 浓度升高有关[195]。此外,C677T 基因多态性还与高血脂、动脉粥样硬化等密切相关。*MTHFR* 基因 C677T 突变纯合子 TT 的颈动脉内膜厚度(IMT)、斑块发生率均高于 CT 型和 CC 型,T 等位基因可使糖尿病患者颈动脉 IMT 增加;颈动脉粥

样硬化组 TT 基因型与 T 等位基因频率以及 Hcy 水平均高于无斑块组,组内 TT 基因型 Hcy 水平均显著高于 CT 型和 CC 型者[196,197]。

(3) 肿瘤:*MTHFR* 基因多态性与结肠癌、乳腺癌、宫颈癌和淋巴瘤等肿瘤的发病密切相关。目前关于 *MTHFR* 基因多态性和叶酸水平对肿瘤风险的关系已有较为深入的研究,其机制主要为 *MTHFR* 基因活性调控叶酸水平最终影响 5,10-MTHF 和 5-MTHF 间代谢平衡。若叶酸补充不充足,C677T 中 TT 基因型使 5,10-MTHF 向 5-MTHF 转化代谢加剧,5-MTHF 耗竭引起 DNA 低甲基化。然而,Wang 等[198]对入选的 11 项研究荟萃分析发现,*MTHFR* 基因 C677T 和 A1298C 变异与全基因组甲基化水平的相关性无显著性。

肿瘤分子流行病学研究显示,结肠癌、结肠腺癌发病与 *MTHFR* 基因 C677T 多态性密切相关。体内叶酸水平低或叶酸补充不足人群中,TT 突变纯合子罹患结肠癌风险比 C 等位基因(CC+CT)人群高 2.4 倍。此外,*MTHFR* 基因 C677T 和 A1298C 多态性还发现与乳腺癌发病有关。新近荟萃分析的结果显示,*MTHFR* 基因 C677T 变异是淋巴母细胞结直肠癌、肺癌、前列腺癌、白血病等多种肿瘤的危险因素,而 A1298C 是卵巢癌、乳腺癌、宫颈癌的危险因素[199,200]。

3.10.3.2 MTRR

MTRR 编码蛋氨酸合成酶还原酶,协同维生素 B_{12} 维持 MTR 的还原活性,是体内 Hcy-Met 循环途径的主要调节酶。该酶基因定位于染色体 5p15.31 处,基因组全长 32 021 kb,mRNA 长 3 274 核苷酸(nt),含 15 个外显子和 14 个内含子,编码 725 个氨基酸。*MTRR* 第 2 外显子上 66 位点(rs1801394)A 被 G 取代,导致第 22 位异亮氨酸(Ile)转化为 Met。*MTRR* A66G 变异导致 FMN 结合域构象变化,*MTRR* 酶活性降低,MTR 活性无法维持,从而引起高 Hcy 血症。*MTRR* A66G 还可协同 MTR A2756G 阻碍体内 Hcy 转化为 Met,导致 Hcy 进一步增高,同时携带这两种突变基因型的胎儿发生先天愚型的风险是正常胎儿的 5 倍。*MTRR* 基因 A66G 变异会增加高加索人结肠直肠癌的风险,引起胚胎停育,并与胎儿发生神经管缺陷(NTD)有明显的相关性。妊娠期妇女 *MTRR* A66G 的基因突变与后代发生先天性心脏病的风险显著相关;胎儿 *MTRR* A66G 基因突变也会增加其发生先天性心脏病的风险;*MTRR* 和 *MTR* 基因均发生变异的孕妇,其胎儿发生先天性心脏病的风险会进一步增高[191,201]。

3.10.3.3 MTR

MTR 是维生素 B_{12} 依赖性酶,在同型半胱氨酸再甲基化为 Met 过程中发挥重要作用。*MTR* 基因定位于染色体 1q43 处,全长 105.2 kb,编码 1 265 个氨基酸,mRNA 全长 10 529 nt,有 33 个外显子和 32 个内含子。Hcy 结合在第 1~12 外显子区域,5-MTHF 结合在第 13~18 外显子区域,维生素 B_{12} 辅基结合在第 19~25 外显子区域,26~33 外显子区为 *MTR* 活性区域。该基因 2756 位点 A 被 G 替代,导致天冬氨酸转化为

甘氨酸。*MTR* 基因 A2756G 变异致使酶活性降低,Hcy 转化为 Met 障碍以及高 Hcy 血症。但 *MTR* 基因 A2756G 变异与 NTD 间的关系,还有待进一步大样本的检验[182,202]。

3.10.3.4 RFC-1

RFC-1 并不直接参与叶酸代谢,却是 5-MTHF 转运入细胞内的主要机制。该基因定位于染色体 21q22.3 处,基因组全长 22.5 kb,由 80~120 kb 编码整个膜蛋白。有 8 个外显子,包括 5 个原始外显子和 3 个选择性表达的外显子 1(即外显子 1a、1b、1c)。RFC-1 80 位点(rs1051266)A 突变为 G,导致精氨酸被组氨酸取代。研究结果表明,叶酸转运进入细胞的量与 RFC-1 80G 等位基因呈负相关,并与机体叶酸水平低下一致。携带 RFC-1 80G 等位基因尤其是 GG 型突变纯合子孕妇,其后代罹患唐氏综合征、脊柱裂的风险明显增加,并受母亲叶酸摄入水平的影响;但有趣的是,该等位基因与同型半胱氨酸增高并不完全一致[203]。

3.10.4 推荐摄入量与个性化补充

叶酸摄入不足或代偿循环障碍,均可导致叶酸缺乏并影响到机体健康。富含叶酸的食物主要有深色绿叶蔬菜、胡萝卜、肝脏、蛋黄、豆类、南瓜、柑橘、香蕉、杏等。但食物中叶酸的生物利用率仅为 50%,而叶酸补充剂与膳食混合时生物利用率为 85%,故叶酸的摄入量以膳食叶酸当量(dietary folate equivalence,DFE)表示,计算公式为:

$$DFE(\mu g) = 膳食叶酸(\mu g) + 1.7 \times 叶酸补充剂(\mu g)。$$

中国居民膳食叶酸的推荐摄入量与可耐受的最高摄入量如表 3-10 所示。该参考摄入量并没有考虑叶酸代谢酶基因变异对叶酸代谢与循环障碍的影响。

表 3-10　中国居民膳食叶酸参考摄入量(μg/d)

年龄/岁	RNI	UL	年龄/岁	RNI	UL
0~	65(AI)	—	11~	350	800
0.5~	100(AI)	—	14~	400	900
1~	160	300	18~	400	1 000
4~	190	400	孕妇	600	1 000
7~	250	600	乳母	500	1 000

(表中数据来自参考文献[166])

MTHFR 和 MTRR 是影响叶酸代谢的关键酶,其基因的多态性是造成个体间叶酸利用能力差异的主要原因。当 *MTHFR* 或 *MTRR* 基因发生突变,导致酶活性下降和叶酸代谢障碍时,需要补充比常人更多的叶酸才能维持人体的正常需求,弥补因

MTHFR、*MTRR* 基因变异导致酶活性降低引起的血清 Hcy 升高浓度。叶酸代谢酶的基因多态性,直接影响着不同个体每日叶酸的适宜补充量,而血浆 Hcy 浓度可作为衡量机体叶酸补充是否适宜的重要标准。

根据基因检测结果估算叶酸代谢能力,并调整叶酸补充剂量,对于部分有先天性心脏病、NTD 和唇腭裂等出生缺陷家族史的妊娠期妇女具有重要意义。2015 年,加拿大遗传委员会制定的临床实践指南指出:① 妊娠期妇女应维持富含叶酸的健康饮食,并达到叶酸标准的血药水平;② 过量叶酸可能会掩盖维生素 B_{12} 缺乏所致的贫血,有出生缺陷史的高危人群除补充足量叶酸外,还需补充 2.6 μg/d 的维生素 B_{12};③ *MTHFR* C677T 基因突变纯合子(TT 基因型)且有出生缺陷史的人群,妊娠前至少 3 个月补充叶酸 4 mg/d,妊娠后至哺乳期补充叶酸 0.6～1.0 mg/d;④ *MTHFR* C677T CC 基因型且无相关出生缺陷史的低危人群,妊娠前 2～3 个月至产后 4～6 周或至哺乳结束,补充叶酸 0.4 mg/d;⑤ *MTHFR* C677T 基因变异杂合子(CT 基因型)的中危人群,妊娠前 3 个月补充叶酸 1.0 mg/d,产后至哺乳结束补充叶酸 0.6～0.8 mg/d[204]。需要说明的是,目前大多数研究集中于关注 *MTHFR* 的基因多态性,忽视了对叶酸代谢途径其他代谢酶基因多态性的相关性研究。因此,基于代谢途径上多个酶基因多态性位点的交互作用研究对出生缺陷的分子遗传学诊断可能更有指导意义。

叶酸是低毒且廉价的 B 族维生素,补充叶酸和维生素 B_{12} 被认为是控制高 Hcy 血症及恶性贫血、NTD 等最为经济有效的手段。然而,长期过量补充叶酸,也可能会给机体带来较大的危害,尽管短期大剂量的补充很少发生直接的中毒反应(偶见过敏反应和厌食、恶心、腹胀等胃肠道症状)。体内叶酸过量会掩盖因维生素 B_{12} 缺乏引起的体虚、神经衰弱和恶性贫血等症状,降低体内的自然杀伤细胞数量和机体免疫力,抑制抗惊厥药物的作用。过量的叶酸摄入伴随维生素 B_{12} 缺乏会引起胎儿体质量过轻。实际上,孕期过量补充叶酸不仅会影响胎儿锌的吸收和正常发育,还会增加新生儿哮喘和胰岛素抵抗的发病风险及母亲肠腺瘤和乳腺癌的发病风险[205,206]。

因此,根据叶酸的摄入水平,结合叶酸代谢相关酶的基因型及其交互作用和循环中叶酸、维生素 B_{12}、Hcy 水平分析,同时考虑到年龄、性别、体重和健康状况,制定个性化的叶酸(与维生素 B_{12})的补充方案,保证合理的叶酸补充而不过量,对于维持机体叶酸的营养状况、预防缺乏与过量带来的健康危害具有重要的营养学意义。

3.10.5 小结与展望

中国南北方饮食差异大,人体叶酸代谢基因多态性分布差异也大。叶酸不足或缺乏及叶酸代谢基因多态性只能解释部分出生缺陷等相关疾病的发生,在环境多因素与个体多基因的交互作用上综合分析各致病因素的作用,制订个性化的营养干预方案,将会是营养工作者在此方面的重点努力方向。

3.11　胆碱

胆碱(choline)是由 3 个甲基基团与乙醇胺的氮原子共价结合而成的季铵盐类化合物,分子结构式为 $HOCH_2CH_2N^+(CH_3)_3$,是 1849 年 Strecker 首次从猪胆中分离、1862 年首次正式命名并于 1866 年由人工合成的水溶性 B 族维生素。胆碱有很强的吸湿性,在水溶液中完全电离,碱性强度与 NaOH 相似,在碱性条件下不稳定,但对热稳定,而且耐储存,所以在加工和烹调过程中损失较少,即使长时间储存,胆碱含量也不会发生太大变化。

早先的研究发现,成年动物(包括人类)能够从头合成足够的胆碱,因而数十年间一直没有被公认为是人体必需的营养素,只是因其在某些先天性代谢缺陷、器官病变与婴幼儿生长发育的特殊病理或生理阶段才被视为条件必需的营养素。但近 20 年来的深入研究发现,胆碱不仅在幼年动物(包括婴幼儿)生长发育和某些代谢缺陷或疾病状态下必需,对于正常成人健康状态的维持也具有重要意义。为此,1998 年美国科学院医学研究所食物与营养委员会(Food and Nutrition Board,FNB)首次将胆碱归类为必需营养素,并制订了适宜摄入量(AI)[207-209]。

3.11.1　吸收和代谢

人体内的胆碱来源包括外源性膳食的摄入和内源性的从头合成。食物中的胆碱以游离和酯化形式(如磷酸胆碱、甘油磷酸胆碱、磷脂酰胆碱和神经鞘磷脂等)存在。游离胆碱可在整段小肠都能被吸收,胆碱酯类可在胰腺和小肠黏膜细胞分泌的磷脂酶(phospholipase,如 PLA_1、PLA_2 和 PLB 等)的作用下水解释放出游离胆碱而被吸收进入肝脏门脉循环,其中脂溶性的磷脂酰胆碱和鞘磷脂等还可直接通过淋巴循环以乳糜微粒的形式吸收入血[207,208]。此外,胆碱也可在肠道菌群中厚壁菌门(*Firmicutes*)和变形菌门(*Proteobacteria*)的某些菌株的作用下,分解为甜菜碱(betaine,即三甲基甘氨酸)和三甲胺(trimethylamine,TMA)。甜菜碱被肠道吸收后作为机体的甲基供体来源,但需要注意的是三甲胺可进一步氧化生成氧化型三甲胺(trimethylamine N-oxide,TMAO),增加动脉粥样硬化的风险[210,211]。因此,不同来源和结构性质的胆碱化合物,在不同肠道菌群的作用下,其生物利用率和生物学效应会有较大的差异。

胆碱的从头合成是磷脂酰乙醇胺在磷脂酰乙醇胺-N-甲基转移酶(phosphatidylethanolamine-N-methyltransferase,PEMT,EC2.1.1.17)催化下,接受 S-腺苷甲硫氨酸(S-adenosyl methionine,SAM)提供的甲基,生成磷脂酰胆碱即卵磷脂(phosphatidylcholine lecithin,PC)后再进一步水解而成。PEMT 主要分布于肝脏,估计肝脏中 $15\%\sim40\%$ 的 PC 合成依赖于 PEMT。大鼠饲以胆碱缺乏的饲料 18 天后,肝

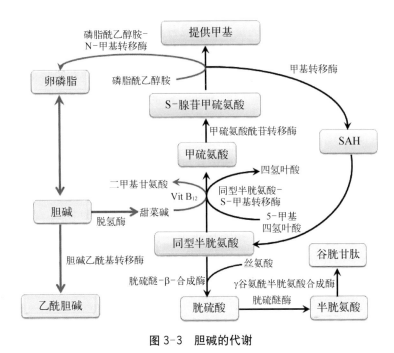

图 3-3 胆碱的代谢

（图片来自参考文献［207］）

脏 PEMT 活性反馈性升高 $60\%^{[207,208]}$。

胆碱的代谢与生理功能主要体现在如下四个方面：① 氧化反应：在肝脏和肾脏，胆碱经胆碱脱氢酶和甜菜醛脱氢酶作用氧化生成甜菜碱，在同型半胱氨酸 S-甲基转移酶（homocysteine methyltransferase，BHMT）的催化下，甜菜碱（betaine）提供甲基，将同型半胱氨酸（Hcy）转变为蛋氨酸（Met），对于同型半胱氨酸血症的改善具有重要意义。胆碱氧化为甜菜碱的过程不可逆，因而该反应在提供甲基的过程中胆碱也不断被消耗。② 磷酸化反应：在肝、脑和肺中，胆碱在胆碱激酶（choline kinase，ChK）催化下发生磷酸化反应，生成磷酸胆碱，然后再转化为磷脂酰胆碱如 PC 等，参与生物膜的构成、脂质代谢。胆碱磷酸化反应的速率高于氧化反应，较好地保证了 PC 的循环稳态。③ 乙酰化反应：在胆碱能神经末梢，胆碱在胆碱乙酰基转移酶（choline acetyltransferase，ChAT）作用下与乙酰辅酶 A 发生乙酰化反应生成乙酰胆碱（acetylcholine）。大脑乙酰胆碱的合成刺激了神经突触乙酰胆碱的释放，有效地维持着神经系统正常的反应能力和大脑的学习记忆能力。④ 盐基交换反应：在肝和脑中，胆碱替代丝氨酸、乙醇胺或肌醇参与内源性磷脂的合成$^{[207,211,212]}$。

3.11.2 生理功能

胆碱不仅是机体各种胆碱酯类功能物质的合成原料，也是机体内重要的甲基供体，因此胆碱及其代谢产物对于维持所有细胞的正常功能具有重要意义。

3.11.2.1 作为磷脂生物膜的重要结构成分

生物膜磷脂主要包括卵磷脂(磷脂酰胆碱)、脑磷脂(磷脂酰乙醇胺)、磷脂酰丝氨酸和鞘磷脂等,其中卵磷脂是细胞膜最主要的磷脂(约占50%以上),胆碱是其重要的构成基团。正常红细胞膜上卵磷脂与胆固醇维持一定的比例,从而保持红细胞膜的柔韧性和流动性,这对于红细胞通过毛细血管至关重要。胆碱和卵磷脂通过代谢转化还可形成其他各种膜磷脂[209,211]。

3.11.2.2 作为甲基供体参与体内甲基代谢

胆碱一方面在氧化为甜菜碱后通过转甲基作用可为一碳单位代谢提供不稳定甲基,用于 Hcy 形成 Met、胍基醋酸形成肌酸、肾上腺素类固醇的合成、某些物质的甲酯化,有利于上述内源性和外源性产物随尿排泄。另一方面,蛋氨酸、丝氨酸在维生素 B_{12}、叶酸等辅因子的作用下可以从头合成胆碱。如果胆碱摄入不足,即使蛋氨酸和叶酸充足,Hcy 等的甲基化也会受阻[207,208]。

3.11.2.3 促进肝脏脂质代谢

三酰甘油(triglyceride,TG)由肝脏内质网合成,并与载脂蛋白B100(apolipoprotein B100,ApoB100)、磷脂等结合生成极低密度脂蛋白(very low density lipoprotein,VLDL)后分泌入血,供机体各组织利用。VLDL 是肝脏输出脂肪的唯一载体,PC 是VLDL 中磷脂的最主要的组分,而由胆碱合成的 PC 占机体 PC 总量的70%~80%。因此,胆碱通过参与 VLDL 的组装间接促进肝脏脂肪的输出。胆碱合成或摄入不足,肝脏的脂质代谢与输出受阻,导致肝脏脂肪的异常蓄积和脂肪变性[211-213]。小鼠 *PEMT* 敲除($Pemt^{-/-}$)后内源性 PC 合成受阻,出现血脂异常和肝脏脂肪变;喂饲低胆碱饲料加速和加重上述脏的病理生理学改变,同时伴有血浆三酰甘油(TG)和总胆固醇(TC)的下降;如果补充胆碱则可有效缓解 *PEMT* 敲除的病理生理学改变。人群流行病学调查也发现,膳食中胆碱缺乏后血浆磷脂、TC 和 LDL-C 水平下降,而转氨酶水平升高,肝脏脂肪变性;胆碱干预在一定程度上缓解了上述病理生理学异常[211,214,215]。

3.11.2.4 促进大脑和神经系统发育

人类的大脑在孕晚期开始迅速增长并一直持续到 5 岁左右,此时神经组织需要丰富的鞘磷脂和 PC 用于神经纤维(轴突)的髓鞘化。胎儿和新生儿可利用多种途径从母体获得大量胆碱作为高效的神经营养因子:胎盘调节胆碱从母体输向胎儿,使羊水中胆碱浓度为母血中的 10 倍;母乳胆碱含量高达 160 mg/L(1.5 mmol/L),同样远高于血清水平;此外,新生儿大脑 PEMT 高度活化,有利于脑磷脂(磷脂酰乙醇胺)甲基化合成PC。孕中期血清胆碱水平较高的孕妇,胎儿出现 NTD 的危险较低;孕期补充胆碱可降低神经管畸形的风险,部分逆转叶酸缺乏所致的脑发育受损,提高儿童的视觉与记忆功能。此外,胆碱缺乏使大脑乙酰胆碱神经递质的合成受阻,神经等组织全基因组及特定基因的甲基化状态异常,从而影响大脑与神经系统的发育和功能。啮齿类动物在围生期可能通过这些表观调控机制影响胎儿海马血管和神经发生、神经突增生以及可塑性基因表达,并最终导致学习、记忆功能的永久性改变[216,217]。

3.11.2.5 参与信息传递

乙酰胆碱是首个被鉴定的神经递质,胆碱能神经末梢高亲和性的胆碱转运体 1 (choline transporter 1,CHT1)和 ChAT 参与对胆碱的摄取和乙酰化,是乙酰胆碱合成的两大关键生物学过程。应用微透析等技术在体检测清醒、自由活动动物认知过程中脑内乙酰胆碱的含量时,发现当机体需要对新刺激进行分析时,在学习记忆、空间记忆、注意、自发运动和探究行为等认知活动中,基底前脑胆碱能神经元被激活,乙酰胆碱的释放也相应升高。乙酰胆碱的摄取、合成以及释放异常与阿尔茨海默病和帕金森氏痴呆密切相关。然而,乙酰胆碱水平随着年龄的增加而下降,正常老人比青年时下降 30%,而老年痴呆患者下降更为严重,可达 70%~80%。增加胆碱和 PC 的摄入,能有效提高注意力障碍者的注意力,改善阿尔茨海默病患者的记忆力[218,219]。

3.11.2.6 调控细胞凋亡

胆碱缺乏引起肝细胞和神经细胞的过度凋亡和损伤,且这种病理损伤并不能通过甜菜碱、蛋氨酸、叶酸等的补充而完全逆转,提示胆碱缺乏诱导的细胞凋亡可能与胆碱甲基供体不可替代的特异性有关,也可能与胆碱组分缺乏有关。近年来的研究还发现,胆碱缺乏诱导的细胞凋亡可有与 DNA 链的断裂有关[220]。

3.11.2.7 对心血管的影响

胆碱和(或)甜菜碱的补充对 Hcy 甲基化的促进,以及对肝脏脂代谢和胰岛素抵抗的改善,可能是胆碱保护心血管功能的重要机制。ApoE 敲除小鼠补充甜菜碱可以降低动脉粥样硬化(AS)斑块的面积,其机制可能是充足的甜菜碱降低胆碱的消耗从而增加 PC 与 VLDL 的合成与转运有关。一项针对希腊 3 000 名健康成人的研究结果表明,膳食高胆碱和甜菜碱的摄入与血浆炎症标志物(如 C 反应蛋白、白介素-6 和肿瘤坏死因子等)负相关[221]。然而,Konstantinova 等[222]发现中老年代谢综合征患者血浆胆碱与甜菜碱的水平并不对应,其中胆碱与血清 TG、血糖、BMI、体脂含量、腰围呈负相关关系,而甜菜碱反而与上述指标正相关,推测原因可能是代谢综合征时线粒体功能紊乱,胆碱氧化成甜菜碱功能受损所致[223,224]。美国 Jackson Heart Study(JHS)项目针对 3 924 名非裔美国人的研究也发现,膳食胆碱的摄入可以降低缺血性卒中的风险,但甜菜碱的摄入则是冠心病的危险因素[225]。类似不一致的报道较多,可能与人群遗传与健康状态等混杂因素有关。最近的荟萃分析并没有显示膳食胆碱或甜菜碱的摄入能降低或改变心血管疾病的风险。因此,相关研究还有待进一步深入,如增加样本量、排除 TMAO 的影响等[226]。

3.11.2.8 对肿瘤发生的影响

动物实验发现,胆碱(包括 PC)的代谢异常与多种肿瘤如乳腺癌、前列腺癌和脑肿瘤的发生密切相关,胆碱补充可能降低化学致癌物的敏感性,其机制可能与胆碱参与DNA 的甲基化与损伤修复有关。美国纽约长岛女性居民中,胆碱高摄入人群(最高五分位数)相对于低摄入人群发生乳腺癌的风险下降 24%。然而,上述相关性并没有得到美国护士队列和瑞典北方健康与疾病调查队列(Northern Sweden Health and Disease Cohort,NSHDC)研究数据的支持。相反,在低叶酸或高乙醇摄入的护士中,胆碱摄入量与结直肠腺瘤正相关;血浆胆碱升高一倍,男性前列腺癌的发病风险增加 46%。因此,胆碱和/或甜菜碱的摄入量对不同肿瘤的发生可能存在不同的结局,需要更多的人群研究资料加以证实并进行更深入的生物学机制探讨[223,224]。

3.11.3　推荐摄入量及胆碱缺乏对健康的影响

由于成人可以从头合成胆碱,导致胆碱的营养作用长期被低估,直至胆碱耗竭 6 周后脂肪肝的出现才引起重视,1998 年美国 FNB 首次将胆碱归类为必需营养素。机体对胆碱的需要量取决于胆碱的从头合成和消耗与利用速度的差异,胆碱代谢酶以及蛋氨酸、叶酸、维生素 B_{12} 等相关营养素的摄入水平和相关代谢酶的活性,直接或间接影响着机体对胆碱的生理需要量[207-209,223,224]。

PEMT 基因是机体从头合成胆碱的唯一关键酶,其基因启动子区域内含有雌激素反应元件,因而能被雌激素诱导从而增加内源性胆碱的合成,导致成年男性和女性以及绝经前后女性对膳食胆碱摄入不足的敏感性有着较大差异。怀孕和哺乳期,血浆雌激素水平增加大约 60 倍,此时合成的胆碱基本足以支持胎儿的正常发育和哺乳的需要。孕期和哺乳期胎儿与婴儿对胆碱的高需求,母亲胆碱摄入或合成不足将影响到胎儿与婴儿胆碱的代谢及其介导的 DNA 甲基化,导致胎儿和新生儿的基因表达与生长发育异常[227]。

胆碱合成与代谢相关酶的遗传变异直接影响着胆碱的吸收、代谢与生理功能,以及机体对膳食胆碱缺乏的敏感性[223,224]。中国人群中,膳食胆碱的摄入与乳腺癌的发生负相关,携带 *PEMT* 基因 rs4646356 T 等位基因者 2 型糖尿病(T2DM)的发病风险升高52%。Tan 等最近的荟萃分析显示,*PEMT* 基因 rs12325817 变异中,A 等位基因非酒精性脂肪性肝病(NAFLD)的患病风险升高 55%,该关联性在东亚人群中更为显著。*CHT1* 基因 A265G 变异使其转运活性下降 40%～50%,并与重度抑郁、注意力缺陷、心梗等密切相关[228]。*ChAT* 基因 rs3810950G/A 和 rs868750G/A 则与老年痴呆(AD)相关。BHMT 参与胆碱氧化产物甜菜碱的甲基转移。*BHMT* rs3733890 基因突变型母亲,生育唐氏综合征患儿的风险是正常母亲的 3.96 倍。尽管 PEMT rs7946、胆碱脱氢酶(choline dehydrogenase,CHDH) rs9001 和 BHMT rs3733890 变异没有改变乳腺癌的发生风险,但 *BHMT* 基因 rs3733890 AA 基因型妇女绝经后,乳腺癌的发生风险降低 51%[229]。

为深入研究基因变异对胆碱代谢动力学的影响,Ganz 等通过不同剂量稳定同位素标记的胆碱补充实验发现,胆碱激酶 α(choline kinase-α)基因 *CHKA* rs10791957、*CHDH* rs9001、*CHDH* rs12676、*PEMT* rs4646343、*PEMT* rs7946、黄素单加氧酶 3 (flavin monooxygenase isoform 3)基因 *FMO3* rs2266782、溶质转运载体 44A1(solute carrier 44A1)基因 *SLC44A1* rs7873937 和 rs3199966 等变异改变了胆碱的甲基供体特性;*CHDH* rs9001 和 *BHMT* rs3733890 通过影响二磷酸胞苷(cytidine diphosphate, CDP)-胆碱的合成而改变了胆碱-甜菜碱的氧化和 PC 方向的转化;*CHKA* rs10791957、*CHDH* rs12676、*PEMT* rs4646343、*PEMT* rs7946 和 *SLC44A1* rs7873937 则改变了 CDP-胆碱的合成和 PEMT 介导的胆碱从头合成[230]。Silver 等发现,PEMT rs12325817、CHDH rs12676 和亚甲基四氢叶酸还原酶(methylenetetrahydrofolate reductase 1,MTHFD1)rs2236225 变异增加了对膳食胆碱摄入的依赖,但这种负向选择反而降低了胆碱摄入较低的冈比亚人对胆碱摄入的依赖性[231]。

长期的胆碱缺乏可引起血清转氨酶水平的升高、肝脏脂肪变性,但以此评价胆碱的营养状况尚缺乏足够的特异性和敏感性;肝脏磷酸胆碱水平能够灵敏地反映胆碱的营养状况,但难以应用于人体。因此,至今尚无法精准获得人类胆碱的估计平均需要量(EAR)。美国早先的研究结果表明,健康成人每日胆碱摄入量达 7 mg/kg 及以上时,可以较好地维持血胆碱水平不明显下降和谷丙转氨酶不明显升高,初步认定 7 mg/kg 为人类的胆碱需要量。以此推算,美国推荐成人胆碱的适宜摄入量每日为 550 mg(男)和 425 mg(女),孕期和哺乳期分别为 450 mg 和 550 mg[209]。中国营养学会参考美国的研究数据,提出中国成人胆碱的适宜摄入量每日为 500 mg(男)和 400 mg(女),孕妇和乳母分别为 420 mg 和 520 mg。

胆碱以卵磷脂的形式广泛存在于各种食物,肝脏、肉类、蛋类、花生、豆制品、奶类中含量很丰富。然而,2005 年美国营养与健康调查(National Health and Nutrition Examination Survey,NHANES)显示,只有 4% 的成年女性和 13% 的成年男性胆碱摄入达到 500 mg/d,20%~25% 的居民膳食胆碱的摄入只有 200~300 mg/d。更为突出的是,根据胆碱代谢或功能相关基因变异预测约 50% 的人口对胆碱缺乏存在不同程度的敏感性;而胆碱耗竭实验则提示约 80% 的个体对胆碱缺乏敏感;干预研究发现约 10% 的成人需要摄入 850 mg/d 的胆碱才能逆转胆碱缺乏相关的 NAFLD 的发生[207,209,211]。当然,胆碱的过量摄入也可能诱发低血压、腥体臭,并在肠道菌群的代谢下形成三甲胺及其氧化产物,增加 CVD 的风险[211,223]。

3.11.4 小结与展望

需要说明的是,现有胆碱 AI 的制订并没有充分考虑个体在遗传、代谢及营养状况上的差异性。胆碱的推荐摄入量的制订和个性化的营养补充,尚需进一步探讨胆碱摄入水平对器官功能、血胆固醇和 Hcy 水平的影响,深入了解膳食胆碱与 Hcy 以及维生素 B_6、维生素 B_{12}、叶酸等相关营养素间的相互关系,研究不同胆碱化合物的生物利用率及其对胆碱从头合成速度的影响,更全面探讨高水平膳食胆碱对人体器官功能的影响及可能的生长抑制作用,利用营养组学技术手段系统分析营养-基因、基因-基因、基因-代谢的交互作用及其对胆碱营养生理功能的影响[211,223,224,232]。

3.12 乙醇及其代谢酶基因多态性的营养与健康意义

尽管对适量饮酒的整体健康效应还存在着较大的争议,但酒精滥用及由此带来的健康与社会问题困扰全球由来已久。WHO 估计全球 15 岁以上人口人均饮酒折合纯乙醇为 6.2 升/年(相当于 13.5 g/d);每年因有害饮酒损失 1.39 亿伤残调整生命年,占疾病负担的 5.1%;有害饮酒直接与间接致死人数高达 330 万,死亡贡献 5.9%(男性 7.6%,女性 4.0%)。乙醇依赖与滥用成为当前最为突出的致病、致残、致死性危险因素之一。在欧美发达国家,一半甚至 2/3 以上的成年男性常年饮酒,10%~20%存在酒精滥用与依赖(15 岁以上)。中国近 20 年来各类酒品消费不断攀升,15 岁以上男性中酒精滥用与依赖的比例(9.3%)已在迅速接近欧美发达国家水平,由此带来的健康与社会问题同样不容小觑。

饮酒与对健康的影响与饮酒的数量、频率和方式及机体的年龄、性别、遗传代谢、营养状况、健康水平等密切相关。对机体而言,酒精兼具生热营养素、毒素和成瘾性药物等多方面特性,不同条件下的具体表现是上述多方面特性与机体因素综合作用的结果。中国人均饮酒量尽管低于欧、美水平,但受遗传易感、饮酒方式与文化等因素的影响,对乙醇的毒性更为敏感[233,234]。

3.12.1 吸收和代谢

乙醇为极性亲水小分子,摄入后在胃肠甚至食管、口腔直接通过扩散透过生物膜而被迅速吸收;胃肠(尤其是十二指肠到空肠)黏膜是主要吸收部位,吸收速度也最快。吸收的乙醇随血流迅速、均匀地分布于全身。然而,机体不能储存具有潜在毒性的乙醇及其代谢产物,必须尽可能迅速地将其清除和分解。乙醇代谢的急迫性和优先性及由此带来的代谢紊乱,是长期过量饮酒造成机体多器官、系统病变与功能异常的重要原因。

肝脏是乙醇代谢的主要器官,吸收的乙醇 90%以上在肝脏代谢分解,从尿、汗、呼气排出只占 2%~10%。乙醇首先在肝脏三种不同酶系的作用下氧化生成中间产物乙醛(acetaldehyde),其中以胞质乙醇脱氢酶(alcohol dehydrogenase,ADH)和微粒体乙醇氧化系统(microsomal ethanol oxidizing system,MEOS;主要是细胞色素 P4502E1/

CYP2E1)为主,而过氧化物酶体中的过氧化物酶(主要为过氧化氢酶;catalase,CAT)对酒精的代谢作用有限。一般情况下,乙醇主要经 ADH 通路代谢,但重度(长期与过量)饮酒时 CYP2E1 高度活化。比乙醇毒性高 10 倍以上的中间产物乙醛,主要在胞质特别是线粒体乙醛脱氢酶(acetaldehyde dehydrogenase,ALDH)的作用下进一步氧化生成乙酸(acetate)。ALDH 通常是乙醇系列氧化过程中的限速酶,乙醛蓄积是酒后不适(脸红、心悸、恶心、呕吐、宿醉)和多器官损伤的主要原因。乙酸最后进入三羧酸循环并完全氧化成 CO_2 和 H_2O,1 g 酒精在机体内完全氧化可释放出 7.1 kcal 的能量。但需要注意的是,人体对乙醇的代谢能力非常有限,平均每小时仅能代谢纯乙醇约 100 mg/kg·bw 或 5~7 g/人。

肝脏 ADH/ALDH 代谢乙醇时伴有 NAD^+ 的大量消耗和 NADH 的生成,促使丙酮酸无氧酵解,导致脂肪酸合成增加而脂肪酸氧化分解、三羧酸循环和糖异生受阻,肝脏氧化-还原电位异常,诱发酒后高乳酸血症、高尿酸血症、低血糖和肝脏脂肪变性。重度饮酒激活 CYP2E1,代谢乙醇时生成大量活性氧(ROS)而加剧肝脏的氧化应激和代谢紊乱,同时降低镇静剂、安眠药、乙酰氨基酚等药物的药效并增加其潜在毒性[235-237]。酒精在肝脏的代谢如图 3-4 所示。

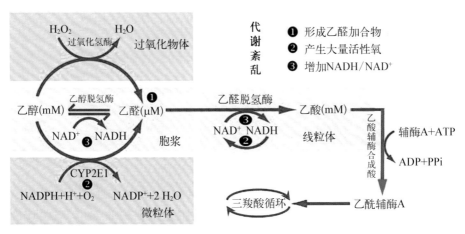

图 3-4 乙醇在肝脏中的代谢

(图片来自参考文献[235])

此外,少量乙醇也可在胃肠黏膜吸收的同时被黏膜细胞 ADH 代谢分解,这一代谢称为乙醇的第一关卡代谢或首过代谢(first-pass metabolism)。不同种族消化道黏膜中 ADH 活性存在着较大的差异(高加索人胃 ADH 活性普遍高于其他种族),并随年龄和性别而改变,一般男性对酒精的首过代谢能力强于女性,但都会随着年龄增加而下降。阿司匹林、H2 受体拮抗剂(西咪替丁)等药物及酒精中毒时胃黏膜中 ADH 活性明显下降,首过代谢也会受到影响。胃排空延迟增加了乙醇与胃 ADH 接触的时间,可以增加胃的首过代谢[237,238]。

3.12.2 乙醇代谢酶基因多态性

不同的人对乙醇的耐受、依赖和毒性反应的程度与乙醇代谢相关酶的活性及其编码酶蛋白基因的变异密切相关。

3.12.2.1 ADH 多态性

ADH 是由两个同源或异源亚基组成的含锌二聚体酶,除参与乙醇的氧化外,还参与去甲肾上腺素、多巴胺、5-羟色胺和胆汁酸等物质的代谢,甚至还能进一步氧化乙醛为乙酸。ADH 在不同种族中存在着明显的变异,根据电泳泳动速度、动力学特性、底物特异性、酒精亲和力和是否受四甲基吡唑抑制等特性,ADH 至少可分为 5 型。但实际上,5 型 ADH 在染色体上位点相近,基因同源性 60%～70%,因此在结构、基因序列、生化特征等方面有着很大的类似性。

ADH1 基因定位于 4q23,主要表达于肝脏,是由 *ADH1A*、*ADH1B* 和 *ADH1C* 基因编码的 α、β、γ 三个亚基(三者同源性 93%)组成的同源或异源二聚体,是经典的 Ⅰ 型 *ADH*。α、β、γ 三亚基基因同源性约 93%,在肝脏的比例接近 1∶3∶1(其中 *ADH1A* 在婴儿与胎儿期肝脏表达较高)。*ADH1* 基因型不同,对乙醇的代谢效率有着惊人的差异。*ADH* 基因家族各亚型对乙醇的代谢特性参见表 3-11。

表 3-11 乙醇与乙醛脱氢酶基因家族成员酶学特点

代谢酶	亚型	基因位点	等位基因变异	亚基组成	K_m (mM)	V_{max} (U/mg)	V_{max}/K_m (U/mg·mM)
ADH		*ADH1A*		αα	5.2	0.24	0.047
	Ⅰ	*ADH1B*	*ADH1B*∗1	$\beta_1\beta_1$	0.016	0.18	12
			ADH1B∗2	$\beta_2\beta_2$	1.9	4.8	2.6
			ADH1B∗3	$\beta_3\beta_3$	53	3.2	0.060
		ADH1C	*ADH1C*∗1	$\gamma_1\gamma_1$	0.11	0.81	
			ADH1C∗2	$\gamma_2\gamma_2$	0.061	0.47	
	Ⅱ	*ADH2*		ππ	23	0.30	0.013
	Ⅲ	*ADH3*		xx	3 400	0.83	
	Ⅳ	*ADH4*		μμ(σσ)	58	11	0.19
ALDH	Ⅰ	*ALDH1A1*		四聚体	0.033	0.63	19
	Ⅱ	*ALDH2*	*ALDH2*∗1	四聚体(E₄)	0.000 20	0.60	3 000
			ALDH2∗2	四聚体(K₄)	0.004 6	0.017	3.6

(表中数据来自参考文献[239])

ADH1A 相对保守，但对底物专一性不高，以胚胎发育早期肝脏活性最高，其次是孕期，但成年后随着 β、γ 亚基的高表达，ADH1A 活性迅速下降。肝 ADH1A 主要生理功能在于清除肠道菌群生成的微量乙醇，对大量摄入的酒精代谢能力甚为有限。

ADH1B 在胚胎期即持续高表达于肺脏；出生 3 个月后肝脏 ADH1B 活性逐渐升高，至成年时成为肝脏主要的活性 ADH；此外，ADH1B 也表达于肾脏。因 SNP 多态性分为 ADH1B * 1（野生型，Arg48、Arg370）、ADH1B * 2（Arg48His，rs1229984）和 ADH1B * 3（Arg370Cys，rs2066702）三种亚型。ADH1B * 1/1 为乙醇慢代谢基因型，不会造成乙醛的蓄积及脸红、恶心等酒后不适；但因其 K_m 最低，反而表现出最高的催化效率（$V_{max}/K_m=12$ U/mg·mM），因而容易引起酒精依赖，并增加上消化道鳞癌的危险。ADH1B * 2/2 为乙醇快代谢突变型，其 V_{max} 约为 ADH1B * 1/1 型的百余倍，携带此基因型的个体大量饮酒后可导致乙醛的蓄积而引起酒后不适反应，因而在一定程度上是酒精中毒与依赖的保护性因素，但由此导致的肝脏乙醛蓄积会增加病变的风险。ADH1B * 3 对乙醇代谢的 V_{max} 稍低于 ADH1B * 2，但因 K_m 值最高，ADH1B * 3 对酒精中毒与依赖的保护性微弱，甚至在某些人群中呈负相关。约 90% 的白种人为 ADH1B * 1/1 基因型；而在东亚携带 ADH1B * 1/1 基因型的比例很低（日本约 7%），如日本、韩国和中国汉族人群中主要为 ADH1B * 2/2 基因型。ADH1B * 3 等位基因几乎专一性地表达于非洲黑种人和一些美国印第安部落人群中。

ADH1C 则分为 ADH1C * 1（野生型，Arg272、Ile350）和 ADH1C * 2（突变型，Arg272Gln，rs1693482；Ile350Val，rs698）两种亚型。ADH1C Arg272Gln 变异位于辅酶结合区域内，因此会直接影响到酶催化的限速步骤——酶与产物 NADH 的解离；而 Ile350Val 对酶活性的影响相对较小。通常，ADH1C * 1/1 的酶活性比 ADH1C * 2/2 的活性高 70%。ADH1C * 1 与 ADH1C * 2 等位基因在白种人与美国印第安人中分布较为一致，但东亚和非洲人多携带 ADH1C * 1 等位基因[239,240]。

ADH4 基因定位于 4q23，编码 π 亚基并组成同源二聚体，成为经典的 Ⅱ 型 ADH。ADH4 特征性地表达于成人肝脏，中毒性乙醇摄入时肝脏乙醇氧化贡献度高达 40%。ADH4 底物较为广泛，除乙醇外，视黄醇、脂肪醇（aliphatic alcohols）、羟基甾体（hydroxysteroids）等均可作为 ADH4 的底物，尤其对长链脂肪醇与芳香醇的氧化活性较高，在血液循环中对肾上腺素和去甲肾上腺素有明显的降解作用，且基本不受吡唑的抑制，但乙二醇不能被 ADH4 氧化。ADH4 常见变异有 hcv2033010、rs1126670、rs1126671、rs7694646、rs1800759 和 rs1984362。有研究显示，欧美人群中 ADH4 启动子 rs1800759 和外显子 9 的 rs1042364 变异的哈迪-温伯格不平衡（Hardy-Weinberg disequilibrium）最为突出，酒精与药物依赖比例最高[239,241]。

ADH5 编码含锌的 x 亚基，两个 x 亚基形成同源二聚体，构成 Ⅲ 型 ADH，在人体和啮齿类动物多个组织有着广泛的表达。ADH5 有着与 ADH4 类似的底物广泛性，尤其对长链伯醇、3-羟基脂肪酸及甲醛与谷胱甘肽的加合物 S-羟甲基谷胱甘肽 (S-hydroxymethyl-glutathione)有着较强的氧化活性,但对乙醇几乎没有氧化活性。ADH5 基因的 A115D 突变直接影响到酶与底物 S-羟甲基谷胱甘肽的结合,进而影响到谷胱甘肽依赖的甲醛脱氢酶活性。因此,ADH5 对于体内甲醛的清除具有重要意义。甚至有学者基于 ADH5 与甲醛脱氢酶的氨基酸序列、蛋白结构与酶动力学参数的比对分析,认为两者可能实际上是同一种酶[239,242]。

ADH7 编码 μ 或 σ 亚基并进而组成同源二聚体,其最适 pH 值为 10。ADH6 在乙醇高浓度时才能催化其氧化,同时参与视黄醇的代谢,对苯甲醇有着更高的亲和性,在血液循环中还具有降解肾上腺素和去甲肾上腺素的作用。

3.12.2.2　ALDH 多态性

ALDH 是一类四联体蛋白,在人体各组织器官都有表达,但以肝脏最为丰富,主要催化醛类物质氧化为羧酸。ALDH 有 19 种同工酶,根据其结构、分布与酶学特点等分为 4 个亚型,即 ALDH1(胞质型,低 K_m)、ALDH2(线粒体型,低 K_m)、ALDH3(高表达于肿瘤组织、胃和眼角膜)和 ALDH4 等。

定位于 12 号染色体(12q24.12)的 ALDH2 是线粒体 ALDH 的主要编码基因,对乙醛的亲和力最高,是乙醛的主要代谢酶(60%以上)。ALDH2 主要多态性位点是第 12 号外显子 G1510A 变异(rs671),形成 ALDH2 * 1 野生型和 ALDH2 * 2 突变型两种等位基因,引起该基因编码的酶第 504 位氨基酸由谷氨酸(Glu)突变为赖氨酸(Lys)。该位点的突变改变了 ALDH2 蛋白的空间结构,使乙醛代谢成乙酸的速度减慢,造成乙醛在体内堆积。ALDH2 rs671 野生纯合子(ALDH2 * 1/1 型)表现正常酶活性;ALDH2 rs671 杂合子(ALDH2 * 1/2 型)大约只有野生纯合子活性的 6%;而 ALDH2 rs671 突变纯合子(ALDH2 * 2/2 型)基本上不具备降解乙醛活性,导致乙醛在体内蓄积并参与相关疾病的发生、发展,但乙醛蓄积后不适反应反过来也成为酒精中毒与依赖的保护因素,因为携带此基因型者多不善饮。

ALDH2 的基因多态存在种族差异。在日本人和中国人中,大约 50% 为无或几乎无 ALDH2 活性的 ALDH2 * 1/2 和 ALDH2 * 2/2 基因型;而白种人中 ALDH2 * 2/2 的频率很低。在中国和日本的酗酒者中,ALDH2 * 2 的频率明显低于非酗酒者,ALDH2 * 1/2 杂合子比 ALDH2 * 2/2 纯合子更易产生酒精性肝损害。ALDH2 * 1/2 可能是酒精性肝病的危险因素[239,240,243]。

3.12.2.3　CYP2E1

滑面内质网上的微粒体乙醇氧化系统(MEOS)是乙醇代谢的重要辅助性代谢途径,且因其典型的可诱导性而对酒精相关性疾病具有特殊的病理生理学意义。MEOS 是一组混合功能氧化酶系,其催化作用有赖于细胞色素 P450 的参与,哺乳动物有 100 余种细胞色素 P450,与酒精代谢密切相关的为细胞色素 P450 2E1(CYP2E1)。研究结果证明,CYP2E1 存在 6 个限制性酶切位点,即 5′端编码区 TaqI、DraI、RsaI、MspI 位点和 5′端非编码区的 RsaI 和 PstI 位点。位于第 6 内含子的 DraI 和 5′端非编码区的 RsaI/PstI 位点多态性影响 CYP2E1 的表达。因 DraI 位点多态产生野生等位基因(D)和突变型等位基因(C),在该位点形成三个基因型 CC、DD 和 CD。5′端非编码区的 RsaI/PstI 位点多态产生野生等位基因(c1)和突变型等位基因(c2),形成 A 型(c1/c1)、B 型(c1/c2)和 C 型(c2/c2)共 3 个基因型。上述等位基因在不同种族人群的分布同样存在差异性。根据转录调控区和内含子 6 的变异,*CYP2E1* 多态性又可分 *CYP2E1* * 5B(G-1293C,rs3813867;C1053T,rs2031920)和 *CYP2E1* * 6(T7632A,rs6413432)等多种,*CYP2E1* * 5B 和 *CYP2E1* * 6 等位基因都将增加 CYP2E1 的转录活性。

乙醇对 CYP2E1 的诱生有两种情况。当血乙醇浓度低时,通过增加 mRNA 的翻译效率或减少翻译后蛋白的降解而增加 CYP2E1 蛋白产物;当血乙醇浓度较高时,则通过增强 *CYP2E1* 的基因转录及其 mRNA 的翻译而增加其表达产物与活性。CYP2E1 不仅参与了乙醇的代谢,还可作用于亚硝胺、醋氨酚、异烟肼、四氯化碳等外源性化合物或药物,生成毒性更强的活性中间产物以促进外源化合物的排泄。酒精对 CYP2E1 介导的 I 相代谢的诱导,一方面降低了药效,另一方面增加了嗜酒者对上述外源性化合物或药物毒性的敏感性,是酒后药物中毒发生的主要机制[237,244]。

3.12.3 乙醇摄入对机体营养状况的影响

乙醇可直接或间接影响营养素的吸收与代谢,导致原发性和继发性营养不良(primary and secondary malnutrition)。乙醇含有相对较高的能量,长期嗜酒时的能量替代效应,导致膳食及其所含的必需营养素摄入不足,引起原发性营养不良。重度饮酒引起的胃肠道损伤和肝功能低下,以及厌食(anorexia)、呕吐、腹泻和消化腺分泌不足等,直接影响到几乎所有营养素的吸收、代谢、转运、活化与排泄,导致继发性营养不良。

3.12.3.1 糖脂与能量代谢

肝脏是乙醇与脂质共同的主要代谢场所,酒精性肝病是有害饮酒最为常见的临床表现,其中以酒精性脂肪肝最为典型,是早期的敏感且可逆的表现,随后可逐步进展为酒精性肝炎、肝纤维化乃至不可逆的肝硬化和肝细胞癌。长期过量摄入的乙醇在肝脏代谢时大量消耗 NAD^+ 生成 NADH,导致 NAD^+/NADH 比例失衡,从而影响到 NAD^+ 依赖的糖脂与能量代谢。NAD^+/NADH 比例下降抑制柠檬酸合成酶、异柠檬酸脱氢酶、α-酮戊二酸脱氢酶、丙酮酸激酶等三羧酸循环和糖异生关键酶活性,使三羧酸循环和糖异生受阻,细胞能量代谢与 ATP 生成下降,并出现酒精性低血糖[245]。

乙醇代谢生成的过量 NADH 通过抑制硫解酶的活性和 3-羟基脂酰-CoA 的合成,促进肝脏脂肪酸的合成和氧化抑制。具有生热效应的酒精,通过对细胞内能量感受器 AMP-激活的蛋白激酶(AMP-activated protein kinase,AMPK)的抑制,降低了过氧化物酶体增殖物激活受体 α(peroxisome proliferator-activated receptor α,PPARα)的表达而促进了固醇调节元件结合蛋白(sterol regulatory element binding protein,SREBP)的转录,进而调控肉毒碱棕榈酰转移酶-1(carnitine palmitoyl transterase-1,CPT-1)、微粒体三酰甘油转运蛋白(microsomal triglyceride transfer protein,MTP)、乙酰辅酶 A 羧化酶(acetyl coenzyme A carboxylase,ACC)、丙二酰辅酶 A 脱羧酶(malonyl coenzyme A decarboxylase,MCD)、脂肪酸合酶(fatty acid synthase,FAS)的转录与活性,进一步增加肝脏脂肪酸的合成和氧化抑制以及外周脂肪的动员,导致循环中脂质与游离脂肪酸水平升高,肝脏脂滴沉积,肝细胞出现大泡性和小泡性脂肪变性。此外,脂联素、抵抗素、瘦素等脂肪细胞因子也参与酒精引起的脂代谢紊乱[245]。

乙醇本是生热营养素,线粒体是细胞能量代谢工厂,乙醇代谢中间产物乙醛主要在线粒体内氧化。但乙醛的直接毒性影响到线粒体 mDNA、铁硫族、膜脂质和呼吸复合物的合成,导致线粒体自噬与生成受阻,呼吸链与氧化磷酸化功能下降,ATP 生成进一步受到影响。大量线粒体出现肿胀和功能紊乱而得不到及时清除和重新合成,导致巨线粒体或线粒体肿胀成为酒精性肝病的典型病理表现。而长期过量饮酒时对 CYP2E1 代谢通路的激活,导致 NADPH 的大量消耗,进一步削弱了乙醇的能量效应。而乙醇继发的氧化应激、炎症反应和铁过载等"二次打击",则进一步加剧乙醇引起的糖脂与能量代谢紊乱[245]。

当然,适量饮酒通过增加 HDL-C 水平,有助于降低心血管疾病的风险。HDL-C 水平的升高的机制可能与乙醇增加肝脏载脂蛋白的合成与分泌、促进不同脂蛋白间脂质成分的交换以利于外周组织的合成、降低脂质转移相关酶的活性而减少 HDL 颗粒的分解等因素有关。

3.12.3.2　维生素 A

因醇脱氢酶对催化底物具有一定的非特异性,视黄醇和乙醇有着共同的代谢通路,再加上两者间几乎一致的代谢/储存场所,使得酒精代谢与毒性和维生素 A 的代谢及营养状况间有着极为复杂的相互关系。不过,低至中度饮酒并不会改变维生素 A 的代谢,即使维生素 A 的摄入量较低。一般嗜酒者维生素 A 的缺乏也较为少见或症状较为轻微,可能与维生素 A 在肝脏大量储存有关。长期大量摄入酒精时,微粒体Ⅰ相代谢酶(CYP26A1、CYP26B1、CYP26C1,特别是 CYP2E1)的诱导增加了维生素 A 的分解,以及酒精性肝损伤影响到肝细胞视黄醇结合蛋白(cellular retinol binding protein)的合成与分泌,进而影响到维生素 A 的吸收、转运和肝细胞特别是星形细胞对维生素 A 的摄取与储存,导致血浆视黄醇水平和肝脏各类细胞,包括肝实质细胞特别是星形细胞中视黄基酯和视黄酸的含量下降(约 90%的维生素 A 贮存于肝星形细胞中,尽管其含量仅占肝脏所有细胞的 5%～8%)。肝星形细胞活化启动酒精性肝纤维化时,其维生素 A 状况出现耗竭;反之,若其维生素储存得到维持,酒精性肝纤维化也可在一定程度上得以缓解。此外,CYP2E1 的过度活化在加速维生素 A 耗竭的同时生成了大量有毒的极性代谢产物如 4-氧视黄酸(4-oxo-retinoic acid)和 18-羟视黄酸(18-hydroxy-retinoic acid)等,也可能进一步加速酒精性肝病的进程。至此不难理解,过度嗜酒者常伴发有夜盲症、结膜干燥症等典型维生素 A 缺乏症,反过来也影响到酒精相关性疾病的发生与发展。

植物性食物中的维生素 A 原,特别是 β-胡萝卜素,是机体内功能性维生素 A 的重要前体物。与机体功能性维生素 A 反应不同,长期过量摄入酒精,肝脏与循环中的 β-胡萝卜素水平升高,可能与酒精抑制肝脏类胡萝卜素 15,15′-单加氧酶 1(carotenoid 15,15′-monooxygenase 1,CMO1)与类胡萝卜素 9′10′-单加氧酶 2(carotenoid 9′10′-monooxygenase 2,CMO2)的表达或活性,使 β-胡萝卜素活化裂解为功能性维生素 A 受阻有关。在此方面,也有 CMO1、CMO2 受酒精反馈诱导的报道。长期酒精灌胃的大鼠适量补充视黄酸,可以降低酒精诱导的肝脏氧化应激和线粒体基质的钙超载,恢复线粒体膜电位、ATP 生成、能量代谢和功能紊乱,减轻酒精性肝病的症状。但在此方面也有大量矛盾的报道,可能与乙醇染毒剂量与方式、维生素 A 干预剂型与剂量、动物种属与敏感性等有关。但在此方面基本一致的是,在过量饮酒之际补充大剂量的维生素 A,会与酒精产生协同的肝毒性。即使是补充传统视为安全的维生素 A 前体物 β-胡萝卜素也须慎重,因为酒精诱导的肝损伤和活化的 I 相代谢酶可能会诱导 β-胡萝卜素的偏心裂解(eccentric cleavage)。因此,重度饮酒者不宜补充大剂量的维生素 A 或 β-胡萝卜素制剂[246]。

3.12.3.3 维生素 D

由于乙醇直接或间接地影响骨和维生素 D 的代谢,长期过量摄入酒精可能会增加骨折的风险。嗜酒者维生素 D 摄入量降低、吸收不良、活化不够,再加上乙醇对靶器官的影响,组织特异性维生素 D 效应也会受到影响。此外,近年来大量的研究揭示,维生素 D 水平低下与精神分裂、抑郁、酒精成瘾性依赖等精神类疾病及糖尿病、肿瘤等有关,长期过量饮酒则加剧了这些疾病的风险[247]。

3.12.3.4 维生素 E

由于摄入量的降低和需求量的升高,长期饮酒时维生素 E 水平下降,而与肝硬化与否无关。虽然有报道指出维生素 E 可以降低乙醇诱导的脂质过氧化,但维生素 E 的补充在临床和实验研究中并没有取得预期的效果。此外,在补充维生素 E 的同时,也需要保证足够的维生素 K 的摄入,因为大剂量的维生素 E 可能干扰维生素 K 的循环而增加出血倾向[248]。

3.12.3.5 硫胺素

过量饮酒是美国人硫胺素缺乏的主要原因。酒精中毒者(即使是饮酒量降低时)硫胺素的缺乏是心功能失常的重要原因。高达 80% 的重度饮酒者,硫胺素营养状况恶化,且与是否患有肝病无关。嗜酒者膳食摄入不足是硫胺素缺乏的主要原因;此外,乙醇摄入影响维生素 B_1 主动吸收和磷酸化,并增加尿的丢失。由于乙醇诱导的中枢神经系统硫胺素代谢特殊变化,产生了临床上典型的酒精性脑病(Wernicke-Korsakoff 综合征),可能是唯一的与维生素缺乏有关的急性病症,其临床典型表现包括意识丧失、共济失调(ataxia)、眼肌麻痹(paralysis)和精神异常(psychosis),肠外补充硫胺素可迅速缓解神经症状,但使用利尿剂则会加重病情,因为后者增加了硫胺素的尿丢失量。重度饮酒者必须在一般成人推荐摄入量的基础上适当和有规律地补充硫胺素[249]。

3.12.3.6　核黄素与维生素 B_6

由于乙醇影响食物中核黄素腺嘌呤二核苷酸(flavin adenine dinucleotide,FAD)在肠腔的水解(intraluminal hydrolysis),降低了核黄素的生物利用度,此外,摄入量的降低,再加上酒精对核黄素吸收、转运及外周组织利用的抑制,因此酒精中毒时核黄素的缺乏非常普遍。由于核黄素需要在肝脏的多步活化,因而嗜酒者如果继续饮酒,补充核黄素并不一定能改善其营养状况。维生素 B_6 和叶酸的生物转化必须有核黄素作为辅因子参与。相应地,50%～90%的嗜酒者血清 $5'$-磷酸吡哆醛(pyridoxal-$5'$-phosphate,PLP)水平低下[249]。

3.12.3.7　叶酸

饮酒者叶酸缺乏尤为普遍,高达50%的重度饮酒者血清或红细胞叶酸水平低下,啤酒中含有一定量的叶酸,饮啤酒者叶酸水平可能稍高一些。叶酸缺乏影响细胞的增殖,因而其典型的临床表现为巨幼细胞贫血(megaloblastic anemia)。乙醇和乙醛的对不同酶活性的影响及肝功能的异常,直接导致叶酸代谢的改变。此外,乙醇通过影响肠道和肾脏中叶酸特殊转运载体的功能,使叶酸在肠道的吸收下降和肾排泄增加,以及乙醇诱生的大量自由基引起叶酸的分解,导致组织特异性的叶酸缺乏。这种酒精对叶酸局部代谢的影响可能对结肠直肠癌(colorectal carcinogenesis)的发生具有重要意义,不过,由于与 DNA 甲基化有关的 5,10-甲烯基四氢叶酸还原酶(5,10-methylene tetrahydrofolate reductase)基因的多态性,乙醇对结肠直肠癌风险有很大的变异[249]。

3.12.3.8　镁

重度饮酒者典型特征之一即是血清和组织中镁水平降低,肝损伤时尤其如此。摄入量降低、吸收不良、尿丢失增加、继发性醛甾酮过多症(secondary hyperaldosteronism)、腹泻引起的粪丢失增加等都是影响镁营养状态的原因。组织中镁水平的下降对酒精相关疾病的发生、发展具有重要意义,尤其是心脏镁水平的降低,可能是心律失常(cardiac arrhythmia)的前兆。镁具有维持膜稳定性的作用,在 300 多种生化反应中发挥着重要作用,且毒性轻微,因此,对重度饮酒者进行治疗时可以考虑补充镁[249,250]。

3.12.3.9　锌

重度饮酒者血清和肝脏锌水平降低,并与肝损伤的程度相关。锌摄入量和吸收率的下降、尿排泄量的增加以及锌分布的异常，导致了锌的缺乏。酒精直接或间接引起锌吸收不良，如黏膜损伤及酒精抑制蛋白质的合成导致锌配体（如金属硫蛋白，metallothionein）合成的减少。此外，胰腺外分泌不足及其严重程度也与锌营养状态有关。可认为酒精性肝病，尤其是酒精性肝炎，是锌代谢紊乱的主要指征。外周组织锌摄取量和血浆白蛋白的下降导致尿锌排泄量的增加，并与肝损伤的程度有关，肝硬化时，即使停止饮酒，尿锌排泄量的增加也会持续下去。中度饮酒者急性摄入乙醇时引起尿锌排泄量的增加，是乙醇在肾脏对锌稳态（homeostasis）直接作用的结果，酒精性营养不良进一步加速了锌的耗竭，甚至认为酒精诱导的锌代谢异常可能增加了酒精相关癌症的发生率。乙醇代谢限制性酶——乙醇脱氢酶（ADH）也是一种含锌的金属酶类（metalloenzyme），因而锌缺乏也可能会增加乙醇的毒性[249]。

3.12.4 乙醇及其代谢酶基因多态性对健康的影响

酒精对健康的影响不仅与饮酒量和饮酒方式有关，还与机体乙醇代谢酶基因多态性与代谢能力等因素密切相关，且酒精及其代谢酶基因多态性间存在着复杂的交互作用。

3.12.4.1 ADH

饮酒、ADH 及其交互作用对酒精中毒与肝病的影响，在各国人群中研究较多。亚洲人群中 ADH2 * 2 和 ADH3 * 1 等位基因存在连锁不平衡，且酒精中毒者两者的基因频率明显低于非中毒人群。日本酗酒者中 ADH2 * 1/1 基因型的频率明显高于健康对照组；携带 ADH2 * 2/2 基因型的酗酒者发生肝硬化的危险性更高。在健康白种人中，尽管 ADH2 * 2 等位基因频率较低，平均为 2%（0～4.5%），但酒精中毒人群 ADH2 * 2 等位基因频率（3.8%）同样明显高于非酒精中毒人群（1.3%），男性与女性亚组的结果类似。犹太男性和欧裔澳大利亚人 ADH2 * 2 等位基因酒精消费量较低。ADH2 * 2 等位基因可能会影响到饮酒行为或饮酒量，从而降低酒精中毒的风险。

除酒精中毒与肝病外，ADH 与冠心病的关系研究最多。冠心病病理生理机制十分复杂，受到多种环境和遗传因素影响。来自中国的小样本研究发现，ADH1B 和内皮型一氧化氮合酶（eNOS）的联合变异对 CVD 的早发有着明显的叠加效应，携带 ADH1B * 2（Arg48His，rs1229984）和 eNOS T-786C（rs2070744）等位基因者，冠心病早发风险是野生纯合子的 4.18 倍（95% CI：1.3～13.2）。日本人群中 ADH2 H/H 基因型与 R/R 基因型相比，TC、HDL-C、LDL-C、BP、尿酸尽管没有差异，但三酰甘油浓度明显升高。Tolstrup 等[251]对哥本哈根 9 584 名常住居民跟踪随访 17 年，发现饮酒量在一定范围内升高可降低 LDL-C 和纤维蛋白原浓度，升高收缩压、舒张压和 HDL-C，心肌梗死发病风险下降，但这些效应与 ADH 基因型无关。丹麦的一项研究也显示，饮酒量与 BP 和 HDL-C 浓度正相关；校正混杂因素后，LDL-C 浓度受 ADH2 基因多态性与饮酒量交互作用影响,即携带快速型代谢等位基因(ADH2 H)且大量饮酒者 LDL-C 浓度较低。除 ADH2 外,ADH3 与冠心病及其危险因素的关联性也研究较多。研究结果表明,ADH1C * 2/2 慢代谢基因型人群患冠心病、心肌梗死等心血管疾病风险较 ADH1C * 1/1 快代谢基因型人群低;且在适量饮酒的范围内,不论何种基因型,每日饮酒量大于 14 g 乙醇的人群较每日饮酒量小于 14 g 或不饮酒的人群风险更低。但也有报道 ADH1C 基因型与冠心病危险因素无关联性[245,252]。

3.12.4.2 ALDH2

ALDH2 大量表达于肝、肺及含有大量线粒体的器官如心脏和大脑等,是酒精代谢过程中的关键酶,决定个体对乙醇代谢的能力,其对健康的影响最为广泛,相关研究也最多。

(1) 肝病:ALDH2 * 2 等位基因是汉族人群酒精中毒和酒精性肝病的负性危险因素。ALDH2 * 2 等位基因携带者乙醇代谢能力低,饮酒后产生不良反应,如头痛、心动过速、低血压等,能起到限制大量饮酒的作用,可在一定程度上减少和防止酒精中毒和酒精性肝病的发生。但 ALDH2 基因敲除($ALDH2^{-/-}$)小鼠经含乙醇饲料喂养 10 天后,与野生型小鼠相比,肝脏炎症损伤 CCl_4 介导的纤维化更为严重。细胞培养结果证实,ALDH2 缺乏可以诱导 IL-6 和转录活化因子 3(signal transducer and activator of transcription 3,STAT3)表达,早期可在一定程度上抑制酒精引起的肝脏脂肪肝和损伤,但持续激活反而表现出促炎和促纤维化效应。肝硬化和肝癌是酒精性肝病终末性疾病,饮酒年限和 ALDH2 * 2 等位基因被确定为参与肝癌发展的重要独立因素。对于酒精性肝硬化患者,检测 ALDH2 基因多态性与调查饮酒情况有助于预测肝癌的发展[253]。

(2) 高血压与心脑血管疾病:高血压是最常见的慢性病,也是心脑血管病最主要的危险因素。大量研究显示,ALDH2 * 1/1 基因型是男性原发性高血压的一个独立危险因素,是收缩和舒张压增加的一个独立预测因子;相反,ALDH2 * 2 等位基因携带者发生原发性高血压的风险较低。但也有研究发现,携带 ALDH2 * 2 等位基因和 SOD2 Val/Val 基因型饮酒者患高血压的风险明显高于不饮酒者(OR=6.22,95% CI 2.26~17.1)。然而,人群分子流行病检测及最近的荟萃分析和全基因组关联研究(GWAS)均显示,ALDH2 rs671 基因多态性与 CAD 的关系密切,其中 ALDH2 * 2 等位基因是 CAD 发生的危险因素;ALDH2 * 2 等位基因可能通过对氧化应激、炎症反应及糖脂代谢和内皮细胞功能等多种途径影响急性冠脉综合征和慢性动脉粥样硬化的发生与发展。此外,ALDH2 rs671 基因变异可致乙醇诱导的心肌细胞功能进一步恶化,其机制可能与蛋白磷酸酶 2A(PP2A)表达上调抑制 PKB/Akt 的活化,导致线粒体功能受损和心肌损伤有关。由此可见,ALDH2 基因多态性与血压及心脑血管疾病的相关性远较想象中的复杂[243,245,253,254]。

（3）肿瘤：乙醇代谢中间产物乙醛毒性远高于乙醇，因此，*ALDH2* 基因多态性与多种肿瘤相关。中国是世界上食管癌高发地区之一，全球大约 70％ 病例发生在中国。研究结果显示，*ALDH2 * 2* 等位基因或 *ALDH2 * 1/2*、*ALDH2 * 2/2* 基因型是食管癌、胃癌、胰腺癌等肿瘤发生的危险因素。但值得注意的是，中国人群中 *ALDH2* rs671 杂合子较 *ALDH2* rs671 突变纯合子更危险（OR=1.39,95％ CI 1.03~1.87）[236,253,255]。

（4）呼吸系统疾病、呼吸道阻塞：呼吸道疾病可引起通气障碍，临床表现为呼吸频率增快、呼吸节律和深度改变、发绀，伴有辅助呼吸肌运动加强，可影响心脏功能，引起急性呼吸衰竭，危及生命。*ALDH2 * 2* 等位基因与吸烟性气道阻塞发生率有关，在 *ALDH2 * 2* 等位基因携带者中，每年吸烟 600 支以上的人群发生气道阻塞的风险明显高于从不吸烟人群，但是在非 *ALDH2 * 2* 等位基因携带者中未发现此关联。但韩国的一项研究显示，*ALDH2 * 2* 等位基因是肺结核发病的保护因子，推测其可能原因为 *ALDH2 * 2* 等位基因携带者酒精代谢能力差，饮酒后乙醛过度累积，发生相关不良反应，如心悸、恶心、头痛、呼吸困难等，这些不良反应可以限制饮酒者大量饮酒，进而有助于保持身体健康以及降低结核病的患病风险[233,253]。

（5）阿尔茨海默病（AD）：AD 是一种进行性发展的致死性神经退行性疾病，临床表现为认知和记忆功能不断恶化，日常生活能力进行性减退，并出现各种神经精神症状。越来越多的证据表明，*ALDH2* rs671 基因多态性可能是 AD 的遗传易感因素。ALDH2 酶缺乏会导致 4-羟基壬烯醛（4-hydroxynonenal,4-HNE）积累，引起氧化应激和细胞凋亡增加。

3.12.4.3 CYP2E1

CYP2E1 基因多态性可能与嗜酒者是否产生酒精性肝损伤有关。日本 84％ 酒精性肝病患者带有 c2 等位基因，该基因频度比健康对照组或非酒精性肝病组高两倍以上，而 *ADH1B*、*ADH1C* 和 *ALDH2* 基因型则无此差异，因此 c2 基因在酒精性肝病的发展中可能起决定作用。进一步的分析发现，*ALDH2 * 1/1* 纯合子血乙醇和乙醛浓度比 *ALDH2 * 1/2* 杂合子低，而 *CYP2E1* 中 c2 和 C（c1/c2 和 C/D）等位基因者血乙醇和乙醛浓度低于相应的野生基因型。可认为 CYP2E1 氧化乙醇时产生活性氧（ROS）是导致肝损伤的重要机制，此时增加多聚不饱和脂肪酸的摄入会进一步促进酒精引起的脂质过氧化[244,256]。

3.12.5　小结与展望

酒精兼具生热营养素、毒素和成瘾性药物等多方面特性，饮酒与对健康的影响与饮酒的数量、频率和方式及机体的年龄、性别、遗传代谢、营养状况、生理状态、健康水平等密切相关，甚至直接影响到机体的营养与生理代谢状态。酒精、营养、遗传、生理间有着极为复杂的交互作用，目前的研究还较为有限，嗜酒的精准营养指导或干预尚需要积累更多的数据,但对戒酒或避免有害饮酒已经形成了共识。

3.13　小结

　　本章主要阐述了微量营养素,如矿物质(钙、镁、铁、锌、碘、硒)、维生素(维生素 A、维生素 D、维生素 E、叶酸、胆碱)等的生理功能、消化吸收代谢特点、营养状况评价指标、膳食推荐量及食物来源;并从精准营养学的角度阐述了营养素-营养素、营养素-基因交互作用与疾病发生之间的关系(钙、镁、铁、锌、硒、碘),个体遗传变异对机体营养状况的影响(维生素 A、维生素 D、维生素 E),个体营养代谢的遗传变异与疾病和健康的关系(叶酸、胆碱和酒精)。这些研究进展为寻找衡量个体营养水平的分子标志物,进行基于个体遗传变异的精准营养干预提供了一定的思路和线索。

参考文献

［1］ Krall E A, Parry P, Lichter J B, et al. Vitamin D receptor alleles and rates of bone loss: influences of years since menopause and calcium intake[J]. J Bone Miner Res, 1995, 10(6): 978-984.

［2］ Ferrari S, Rizzoli R, Chevalley T, et al. Vitamin-D-receptor-gene polymorphisms and change in lumbar-spine bone mineral density[J]. Lancet, 1995, 345(8947): 423-424.

［3］ Salamone L M, Glynn N W, Black D M, et al. Determinants of premenopausal bone mineral density: the interplay of genetic and lifestyle factors[J]. Bone Miner Res, 1996, 11(10): 1557-1565.

［4］ Kiel D P, Myers R H, Cupples L A, et al. The BsmI vitamin D receptor restriction fragment length polymorphism (bb) influences the effect of calcium intake on bone mineral density[J]. J Bone Miner Res, 1997, 12(7): 1049-1057.

［5］ Ferrari S, Rizzoli R, Slosman D O, et al. Do dietary calcium and age explain the controversy surrounding the relationship between bone mineral density and vitamin D receptor gene polymorphisms[J]. J Bone Miner Res, 1998, 13(3): 363-370.

［6］ Ferrari S, Rizzoli R, Manen D, et al. Vitamin D receptor gene start codon polymorphisms (FokI) and bone mineral density: interaction with age, dietary calcium, and 3′-end region polymorphisms [J]. J Bone Miner Res, 1998, 13(6): 925-930.

［7］ Abrams S A, Griffin I J, Hawthorne K M, et al. Vitamin D receptor Fok1 polymorphisms affect calcium absorption, kinetics, and bone mineralization rates during puberty[J]. J Bone Miner Res, 2005, 20(6): 945-953.

［8］ Yu B, Wu H, Li F, et al. Change of BMD after weaning or resumption of menstruation in Chinese women with different FokI VDR-genotypes: a randomized, placebo-controlled, calcium supplementation trial[J]. Biomed Environ Sci, 2011, 24(3): 243-248.

［9］ Moradi S, Khorrami-Nezhad L, Maghbooli Z, et al. Vitamin D receptor gene variation, dietary intake and bone mineral density in obese women: a cross sectional study[J]. J Nutr Sci Vitaminol

(Tokyo)，2017，63(4)：228-236.

[10] Brown M A，Haughton M A，Grant S F，et al. Genetic control of bone density and turnover：role of the collagen 1alpha1，estrogen receptor，and vitamin D receptor genes[J]. J Bone Miner Res，2001，16(4)：758-764.

[11] Stathopoulou M G，Dedoussis G V，Trovas G，et al. The role of vitamin D receptor gene polymorphisms in the bone mineral density of Greek postmenopausal women with low calcium intake[J]. J Nutr Biochem，2011，22(8)：752-757.

[12] Fang Y，van Meurs J B，Bergink A P，et al. Cdx-2 polymorphism in the promoter region of the human vitamin D receptor gene determines susceptibility to fracture in the elderly[J]. J Bone Miner Res，2003，18(9)：1632-1641.

[13] Stathopoulou M G，Dedoussis G V，Trovas G，et al. Low-density lipoprotein receptor-related protein 5 polymorphisms are associated with bone mineral density in Greek postmenopausal women：an interaction with calcium intake[J]. J Am Diet Assoc. 2010，110(7)：1078-1083.

[14] Fang Y，van Meurs J B，Arp P，et al. Vitamin D binding protein genotype and osteoporosis[J]. Calcif Tissue Int，2009，85(2)：85-93.

[15] Li X，He G P，Zhang B，et al. Interactions of interleukin-6 gene polymorphisms with calcium intake and physical activity on bone mass in pre-menarche Chinese girls[J]. Osteoporos Int，2008，19(11)：1629-1637.

[16] Ferrari S L，Karasik D，Liu J，et al. Interactions of interleukin-6 promoter polymorphisms with dietary and lifestyle factors and their association with bone mass in men and women from the Framingham Osteoporosis Study[J]. J Bone Miner Res，2004，19(4)：552-559.

[17] Gandini S，Gnagnarella P，Serrano D，et al. Vitamin D receptor polymorphisms and cancer[J]. Adv Exp Med Biol，2014，810：69-105.

[18] Wong H L，Seow A，Arakawa K，et al. Vitamin D receptor start codon polymorphism and colorectal cancer risk：effect modification by dietary calcium and fat in Singapore Chinese[J]. Carcinogenesis. 2003，24(6)：1091-1095.

[19] Guerreiro C S，Cravo M L，Brito M，et al. The D1822V APC polymorphism interacts with fat，calcium，and fiber intakes in modulating the risk of colorectal cancer in Portuguese persons[J]. Am J Clin Nutr，2007，85(6)：1592-1597.

[20] Dai Q，Shrubsole M J，Ness R M，et al. The relation of magnesium and calcium intakes and a genetic polymorphism in the magnesium transporter to colorectal neoplasia risk[J]. Am J Clin Nutr，2007，86(3)：743-751.

[21] Zhu X，Shrubsole M J，Ness R M，et al. Calcium/magnesium intake ratio，but not magnesium intake，interacts with genetic polymorphism in relation to colorectal neoplasia in a two-phase study [J]. Mol Carcinog，2016，55(10)：1449-1457.

[22] Zhu Y，Wang P P，Zhai G，et al. Vitamin D receptor and calcium-sensing receptor polymorphisms and colorectal cancer survival in the Newfoundland population[J]. Br J Cancer，2017，117(6)：898-906.

[23] Jenab M，McKay J，Bueno-de-Mesquita H B，et al. Vitamin D receptor and calcium sensing receptor polymorphisms and the risk of colorectal cancer in European populations[J]. Cancer Epidemiol Biomarkers Prev，2009，18(9)：2485-2491.

[24] Dong L M，Ulrich C M，Hsu L，et al. Genetic variation in calcium-sensing receptor and risk for colon cancer[J]. Cancer Epidemiol Biomarkers Prev，2008，17(10)：2755-2765.

[25] Rowland G W, Schwartz G G, John E M, et al. Calcium intake and prostate cancer among African Americans: effect modification by vitamin D receptor calcium absorption genotype[J]. J Bone Miner Res, 2012, 27(1): 187-194.

[26] Binder M, Shui I M, Wilson K M, et al. Calcium intake, polymorphisms of the calcium-sensing receptor, and recurrent/aggressive prostate cancer[J]. Cancer Causes Control, 2015, 26(12): 1751-1759.

[27] McCullough M L, Stevens V L, Diver W R, et al. Vitamin D pathway gene polymorphisms, diet, and risk of postmenopausal breast cancer: a nested case-control study[J]. Breast Cancer Res, 2007, 9(1): R9.

[28] Wang L, Widatalla S E, Whalen D S, et al. Association of calcium sensing receptor polymorphisms at rs1801725 with circulating calcium in breast cancer patients[J]. BMC cancer, 2017, 17(1): 511.

[29] Karami S, Brennan P, Navratilova M, et al. Vitamin d pathway genes, diet, and risk of renal cell carcinoma[J]. Int J Endocrinol, 2010, 2010: 879362.

[30] Daily J W, Kim B C, Liu M, et al. People with the major alleles of ATP2B1 rs17249754 increases the risk of hypertension in high ratio of sodium and potassium, and low calcium intakes[J]. J Hum Hypertens, 2017, 31(12): 787-794.

[31] Zillikens M C, van Meurs J B, Rivadeneira F, et al. Interactions between dietary vitamin E intake and SIRT1 genetic variation influence body mass index[J]. Am J Clin Nutr, 2010, 91(5): 1387-1393.

[32] Pilvi T K, Storvik M, Louhelainen M, et al. Effect of dietary calcium and dairy proteins on the adipose tissue gene expression profile in diet-induced obesity[J]. J Nutrigenet Nutrigenomics, 2008, 1(5): 240-251.

[33] van der Meer-van Kraaij C, Kramer E, Jonker-Termont D, et al. Differential gene expression in rat colon by dietary heme and calcium[J]. Carcinogenesis, 2005, 26(1): 73-79.

[34] Yang K, Lipkin M, Newmark H, et al. Molecular targets of calcium and vitamin D in mouse genetic models of intestinal cancer[J]. Nutr Rev, 2007, 65(8 Pt 2): S134-S137.

[35] Nittke T, Selig S, Kallay E, et al. Nutritional calcium modulates colonic expression of vitamin D receptor and pregnane X receptor target genes[J]. Mol Nutr Food Res, 2008, 52(Suppl 1): S45-S51.

[36] Arnaud M J. Update on the assessment of magnesium status[J]. Br J Nutr, 2008, 99(Suppl 3): S24-S36.

[37] Cole D E, Quamme G A. Inherited disorders of renal magnesium handling[J]. J Am Soc Nephrol, 2000, 11(10): 1937-1947.

[38] Chacko S A, Sul J, Song Y, et al. Magnesium supplementation, metabolic and inflammatory markers, and global genomic and proteomic profiling: a randomized, double-blind, controlled, crossover trial in overweight individuals[J]. Am J Clin Nutr, 2011, 93(2): 463-473.

[39] Meyer T E, Verwoert G C, Hwang S J, et al. Genome-wide association studies of serum magnesium, potassium, and sodium concentrations identify six Loci influencing serum magnesium levels[J]. PLoS Genet, 2010, 6(8): e1001045.

[40] Chang X, Glessner J, Tin A, et al. Genome-wide association study reveals two loci for serum magnesium concentrations in European-American children[J]. Sci Rep, 2015, 5: 18792.

[41] Romero J R, Castonguay A J, Barton N S, et al. Gene variation of the transient receptor potential

cation channel, subfamily M, members 6 (TRPM6) and 7 (TRPM7), and type 2 diabetes mellitus: a case-control study[J]. T Transl Res, 2010, 156(4): 235-241.

[42] Claverie-Martin F, Garcia-Nieto V, Loris C, et al. Claudin-19 mutations and clinical phenotype in Spanish patients with familial hypomagnesemia with hypercalciuria and nephrocalcinosis[J]. PLoS One, 2013, 8(1): e53151.

[43] Kolisek M, Galaviz-Hernandez C, Vazquez-Alaniz F, et al. SLC41A1 is the only magnesium responsive gene significantly overexpressed in placentas of preeclamptic women[J]. Hypertens Pregnancy, 2013, 32(4): 378-389.

[44] Song Y, Hsu Y H, Niu T, et al. Common genetic variants of the ion channel transient receptor potential membrane melastatin 6 and 7 (TRPM6 and TRPM7), magnesium intake, and risk of type 2 diabetes in women[J]. BMC Med Genet, 2009, 10: 4.

[45] Nair A V, Hocher B, Verkaart S, et al. Loss of insulin-induced activation of TRPM6 magnesium channels results in impaired glucose tolerance during pregnancy[J]. Proc Natl Acad Sci U S A, 2012, 109(28): 11324-11329.

[46] Chan K H, Chacko S A, Song Y, et al. Genetic variations in magnesium-related ion channels may affect diabetes risk among African American and Hispanic American women[J]. J Nutr, 2015, 145(3): 418-424.

[47] Hruby A, Ngwa J S, Renstrom F, et al. Higher magnesium intake is associated with lower fasting glucose and insulin, with no evidence of interaction with select genetic loci, in a meta-analysis of 15 CHARGE Consortium Studies[J]. J Nutr, 2013, 143(3): 345-353.

[48] Sun P, Zhu X, Shrubsole M J, et al. Genetic variation in SLC7A2 interacts with calcium and magnesium intakes in modulating the risk of colorectal polyps[J]. J Nutr Biochem, 2017, 47: 35-40.

[49] Ozgo M, Bayle D, Zimowska W, et al. Effect of a low magnesium diet on magnesium status and gene expression in the kidneys of mice selected for high and low magnesium erythrocyte levels[J]. Magnes Res, 2007, 20(2): 148-153.

[50] Anderson G J, Vulpe C D. Mammalian iron transport[J]. Cell Mol Life Sci, 2009, 66(20): 3241-3261.

[51] Chen H, Attieh Z K, Su T, et al. Hephaestin is a ferroxidase that maintains partial activity in sex-linked anemia mice[J]. Blood, 2004, 103(10): 3933-3939.

[52] Ohgami R S, Campagna D R, Greer E L, et al. Identification of a ferrireductase required for efficient transferrin-dependent iron uptake in erythroid cells[J]. Nat Genet, 2005, 37(11): 1264-1269.

[53] Harris Z L, Durley A P, Man T K, et al. Targeted gene disruption reveals an essential role for ceruloplasmin in cellular iron efflux[J]. Proc Natl Acad Sci U S A, 1999, 96(19): 10812-10817.

[54] Nicolas G, Bennoun M, Devaux I, et al. Lack of hepcidin gene expression and severe tissue iron overload in upstream stimulatory factor 2 (USF2) knockout mice[J]. Proc Natl Acad Sci U S A, 2001, 98(15): 8780-8785.

[55] Nicolas G, Bennoun M, Porteu A, et al. Severe iron deficiency anemia in transgenic mice expressing liver hepcidin[J]. Proc Natl Acad Sci USA, 2002, 99(7): 4596-4601.

[56] Roetto A, Papanikolaou G, Politou M, et al. Mutant antimicrobial peptide hepcidin is associated with severe juvenile hemochromatosis[J]. Nat Genet, 2003, 33(1): 21-22.

[57] Meynard D, Kautz L, Darnaud V, et al. Lack of the bone morphogenetic protein BMP6 induces

massive iron overload[J]. Nat Genet, 2009, 41(4): 478-481.

[58] Andriopoulos B Jr, Corradini E, Xia Y, et al. BMP6 is a key endogenous regulator of hepcidin expression and iron metabolism[J]. Nat Genet, 2009, 41(4): 482-487.

[59] Babitt J L, Huang F W, Wrighting D M, et al. Bone morphogenetic protein signaling by hemojuvelin regulates hepcidin expression[J]. Nat Genet, 2006, 38(5): 531-539.

[60] Gao J, Chen J, Kramer M, et al. Interaction of the hereditary hemochromatosis protein HFE with transferrin receptor 2 is required for transferrin-induced hepcidin expression[J]. Cell Metab, 2009, 9(3): 217-227.

[61] Hentze M W, Muckenthaler M U, Galy B, et al. Two to tango: regulation of Mammalian iron metabolism[J]. Cell, 2010, 142(1): 24-38.

[62] Peyssonnaux C, Zinkernagel A S, Schuepbach R A, et al. Regulation of iron homeostasis by the hypoxia-inducible transcription factors (HIFs)[J]. J Clin Invest, 2007, 117(7): 1926-1932.

[63] Pak M, Lopez M A, Gabayan V, et al. Suppression of hepcidin during anemia requires erythropoietic activity[J]. Blood, 2006, 108(12): 3730-3735.

[64] Tanno T, Bhanu N V, Oneal P A, et al. High levels of GDF15 in thalassemia suppress expression of the iron regulatory protein hepcidin[J]. Nat Med, 2007, 13(9): 1096-1101.

[65] Tanno T, Noel P, Miller J L. Growth differentiation factor 15 in erythroid health and disease[J]. Curr Opin Hematol, 2010, 17(3): 184-190.

[66] Tanno T, Porayette P, Sripichai O, et al. Identification of TWSG1 as a second novel erythroid regulator of hepcidin expression in murine and human cells[J]. Blood, 2009, 114(1): 181-186.

[67] Finberg K E, Heeney M M, Campagna D R, et al. Mutations in TMPRSS6 cause iron-refractory iron deficiency anemia (IRIDA)[J]. Nat Genet, 2008, 40(5): 569-571.

[68] Folgueras A R, De Lara F M, Pendas A M, et al. Membrane-bound serine protease matriptase-2 (Tmprss6) is an essential regulator of iron homeostasis[J]. Blood, 2008, 112(6): 2539-2545.

[69] Benyamin B, Ferreira M A, Willemsen G, et al. Common variants in TMPRSS6 are associated with iron status and erythrocyte volume[J]. Nat Genet, 2009, 41(11): 1173-1175.

[70] Chambers J C, Zhang W, Li Y, et al. Genome-wide association study identifies variants in TMPRSS6 associated with hemoglobin levels[J]. Nat Genet, 2009, 41(11): 1170-1172.

[71] Beutler E, Felitti V J, Koziol J A, et al. Penetrance of 845G--> A (C282Y) HFE hereditary haemochromatosis mutation in the USA[J]. Lancet, 2002, 359(9302): 211-218.

[72] De Domenico I, Ward D M, Musci G, et al. Iron overload due to mutations in ferroportin[J]. Haematologica, 2006, 91(1): 92-95.

[73] Kanoni S, Dedoussis G V, Herbein G, et al. Assessment of gene-nutrient interactions on inflammatory status of the elderly with the use of a zinc diet score — ZINCAGE study[J]. J Nutr Biochem, 2010, 21(6): 526-531.

[74] Mariani E, Neri S, Cattini L, et al. Effect of zinc supplementation on plasma IL-6 and MCP-1 production and NK cell function in healthy elderly: interactive influence of +647 MT1a and −174 IL-6 polymorphic alleles[J]. Exp Gerontol, 2008, 43(5): 462-471.

[75] Mocchegiani E, Giacconi R, Costarelli L, et al. Zinc deficiency and IL-6 −174G/C polymorphism in old people from different European countries: effect of zinc supplementation. ZINCAGE study [J]. Exp Gerontol, 2008, 43(5): 433-444.

[76] Mocchegiani E, Malavolta M. Zinc-gene interaction related to inflammatory/immune response in ageing[J]. Genes Nutr, 2008, 3(2): 61-75.

[77] Jansen J, Karges W, Rink L. Zinc and diabetes — clinical links and molecular mechanisms[J]. J Nutr Biochem, 2009, 20(6): 399-417.

[78] Haase H, Overbeck S, Rink L. Zinc supplementation for the treatment or prevention of disease: current status and future perspectives[J]. Exp Gerontol, 2008, 43(5): 394-408.

[79] Shi Z, Yuan B, Qi L, et al. Zinc intake and the risk of hyperglycemia among Chinese adults: the prospective Jiangsu Nutrition Study (JIN)[J]. J Nutr Health Aging, 2010, 14(4): 332-335.

[80] Singh R B, Niaz M A, Rastogi S S, et al. Current zinc intake and risk of diabetes and coronary artery disease and factors associated with insulin resistance in rural and urban populations of North India[J]. J Am Coll Nutr, 1998, 17(6): 564-570.

[81] Sun Q, Van Dam RM, Willett W C, et al. Prospective study of zinc intake and risk of type 2 diabetes in women[J]. Diabetes Care, 2009, 32(4): 629-634.

[82] Al-Maroof R A, Al-Sharbatti S S. Serum zinc levels in diabetic patients and effect of zinc supplementation on glycemic control of type 2 diabetics[J]. Saudi Med J, 2006, 27(3): 344-350.

[83] Gupta R, Garg V K, Mathur D K, et al. Oral zinc therapy in diabetic neuropathy[J]. J Assoc Physicians India, 1998, 46(11): 939-942.

[84] Anderson R A, Roussel A M, Zouari N, et al. Potential antioxidant effects of zinc and chromium supplementation in people with type 2 diabetes mellitus[J]. J Am Coll Nutr, 2001, 20(3): 212-218.

[85] Brandao-Neto J, Da Silva C A, Figueiredo N B, et al. Lack of acute zinc effects in glucose metabolism in healthy and insulin-dependent diabetes mellitus patients[J]. Biometals, 1999, 12(2): 161-165.

[86] Marreiro D N, Geloneze B, Tambascia M A, et al. Effect of zinc supplementation on serum leptin levels and insulin resistance of obese women[J]. Biol Trace Elem Res, 2006, 112(2): 109-118.

[87] Kanoni S, Nettleton J A, Hivert M F, et al. Total zinc intake may modify the glucose-raising effect of a zinc transporter (SLC30A8) variant: a 14-cohort meta-analysis[J]. Diabetes, 2011, 60(9): 2407-2416.

[88] Wijesekara N, Dai F F, Hardy A B, et al. Beta cell-specific Znt8 deletion in mice causes marked defects in insulin processing, crystallisation and secretion[J]. Diabetologia, 2010, 53(8): 1656-1668.

[89] Saxena R, Voight B F, Lyssenko V, et al. Genome-wide association analysis identifies loci for type 2 diabetes and triglyceride levels[J]. Science, 2007, 316(5829): 1331-1336.

[90] Sladek R, Rocheleau G, Rung J, et al. A genome-wide association study identifies novel risk loci for type 2 diabetes[J]. Nature, 2007, 445(7130): 881-885.

[91] Cauchi S, Del Guerra S, Choquet H, et al. Meta-analysis and functional effects of the SLC30A8 rs13266634 polymorphism on isolated human pancreatic islets[J]. Mol Genet Metab, 2010, 100(1): 77-82.

[92] Nicolson T J, Bellomo E A, Wijesekara N, et al. Insulin storage and glucose homeostasis in mice null for the granule zinc transporter ZnT8 and studies of the type 2 diabetes-associated variants[J]. Diabetes, 2009, 58(9): 2070-2083.

[93] Schwarz K, Foltz C M. Selenium as an integral part of factor 3 against dietary necrotic liver degeneration. 1951[J]. J Am Chem Soc, 1999, 15(3): 255.

[94] Rotruck J T, Pope A L, Ganther H E, et al. Selenium: biochemical role as a component of glutathione peroxidase[J]. Science, 1973, 179(4073): 588-590.

[95] 孙远明. 食品营养学[M]. 北京：科学出版社, 2006.

[96] National Research Council. Selenium in Nutrition[M]. Washington, DC: National Academies Press, 1983.

[97] Smith K L, Harrison J H, Hancock D D, et al. Effect of vitamin E and selenium supplementation on incidence of clinical mastitis and duration of clinical symptoms[J]. J Dairy Sci, 1984, 67(6): 1293-1300.

[98] Harrison J H, Hancock D D, Conrad H R. Vitamin E and selenium for reproduction of the dairy cow[J]. J Dairy Sci, 1984, 67(1): 123-132.

[99] Beckett G J, Beddows S E, Morrice P C, et al. Inhibition of hepatic deiodination of thyroxine is caused by selenium deficiency in rats[J]. Biochem J, 1987, 248(2): 443-447.

[100] Berry M J, Larsen P R. The role of selenium in thyroid hormone action[J]. Endocr Rev, 1992, 13(2): 207-219.

[101] 韩博, 史言, 王伟, 等. 碘硒缺乏对黄牛自由基及甲状腺激素代谢的研究[J]. 东北农业大学学报, 1999, 2: 64-72.

[102] Zagrodzki P, Szmigiel H, Ratajczak R, et al. The role of selenium in iodine metabolism in children with goiter[J]. Environ Health Perspect, 2000, 108(1): 67-71.

[103] 迟海燕, 周玉萍, 宋明强, 等. 硒对高碘大鼠甲状腺功能和组织学改变的影响[J]. 中国实用医刊, 2010, 37(1): 31-33.

[104] 邓海, 梁玉香, 曹静祥, 等. 不同剂量水平硒、氟联合作用研究[J]. 卫生研究, 1996, 25(2): 106.

[105] Lee J R, Roh J L, Lee S M, et al. Overexpression of glutathione peroxidase 1 predicts poor prognosis in oral squamous cell carcinoma[J]. J Cancer Res Clin Oncol, 2017, 143(11): 2257-2265.

[106] Min S Y, Kim H S, Jung E J, et al. Prognostic significance of glutathione peroxidase 1 (GPX1) down-regulation and correlation with aberrant promoter methylation in human gastric cancer[J]. Anticancer Res. 2012, 32(8): 3169-3175.

[107] Gan X, Chen B, Shen Z, et al. High GPX1 expression promotes esophageal squamous cell carcinoma invasion, migration, proliferation and cisplatin-resistance but can be reduced by vitamin D[J]. Int J Clin Exp Med, 2014, 7(9): 2530-2540.

[108] Nalkiran I, Turan S, Arikan S, Kahraman O T, et al. Determination of gene expression and serum levels of MnSOD and GPX1 in colorectal cancer[J]. Anticancer Res, 2015, 35(1): 255-259.

[109] Maiorino M, Bosello V, Ursini F, et al. Genetic variations of gpx-4 and male infertility in humans[J]. Biol Reprod, 2003, 68(4): 1134-1141.

[110] Apostolou S, Klein J O, Mitsuuchi Y, et al. Growth inhibition and induction of apoptosis in mesothelioma cells by selenium and dependence on selenoprotein SEP15 genotype[J]. Oncogene. 2004, 23(29): 5032-5040.

[111] Mohammaddoust S, Salehi Z, Saeidi H. SEPP1 and SEP15 gene polymorphisms and susceptibility to breast cancer[J]. Br J Biomed Sci, 2018, 75(1): 36-39.

[112] Grarup N, Andersen M K, Andreasen C H, et al. Studies of the common DIO2 Thr92Ala polymorphism and metabolic phenotypes in 7342 Danish white subjects[J]. J Clin Endocrinol Metab, 2007, 92(1): 363-366.

[113] Garcia S I, Porto P I, Dieuzeide G, et al. Thyrotropin-releasing hormone receptor (TRHR) gene is associated with essential hypertension[J]. Hypertension, 2001, 38(3 Pt 2): 683-687.

[114] 陈小丹,张小爱,吴志豪,等.硒蛋白 S 基因多态性研究进展[J].生命科学.2012,24(5)：411-414.

[115] 杨帆,李佳,单忠艳,等.不同碘摄入量社区甲状腺功能亢进症的五年流行病学随访研究[J].中华内分泌代谢杂志,2006(6)：523-527.

[116] 王峥嵘,张若曦.碘摄入量与甲状腺癌发生情况的关系研究[J].中国地方病防治杂志,2016,31(6)：650-651.

[117] Duntas L H. The role of iodine and selenium in autoimmune thyroiditis[J]. Horm Metab Res，2015，47(10)：721-726.

[118] Bates J M，Spate V L，Morris J S，et al. Effects of selenium deficiency on tissue selenium content，deiodinase activity，and thyroid hormone economy in the rat during development[J]. Endocrinology，2000，141(7)：2490-2500.

[119] 杨雪锋,孙秀发,侯晓晖,等.硒对高碘小鼠肝脏两种含硒酶的影响[J].营养学报,2005,27(4)：300-302,306.

[120] 姚斋潇,桑仲娜,谭龙,等.硒对碘过量 EAT 大鼠肝、脑抗氧化水平的影响[J].中国地方病防治杂志,2009,24(4)：241-244.

[121] 林来祥,李永梅,孙毅娜,等.碘铁联合缺乏对大鼠甲状腺功能的影响[J].中华地方学杂志,2013,32(3)：241-244.

[122] 王志峰,刘勤江,廖世奇,等.甲状腺癌 NIS 和 TSHR 表达的矛盾性及非相关性[J].肿瘤防治研究.2011,38(8)：909-913.

[123] Scipioni A，Ferretti E，Soda G，et al. hNIS protein in thyroid：the iodine supply influences its expression and localization[J]. Thyroid，2007，17(7)：613-618.

[124] Kogai T，Endo T，Saito T，et al. Regulation by thyroid-stimulating hormone of sodium/iodide symporter gene expression and protein levels in FRTL-5 cells[J]. Endocrinology，1997，138(6)：2227-2232.

[125] 赵馨,申红梅,刘丽香,等.不同碘营养水平对哺乳期大鼠甲状腺和乳腺 TSHR mRNA 表达的影响[J].中国地方病防治杂志,2010,25(1)：4-7.

[126] 林玲,大野诚,远藤登代志,等.甲状腺癌中甲状腺特异性转录因子-1 基因突变的检测[J].中华内分泌代谢杂志,1999,15(2)：56-57.

[127] 房辉,阎玉芹,陈祖培,等.不同碘摄入量大鼠甲状腺功能及其 TG、TPO mRNA 的表达[J].中华内分泌代谢杂志,2001,17(2)：23-25.

[128] 高建军.地方性碘缺乏病易感基因的研究[D].上海：中国科学院研究生院(上海生命科学研究院),2005.

[129] Macchia P E. Recent advances in understanding the molecular basis of primary congenital hypothyroidism[J]. Mol Med Today，2000，6(1)：36-42.

[130] Meeus L，Gilbert B，Rydlewski C，et al. Characterization of a novel loss of function mutation of PAX8 in a familial case of congenital hypothyroidism with in-place，normal-sized thyroid[J]. J Clin Endocrinol Metab，2004，89(9)：4285-4291.

[131] 闫胜利,王斐,王颜刚,等.山东沿海地区碘营养状况和易感 HLA 等位基因对 Graves 病、桥本甲状腺炎发病的影响[J].中华内分泌代谢杂志,2002,18(6)：44-45.

[132] Johnson L J，Meacham S L，Kruskall L J. The antioxidants — vitamin C，vitamin E，selenium，and carotenoids[J]. J Agromedicine，2003，9(1)：65-82.

[133] Handelman G J，Nightingale Z D，Lichtenstein A H，et al. Lutein and zeaxanthin concentrations in plasma after dietary supplementation with egg yolk[J]. Am J Clin Nutr，1999，70(2)：

247-251.

[134] Stahl W，Sies H. Uptake of lycopene and its geometrical isomers is greater from heat-processed than from unprocessed tomato juice in humans[J]. J Nutr，1992，122(11)：2161-2166.

[135] Young A J，Lowe G M. Antioxidant and prooxidant properties of carotenoids[J]. Arch Biochem Biophys，2001，385(1)：20-27.

[136] Palozza P，Krinsky N I. beta-Carotene and alpha-tocopherol are synergistic antioxidants[J]. Arch Biochem Biophys，1992，297(1)：184-187.

[137] Astley S B，Elliott R M，Archer D B，et al. Evidence that dietary supplementation with carotenoids and carotenoid-rich foods modulates the DNA damage：repair balance in human lymphocytes[J]. Br J Nutr，2004，91(1)：63-72.

[138] Stahl W，Schwarz W，Sundquist A R，et al. cis-trans isomers of lycopene and beta-carotene in human serum and tissues[J]. Arch Biochem Biophys，1992，294(1)：173-177.

[139] Borel P，Moussa M，Reboul E，et al. Human plasma levels of vitamin E and carotenoids are associated with genetic polymorphisms in genes involved in lipid metabolism[J]. J Nutr，2007，137(12)：2653-2659.

[140] Leung W C，Hessel S，Meplan C，et al. Two common single nucleotide polymorphisms in the gene encoding beta-carotene 15，15′-monoxygenase alter beta-carotene metabolism in female volunteers[J]. FASEB J，2009，23(4)：1041-1053.

[141] Ferrucci L，Perry J R，Matteini A，et al. Common variation in the beta-carotene 15，15′-monooxygenase 1 gene affects circulating levels of carotenoids：a genome-wide association study [J]. Am J Hum Genet，2009，84(2)：123-133.

[142] Wahlqvist M L，Wattanapenpaiboon N，Macrae F A，et al. Changes in serum carotenoids in subjects with colorectal adenomas after 24 mo of beta-carotene supplementation. Australian Polyp Prevention Project Investigators[J]. Am J Clin Nutr，1994，60(6)：936-943.

[143] Borel P，de Edelenyi F S，Vincent-Baudry S，et al. Genetic variants in BCMO1 and CD36 are associated with plasma lutein concentrations and macular pigment optical density in humans[J]. Ann Med，2011，43(1)：47-59.

[144] Mackness M I，Arrol S，Abbott C，et al. Protection of low-density lipoprotein against oxidative modification by high-density lipoprotein associated paraoxonase[J]. Atherosclerosis，1993，104 (1-2)：129-135.

[145] Mackness B，Mackness M I，Arrol S，et al. Serum paraoxonase (PON1) 55 and 192 polymorphism and paraoxonase activity and concentration in non-insulin dependent diabetes mellitus[J]. Atherosclerosis，1998，139(2)：341-349.

[146] Mackinnon E S，El-Sohemy A，Rao A V，et al. Paraoxonase 1 polymorphisms 172T-->A and 584A-->G modify the association between serum concentrations of the antioxidant lycopene and bone turnover markers and oxidative stress parameters in women 25-70 years of age[J]. J Nutrigenet Nutrigenomics，2010，3(1)：1-8.

[147] 孙长颢. 营养与食品卫生学[M]. 8 版. 北京：人民卫生出版社，2017.

[148] Ramagopalan S V，Heger A，Berlanga A J，et al. A ChIP-seq defined genome-wide map of vitamin D receptor binding：associations with disease and evolution[J]. Genome Res，2010，20 (10)：1352-1360.

[149] Heaney R P，Horst R L，Cullen D M，et al. Vitamin D_3 distribution and status in the body[J]. J Am Coll Nutr，2009，28(3)：252-256.

[150] Holick M F. The role of vitamin D for bone health and fracture prevention[J]. Curr Osteoporos Rep，2006，4(3)：96-102.

[151] Kriegel M A，Manson J E，Costenbader K H. Does vitamin D affect risk of developing autoimmune disease：a systematic review[J]. Semin Arthritis Pheam，2011，40(6)：512-531. e8.

[152] Solomon A J，Whitham R H. Multiple sclerosis and vitamin D：a review and recommendations [J]. Curr Neurol Neurosci Rep，2010，10(5)：389-396.

[153] Vieth R. Vitamin D supplementation，25-hydroxyvitamin D concentrations，and safety[J]. Am J Clin Nutr，1999，69(5)：842-856.

[154] Chen P，Li M，Gu X，et al. Higher blood 25(OH)D level may reduce the breast cancer risk：evidence from a Chinese population based case-control study and meta-analysis of the observational studies[J]. PLoS One，2013，8(1)：e49312.

[155] Chen P Z，Wang H. Precision nutrition in the era of precision medicine[J]. Chin J Prev Med，2016，50(12)：1036-1042.

[156] Yu A，Kim J，Kwon O，et al. The association between serum 25-hydroxyvitamin d concentration and consumption frequencies of vitamin d food sources in korean adolescents[J]. Clin Nutr Res，2013，2(2)：107-114.

[157] Kearns M D，Alvarez J A，Tangpricha V. Large，single-dose，oral vitamin D supplementation in adult populations：a systematic review[J]. Endocr Pract，2014，20(4)：341-351.

[158] Daly R M，Gagnon C，Lu Z X，et al. Prevalence of vitamin D deficiency and its determinants in Australian adults aged 25 years and older：a national，population-based study[J]. Clin Endocrinol (Oxf)，2012，77(1)：26-35.

[159] Ahn J，Albanes D，Berndt S I，et al. Vitamin D-related genes，serum vitamin D concentrations and prostate cancer risk[J]. Carcinogenesis，2009，30(5)：769-776.

[160] Rosen C J，Abrams S A，Aloia J F，et al. IOM committee members respond to Endocrine Society vitamin D guideline[J]. J Clin Endocrinol Metab，2012，97(4)：1146-1152.

[161] Powe C E，Evans M K，Wenger J，et al. Vitamin D-binding protein and vitamin D status of black Americans and white Americans[J]. N Engl J Med，2013，369(21)：1991-2000.

[162] Nissen J，Vogel U，Ravn-Haren G，et al. Common variants in CYP2R1 and GC genes are both determinants of serum 25-hydroxyvitamin D concentrations after UVB irradiation and after consumption of vitamin D(3)-fortified bread and milk during winter in Denmark[J]. Am J Clin Nutr，2015，101(1)：218-227.

[163] Shea M K，Benjamin E J，Dupuis J，et al. Genetic and non-genetic correlates of vitamins K and D [J]. Eur J Clin Nutr，2009，63(4)：458-464.

[164] Hunter D，De Lange M，Snieder H，et al. Genetic contribution to bone metabolism，calcium excretion，and vitamin D and parathyroid hormone regulation[J]. J Bone Miner Res，2001，16(2)：371-378.

[165] Orton S M，Morris A P，Herrera B M，et al. Evidence for genetic regulation of vitamin D status in twins with multiple sclerosis[J]. Am J Clin Nutr，2008，88(2)：441-447.

[166] 中国营养学会. 中国居民膳食营养素参考摄入量(2013 版)[M]. 北京：科学出版社，2014.

[167] 张兰，王磊. 植物中维生素 E 的生物学功能研究进展[J]. 生物技术进展，2016，6(6)：389-395.

[168] Thomas S R，Stocker R. Molecular action of vitamin E in lipoprotein oxidation：implications for atherosclerosis[J]. Free Radic Biol Med，2000，28(12)：1795-1805.

［169］ Lebold K M, Ang A, Traber M G, et al. Urinary alpha-carboxyethyl hydroxychroman can be used as a predictor of alpha-tocopherol adequacy, as demonstrated in the Energetics Study［J］. Am J Clin Nutr, 2012, 96(4): 801-809.

［170］ Traber M G, Mah E, Leonard S W, et al. Metabolic syndrome increases dietary alpha-tocopherol requirements as assessed using urinary and plasma vitamin E catabolites: a double-blind, crossover clinical trial［J］. Am J Clin Nutr, 2017, 105(3): 571-579.

［171］ Morrissey P A, Sheehy P J. Optimal nutrition: vitamin E［J］. Proc Nutr Soc, 1999, 58(2): 459-468.

［172］ Tangney C C, Shekelle R B, Raynor W, et al. Intra-and interindividual variation in measurements of beta-carotene, retinol, and tocopherols in diet and plasma［J］. Am J Clin Nutr, 1987, 45(4): 764-769.

［173］ Ouahchi K, Arita M, Kayden H, et al. Ataxia with isolated vitamin E deficiency is caused by mutations in the alpha-tocopherol transfer protein［J］. Nat Genet, 1995, 9(2): 141-145.

［174］ Wright M E, Peters U, Gunter M J, et al. Association of variants in two vitamin e transport genes with circulating vitamin e concentrations and prostate cancer risk［J］. Cancer Res, 2009, 69(4): 1429-1438.

［175］ Major J M, Yu K, Wheeler W, et al. Genome-wide association study identifies common variants associated with circulating vitamin E levels［J］. Hum Mol Genet, 2011, 20(19): 3876-3883.

［176］ Reboul E, Abou L, Mikail C, et al. Lutein transport by Caco-2 TC-7 cells occurs partly by a facilitated process involving the scavenger receptor class B type Ⅰ (SR-BI)［J］. Biochem J, 2005, 387(Pt 2): 455-461.

［177］ Sontag T J, Parker R S. Cytochrome P450 omega-hydroxylase pathway of tocopherol catabolism. Novel mechanism of regulation of vitamin E status［J］. J Biol Chem, 2002, 277(28): 25290-25296.

［178］ Milman U, Blum S, Shapira C, et al. Vitamin E supplementation reduces cardiovascular events in a subgroup of middle-aged individuals with both type 2 diabetes mellitus and the haptoglobin 2-2 genotype: a prospective double-blinded clinical trial［J］. Arterioscler Thromb Vasc Biol, 2008, 28(2): 341-347.

［179］ Devlin A M, Ling E H, Peerson J M, et al. Glutamate carboxypeptidase II: a polymorphism associated with lower levels of serum folate and hyperhomocysteinemia［J］. Hum Mol Genet, 2000, 9(19): 2837-2844.

［180］ Melse-Boonstra A, Lievers K J, Blom H J, et al. Bioavailability of polyglutamyl folic acid relative to that of monoglutamyl folic acid in subjects with different genotypes of the glutamate carboxypeptidase II gene［J］. Am J Clin Nutr, 2004, 80(3): 700-704.

［181］ Afman L A, Trijbels F J, Blom H J. The H475Y polymorphism in the glutamate carboxypeptidase II gene increases plasma folate without affecting the risk for neural tube defects in humans［J］. J Nutr, 2003, 133(1): 75-77.

［182］ Nazki F H, Sameer A S, Ganaie B A. Folate: metabolism, genes, polymorphisms and the associated diseases［J］. Gene, 2014, 533(1): 11-20.

［183］ Ducker G S, Rabinowitz J D. One-Carbon Metabolism in Health and Disease［J］. Cell Metab, 2017, 25(1): 27-42.

［184］ Bailey L B, Stover P J, McNulty H, et al. Biomarkers of Nutrition for Development-Folate Review［J］. J Nutr, 2015, 145(7): 1636s-1680s.

［185］Goyette P，Sumner J S，Milos R，et al. Human methylenetetrahydrofolate reductase：isolation of cDNA，mapping and mutation identification［J］. Nat Genet，1994，7(2)：195-200.

［186］Liew S C，Gupta E D. Methylenetetrahydrofolate reductase (MTHFR) C677T polymorphism：epidemiology，metabolism and the associated diseases［J］. Eur J Med Genet，2015，58(1)：1-10.

［187］Tsang B L，Devine O J，Cordero A M，et al. Assessing the association between the methylenetetrahydrofolate reductase (MTHFR) 677C＞T polymorphism and blood folate concentrations：a systematic review and meta-analysis of trials and observational studies［J］. Am J Clin Nutr，2015，101(6)：1286-1294.

［188］Yang B，Fan S，Zhi X，et al. Geographical and ethnic distribution of MTHFR gene polymorphisms and their associations with diseases among Chinese population［J］. Clin Genet，2017，92(3)：243-258.

［189］van der Put N M，van den Heuvel L P，Steegers-Theunissen R P，et al. Decreased methylene tetrahydrofolate reductase activity due to the 677C-->T mutation in families with spina bifida offspring［J］. J Mol Med (Berl)，1996，74(11)：691-694.

［190］Yan L，Zhao L，Long Y，et al. Association of the maternal MTHFR C677T polymorphism with susceptibility to neural tube defects in offsprings：evidence from 25 case-control studies［J］. PLoS One，2012，7(10)：e41689.

［191］Yadav U，Kumar P，Yadav S K，et al. "Polymorphisms in folate metabolism genes as maternal risk factor for neural tube defects：an updated meta-analysis"［J］. Metab Brain Dis，2015，30(1)：7-24.

［192］Wang Y，Liu Y，Ji W，et al. Variants in MTHFR gene and neural tube defects susceptibility in China［J］. Metab Brain Dis，2015，30(4)：1017-1026.

［193］van Rooij I A，Vermeij-Keers C，Kluijtmans L A，et al. Does the interaction between maternal folate intake and the methylenetetrahydrofolate reductase polymorphisms affect the risk of cleft lip with or without cleft palate［J］. Am J Epidemiol，2003，157(7)：583-591.

［194］Etheredge A J，Finnell R H，Carmichael S L，et al. Maternal and infant gene-folate interactions and the risk of neural tube defects［J］. Am J Med Genet A，2012，158a(10)：2439-2446.

［195］Li Y Y. Methylenetetrahydrofolate reductase C677T gene polymorphism and coronary artery disease in a Chinese Han population：a meta-analysis［J］. Metabolism，2012，61(6)：846-852.

［196］Saitou M，Osonoi T，Kawamori R，et al. Genetic risk factors and the anti-atherosclerotic effect of pioglitazone on carotid atherosclerosis of subjects with type 2 diabetes — a retrospective study［J］. J Atheroscler Thromb，2010，17(4)：386-394.

［197］Gorgone G，Ursini F，Altamura C，et al. Hyperhomocysteinemia，intima-media thickness and C677T MTHFR gene polymorphism：a correlation study in patients with cognitive impairment［J］. Atherosclerosis，2009，206(1)：309-313.

［198］Wang L，Shangguan S，Chang S，et al. Determining the association between methylenetetrahydrofolate reductase (MTHFR) gene polymorphisms and genomic DNA methylation level：A meta-analysis［J］. Birth Defects Res A Clin Mol Teratol，2016，106(8)：667-674.

［199］Yang Y，Yang L J，Deng M Z，et al. MTHFR C677T and A1298C polymorphisms and risk of lung cancer：a comprehensive evaluation［J］. Genet Mol Res，2016，15(2)：gmr. 15027615.

［200］Chen P L，Li W T，Wang J，et al. Association between MTHFR gene polymorphisms (C677T，A1298C) and genetic susceptibility to prostate cancer：a meta-analysis［J］. Genet Mol Res，2015，

14(4): 19191-19202.

[201] Wu P P, Tang R N, An L. A meta-analysis of MTRR A66G polymorphism and colorectal cancer susceptibility[J]. J BUON, 2015, 20(3): 918-922.

[202] Yang M, Yang L, Qi L, et al. Association between the methionine synthase A2756G polymorphism and neural tube defect risk: a meta-analysis[J]. Gene, 2013, 520(1): 7-13.

[203] Coppede F, Lorenzoni V, Migliore L. The reduced folate carrier (RFC – 1) 80A > G polymorphism and maternal risk of having a child with Down syndrome: a meta-analysis[J]. Nutrients, 2013, 5(7): 2551-2563.

[204] Wilson R D, Wilson R D, Audibert F, et al. Pre-conception Folic Acid and Multivitamin Supplementation for the Primary and Secondary Prevention of Neural Tube Defects and Other Folic Acid-Sensitive Congenital Anomalies[J]. J Obstet Gynaecol Can, 2015, 37(6): 534-552.

[205] Reynolds E H. What is the safe upper intake level of folic acid for the nervous system? Implications for folic acid fortification policies[J]. Eur J Clin Nutr, 2016, 70(5): 537-540.

[206] Dwarkanath P, Barzilay J R, Thomas T, et al. High folate and low vitamin B-12 intakes during pregnancy are associated with small-for-gestational age infants in South Indian women: a prospective observational cohort study[J]. Am JClin Nutr, 2013, 98(6): 1450-1458.

[207] Zeisel S H. Metabolic crosstalk between choline/1–carbon metabolism and energy homeostasis [J]. Clin Chem Lab Med, 2013, 51(3): 467-475.

[208] Hollenbeck C B. An introduction to the nutrition and metabolism of choline[J]. Cent Nerv Syst Agents Med Chem, 2012, 12(2): 100-113.

[209] Zeisel S H, da Costa K A. Choline: an essential nutrient for public health[J]. Nutr Rev, 2009, 67(11): 615-623.

[210] Romano K A, Vivas E I, Amador-Noguez D, et al. Intestinal microbiota composition modulates choline bioavailability from diet and accumulation of the proatherogenic metabolite trimethylamine-N-oxide[J]. MBio, 2015, 6(2): e02481.

[211] Sherriff J L, O'Sullivan T A, Properzi C, et al. Choline, Its Potential Role in Nonalcoholic Fatty Liver Disease, and the Case for Human and Bacterial Genes[J]. Adv Nutr, 2016, 7(1): 5-13.

[212] Mehedint M G, Zeisel S H. Choline's role in maintaining liver function: new evidence for epigenetic mechanisms[J]. Curr Opin Clin Nutr Metab Care, 2013, 16(3): 339-345.

[213] van der Veen J N, Kennelly J P, Wan S, et al. The critical role of phosphatidylcholine and phosphatidylethanolamine metabolism in health and disease[J]. Biochim Biophys Acta, 2017, 1859(9 Pt B): 1558-1572.

[214] Fischer L M, daCosta K A, Kwock L, et al. Sex and menopausal status influence human dietary requirements for the nutrient choline[J]. Am J Clin Nutr, 2007, 85(5): 1275-1285.

[215] Abdelmalek M F, Angulo P, Jorgensen R A, et al. Betaine, a promising new agent for patients with nonalcoholic steatohepatitis: results of a pilot study[J]. Am J Gastroenterol, 2001, 96(9): 2711-2717.

[216] Blusztajn J K, Mellott T J. Neuroprotective actions of perinatal choline nutrition[J]. Clin Chem Lab Med, 2013, 51(3): 591-599.

[217] Shaw G M, Finnell R H, Blom H J, et al. Choline and risk of neural tube defects in a folate-fortified population[J]. Epidemiology, 2009, 20(5): 714-719.

[218] Chauhan P S, Misra U K, Kalita J, et al. Memory and learning seems to be related to cholinergic dysfunction in the JE rat model[J]. Physiol Behav, 2016, 156: 148-155.

[219] Nie K, Zhang Y, Huang B, et al. Marked N-acetylaspartate and choline metabolite changes in Parkinson's disease patients with mild cognitive impairment[J]. Parkinsonism Relat Disord, 2013, 19(3): 329-334.

[220] Ridgway N D. The role of phosphatidylcholine and choline metabolites to cell proliferation and survival[J]. Crit Rev Biochem Mol Biol, 2013, 48(1): 20-38.

[221] Detopoulou P, Panagiotakos D B, Antonopoulou S, et al. Dietary choline and betaine intakes in relation to concentrations of inflammatory markers in healthy adults: the ATTICA study[J]. Am J Clin Nutr, 2008, 87(2): 424-430.

[222] Konstantinova S V, Tell G S, Vollset S E, et al. Divergent associations of plasma choline and betaine with components of metabolic syndrome in middle age and elderly men and women[J]. J Nutr, 2008, 138(5): 914-920.

[223] Ueland P M. Choline and betaine in health and disease[J]. J Inherit Metab Dis, 2011, 34(1): 3-15.

[224] Smallwood T, Allayee H, Bennett B J. Choline metabolites: gene by diet interactions[J]. Curr Opin Lipidol, 2016, 27(1): 33-39.

[225] Millard H R, Musani S K, Dibaba D T, et al. Dietary choline and betaine: associations with subclinical markers of cardiovascular disease risk and incidence of CVD, coronary heart disease and stroke: the Jackson Heart Study[J]. Eur J Nutr, 2018, 57(1): 51-60.

[226] Meyer K A, Shea J W. Dietary Choline and Betaine and Risk of CVD: A Systematic Review and Meta-Analysis of Prospective Studies[J]. Nutrients, 2017, 9(7): pii: E711.

[227] Mills J L, Fan R, Brody L C, et al. Maternal choline concentrations during pregnancy and choline-related genetic variants as risk factors for neural tube defects[J]. Am J Clin Nutr, 2014, 100(4): 1069-1074.

[228] Tan H L, Mohamed R, Mohamed Z, et al. Phosphatidylethanolamine N-methyltransferase gene rs7946 polymorphism plays a role in risk of nonalcoholic fatty liver disease: evidence from meta-analysis[J]. Pharmacogenet Genomics, 2016, 26(2): 88-95.

[229] Du Y F, Luo W P, Lin F Y, et al. Dietary choline and betaine intake, choline-metabolising genetic polymorphisms and breast cancer risk: a case-control study in China[J]. Br J Nutr, 2016, 116(6): 961-968.

[230] Ganz A B, Cohen V V, Swersky C C, et al. Genetic Variation in Choline-Metabolizing Enzymes Alters Choline Metabolism in Young Women Consuming Choline Intakes Meeting Current Recommendations[J]. Int J Mol Sci, 2017, 18(2): pii: E252.

[231] Silver M J, Corbin K D, Hellenthal G, et al. Evidence for negative selection of gene variants that increase dependence on dietary choline in a Gambian cohort[J]. FASEB J, 2015, 29(8): 3426-3435.

[232] Zeisel S H. Choline: clinical nutrigenetic/nutrigenomic approaches for identification of functions and dietary requirements[J]. J Nutrigenet Nutrigenomics, 2010, 3(4-6): 209-219.

[233] Rehm J, Gmel G E Sr, Gmel G, et al. The relationship between different dimensions of alcohol use and the burden of disease-an update[J]. Addiction, 2017, 112(6): 968-1001.

[234] Neuman M G, French S W, Zakhari S, et al. Alcohol, microbiome, life style influence alcohol and non-alcoholic organ damage[J]. Exp Mol Pathol, 2017, 102(1): 162-180.

[235] Enoch M A, Albaugh B J. Review: Genetic and environmental risk factors for alcohol use disorders in American Indians and Alaskan Natives[J]. Am J Addict, 2017, 26(5): 461-468.

[236] Seitz H K, Becker P. Alcohol metabolism and cancer risk[J]. Alcohol Res Health, 2007, 30 (1): 4-7, 38-41.

[237] Cederbaum A I. Alcohol metabolism[J]. Clin Liver Dis, 2012, 16(4): 667-685.

[238] Lee S L, Chau G Y, Yao C T, et al. Functional assessment of human alcohol dehydrogenase family in ethanol metabolism: significance of first-pass metabolism[J]. Alcohol Clin Exp Res, 2006, 30(7): 1132-1142.

[239] Chen Y C, Peng G S, Wang M F, et al. Polymorphism of ethanol-metabolism genes and alcoholism: correlation of allelic variations with the pharmacokinetic and pharmacodynamic consequences[J]. Biol Interact, 2009, 178(1-3): 2-7.

[240] Yokoyama A, Mizukami T, Yokoyama T. Genetic polymorphisms of alcohol dehydrogense-1B and aldehyde dehydrogenase-2, alcohol flushing, mean corpuscular volume, and aerodigestive tract neoplasia in Japanese drinkers[J]. Adv Exp Med Biol, 2015, 815: 265-279.

[241] Luo X, Kranzler H R, Zuo L, et al. ADH4 gene variation is associated with alcohol and drug dependence: results from family controlled and population-structured association studies[J]. Pharmacogenet Genomics, 2005, 15(11): 755-768.

[242] Jelski W, Sani T A, Szmitkowski M. Class Ⅲ alcohol dehydrogenase and its role in the human body[J]. Postepy Hig Med Dosw (Online), 2006, 60: 406-409.

[243] Priyadharshini C J, George P D C. Single amino acid polymorphism in aldehyde dehydrogenase gene superfamily[J]. Front Biosci (Landmark Ed), 2015, 20: 335-376.

[244] Neafsey P, Ginsberg G, Hattis D, et al. Genetic polymorphism in CYP2E1: Population distribution of CYP2E1 activity[J]. J Toxicol Environ Health B Crit Rev, 2009, 12(5-6): 362-388.

[245] Walker R K, Cousins V M, Umoh N A, et al. The good, the bad, and the ugly with alcohol use and abuse on the heart[J]. Alcohol Clin Exp Res, 2013, 37(8): 1253-1260.

[246] Clugston R D, Blaner W S. The adverse effects of alcohol on vitamin A metabolism[J]. Nutrients, 2012, 4(5): 356-371.

[247] Tardelli V S, Lago M, Silveira D X D, et al. Vitamin D and alcohol: A review of the current literature[J]. Psychiatry Res, 2017, 248: 83-86.

[248] Ozkol H, Bulut G, Balahoroglu R, et al. Protective Effects of Selenium, N-Acetylcysteine and Vitamin E Against Acute Ethanol Intoxication in Rats[J]. Biol Trace Elem Res, 2017, 175(1): 177-185.

[249] Flannery A H, Adkins D A, Cook A M. Unpeeling the Evidence for the Banana Bag: Evidence-Based Recommendations for the Management of Alcohol-Associated Vitamin and Electrolyte Deficiencies in the ICU[J]. Crit Care Med, 2016, 44(8): 1545-1452.

[250] Sharain K, May A M, Gersh B J. Chronic Alcoholism and the Danger of Profound Hypomagnesemia[J]. Am J Med, 2015, 128(12): e17-e18.

[251] Tolstrup J S, Gronbaek M, Nordestgaard B G. Alcohol intake, myocardial infarction, biochemical risk factors, and alcohol dehydrogenase genotypes[J]. Circ Cardiovasc Genet, 2009, 2(5): 507-514.

[252] Husemoen L L, Fenger M, Friedrich N, et al. The association of ADH and ALDH gene variants with alcohol drinking habits and cardiovascular disease risk factors[J]. Alcohol Clin Exp Res, 2008, 32(11): 1984-1991.

[253] Tawa E A, Hall S D, Lohoff F W. Overview of the Genetics of Alcohol Use Disorder[J].

Alcohol Alcohol，2016，51(5)：507-514.

[254] Hu N，Zhang Y，Nair S，et al. Contribution of ALDH2 polymorphism to alcoholism-associated hypertension[J]. Recent Pat Endocr Metab Immune Drug Discov，2014，8(3)：180-185.

[255] Na H K，Lee J Y. Molecular Basis of Alcohol-Related Gastric and Colon Cancer[J]. Int J Mol Sci，2017，18(6)：pii：E1116.

[256] Trafalis D T，Panteli E S，Grivas A，et al. CYP2E1 and risk of chemically mediated cancers[J]. Expert Opin Drug Metab Toxicol，2010，6(3)：307-319.

[257] Loscalzo J，Kasper D，Fauci A，et al. Harrison's Principles of Internal Medicine[M]. 19th ed. New York：McGraw Hill Education，2015.

4

营养大数据分析和研究

各种组学包括代谢组学、基因组学、表观遗传组学和微生物组学等的相关技术的发展使得我们能够更加全局和宏观地对营养暴露后的细胞、机体在代谢水平、基因调控和表达以及微生物组学方面的反应和反馈作用进行分析研究。这不仅加深我们对相关营养素生物学功能及其在疾病发生中的功能和相关机制的认识，同时也为我们从全局考察个体对营养素暴露后的生理反应提供了手段，相关的方法和研究成果对实现个体化营养干预和预防具有重要的科学价值和实际应用意义。

4.1 代谢组学与精准营养

营养学的研究主要是通过合理饮食预防疾病和保障人类健康。目前在精准营养学领域，我们通过使用先进的分析手段和数据处理平台，使得代谢物组学技术在营养学研究中进一步发展和应用。代谢组学有利于我们对精准营养学研究进行充分论证和补充从而成功地将基础和临床知识转化为有效的精准营养干预，并能够提高营养方案的有效率和有效性，从而改善人体健康状况。

4.1.1 代谢组学概述

营养学主要是通过合理饮食预防疾病和保障人类健康。营养是维持身体健康的核心，因此营养筛查是我们掌握自身机体状态的一个重要指标。目前，营养筛查方法包括基于人体测量、生化指标测量（生物标记物）、临床症状检查和膳食评估的人体测量指数。各种检测和生物技术的发展正在改变我们评估营养状态和监控疾病发生的能力。通过对生物标志物的测量，往往能早期诊断某些疾病的缺陷或疾病发生、发展的风险，并在临床症状出现之前提供相对有效干预措施的潜在机会。评估营养状况对健康影响的能力取决于是否有准确可靠的生物标记物能够真实地反映营养状况和效果。能够精准地测量与营养相关的生物标志物有利于对未来身体状况进行预测，识别针对个体采取的干预方式的效果,并能够帮助确定营养方案的效率和有效性。传统营养学研究主要集中在对营养成分的分析,目的是促进营养摄入和提高人体健康状况。

精确营养学是通过了解整个生命过程中一个人内部和外部环境参数(包括饮食习惯、饮食行为、体力活动的等因素),更全面和动态地提供营养建议。在完成人类基因组图谱的绘制之后,研究人员进行了大量关联性的研究,用来确定个体间对特定饮食代谢反应差异的遗传因素。虽然大多数研究结果还没有完全展现出精准营养学转化和应用方面的潜能,但是在局部成功地得到了发展。相比营养素摄入的评估,膳食结构的评价提供了更可靠的食物摄入状况。在肥胖和代谢综合征研究方面,通过研究基因与环境相互作用揭示了营养素摄入影响代谢健康相关的遗传因子和脂肪堆积或者身体成分的相关性[1]。另一项德黑兰脂质和血糖研究项目使用25组共168种食物的半定量食物频率问卷(FFQ)调查了代谢综合征患者以及与年龄和性别匹配的健康人群,并通过数据统计方法进行因子分析[2],发现健康饮食模式以蔬菜、豆类、低脂乳制品、全谷物、液态油和水果为主,而西方饮食模式则包括软饮料、快餐、糖果、固体油脂、红肉、咸点心、精制谷物、高脂肪乳制品、禽蛋和家禽。同时,该研究显示拥有 *MC4R* 等位基因和具有西方饮食模式最高得分的人群发生代谢综合征的风险增加[2]。因此,普遍认为精准营养未来不会完全基于营养遗传学[3]。由于个人体重、年龄、身体状况、生活习惯、地域、肠道微生物等差异使得精准营养学非常复杂(见图4-1)。科学界确定饮食和运动习惯等生活方式,在精准营养研究方面通过利用代谢组学或肠道微生物组学显示了其重要的意义。

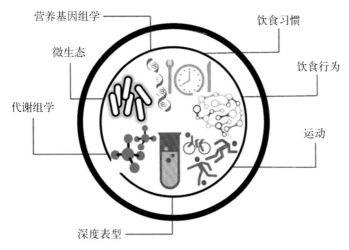

图 4-1　精准营养学内容

(图片来自参考文献[4])

随着现代遗传学、分子生物学、生物化学和系统生物学的发展，营养学的研究越来越精细化，体内营养代谢状况也得到越来越多的关注。全面系统的营养学研究有助于了解和掌握疾病预防和健康保障的分子机制，也能拓展营养学研究范围，提高营养学研究的准确性，促进营养学研究长足发展，为精准营养学的发展提供工具。代谢组学作为继基因组学、转录组学和蛋白质组学后的一种新兴组学方法，为营养代谢研究开辟了广阔空间，在营养研究方面有着巨大的应用潜力，可进一步展现出生物整体状况，在精准医学治疗中发挥重要作用。代谢组学为营养学研究提供了新的思路和技术，可应用于食品中生物活性成分功能研究、营养素的代谢调控和代谢差异研究、肠道菌群研究、营养流行病学研究以及营养代谢疾病的诊断和机制研究等领域。与传统的营养研究方法不同的是，精准营养学通过与先进的数据分析方法结合，全面系统地探究与生命活动相关的代谢产物，了解和掌握代谢过程。代谢组学可以全面系统地研究营养素进入体内后所引起的小分子化合物的代谢变化，对个人体内成千上万的物质进行分析和建立联系，了解不同个体和不同群体之间的动态差异，提供不同的健康状况和个体之间代谢物和生物途径的动态变化。事实上，已经证明代谢组学是可以评估个人生理健康动态的有力工具，通过全面评估代谢差异预防和治疗疾病来提升人类的健康。本章我们将综述代谢组学是如何实施和操作以及代谢组学在精准营养学方面的应用（见图4-2）。

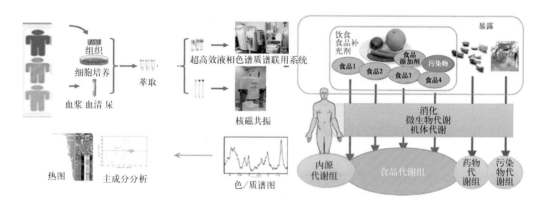

图4-2 代谢组实施和操作以及在精准营养学上的应用

（图片来自参考文献[5]）

4.1.2 代谢组学研究涉及的临床标本

唾液、血液、尿液、组织和细胞等是代谢组学分析常用的生物标本。临床上最容易获得的生物样本是唾液，它富含睾酮、雌二醇和游离皮质醇等激素。目前，人类和动物粪便也是代谢组学研究样本的热点。营养素成分及其代谢产物在组织细胞间通过血液循环进行交换,血液样本蕴含着大量营养学信息。当一些物质浓度超过肾再吸收能力时,会通过肾脏在尿液中排除。饮食中非营养素通过胃肠道进入体内,这些物质及其代谢物能够被肾再吸收的较少,大量地存在于尿液中。血浆和尿液揭示的代谢谱图特征不相同。血浆是代谢物组学研究分析普遍使用的生物样本。一些非营养成分在尿液中保存的信息往往多于血液,同时脂溶性化合物只会出现在血浆中而不会出现在尿液中。在进行血液样本保存和处理时会有大量的小分子物质释放出来,会对代谢组学分析带来影响。

4.1.3 代谢组学研究涉及的生物样品制备

生物样本分析之前,需要进行前处理。前处理过程中尽可能保留样本完整的代谢组分信息是前处理的目标。尿液代谢组学最常用的前处理方法是直接用纯水稀释,稀释比经常控制在 1～10 倍。为了保证样本的纯度,有时会采用柱进行洗脱。为提高低丰度的代谢物的检测,不需要进行稀释而直接进样。对于尿液的保存,有时添加 0.1% 的叠氮钠来阻止细菌的增长从而增加样品储存期间,另外 0.20 μm 的滤膜可以有效地去除生物样品中的细菌。如果样品进行了无菌处理并且储存在 −80℃ 的冰箱里,则不需要添加叠氮钠。为了有效去除细胞成分,收集到的样品可以进行离心(1 000～3 000 RCF,5 min)。

液液萃取方法能够获得较好的反应代谢组分信息。血液代谢组学研究中最常用前处理方法是通过添加有机溶剂对蛋白质进行沉淀(甲醇、乙腈、乙醇、丙酮或它们的组合)。除了去除蛋白质,有机溶剂可以破坏生物样品中蛋白质与代谢物之间的网络,从而获得更多的总代谢物以及其代谢物浓度,包括结合和游离的代谢物。血清生物样本中一些比较不稳定的代谢物可能由于发生酶转化或其他降解,导致一些代谢产物的损失。前处理方法还包括有固相萃取(SPE)或固相微萃取(SPME)。大多数这些新方法的建立往往是为特定的分析平台开发的。

4.1.4 代谢组学研究技术

代谢组学在精准营养研究中是至关重要的,其主要工具有三种生物技术:气相色谱质谱联用(GC-MS)、液相色谱质谱联用(LC-MS)和核磁共振(NMR),这三种技术可检测分析许多种类有机化合物,包括脂类、氨基酸、糖类、有机胺和有机酸等。

(1) 具有高灵敏度和分辨率特征的质谱(MS)是代谢组学研究的一个非常有价值的分析平台。目前,市场上充斥有不同离子加速和检测方法的各种各样质谱分析仪,包括高分辨率(HR)如飞行时间(TOF)、傅立叶变换离子回旋加速器共振(FT-ICR)、轨道探测器(Orbitrap)和低分辨率(LR)的单四极杆(Q)、三重四极杆(QqQ)、离子阱(IT)。也有不同生成离子的界面:硬电离技术,如 EI,以及包括软电离技术,包括化学电离(CI)、电喷雾电离(ESI)、大气压化学电离(APCI)、大气压光电离子(APPI)基质辅助激光解吸电离(MALDI)、解吸电喷雾电离(DESI)。

(2) 串联质谱(MS/MS)或 MSn 分析是组合了多种检测器、代谢产物结构鉴定和定量混合质量分析仪。在 MSn 分析代谢产物的裂解主要是靠低能量分解如碰撞诱导解离(CID)和高能量碰撞解离(HCD)实现;结合 IT-Orbitrap 的 CID 和 HCD 可以消除不明确的代谢物质。IT-Orbitrap、Q-TOF 和 IT-TOFHR 等串联质谱仪提供准确的前体和产物离子信息、同位素分布和高质量精度的化合物元素组成,从而显著提高代谢物鉴定的可靠性,因而有利于非靶向代谢组学的发展。三重四极杆(QqQ)及单反应监测(SRM)和多反应监测(MRM)的混合线性离子阱三重四极杆(QqQLIT)的 LR 串联质谱仪则保证代谢物定量分析和代谢谱的高选择性和灵敏度。

(3) 在代谢组学应用中,质谱仪通常与气相色谱(GC-MS)或液相色谱(LC-MS)联用实现复杂生物混合物的分离。GC-MS 通常采用 EI 或 CI,适合于易挥发和热稳定的代谢产物,也用于通过化学衍生法分析半挥发性或非挥发性代谢产物。然而化学衍生法导致分析时间长和样品处理的变异。由于衍生的不完全、降解或者副反应的发生可能会导致每个化合物产生多个分析物峰,给光谱解析和识别带来更多的挑战。最近,GC-QLT-Orbitrap 仪的发展改进了基于气相色谱/质谱用于痕量分析和未知代谢产物结构表征的代谢组学研究,具有高准确度、高分辨率、高灵敏度,能够快速扫描精确鉴定元素成分和代谢物的同位素分布。

LC-MS 通过联用 API(ESI、APCI 和 APPI)可提高灵敏度、选择性和特异性(皮克到飞克水平),用于非挥发性和热不稳定的极性代谢产物分析,其前处理比较简单。ESI 适用于范围广泛的分析物分析(高中度极性),在 LC-MS 代谢组学研究中具有自动化、精准定量和可重复性的特征。

(4) 核磁共振谱是一个高通量代谢组学技术,在代谢组学研究提供得到定性和定量信息,是一种快速、无损、非选择性和重现性好的技术。核磁共振技术检测是基于在一个磁场里代谢物共振频率检测包括它们的^{1}H、^{31}P、^{13}C、^{15}N 的 1/2 自旋核。基于 NMR 的代谢组学主要检测^{1}H 和^{13}C 核磁共振光谱。此外,^{31}P NMR 谱是专门用来测量高能磷酸代谢产物(如 ATP、磷酸肌酸)、磷酸化代谢和脂质中间体。核磁共振谱是通过体内和体外^{13}C 的核磁共振光谱确定特定位点的结合,从而用于代谢示踪剂的结构鉴定。另外,二维核磁共振谱提供^{13}C-^{13}C 标量耦合信息来确定该标记原子的确切位置。核磁共振已成功地通过^{13}C 标记营养物质(葡萄糖、乙酸和谷氨酰胺)研究人类 GBM 和 IDH 突变的胶质瘤肿瘤代谢[6-8]。磁共振波谱成像(MRSI)是一种结合 MRI 空间定位能力的化学特异性 NMR 谱的非侵入性技术,非常适合脑部疾病如脑肿瘤、癫痫病和阿尔茨海默病患者体内代谢改变的研究,不需要暴露于电离辐射。MRSI 用于确定目标脑代谢物的相对浓度。然而由于其灵敏度和谱分辨率较低,MRS 可定性的代谢产物非常有限。在需要很少或无需样品制备条件下,HR 魔角旋转(HR-MAS)^{1}H NMR 谱可以分析完整的组织，允许同时分析水和脂溶性代谢产物，并能提供关于肿瘤代谢微环境的信息。目前强磁场、微探针、低温探针、脉冲序列和同位素标记的引入能够提高核磁共振技术的性能。仅用核磁共振波谱法不适用于代谢物痕量水平的鉴定，在代谢组学分析中常常与 MS 联用。

核磁共振的优势是非选择性、高通量以及丰富的物质结构信息，而质谱则拥有更高的分辨率和灵敏度，结果没有偏向性，能够检测出生物样品中低丰度的代谢物，且代谢物的分析范围很广，定量非常准确。

4.1.5　营养代谢组学研究的模式识别技术

随着精准仪器分析技术的进步，我们获得的代谢组数据越来越精确和详细。采取一系列的数学和统计学方法最终充分获取对我们有用信息。对数据量进行简化后，明确体内代谢物来源和相关代谢途径，最终发现重要的生物标记物。通过代谢组学分析获得的营养代谢物大数据通常需要使用模式识别技术进行深度挖掘提取，对其中的信息进行挖掘，发现隐含在其中的有用信息。在各种疾病研究中模式识别技术已普遍使用，如心血管疾病、高血压、多发性硬化、癌症等。一个合适的代谢组学数据分析方法可以挖掘出数据潜在的更真实、有价值的信息，对健康、疾病有关的生物节律的探索有着重要意义。最常用的分析方法是主成分分析法（principal component analysis，PCA），其原理是对数据中的原变量进行空间旋转变换（方差最大化），获得一个新变量矩阵和误差矩阵，按矩阵特征、大小顺序确定出数据中原变量线性组合后的新变量成分。PCA 分析的目标是用较少的独立主成分代表原变量中隐含的绝大部分信息。正交信号矫正（OSC）是更复杂的分析方法，剔除一些对结果有影响的因素如环境、性别等，将一组分散的信息进行集中处理，得到几个综合指标，最后利用 PCA 描述。另外，模式识别技术中还包括有偏最小二乘聚类分析（partial least square-discriminant analysis）、正交偏最小二乘聚类分析（orthogonal partial least square-discriminant analysis）等方法。

4.1.6　代谢物数据库

目前代谢组学研究中，研究人员努力地不断完善现有的数据库，帮助科学研究者使用和理解人体内繁多的代谢物（见表 4-1），从而加快了精准营养学的研究。目前，最经典的代谢物数据库包括 HMDB，ECMDB 和 YMDB 等。HMDB 是一个在线巨大的包括所有已知和推测的体内代谢物数据库。这个数据库发展得非常快，大概有 4 万种代谢物，包括有内源、外缘、微生物代谢物质以及生物转化物质[9]。ECMDB 是另外一个在线数据库，包括 2 750 种大肠杆菌代谢物，是具有代表性的人类肠道微生物代谢组[10]。YMDB 拥有 1 730 种酿酒酵母（Saccharomyces cerevisae）代谢的代谢物库[11]。这些代谢物库为我们日常在精准营养学应用中代谢组学研究提供了重要的价值。

表 4-1 代谢物数据库

数据库	代 谢 物	代谢物数量	网 址	来 源
HMDB	内、外源、微生物代谢及生物转化物质	>40 000	www.hmdb.ca	[9]
ECMDB	大肠杆菌代谢物	3 261	www.ecmdb.ca	[10]
YMDB	酿酒酵母代谢物	16 042	www.ymdb.ca	[11]

4.1.7 代谢组学在精准营养研究中的应用

代谢组学技术在精准营养研究中得到了广泛的应用,为精准营养提供了新的手段和方法,为精准营养学研究过程中跟踪个体饮食与健康,监测个体健康、疾病状态提供了坚实的基础。膳食结构和人类疾病之间的关系问题通过使用代谢组学技术,使研究方法更加科学。代谢组学技术的使用为疾病因素和致病机理的研究提供便利,能够揭示人群膳食结构,为预防各类疾病和维持身体健康提供依据。代谢组学是了解食物对个人健康影响的基石。目前,代谢组学技术主要应用在膳食营养素如何代谢,膳食标志物鉴定以及与饮食相关疾病的研究等方面。

我们要了解代谢组学技术在精准营养上的应用,首先需要通过代谢组学技术明确膳食营养素和饮食标记物。开展与代谢组学相关研究需要研究者具备鉴定代谢物质组分的基本知识和相关经验。个体饮食模式评估仍然是对精准营养的一个重大挑战。代谢组学技术的发展为更好地评价饮食行为提供了一个有希望的途径。例如,代谢组学技术可以识别食物或营养物质,如茶多酚、小麦、含糖饮料或核桃的消费量。

靶向代谢组学和非靶向代谢组学是代谢组学常用的方法。在进行非靶向代谢组学研究时,通常首先小规模地进行两组或多组对照或者横断面研究。横断面研究方法的应用在发现生物标记物方面发挥着重要作用。在对照实验中,受试者即食或者在一段时间内重复食用给定的食物。在即食研究中,通常收集餐后 24 小时内的生物样本。任何一个鉴定出的生物标记物的确定都必须通过干预实验进行有效性验证,确保该生物标记物能够适用于一系列该类饮食研究。通过收集干预前后生物样本,进行代谢组学方面的比较进行营养学研究。

代谢组学技术也可以用来确定饮食图谱[12]。最近,利用质子核磁共振(^{1}H NMR)对尿液进行分析,评估总体饮食模式的有效性已被验证[13]。这项随机、对照、交叉试验中,19 名受试者分为四个不同饮食干预组,干预的食物保持与世界卫生组织推荐的健康饮食一致。整个干预过程严格监控食品和废物称重,每日的尿液分为三个时段收集。通过利用代谢组学分析并结合 16 000 个图谱变量,结果发现了与每种饮食模式相关的代谢图谱。其中,饮食模式 1 和饮食模式 4(最符合和最不符合

WHO 的饮食推荐的饮食模式)之间的代谢图谱具有系统性的差异。相比接受饮食模式 4 的参与者,参与饮食模式 1 的受试者尿液代谢物中有较高浓度的马尿酸(水果和蔬菜)、酒石酸(葡萄)或二甲胺(鱼),而左旋肉碱代谢物浓度较低。在另一项研究中谷物早餐和鸡蛋、火腿早餐也可以通过代谢组学的方法区分开。摄入鸡蛋和火腿作为早餐者收集的尿液中的磷酸肌酸和肌酸、柠檬酸、赖氨酸浓度高,而摄入谷物早餐者赤藓糖浓度较高[14]。

另外,进食肉类后体内能够检测到肌酐、肌酸、肉碱、肌肽、牛磺酸、1-甲基组氨、3-甲基组氨及氧化三甲胺(TMAO)等特征性的代谢标记物[15]。TMAO 也可认为是食用鱼类的生物标记物,而且灵敏度高于食用红肉。另外,通过利用代谢组学研究方法分析英国和瑞典人的尿液发现,瑞典人牛磺酸和三甲胺含量较高,说明瑞典人喜欢吃鱼类等高蛋白食物[16]。通过对尿液代谢产物进行检测,鉴定萜类和黄酮类物质等作为柑橘类水果的生物标记物。这类研究存在着一定的局限性,例如鉴定的生物标记物特异性较弱,有时候在多种食物食用后能够被检测到。因为我们日常饮食中某些食物可能包括与其他食物相同生物标记物的前提物质。例如,一项涉及饮食干预的横断面研究中发现 23% 的生物标记物与以往的研究相同[17]。在精准营养方面的研究中,食物总摄入量、每日进食次数和时间以及吃零食的习惯都需要考虑在内。通过收集准确和有效的临床观察结果是获得可靠研究结果的基础。

通过鉴定食物来源的生物标志物,科学家现在可以确定不同个体代谢同样食物的异质性。在不同的健康或不健康以及特殊条件(如不耐受或过敏)状况下,进一步明确这些食品或代谢产物可能对健康的影响结果。因此,代谢产物参考值的标准化一方面将作为精确营养食品来源生物标志物的一个重要参考。许多研究旨在准确地揭示饮食营养物质如何在体内进行代谢活动,以及阐明这些代谢产物如何在机体内对这一饮食的反应[18]。一项研究比较分析了绝经前女性食用大豆异黄酮食物,使用代谢组学方法发现异黄酮能够显著地改变血浆中的脂蛋白、氨基酸和碳水化合物的代谢水平[19]。有焦虑特质的人食用 14 天黑巧克力后,与压力相关的脯氨酸、甘氨酸和柠檬酸盐等代谢产物明显降低[20]。长时间饮用红茶和绿茶,人体代谢产物发生变化,胰岛素活性有所增强,人体血糖浓度得到降低,从而有效预防糖尿病的发生。因此,结合代谢组学进行合理化膳食调整,能有效地抵御和延缓疾病。最近的一项涉及 800 名法国健康人群的研究中,其中 185 个人的血浆代谢物用来分析,建立数据作为代谢物参考数据库[21]。这项研究的代谢组结果可以用来区分男性和女性、老人和青年人,同时能够确定人口亚群之间变异的主要来源[21]。另外,结果表明高总胆固醇水平的人也具有较高的血浆鞘磷脂和磷脂酰胆碱的含量[21]。通过氨基酸代谢组的研究可以展示特定的生理状态,并揭示氨基酸代谢之间的相关性[22]。饮食的有效性和安全性能够通过代谢组学技术实现监测。代谢组学对人体进行实时监控,调控营养失衡导致的代谢平衡失调,完成反映和改善人体健康状态的目标。因此,精准营养研究中的代谢组学可以作为反应个体健康状态的一个重要衡量指标。

代谢组学可以实现基于代谢表型差异进行的人群分类。基于基线代谢特征进行营养干预,其优点之一是可以针对不同人群提供精准营养方面的建议。例如,低度炎症是胰岛素抵抗发生发展的一个重要参考因素,在精确营养方面减轻炎症状态的营养策略是一个有效的干预方法[23]。通过鉴定血浆脂蛋白和脂肪酸,心血管疾病生物标志物,胰岛素和空腹、餐后血糖水平,能够区分对一个特定营养干预治疗有反应和无反应的受试者[24]。此外,在超重和肥胖青少年人群中开展饮食干预研究,结果表明其代谢表型如n-3多不饱和脂肪酸、维生素 C、维生素 E 发生改变,也影响多酚抗炎混合补充剂改善胰岛素敏感性的效果。另外,代谢物组成成分如高水平的胰岛素抵抗和胆固醇能够有效地作为营养补充治疗效果的预测因子[25]。

在实现精准营养应用的过程中,通过研究遗传变异以及其与营养摄入、饮食习惯以及其他生活方式的相互作用,使得对特定营养干预反应不同因素的了解不断深入。大型的 PREDIMED 是一项鉴于地中海饮食对心血管健康的研究,通过多中心、随机、对照试验,研究地中海饮食方式对有心血管高风险特征受试对象心血管健康状况的影响[26]。其中,基于通过 14 项 MEDAS 问卷调查受试者以前的饮食习惯,提供给受试者符合地中海饮食模式的个性化的饮食建议,其中包括大量使用橄榄油烹调,食用蔬菜和新鲜水果,豆类、鱼类或海鲜、坚果和种子、选择白肉而不是红色和加工肉类,并经常用番茄、大蒜和洋葱烹调。建议受试者减少如黄油、糖饮料、糕点或炸薯条等食物的消耗。在这项研究中,转录组学、基因组学、表观基因组学、代谢组学、表型分析(血脂、炎症标志物或血压)和病情鉴定(心肌梗死、卒中、心血管疾病和死亡),以及饮食评估问卷综合使用。使用遗传、表观遗传学、转录组学、蛋白质组学和代谢组学鉴定生物标志物,揭示地中海饮食影响健康状态的机理。此项目也通过利用代谢组学技术如液相色谱和质谱分析法分析了食用核桃和可可的代谢表征,从而更好地提供了特定膳食营养素暴露评估结果,进一步提高复杂膳食模式评估水准。

Food4me 项目从 2011 开始由一个国际财团基于可靠的膳食评价、深度表型(代谢表型)和基因型三个基本要素,把当前的营养知识转化为饮食和营养建议。Food4me 项目使精准营养在应用上又向前迈进了一步。一项大型随机对照试验涉及为期六个月的营养干预,利用饮食评价进行评价。营养干预分为常规饮食建议,基于基线饮食习惯和表型的个性化营养建议,以及基于饮食习惯、表型和基因型提供个性化营养建议。使用在线版 FFQ 完成了基线饮食的评估,结合测量体重、身高、腰围、臀围、血糖、总胆固醇、类胡萝卜素、n-3 脂肪酸指数、32 个脂肪酸和维生素 D 等指标来完成。基于遗传信息的个性化营养建议是基于与 BMI、体重、腰围、n-3 多不饱和脂肪酸、脂肪摄入,饱和脂肪和叶酸相关的基因位点来实现。这种研究设计也可以用来检测个性化营养建议的有效性,例如地中海饮食。值得注意的是,该项目中的个性化营养建议的基础是营养摄入评估。在研究过程中,研究者通过 FFQ 收集膳食数据,为受试者定期提供有关增加或减少摄入特定营养素的反馈建议。另外,除了传统的参数(BMI 和腰围),利用代谢组学技术手段进行了深度表型分析(葡萄糖、胆固醇、类胡萝卜素和血脂)。最近,该项目研究结果报道了饮食摄入,深层次表型和基因型三方面的进展。重要的是该项目报道了代谢组学信息可以作为一种营养干预效果的预测因子。例如,研究结果发现基线脂肪酸组成能够预测个性化饮食干预对胆固醇的影响。

另外一项使基于 800 位法国人的队列研究结合连续监测血糖和代谢组学等组学手段开发了一种用于血糖反应预测的膳食策略[21]。为了实现这一目标,他们监测了受试对象对将近 47 000 顿饭的反应,结果发现受试者对同一餐的反应具有高度变异性。他们基于计算机算法建立了对膳食的摄入的血糖反应预测模型。在 100 人的独立队列中对这一预测模型进行了测试。最后,26 名受试者接受了随机控制的饮食干预,结果显示该算法正确地预测了餐后对特定食物的反应。

4.1.8　小结与展望

目前在精准营养学领域,我们拥有先进的分析手段和数据处理平台,代谢物组学技术有了一定的发展。但是在营养学研究中的应用问题仍然需要进行大量的科学分析和研究。代谢组学有利于我们对精准营养学研究进行充分论证和补充。提高现有代谢组学技术研究方法,从而能更好地发挥代谢组学的价值。综上所述,本章从不同角度阐述代谢组学在精准营养上的应用,强调代谢组学在营养学领域的重要性及其意义,以便成功地将基础知识和临床知识转化为有效的精准营养干预。

4.2　营养基因组学与精准营养

随着人类基因组图谱绘制的完成和近年来高通量测序技术的发展,越来越多的研究逐渐认识到不同个体中参与营养素的吸收和代谢的调控基因存在差异,并且基因位点的差异可以通过影响代谢酶的活性并进一步影响个体对营养素的需求。以基因组学为基础衍生出的精准营养,主要围绕营养与遗传因素及相互作用关系对健康的影响,结合个体遗传背景、生活习惯、肠道特征和生理状态等因素制订出安全高效的营养干预措施,并逐渐发展出助力营养慢性病的预防干预策略。营养基因组学、蛋白质组学、代谢组学等基础理论学科的发展,正将传统营养逐步向精准营养迈进。对特定的个体在正确的时间提供科学合理的精准化营养干预方式是现代营养学的发展方向,也是能真正惠及民众、达到防病治病实现全民大健康的重要举措。

4.2.1　营养基因组学概述

基因与环境是影响生命活动的两个重要因素,膳食是我们最能直接接触到的首要环境因素之一,膳食因素与人类健康的关联一直是营养学研究的热点。近年来随着基因组学(genomics)、生物信息学(bioinformatics)及生物技术等领域的发展与成熟,现代营养学已经进入到利用分子生物学和基因组学研究手段,研究营养素如何对生物体的基因转录、表达翻译和代谢机制产生效应的多学科交叉时代。营养学领域对膳食与基因交互作用的研究,也随之应运而生营养基因组学这一学科概念。营养基因组学强调个性化营养的概念,研究基因和饮食如何相互作用,并制定出相应的策略作用于公共卫生和疾病预防以及疾病治疗的新领域。

对于一些与营养素缺陷相关的常见单基因疾病比如苯丙酮尿症、半乳糖血症等,这种由于单个基因突变而引起的疾病特征,往往通过明确病因后给予精准的营养干预就可以达到较好的治疗和预防效果。然而现在大多数的获得性慢性病(如心脏病、癌症等)都是多基因共同致病,并且是基因-环境共同作用的结果。基因可以编码影响环境稳态的作用因子来发挥功能,同时环境因素可以进一步影响基因的特异性时空表达。基因与环境的共同作用有时会混淆遗传因素与环境效应在特定疾病类型发生中的作用。比如急性心肌梗死,这类病人尽管会出现家族性病史,兄弟姐妹中发病现象,然而在同一家庭的父辈或祖辈的发病并不会影响晚辈的发病情况,也就是说遗传并不是导致急性心肌梗死的必然因素。在这种情况下,我们无法断定遗传和环境因素各自作用于该疾病的影响程度。事实上,基因和环境都不是孤立存在的实体,它们互相作用且彼此影响。例如冠心病现在是全球病死率最高的疾病之一,在一项遍及 52 个国家人口居住地的调查研究发现,9 个已知危险因素可致心肌梗死,分别包括吸烟史、高血压、糖尿病、腰臀比、饮食习惯、体力活动、酒精、血载脂蛋白和社会心理因素,上述因素可以解释90％的男性发病者的病因风险和 94％女性患病风险[27]。不难发现,上述风险因素中的饮食习惯和饮酒倾向都可能会受到基因遗传因素的影响;然而这九个因素中有六项都是与他们自身的膳食模式密切相关,所有这些风险因素也都是可以通过膳食调整的,足见营养状态与我们的健康水平的密切关联程度。事实上,现代营养学术语"营养遗传学"(nutrigenetics)指的是基因组的遗传构成如何调节营养物质的反应以及"营养基因组学"(nutrigenomics)指代营养物质如何影响基因表达的概念相互交织在一起,它们反映了营养与基因的相互作用,在很大程度上可以理解为一枚硬币的两面性。

营养遗传学/营养基因组学的研究已经进入到功能性食品领域,更多的现代营养保健品与现代分子营养融为一体,受到越来越多公众和各方媒体的关注。生活中我们会发现这样的现象:为什么有的人吃得很多却很瘦?有些人吃得很少,却成为"喝白开水都会长胖"的胖子?有些人很注意保养还是容易生病?有些人一天抽三包烟却没什么事？现代营养基因组学给出的解释是罪魁祸首可能在这个人自身的基因差异。遗传构成的差异不仅可以决定某些特定营养物质的代谢能力（如脂肪和乳糖），还决定对某些疾病的易感程度。现代营养学家致力于研究如何通过调节膳食摄入来预防或延缓某些疾病，强调个性化营养的概念及其在公共卫生和疾病预防中所发挥的作用，这是对营养遗传学/营养基因组学的机遇与挑战，也是这个新学科独特的机会。营养基因组学的发展不仅加深了营养学在预防医学、临床医学，遗传学、分子生物学和系统生物学中的根源，同时也提供了一种独特的思路将亚细胞，细胞和临床动物实验模型在更为广泛的领域得以应用，并且是将最前沿的科学研究应用于服务全民大众的利好契机。

4.2.2 营养基因组学的研究内容

营养基因组学是研究营养素与基因之间相互作用及其对人类健康的影响，并在此基础上建立基于个体基因组特征的膳食干预方法和营养保健措施的一门后基因组时代的交叉学科。营养素与基因间相互作用的认识起始于 1908 年英国科学家 Archibad E. Garrod 首次提出"先天性代谢缺陷"的概念，比如半乳糖血症、苯丙酮尿症等这类疾病，都是由于代谢酶基因发生突变导致代谢酶缺乏，进而造成某些营养素在体内堆积或缺乏，并导致相应疾病的发生。之后，分子营养学的相关研究已经开始，并逐渐得到高度关注。随着基因组学的发展和人类基因组计划的实施和完成，各种组学研究相继蓬勃出现，营养基因组学进入真正意义上的后基因组研究时代。

纵观人类历史，饮食影响基因的表达，导致表型能够成功地应对不断变化的环境挑战，进而促进食物资源更为有效地开发和利用。营养基因组学一方面研究营养素对基因表达调控的影响，另一方面研究个体基因组序列变异对营养素吸收、代谢和生理功能的影响，以及两者之间相互作用对疾病发生发展的影响（见图 4-3）。

4.2.3 营养素对基因表达调控的影响

营养物质可以在基因调控以及信号转导水平上，通过作用于转录因子或通过调控表观遗传改变如甲基化影响调节基因的表达，并进一步改变染色质结构和蛋白质功能。基因表达谱的全局变化可以代表分子"特征"反映特定营养物质的暴露状况。生物体在特定发育阶段或生长环境中，都涉及多个代谢通路在系统层面上交互作用和互相调控，这也是不同疾病发生的诱因。基因组学和表观基因组学并不能完全解释膳食因子对表型改变的影响，基因转录速率的变化（也就是转录组学）可以反映细胞的实时代谢过程。食物中的生物活性成分包括必需和非必需的营养素，都可以调节基因表达模式，它们对基因转录和翻译的影响不仅是浓度，同时也依赖与特定的时间和空间[28,29]。

通过检测外周血中单个核细胞中 mRNA 作为目标靶组织变化的替代物，可以很容易获得特定个体的实时血液中全局基因的表达水平。将这些类型的信息整合到现有的

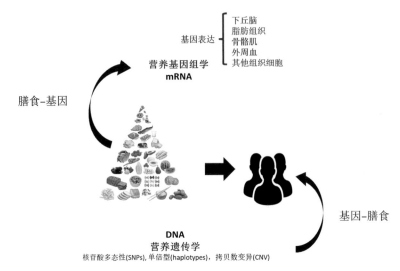

图 4-3 营养遗传学和营养基因组学概览

基因型对特定膳食营养摄入后产生的效应(营养遗传学)和特定膳食营养摄入对基因表达的影响

生物数据库中,对于我们从分子水平理解疾病与可能的营养物质暴露关系提供了有效的途径。比如研究发现在消耗高蛋白质或碳水化合物早餐麦片几小时后,白细胞中表现出特定的基因表达模式[30]。高碳水化合物早餐的摄入导致了糖原代谢基因的不同表达,而高蛋白早餐的摄入导致了蛋白质生物合成中涉及的基因的差异表达。这项研究认为血液白细胞的基因表达变化可能与早餐中大量的营养成分、饮食的消耗以及对乙酰氨基酚的暴露有关。同时也阐明了血液中基因表达谱在人类饮食暴露干预研究中的应用潜力。根据个体转录组特征,营养师可以为不同的个体制订个性化的饮食风险预测模型,并采用丸剂方法给予食物或特定的膳食组合。目前组学研究的难题在于尚不清楚血液是否真实地反映了目标组织的变化,因此可能需要其他更相关的细胞类型的分离与提取。另一个低血糖负荷饮食与传统饮食的比较研究中,科学家发现前列腺活检可有效检测由低脂向高脂饮食发生转变过程中引起的转录组变化。需要注意的是,转录组模式在生理意义的解释仅仅体现了在特定条件下的瞬时效应。此外,mRNA 的表达丰度与蛋白质活性水平并不一定是成比例的,这也限制了其作为预测蛋白质应答活性的指标的整体效用。现在越来越多地使用代谢组学和蛋白质组学来识别暴露的生物标志物,用以区分不同饮食习惯的个体。

科学家们已经开始利用最新的高密度寡聚核酸微阵列技术,为了比较不同年龄阶段的小鼠(成年和老年)肌肉部分组织基因表达的变化探索与衰老相关的基因。并且进一步检测了能量的供应对机体衰老的影响。这项研究中,Rao 等人分别对低硒含量的口粮和高硒含量的口粮的 C57BL6 小鼠的小肠内的基因表达进行检测,发现这两组存在显著的基因表达数目和表达量的差异：其中增高表达的基因主要与 DNA 损伤，氧化诱导、细胞增殖等基因有关；降低表达的基因主要有谷胱甘肽过氧化物酶、P450 3A1、2B9 基因等。因此，结果双重实验证实，硒含量可能参与调节与消化道类肿瘤形成有关的多个途径。转录组学为我们提供了很好的描述人体在摄入特定食物或营养组分后细胞内的代谢反应。细胞中基因转录组变化的风险监测对于特殊营养素如何通过影响一个或多个生物过程，进而导致疾病发展和/或肿瘤生成行为的风险提供了重要的视角。

4.2.4 基因结构变异对营养素代谢的影响

营养物质和食物中生物活性物质的生物效应依赖于一系列生理活动过程，包括吸收、运输、生物转化、摄取、结合、储存和排泄及细胞作用机制，如与核受体结合或转录因子调控过程。这些过程中的每个环节都可能涉及几个基因，每个基因都有常见的核苷酸多态性，它们编码的基因功能的改变都可能最终会影响其与膳食食物中活性物质的生理作用过程。基因对膳食的作用研究，主要探索基因如何通过感官、反馈机制或能量内稳态途径来影响个体对食物偏好的方式[31]。建立食物偏好性的遗传基础有助于发展针对特定基因型或种族的新型食物产品，也可以解释一些食物与慢性病风险研究之间的不一致之处。

随着人类基因组计划的研究扩展，认为人类基因组的遗传变异越来越复杂。单核苷酸多态性（SNP）是最常见的序列变异形式，它是指在基因组水平上由单个核苷酸的变异所引起的 DNA 序列多态性。遗传多态性在至少 1% 的人群中都存在，尽管一些常见的多态可在多达 40%～50% 的人口中都有发生。有些遗传多态性可能不会改变基因编码蛋白质的功能，但有的也可能导致基因产物的结构或功能发生显著变异。人类基因组中有超过 1 千万个 SNPs 在公共数据库中有过报道[32]，这可能是不同个体在营养代谢和对某些疾病易感性差异的重要分子基础。迄今发现，维生素 D 受体、载脂蛋白、亚甲基四氢叶酸还原酶、乳糖酶等基因多态性对相关营养代谢和疾病的发生都有显著影响。现已确认的一批与人类营养和健康状况直接相关的基因多态性列表。其中维生素 D 受体基因（VDR）的多态性位点与钙稳态的研究，就是能解释遗传多态性、营养元素与疾病之间关系的强有力的案例。VDR 基因位于第 8 内含子的 Bsm1 的多态位点分别对应等位基因 B、b，研究发现其多态性与骨密度相关。携带不同等位基因的人对钙质的吸收量存在明显差异，因此对携带不同等位基因的人应当采取对应的钙质摄入量标准。另外，认为维生素 D 是预防结直肠癌的保护因素，当钙摄入量低时，结肠直肠癌风险增加。VDR 基因的另一个多态性位点位于 2 号外显子 Fok1 位点（等位基因为 F 或 f），研究发现 f 等位基因对维生素 D 的反应低于 F 等位基因，携带 f 等位基因的个体在伴随着钙吸收量的减少和较差的骨骼健康的同时，结直肠癌的发生风险率显著增加[33]。因此，我们需要注意个体基因多态性的变化，拷贝数变异等是如何涉及癌症进程并改变疾病风险的。尽管使用营养遗传学来预测食用特定营养元素的风险或益处领域的研究仍处于起步阶段,相当多的证据表明,饮食诱导的表观遗传异常也是如此,是影响癌症风险的最重要因素之一。

基因中拷贝数变异是遗传变异的另一个主要来源,也是影响食物反应的重要因素。比如观察到的淀粉酶基因拷贝数的增加,则相应的淀粉酶活性显著增加就是一个典型案例[34]。有研究者提出,拷贝数变异大约占 25% 的基因组变异。近几年来,大量的全基因组关联研究(GWAS)用于鉴定导致包括癌症在内的复杂性疾病的致病基因。然而事实却并没有这么简单,生物系统的复杂性决定了遗传变异必须与内在的生物学过程联系在一起。营养遗传学家正在考虑加入饮食变量来解释更多复杂疾病的发生机制。其他几种基因组结构的变异包括核苷酸重复、插入和缺失等,都可能改变基因功能进而影响个体对饮食的反应。另一个典型例子是如何用营养基因组学来阐明饮食因素中咖啡对心脏病特定作用的研究[35]。早些年中对咖啡与心脏病关联的研究结果各执一词,咖啡可能增加心脏病风险、降低风险甚至没有效应均有过报道。尽管咖啡是一个相当复杂的饮料,含有大量的具有生物活性的化合物,但它作为几个典型人群中咖啡因的主要来源,所存在的咖啡因可能对人的心血管系统存在危害。最近有研究发现,认为携带某种基因的个体是“慢”咖啡因代谢者,这类人群摄入咖啡因咖啡会增加个人心脏病发作的风险;在“快”咖啡因代谢者中并没有发现咖啡因与心脏疾病风险的关联性。

现在已发展出多种实验方法可以用来识别基因组中可以调节饮食偏好性的遗传变异,常见的筛选候选基因的方法是基于其已知的或推定的功能选择特异性基因。比如根据基因中 SNP 的数目以及它们是否有已知的功能效应,可以使用单独的 SNP 或组合 SNP 来进行相关分析,比如单倍型研究。现在的研究已经开始应用全基因组扫描技术来验证之前未知的遗传变异位点是如何改变对饮食的反应。了解个体差异的遗传基础对于食物中活性物质的反应,有助于我们更精确评价食物中特定化合物及其代谢物质暴露,并评估其对人体健康和疾病风险的影响。确定饮食与基因的相互作用关系不仅有利于我们制订个性化的饮食建议,而且还通过提供可靠的科学证据将特定的饮食化合物与健康联系起来,用来帮助改善公共卫生和国民健康状况。

4.2.5 营养基因组学的研究方法和技术

营养素参与影响遗传信息的传递过程可以发生在不同的调控水平。基因组学、转录组学、蛋白质组学和代谢组学方面的发展,已经进入到能够更快速和全面地了解生物活性化合物如何影响人类健康的阶段[36]。通过将不同的技术应用于细胞培养以及动物或人类研究,膳食生物活性化合物都可以进行潜在的健康促进测试。不同的实验方法有它独特的优势,但也有一定的局限性。比如体外动物试验、临床研究和流行病学调查相结合,可以帮助我们了解特定营养物质和食物生物活性剂在维持中最佳人体健康状态下的必要作用。在人类学研究中,各种"组学"技术的结合,会伴随着收集特定人群的关于营养、生活方式、临床、生理、人口统计的数据和环境因素进行综合关联分析。近年来越来越多的研究关注于人类肠道微生物菌群之间的相互作用以及微生物与宿主基因组之间的相互作用,也是营养基因组学的重要研究方向。随着复杂性数据的收集和积累,大而复杂的数据集需要生物信息学家处理采集、管理、存储、检索和分析这些高通量数据集,也需要系统生物学家结合生物信息学方法进行管理和解释。

流行病学研究与实验设计研究的另一个关注点是饮食/环境暴露剂量与人类 DNA 遗传变异的关联。例如著名的 DNA 芯片,又称基因芯片或微阵列(microarrays)目前广泛用于遗传变异检测的技术。基于 DNA 碱基的互补配对的技术原理,把 DNA 或 RNA 分解为一系列碱基数固定交错且重叠的寡核苷酸并进行测序,然后进行序列拼接。主要流程包括:① 将待测基因酶切成大小不一的片段;② 荧光定位标记后与 DNA 芯片杂交;③ 用激光共聚焦荧光显微镜扫描芯片。原理是基于生物标记得到激光激发后发出荧光,根据其荧光的强度与 DNA 杂交程度有关。最后,根据探针的位置和序列,探索并确定靶序列相应基因的序列或表达及突变情况。该技术可以检测特定营养素作用于整个细胞、机体内不同的器官和组织甚至整个系统后,不同基因型背景下的表现出的个体差异。

随着高通量的新型测序技术的发展,越来越多的应用二代测序技术在全基因组 genomic DNA 水平上扫描并检测突变位点,进而揭示个体差异的分子和蛋白表达基础。高通量测序技术,相对于传统测序而言是革命性的改变[37]。它可以一次对几十万到几百万条不同的 DNA 分子进行序列测定,因此也称其为下一代测序技术(next generation sequencing)。高通量测序使得对一个物种的转录组和基因组可以同时进行全局分析,所以又称为深度测序(deep sequencing)。以转录组 RNAseq 为例,主要流程包括:① 样品提取总 RNA 后;② 用带有 Oligo(dT)的磁珠富集 Mrna;③ 将得到的 mRNA 使其断裂成为短片段,再以片段后的 mRNA 为模板;④ 用六碱基随机引物(random hexamers)合成 cDNA 第一链;⑤ 加入缓冲液、dNTPs、RNase H 和 DNA polymerase I 合成 cDNA 第二链;⑥ 经过纯化、末端修复、加碱基 A,加测序接头等步骤,经琼脂糖凝胶电泳回收目的大小片段并进行 PCR 扩增,从而完成整个文库制备工作。经过上述程序,文库用主流测序平台 Roche 454 或 Illumina HiSeq2000 等进行测序。基于转录组水平进行的全转录组测序,可以开展可变剪接、编码序列单核苷酸多态性(cSNP)等研究;或者进行小分子 RNA 测序(small RNA sequencing),通过分离特定大小的 RNA 分子进行测序,从而发现新的 microRNA 分子等。值得注意的是,在转录组水平上,新型的与染色质免疫共沉淀(ChIP)以及甲基化 DNA 免疫共沉淀(MeDIP)技术相结合,可以检测出与特定转录因子结合的 DNA 区域和基因组上的甲基化位点。

营养基因组学研究中有多个过程会涉及表观遗传学,包括 DNA 甲基化、组蛋白修饰、microRNAs 以及其他非编码调控 RNA 和染色质建模。表观基因组学的分析技术，比如甲基化分析、组蛋白分析以及分离分选技术，通过解析相关转录因子结合位点、染色质高级结构等基因信息都可以有效地研究营养物质影响基因结构并调控基因表达的作用机制。染色质免疫沉淀-测序技术(ChIP-Seq)也是一种 DNA 测序技术，以及 methylC-Seq 技术可以检测 5-甲基胞嘧啶(5-methylcytosine,5-mC)修饰位点方法，都可以检测基因组中特异性组蛋白修饰位点。理论上，methylC-Seq 技术就是将原有的 Bisulfite Sequencing(BS-Seq)方法优化，过去的标准 DNA 测序方法无法将 5mC 和碱基里的胞嘧啶区分开来，而现在用亚硫酸氢钠再次处理 DNA 的时候，由于这种化合物能将未修饰过的胞嘧啶变成尿嘧啶(U)，从而使得 DNA 测序仪上显示为胸腺嘧啶(T)。所以，比较处理后和未处理的样品，就能检测出已经接受甲基化修饰的碱基。另外一种 TAB-Seq 方法(Tet-assisted bisulfite sequencing,Tet 辅助重亚硫酸盐测序法)是利用广泛认可的新一代 DNA 测序方法实现了对哺乳动物基因组所有 5-hmC 的精确定位。TAB-Seq 利用 TET 蛋白的活性将 5-mC 氧化为 5-caC。在用亚硫酸氢钠处理时，5-caC 就像未修饰的胞嘧啶一样转化为尿嘧啶。该方法先用 β-葡萄糖基转移酶将 5-hmC 糖基化保护起来。随后用 TET 处理 DNA，使其他甲基化胞嘧啶转变为 5-caC。最后再用重亚硫酸盐处理 DNA。在测序过程中，所有胞嘧啶和 5-甲基胞嘧啶都被读为 T，而 5-hmC 仍然为 C。将这一数据与标准重亚硫酸盐测序生成的数据相比，可以帮助确定哪个碱基包含何种修饰。另外质谱分析方法也是常用的技术手段。比如，Bruker Daltonics 公司的傅立叶变换离子回旋共振(FT-ICR)质谱仪，可以进行蛋白质组学分析，帮助发现新的基因修饰，通过 ChIP-seq 追踪了基因组中这一标记的分布，可以发现营养物质参与基因调控过程中转录起始位点，增强子，激活基因有关的作用机制。

4.2.6 营养基因组学的应用实例

传统的营养学研究关注于同等营养元素摄入情况下的不同个体的表现，其中包括成人/儿童对照，男性/女性对照等。大多数国家的膳食指南会给出某种必须营养元素缺陷会导致的疾病。典型的营养指标就是推荐膳食容许量(recommended dietary allowance,RDAs)，以此来定义大多数人在保证健康水平下每日所需营养素的摄入量。RDAs 定期更新以反映最新的研究进展，但近年来慢性病中与营养有关的疾病呈现出快速增长的趋势。随着研究的深入，这种普遍适用于每个人的饮食摄入标准，在个体差异性方面有着很大的局限性。现在营养学科学家们，希望开发可制订个性化饮食的工具，仅仅通过输入年龄、性别、身高、体重和体力活动水平等，可以得到个性化的个人的饮食标准食谱。近年来，营养基因组学和营养遗传学的研究取得了大量进展，基础的临床指标已经远远不足以给出可靠的膳食指南，研究人员调查了基因和基因变异对饮食需求的影响，营养学家发现结合个人基因型信息可以制订更为精准而有效的健康膳食指南。虽然动物模型和系统生物学方法可以用来探索这些因素在基因通路上的相互作用、对人类的外推和临床应用目前还没有得到广泛的应用。然而利用营养遗传学手段，深入理解遗传背景对健康和疾病的作用越来越可能帮助我们实现的个性化精准营养。营养专家正在学习分析基因和遗传变异、饮食、生活方式和环境的信息，以发展基于基因组成的营养策略。

4.2.7 基因多态性与营养干预在优化人类健康状态研究中的应用

乳糜泻(coeliac disease)是个性化营养的一个典型应用案例，这是一种由于对谷蛋白中麦胶蛋白过敏引发的慢性消化肠道疾病。这种使人虚弱的疾病由于不能耐受含谷蛋白食物，因此只能通过严格控制饮食来预防[38]。乳糜泻在双胞胎中可达到大约75%的致病一致性，研究发现携带 HLA-DQ(DQ2 和/或 DQ8)基因变异的个体与该疾病的发展显著相关[39]。这种基因缺陷表现出较高的患病风险，但并不是致该病的必要因素。乳糜泻现在唯一可持续治疗方法是严格的终身无谷蛋白饮食，避免小麦、黑麦、大麦及相关产品。为此目的，大量的无谷蛋白产品正在成功上市。尽管现在基因筛查并没有应用于该疾病的识别与鉴定，不久的将来这将是一个潜在的应用。

肥胖是另一个可以应用营养学知识进行预防的很好案例。随着现代生活水平的提高，肥胖已经成为越来越多国家严重的亚健康指征。对与肥胖的营养学指导建议除了传统的卡路里摄入与消耗平衡的指导原则之外，营养基因组学最新的研究进展发现可以针对个体所携带的肥胖相关基因型进行个性化饮食和运动指南建议。Arkadianos 等人针对参与代谢过程中的 19 个基因中的 24 个变异位点，开发了一种个性化的卡路里控制饮食表进行了减肥计划的研究[40]。他们招募了 50 位研究者在减肥期间进行营养摄入的优化管理方式，分别制订了适合其基因型的饮食建议和锻炼方式，对照组中 43 位研究个体给予通用的饮食和运动建议。结果表明，接受个性化饮食建议的小组在减肥期间表现更好，而且在减肥期后一年内的维持情况也更为良好。另一项在新西兰奥克兰的试点研究中，研究人员招募了 68 位携带四个基因中 5 个变异位点的肥胖参与者(BMI>25 kg/m²)，与 17 个对照组中非超重个体进行了比较研究。通过量身定制的个性化饮食并连续追踪 6 周，这项研究得到了类似于 Arkadianos 等人的研究结果，所鉴定的 5 个 SNP 中有 1 个与运动表现出明显相关性。根据 4 个关键基因的变异对个体进行分层，通过联合饮食和运动干预，研究者发现携带这些基因型变异的个体对运动表现出排斥反应，在增加锻炼强度的时候，他们会较难以接受最佳的健康建议。

亚甲基四氢叶酸还原酶基因(MTHFR)是营养遗传学呈现基因营养相互作用的一个众所周知的例子。这个酶在叶酸代谢通路中将 5,10-亚甲基四氢叶酸转化为具有生物学功能的 5-甲基四氢叶酸。5-甲基四氢叶酸进一步进入甲基传递通路，通过同型半胱氨酸的重新甲基化过程间接为 DNA 甲基化和蛋白质甲基化提供甲基并且使血液中的同型半胱氨酸水平保持在一个较低的水平。研究发现 *MTHFR* 基因的一个特定 SNP 位点(C677T 和 A1298C)与同型半胱氨酸水平升高有关。这类个体的血液中,特别是如果饮食中叶酸缺乏,MTHFR 酶的缺陷会使得血液同型半胱氨酸水平升高,这会引发炎症、心脏病、出生缺陷、怀孕难,潜在的解毒能力受损等一系列病理变化。因此,叶酸缺乏这个营养问题由此而引起广泛的关注。

在老龄化人群中,运动的认知丧失和神经控制变得越来越重要。研究发现相关特定基因变体的出现,可能是加速阿尔茨海默病和帕金森病发展的原因。例如,载脂蛋白 E 是其中主要的胆固醇载体蛋白,编码变异型载脂蛋白 E4 是阿尔茨海默病的显著风险因素,而帕金森病部分是由磷脂酶的激活引起的脂质过氧化。针对有遗传倾向性神经退行性疾病的研发预防策略,有着迫切需求。尽管在啮齿动物模型中使用了膳食营养素补充剂,对于具有遗传易感的阿尔茨海默病或帕金森病取得了令人满意的结果[41,42],但目前的研究基础仍不足以制订出阿尔茨海默症基因型特异性的膳食建议。

4.2.8　基因组学在营养和健康的相关性研究中的应用

1) 营养转录组学在人类健康中的贡献

营养转录组学是转录组学在精准营养的应用。在 mRNA 表达水平研究在特殊营养物质添加或不同营养状况下某个细胞或细胞群体内的全基因组转录状态。转录组学技术广泛应用于特殊营养物质添加及膳食防癌干预的研究中。例如,萝卜硫素(SF)是从西兰花中提取的一种植物化学物,Trake 等采用基因表达阵列分析及 RT-PCR 方法对暴露于适宜浓度 SF 的 Caco-2 细胞(人结直肠肿瘤细胞)内的基因表达谱进行分析。结果表明,当暴露浓度 50 μmol/L 萝卜硫素时,有大约 106 个基因表达水平出现 2 倍以上的升高,63 个基因表达水平下降为原水平一半及以下。而这些差异表达基因中大多数以前都未发现受萝卜硫素调控,该研究结果表明,萝卜硫素对基因表达具有复杂的调控效应,因此,食用西兰花产品可能通过多种潜在的分子信号通路机制降低肿瘤发生风险。因此,通过转录组学考察给定条件下生物体代谢通路中的实时状态,可以有效地针对不同的疾病类型给出更为精确的细胞内调控信息。

2) 营养基因组学在癌症控制与管理中的应用

据估计,截至 2020 年全球癌症发病率预计将上升 50%,各个国家政府和相关研究机构都在加紧讨论适当的预防策略。这些预测指出发展中国家和发达国家都存在一个可预防的重大公共卫生问题。医疗从业人员是否准备好应对这场重大的社会问题及其可能带来的经济影响尚待商榷。

1981 年 Doll 和 Peto 提出饮食占据癌症发生风险 30% 的因素[43]。自此以后大量的证据指出,多种膳食成分改变均可影响癌症的发展进度[44]。现代研究结果表明在几乎所有的癌症病例中,包括乳腺癌、前列腺癌、结肠癌、肝癌和肺癌等均与饮食摄入量有关[45]。世界癌症研究基金会和美国癌症研究所在调研数大量发表文章的基础上得出报告，在世界范围内饮食对癌症的发生都有显著的影响，但影响程度仍需依赖于特定癌症类型所消耗的特定饮食。

现在基因检测已经可以用于 1 700 多种疾病的诊断（http：//www. ncbi. nlm. nih. gov/sites/GeneTests/），这些数据库的开放使得利用因组信息制订个性化的干预策略成为可能。药物遗传学检测已经应用于预测药物疗效的有效策略，然而营养遗传学尚且没有发展到这个阶段。药物遗传学利用基因多态性信息预测药物在运输和代谢过程中多大程度上产生应答反应，从而计算引起应答所需的剂量。同样地，饮食因素在运输和代谢过程中的遗传变异可能会改变它们对癌症的作用。Moy 等研究人员发现谷胱甘肽 S-转移酶 M1 或 T1 多态性可用于预测降低胃癌的风险所需的异硫氰酸酯的量[46]。在一项上海男子的队列研究中，那些不含 T1 多态位点的人群只需较少量的异硫氰酸酯就可降低胃癌风险率。类似地，多个 P450 多态位点的联合信息有助于预测结直肠癌中那些可能受益于有限肉类品摄入的人群[47]。另一项流行病学的调查研究发现，一个大约患病风险为 20％的人群中，约有 5％的人群患病风险升高了近 50 倍，因此一个有趣的问题是，是否在仍存在许多不确定因素的同时，目前的全球公共卫生现状的通告究竟有多大程度的准确性。我们相信这些不确定因素不是全部风险，但对于某些特殊的个体可能是会有较大健康隐患风险的。过氧化物酶体增殖激活受体 δ 多态位点（789 C-T）可以帮助阐明在过多摄入鱼类食物的人群中哪些人受益最多，哪些人存在风险隐患。这些研究都为我们揭示了营养遗传学、饮食和癌症风险三者之间有趣的关系。

癌细胞的特点是通过改变新陈代谢来维持其迅猛的繁殖速度。已经证明 n-6 和 n-3 多不饱和脂肪酸差异影响与炎症相关的基因表达（例如 TNFα，IL-1b，IL-6，IL-18），血管生成（例如 VEGF，PDGF，IGF-1，MMP-2）和增殖（例如细胞周期蛋白，p53，Wnt，PTEN）并且由此可以控制肿瘤发生。在慢性期炎症中，研究者也已经在细胞中观察到一些相关变化包括 DNA 损伤的增加、DNA 修复通路的缺陷、细胞增殖、抑制细胞凋亡和促进血管生成和侵袭等过程。

营养基因组学在癌症治疗领域的重要作用仍然需要更多的研究，因此应用营养基因组学评估不同人群中个体营养需求在遗传学基础上的饮食的方案，对于预防和治疗慢性病有着重要作用。更多强有力的研究用于支持个体遗传背景与饮食之间的关系，将会让每个人都受益基因组革命。

4.2.9 营养基因组学展望——未来的个性化营养学

将基因组信息应用于营养研究所获得的知识除了提供更合理的个性化饮食建议之外，也将用于改善和制订基于特定人口的饮食建议的证据来源。在营养基因组学领域的发现应该转化为更有效的饮食策略，通过确定独特的预防目标来改善全民整体健康状况。目前美国和欧洲正在进行大规模的营养基因组学国际举措，以补充现有的举措与实际情况的差距。个体基因组测序已经在精准医学领域开展得如火如荼，在营养遗传学领域进行重复和创新研究验证仍具有重大社会应用价值，这是用来改善全民健康状况的关键举措。

个性化营养策略的推动也受到日益增长的科学研究的推动，越来越多的针对个体化需求的一整套预防或治疗疾病的医疗产品正在逐渐面世[48]。个性化制药公司推进产品进入市场的路线虽然很缓慢，但显示出巨大的潜力，该领域每年因不良药物反应而死亡的人仍在以较高的数目不断增长。比如一些药物可以作为某些推荐药物代谢基因或其他影响基因表达的基因的变体，通过测量对药物的个体反应收集的信息可以适用于药物选择和/或剂量优化，剂量优化极大地影响了个体化治疗的效率。知名乳腺癌药物他莫昔芬疗效的变体是这个领域中正在得以广泛应用的一个显著案例[49]。越来越多的医疗产品追求为个性化和/或消费品的优化，这意味着现有市场可能已经准备好接受个性化的营养预防，管理或治疗特定的疾病类型。

营养基因组学通过研究膳食添加对基因的改变，这一领域将会是继药物基因组学之后让世人瞩目的新的焦点学科。利用营养学和基因组学结合，首先，将有助于我们理解个体由于基因差异而对各种食物成分以及饮食方式所产生的不同反应；同时，不同的营养素相关基因组大数据的累积也会为特定人群研制有效的食疗方案在慢性病的治疗和预防中提供可靠的信息。营养基因组学的未来发展有望像药物基因组学打造"个性化药物"那样，为我们量身定制出能满足个体需求的"个性化食品"。以基因组为基础的精准化营养学研究，使得我们根据各自的基因图谱及表达图谱，制订一份个性化的饮食方案成为可能。

4.3　微生物组学与精准营养

机体内微生物组学的研究作为传统基因组研究的补充内容，能从体内微环境层面反映人体健康情况。其通过粪便或唾液样本的检测方法作为快速、无创检测手段，成为个体化精准医疗的下一研究目标。随着高通量 DNA 测序技术和二代生物信息学的发展，尤其是宏基因组学方法在人类肠道微生物鉴定方面的广泛应用，微生物组学应运而生。微生物组学主要是结合各种生物信息学的测序和分析方法及菌落群组序列特征数据库，研究不同种微生物群落的菌落结构和功能。肠道微生物群落作为微生物组学的主要研究对象，由其构成的复杂微生态体系与人体多种疾病息息相关，在宿主的黏膜保护屏障的构建、营养吸收和疾病调控等方面发挥重要作用。然而，人体内微生物群落极易受外界环境改变，从而影响体内代谢发生改变，进而影响身体健康。利用益生菌、合生元或肠道菌群冻干粉末等营养制剂通过改善机体肠道微环境，能够达到改善和缓解疾病状况的效果。然而,人体微生态和肠道菌群的改变与慢性病发生发展之间的相互关系仍未阐明,微生物组学对微生态细菌种类和群落的改变而引发机体免疫应答和代谢变化的确切机制尚不明确。因此,在特殊人群中利用精准营养制剂干预治疗的手段仍需进一步完善。随着微生物组学,测序手段和基因组学研究技术的不断进展,以分子作用机制为理论基础的精准营养干预通过饮食在诸多慢性病的研究提供了广阔的治疗和预防的途径。

4.3.1 精准营养调控与微生物组学

现代医学与公共卫生学一直致力于临床疾病的特异性诊断、预防和治疗方法的研究。然而,病患的个体化差异明显,从而导致病患的临床表现和疾病治疗方案存在很大的不同[50]。随着对人类测序技术发展和基因组计划的开展,越来越多的研究重点和关注点转向了针对特定疾病或特定患者的精准医疗。最近新测序技术的研究结果表明对人类微生物组群的数量、种类和位置的变化的研究和利用可以有利于推动精准医学、个性化诊疗的发展[51]。微生物组尤其是肠道菌在维持人体健康过程中扮演着不可或缺的辅助角色[52],人体微生物组,近年来被视为如心脏、肝脏、肾脏等人体脏器一样的重要器官。微生物组学是揭示微生物多样性与人和生态稳定性之间关系的新兴学科,其研究成果将应用于工业、农业、水产和医药等领域,为人类解决食品、环境、能源、健康等方面所面临的挑战[53]。随着微生物组研究的日益深入,微生物群落的重要性越来越明晰地展现在科学家和大众面前。微生物群落微生物组的生物信息学分析在对微生物群落的分析中不可替代[54]。生物信息学方法配合测序得到的微生物组或者菌落序列,同时查找其他特征数据库,是研究微生物群落的结构和功能的惯用手段[55]。生物信息学分析根据微生物组数据本身的特性,如群落结构多样性、数据来源广和高通量、质控标准不成熟等,改善微生物组实验与数据的核心问题[56]。

微生物组学是新兴学科[57],主要通过测序分析微生物组,目前常用的是 16S rRNA 和宏基因组两大技术[58]。16S rRNA 数据分析的步骤包括以下几点:① 序列处理;② 样品多样性的分析;③ 统计分析形成菌落和基因表达图谱[59]。宏基因组数据获取和分析主要包括:① 测序的序列处理;② 数据分类和解析;③ 基因组注释;④ 生物信息学综合统计分析等环节[60]。随着测序技术的升级,测序成本将逐步降低,而大数据分析将成为核心内容。通过数据建模预测疾病状况是未来应用的基础,功能验证将是未来研究重点之一[61]。人体人与微生物组之间的关系通过微生物组进行解释,相关研究在此领域将有巨大的发展空间。

食物是促进生长发育、免疫和组织修复以及自我调节的主要能量来源,也是肠道菌群的重要能量来源。虽然大部分的营养吸收发生在小肠,但结肠有大部分的细菌殖民者。结肠可以看作是"共同代谢"活动的主要场所,它提高了从食物中获取能量的效率,并影响营养的合成、生物利用度和功能。因此,功能性微生物和宿主之间的相互作用可用于解释个体差异的营养代谢和生物利用度。理解肠道微生物和饮食之间的关系及其促进健康的方式是发展下一代功能食物的重要内容,并最终将引领我们走向个性化的营养和医学的时代。日常饮食与人体微生态息息相关,因此研究微生物组学在营养健康领域中的应用具有现实意义[62]。肠道中正常菌群与宿主之间的相互作用构成了肠道微生态,两者形成了互惠共生的栖息关系。肠道微生态在辅助营养吸收、参与机体代谢、调节机体免疫等方面都起着重要作用(见图4-4),同时也对中枢神经系统造成影响[63]。人类的胃肠道包含一个高度复杂的生态系统,它孕育着各种各样的微生物,它们共同创造出一个独特的环境。越来越多的人意识到,饮食习惯是导致微生物多样性和社区配置的重要因素之一,最终会影响人类健康。从进化的角度来看,人类的饮食历史可以看作是肠道微生物群落选择的一个中心因素,也可以看作是共同驱动宿主表型的共同宿主-微生物相互作用的稳定。

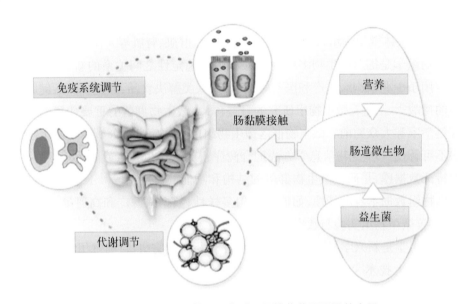

图4-4 微生物组学利用菌群开展的营养干预及其应用

近年来,随着基因组学、蛋白组学和代谢组学等在人类健康领域的广泛应用,以及二代测序等研究技术的不断进展,使得人们对肠道微生态和菌落特征的研究不断深入[64]。目前,我们已经逐渐认识到菌落的调整,尤其是肠道微生态的变化在疾病发生发展中,尤其是在代谢紊乱方面具有重要意义。因此,以益生菌、益生元和合生元为代表的营养制剂通过改善肠道微生态的典型作用而用于临床。实验和临床数据均表明,这些膳食添加剂可以通过调整菌落丰度、控制肠道菌群的数目、改变体内代谢,达到治疗或者缓解疾病及其并发症的目的[65]。

膳食通过人体微生态菌落在慢性病的发展促进过程中的作用引起广泛兴趣,有研究结果表明,个体膳食和特异性肠道菌群通过免疫和代谢物介导双重机制影响结肠的促炎症状态及肠道肿瘤的发生[66]。在美国进行的一项人群营养状态相关的调查显示,生活在乡村的土著人罹患消化系统癌症患病率低于城市中生活的非裔美国人。这些差异的产生可能是由于乡村土著非洲人的日常膳食中含有更多不可消化的多糖成分。因为这些多糖通过饮食,以食物纤维的形式进入肠道,在代谢为短链脂肪酸后进一步转化为不同的促消化酸类,如乙酸、丙酸和丁酸[67]。丙酸和丁酸能够抑制细胞内多数的组蛋白去乙酰化酶的酶活性。去乙酰化的酶可以进一步调节促炎因子(例如白介素 IL6 和 IL12);同时通过信号分子通路诱导 $CD8^-$ T 细胞分化为 $CD8^+$ T 细胞,而这一系列肠道内的免疫稳态使得结肠内炎症介质减少。与此相对应的,非裔美国人摄入的饮食中含有大量动物蛋白和脂肪,这些脂肪进入人体后代谢更多的次级胆汁酸,以及生成更少的结肠短链脂肪酸,使得他们罹患高结肠癌比例增高。在食品加工日益精细的今天,加工过的肉制品中大多数含有的过饱和蛋白和过量的不被人体吸收的亚铁血红素,以及被肠道菌群消化后产生的亚硝胺等对结肠直肠癌的发病有促进作用。中国学者研究大肠腺瘤、大肠癌患者粪肠道菌群组成和膳食纤维摄入情况发现,高纤维膳食摄入及其代谢物短链脂肪酸和肠道菌群稳态与低肠癌风险有关。

目前,饮食对人体内各类微生态群组,尤其是肠道菌群的组成对代谢和慢性病有何种程度的影响以及膳食干预如何改变肠道微生态仍存在争议。研究人员对素食者和杂食者等饮食因素进行了比较[68],研究日常普通饮食影响宿主的肠道菌群,进而调控免疫应答和代谢紊乱的进程,相关研究结果发表在消化系统的 *Gut* 杂志上[69]。结果表明,虽然不同饮食的人群在血液抽提的血浆内检测出代谢组的差异很大,并且这种代谢差异与饮食习惯密切相关;这种差异在两种人群的肠道菌群组成上的影响却非常微弱。观察结果证实,肠道菌群形成的菌落差异是需饮食不同的几代人进行遗传保持才能产生。另一种观点认为,在人群的早期暴露不同饮食习惯这一影响因素是能尽快影响肠道菌群的。

与前一种结论相反,一些研究认为移植人肠道菌群能够人源化无菌小鼠肠道,且证实饮食模式的改变可导致肠道菌群的明显改变,这一转变发生很快(见图 4-5)。干预实验证实,肠道微生物群可在 1 天内被膳食改变[70]。有专家认为,不良饮食习惯以及菌群稳态破坏,构成了结直肠癌的“食谱”。肠道菌群和饮食习惯相互作用,改变的食物摄入组成改变了非裔美国人的肠道菌群及肠道代谢组,与黏膜癌症相关生物标记物也随之发生变化[71]。动物实验发现高脂饮食促进 *K-ras* 突变小鼠小肠肿瘤发生,而此过程与小鼠肥胖情况无关。肠道菌群组成受高脂饮食与 *K-ras* 突变影响,且与宿主抗菌功能下降相关。试验进一步分析显示,将摄入高脂饮食并患肠道肿瘤小鼠的粪便移植到不

摄入高脂饮食的 *K-ras* 突变的小鼠体内,诱导小肠癌发生。综上所述,宿主的一系列生理过程可以通过肠道菌群的影响而引发结肠炎症,增加了癌症的发病风险。

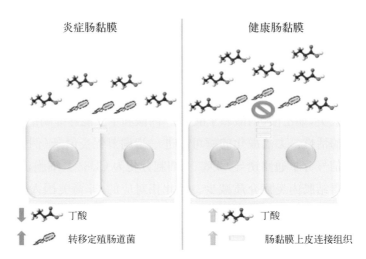

炎症肠黏膜　　　　　　　　　　健康肠黏膜

丁酸　　　　　　　　　　丁酸

转移定殖肠道菌　　　　　　　　肠黏膜上皮连接组织

图 4-5　丁酸作为膳食干预对健康肠黏膜和炎症肠黏膜的影响

相关的流行病学数据、动物模型及志愿者的实验都说明了益生菌作为食品添加剂的益处。可以通过选择性膳食或在饮食中加入益生菌、益生元或合生元改善肠道菌群组成,从而调节免疫系统以预防炎症发生。然而,在已有的临床实验中,虽然在结肠直肠癌中短期应用存在成功案例,但益生菌作为饮食干预在长期膳食中的作用仍有待研究。膳食及其对肠道微生物的测序和宏基因组的组学影响的研究,给研究人员提供了给予药物之外的疾病治疗的其他可能性。当然,膳食辅助可以开始将膳食考虑作为肠道肿瘤治疗的一种辅助方法。然而,关于补充益生菌预防结消化系统癌症如直肠癌的临床应用剂量、疗程、疗效判断等尚需将临床结合基础的研究证实。

4.3.2　精准营养结合微生物组学的慢性病防治

人体内与微生物相关的疾病种类包括菌群和消化道直接作用的疾病如结肠炎、结肠癌;微生物群落还可以以间接改变机体健康的作用形式出现,如代谢相关疾病如肥胖及糖尿病;免疫性疾病如类风湿关节炎等其他疾病[72]。因此,将精准营养与精准医疗的概念联合,利用微生物组学研究特殊营养物质对机体内菌群的调控,对慢性病的防治具有重要意义。

炎症性肠病(inflammatory bowel disease,IBD)伴随腹痛和水样便或出血性腹泻,严重的营养不良和代谢障碍,是一种慢性炎症性肠道疾病[73]。微生态紊乱所引发的代谢改变是引起炎症性肠病的原因之一。微生物组学分析运用 16s rRNA 测序技术及生物信息学技术对炎症性肠病患者的肠黏膜组织进行对比后发现,患者肠道菌群中放线菌门和变形菌门比例增高,拟杆菌门比例降低。此外,炎症性肠病患者小肠上皮黏膜层中可变梭杆菌、黏附-侵袭性大肠埃希菌等对肠道黏膜内部具有高度侵袭性的机会致病菌,如腹泻型杆菌等的密度明显增加[74]。同时,宏基因组学分析得知患者肠道内部的柔嫩梭菌等原本应该高代谢丁酸的细菌,其丰度迅速降低,导致肠道内丁酸的分泌水平随之下降。因此,在该类患者的干预治疗中添加特殊营养素丁酸可以有效缓解炎症性肠病的脱水等并发症状。丁酸作为一种补充剂,对于维持正常的肠道内部的电解质平衡具有不容忽视的作用,它可以刺激肠道黏液的分泌用于保护肠道内环境;同时提高肠道内肠壁的血流量和肠蠕动频率;还可增强肠道对电解质溶液如钠和水的吸收。另外,丁酸还可以通过阻止一系列信号分子通路如 NF-κB 激活。除此之外,细菌群落测序技术得知梭状芽孢杆菌和拟杆菌属等在多数炎症性肠病患者中丰度处于降低趋势,而这两种细菌与肠道中甲基吲哚和对甲酚等蛋白质代谢产物相关,在肠道慢性病的患者饮食中添加含有或提高中链脂肪酸如戊酸盐和己酸盐等的营养素或可提高临床治疗效果。

结直肠癌(colorectal cancer)是一种近年来发病率逐年升高的消化道恶性肿瘤,作为与肠黏膜直接作用的肠道微生物菌落与癌症的发生发展和转移等关系密切。有研究证明,患者比健康志愿者肠道中厚壁菌门和梭杆菌门丰度高,而变形菌门丰度降低。同一患者肠道中,原位肠癌组织比癌旁组织中乳球菌属和梭菌属丰度均明显增高,假单胞属和志贺氏杆菌属丰度却显著降低。这些菌群丰度和 DNA 序列分析为后续的特异性治疗都有指导意义[75]。关于微生态与慢性肠炎及肠癌之间关系的讨论十分激烈。有两种假说具有代表性,分别是"keystone"和"driver-passenger model"假说,前者认为是某种关键性致病菌引发的一系列代谢反应导致肿瘤,后者认为产肠毒素脆弱类杆菌等driver 菌通过刺激肠道发生炎症反应并引发基因突变,产生致癌效应,并且使以链球菌属和梭菌属等外来细菌在肠道定植变得更加容易,从而改变肠道菌群分布,在肠道微环境的变化可能进一步促进肿瘤的发生和转移。肠道菌群可能与激活 NF-κB 通路产生炎症,诱导黏附分子(FadA)表达与 E-钙黏蛋白结合等机制有关。在癌症患者肠道中丁酸盐、醋酸盐以及亚麻油酸等含量常降低,其中丁酸盐不仅为肠道上皮细胞供能、促进肠道吸收,而且发挥着抗炎和抗癌效应。肠内丁酸盐水平在西班牙裔和非西班牙裔美国人、美国印第安人和美国白人和非洲裔美国人中偏低,这可能是非洲裔美国人结直肠癌较为高发的原因之一。相反,胃肠道微生态改变导致某些有害物质的产生,如在肿瘤组织中活性氧水平常常升高[76],诱发 DNA、碱基修饰改变,脱氧核糖的损伤以及 DNA链断裂等发生,进而提高致癌的风险。因此,含不饱和脂肪酸的微量营养素的添加可以有效地缓解癌症患者的并发症,并对特殊人群的癌症及肠炎慢性病防止有膳食指导的作用。随着测序技术和微生物组学技术的发展,饮食结构以及精准营养与肠道肿瘤发生发展的关系会日趋明朗。因此,利用生物信息学技术确定疾病相关微生物的丰度和菌落异质性;结合不同添加营养素的膳食干预调控将开发为健康个体筛选消化道系统慢性病尤其是肿瘤类疾病风险的有力辅助工具。而对人体内部微生态中的菌群的干预和饮食干预改变可能成为肿瘤的预防和治疗策略的重要环节。

微生物组学研究证实,肥胖患者肠道微生态菌群改变也存在特征性。拟杆菌门丰度在肥胖小鼠肠道中偏低,而厚壁菌门丰度较高[77]。若移植肥胖小鼠的肠道菌群到无菌小鼠体内,比较低脂及高脂两种不同饮食发现,无菌小鼠患肥胖的概率也显著提高。在人群调研和实验中,研究人员通过对肥胖儿童的粪便进行荧光实时定量 qPCR 分析及生物信息学统计后发现,肥胖儿童肠道内肠杆菌属丰度偏高;同时脱硫弧菌属丰度偏低。在另一特殊人群,肥胖型孕妇的群体内,同样运用荧光实时定量 qPCR 技术分析肥胖孕妇的肠道菌群后,发现双歧杆菌和拟杆菌丰度均降低,而葡萄球菌和大肠杆菌丰度则升高。除将特异性的菌群偏移外,还使得肠道内短链脂肪酸(short chain fatty acid,scFA)水平降低。短链脂肪酸来源于肠道细菌分解的膳食纤维,如低聚果糖、大麦、淀粉、燕麦糠等物质,它作为一种信号分子可与 G 蛋白偶联受体(G-protein-coupled receptors,Gpr)41 和 Gpr43 结合[78]。Gpr 蛋白的表达量非常高,通常在肠道内皮细胞和免疫细胞中。同时,利用基因技术敲除 Gpr 的基因缺陷小鼠被观测到即使在正常饮食条件下也会产生肥胖,且缺陷 Gpr 基因的小鼠对于体内胰岛素抵抗比例也较高。利用干扰方法,激活 Gpr43 的表达可以有效促进肠道高分泌 GLP-1 基因,通过激活下游靶点来提高胰岛素敏感性。对于肥胖患者,其体内脂肪异常增多,这些改变均与日常饮食习惯有密切关系,通过饮食干预调节可调节微生物群落的丰度,利用微生物分解的下游化学因子刺激胃肠道内部相关的激素分泌,通过重塑肠屏障功能和缓解肠道的炎症反应来调控肠内脂肪代谢。饮食干预与动物实验的交叉实验证明,小鼠在接受长期或短期的高脂饮食后,在脂肪组织和血液中大量出现肠道共生细菌如大肠杆菌、变形杆菌等。研究人员对糖尿病前驱期患者的血液样本运用 16S rRNA 进行测序分析后,发现其血液中细菌 DNA 水平较高,证实细菌从肠道中转移到脂肪组织和血液中,炎症发生会受细菌移位的影响。除此之外,血管生成素相关蛋白 4(Angiopoietin-relatedprotein-4,Angptl4)与肥胖之间也有紧密联系[79],Angptl4 在正常小鼠体内其表达常常处于较低水平,然而,作为脂蛋白脂肪酶抑制,如果在饮食中添加 Angptl4 下游衍生产物,例如纤维素、鱼肝油等,可以有效提高血浆中不饱和游离脂肪酸、三酰甘油和总胆固醇的表达水平;同时达到降低体脂含量,调节机体的脂肪代谢的功能。

4.4 表观遗传学与精准营养

营养表观遗传学(nutritional epigenetics)的出现旨在阐明不同分类界定下的宏观及微观营养素作为"表观遗传学相关因子"对基因转录后表达的调控。该学科使人们对食物和人体新陈代谢从分子生物学角度去认识。食物能转化为机体化学能量并参与经典代谢，更能通过改变机体非 DNA 编码序列及蛋白结合位点影响基因表达，从而导致表观遗传修饰的改变。目前，很多临床学科和预防医学领域比如病理学和流行病学等的研究开始强调营养因子在复杂炎症相关疾病中的有害或有益作用。近期的研究结果表明，通过精准营养学，干预营养元素的摄取可以"逆转"表观遗传机制，影响致病基因的表达。精准营养干预造成的基因印记的变化也可跨代遗传。故而，营养研究的热点也逐渐转变为利用精准营养，从分子层面干预慢性病预防和治疗。简而言之，精准营养的理念将遗传基因、环境暴露与饮食习惯等群体或环境因素考虑在内，来研究特殊营养素摄入对于个体基因表达的影响，可视为对个人和特殊人群长期健康与慢性病防治的潜在干预点。

4.4.1 营养调控的表观遗传发生机制

表观遗传学（epigenetics）是新发展出来的，与传统遗传学（genetics）相对应的概念。遗传学是指基于 DNA 序列改变所致基因转录和表达水平发生变化，常见的表观遗传层面的变化类型有基因移码突变，DNA 断裂和损伤修复等；而表观遗传学则是指 DNA 序列不发生改变，但其修饰的基因表达或细胞表型发生了改变，由此产生可遗传到子代细胞并发生转录后修饰基因表达的过程[80]。传统生物学认为基因或蛋白的表达状态通常由阻遏物和转录激活子调控，多被遗传染色质锁定。然而，表观遗传修饰通过很多新型的分子作用机制调控基因表达（见图 4-6）：一是调控基因的选择性转录表达，最主要的几种有 DNA 甲基化（DNA methylation）、组蛋白修饰（histone modification）、基因印记和染色质重塑；二是参与基因转录后的调控作用中，包括非编码 RNA（non-coding RNA）、小 RNA（siRNA 和 microRNA 等）、内含子和核糖开关的调控等[81]。目前这些表观遗传的机制相关基因作为生物标志物因可以准确反映慢性病进程，逐渐在临床及公共卫生医学领域用于疾病的诊断和治疗[82]。越来越多的研究结果表明日常饮食通过添加营养素干预"可逆"调节表观遗传机制，也可以影响机体内部的基因表达，这些研究为日常饮食的干预策略和营养学作为预防医学的一部分的效果评价提供了可能性。

4.4.1.1 营养素成分与 DNA 甲基化

基因组中的 DNA 甲基化的水平受 DNA 甲基化转移酶（DNA methyltransferase，Dnmt）调控。在这个过程中，利用 S-腺苷甲硫氨酸（S-adenosyl methionine，SAM）作为供体来提供甲基，该甲级可将胞嘧啶的第 5 位上的碳原子甲基化，导致胞嘧啶转化为 5-甲基胞嘧啶的过程[83]。DNA 甲基化发生的主要位点为胞苷磷酸鸟苷（CpG）二核苷酸。CpG 成簇存在，并且不均匀地分布在哺乳动物基因组中，其中大于 200 个碱基且富含 GC 含量的一段区域称为 CpG 岛。位于基因上游的启动子调控区的 CpG 岛，通常处于持续的低甲基化状态，当其发生甲基化改变时，基因的转录调控也随之变化。在细

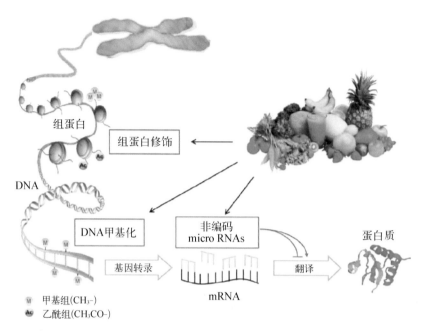

图 4-6　食物中营养成分通过组蛋白修饰、DNA 甲基化和非编码 RNA 等机制调控基因表达

分化过程中，DNA 甲基转移酶调控去甲基化的 CpG 位点重新甲基化，并将这种新的甲基化状态遗传给后代细胞。DNA 甲基化与各类慢性病和肿瘤的发生关系密切。致病基因和 DNA 修复基因的高甲基化，或者重复序列的低甲基化、特殊基因印记的丢失等均能影响疾病发生。DNA 甲基化在表观遗传学调控基因转录的过程中扮演重要角色，并与组蛋白修饰、染色质重置和 RNA 干扰等协同作用，共同参与转录调控。

　　越来越多的研究结果表明，饮食和环境等外来因素能够影响并调控 DNA 甲基化[84]。食物中提供了多种营养素，例如多糖、维生素 C、叶酸和铁等作为人体内酶的辅助因子、蛋白质的结构成分或甲基供体来参与调控包括基因表达、DNA 氧化损伤以及维持 DNA 甲基化稳定等表观遗传学的发生机制[85]。其中，最为广泛研究的是特殊营养素对于改变 DNA 甲基化的调控，这种调控也被证实存在可遗传性。受营养影响的 DNA 甲基化和去甲基化现象，是指甲基化酶（methylase）从基本营养成分或特殊饮食干预的过程中取得甲基活性因子后，转移到 DNA 序列中的碱基上（胞嘧啶），并使基因甲基化的过程。实验证明，在饮食中限制叶酸摄入量，将导致 DNA 整体低甲基化，从而增加慢性病如心血管疾病和大多数肿瘤的发生率。叶酸是合成 5N'-四氢叶酸的前体物质，可以在一碳单位代谢循环中维持 DNA 完整性以及协助合成 S-腺苷蛋氨酸，后者作为胞嘧啶甲基化的供体参与表观遗传机制。叶酸摄入不足将直接影响 S-腺苷蛋氨酸生成，导致 DNA 损坏率提高和甲基化程度的降低等症状，两者均可导致慢性病的发生[86]。小鼠实验证明，通过饮食干预叶酸摄取，导致甲基化供体的严重缺失和甲基化状态紊乱,影响基因的转录表达。与此相对,饮食的多元摄入有助于慢性病的防治[87]。例如,维生素 B_{12} 的作用是可以让甲基四氢叶酸发生去甲基化的现象,从而转变为亚甲基四氢叶酸。当这种去甲基化的亚甲基四氢叶酸进入细胞后,参与多项细胞代谢调控。也就是说,四氢叶酸作为叶酸的活性分子,参与体内和细胞内的生化活动。例如亚甲基四氢叶酸是 DNA 合成过程中的必需辅酶因子;微量营养素也能参与通过甲基化影响慢性病的过程,比如食品中的硒、钙等微量元素可以抑制 DNA 甲基化酶的活性,这些酶活改变可能与骨质疏松症和慢性关节炎等疾病相关。动物实验证明,饮食中硒的缺乏导致 Caco-2 细胞系内基因组去甲基化低,PCR 结果检测肝和结肠组织也发生了低甲基化[88]。另一项美国疾控中心的研究也表明,低摄入量的硒引起小鼠肝组织内 S-腺苷蛋氨酸表达量降低,而 S-腺苷蛋氨酸作为甲基供体,因为硒缺乏使得蛋氨酸的利用度降低,调控机体基因组的低甲基化[89];此外砷作为食品添加剂,它的缺乏或过量都可引发肾脏和肝脏的基因组的低甲基化。越来越多的研究发现饮食营养在慢性病中发挥重要作用主要可以用表观遗传学机制来解释。例如多食蔬菜、水果、谷类等富含叶酸的食物,保持硒、钙、锌、砷等微量元素均衡摄入,可以通过维持 DNA 的甲基化和甲基化酶活性,对于各种疾病的防护起积极作用。

营养对表观遗传学的隔代影响是指母体的饮食习惯可在不改变基因的前提下,通过细胞分化过程中基因的甲基化状态的改变遗传给后代细胞,从而影响后代的外观及行为表现[90]。该理论最早在老鼠实验中被验证:棕鼠体内存在一种名为 agouti 的受甲基化抑制的基因,当此基因失去正常调控而过量表达时,棕鼠会毛色发黄且体态肥胖,也更易罹患糖尿病等慢性病。agouti 基因的小鼠出生时具有特定的毛发呈黄色表型。这个特殊基因在毛发生长的关键期表达于小鼠的毛囊中,而且编码一个负责产生黄色色素的旁分泌信号分子[91]。正常的野生型小鼠中,黄色条纹出现在褐色毛发上。顺反A 粒子(IAP,逆转录转座子)自发插入 agouti 基因,由于 IAP 内部存在隐藏的启动子,正常小鼠所有组织中 agouti 基因的永久性和组成性表达,可以一方面导致皮毛为黄色;另一方面,当下丘脑中异位 agouti 表达,小鼠就会出现极度肥胖的现象,这是因为 agouti 蛋白在下丘脑中与黑皮质素受体-4 结合后导致食欲过剩。IAP 插入到 agouti 基因中造成表观遗传学调控异常,从而导致 CpG 甲基化出现自发性的个体间的变异。因而,同一母体繁殖的遗传密码相同的小鼠,由于甲基化水平不同,幼崽可能出现从完全黄色和肥胖到棕色和瘦小(正常的"agouti"表型)的各种表型变异体。然而,这种现象可以通过营养干预来改善。研究发现,对于 agouti 基因过表达的黄色胖母鼠,实验组在怀孕初期和随后的妊娠期间添加可促进 DNA 甲基化的营养添加剂,如维生素 C、胆碱、叶酸、甜菜碱以及三羟异黄酮(genistein)后,母鼠生出的小鼠 IAP 启动子 CpG 岛的甲基化程度相比对照组明显升高,推测原因可能是甲基化添加剂可能阻断了 agouti 信号蛋白的表达。进一步研究结果发现,特殊营养喂养后的母鼠所产下的子鼠多为发育健康且 agouti 正常调控的棕色瘦老鼠;但未被喂食富含甲基饲料的黄色胖母鼠所产下的后代仍旧发育为黄色胖老鼠。反之,健康棕鼠如因蛋白质或维生素缺乏而造成孕期内营养不良可导致子代幼鼠肝脏糖皮质激素受体、增殖因子活化受体和过氧化物酶体等的基因启动子甲基化表达改变,进而引起能量代谢异常和代谢综合征的发生。后续研究也证实了 DNA 胞嘧啶甲基化可以直接影响 DNA 分子的表观遗传修饰,启动子区域甲基化的 CpG 岛屿经常与转录沉默有关[88,92,93]。启动子区域的胞嘧啶的甲基化作用可以阻止特异性的转录因子区域正向结合;或者促使核染色质内部的重塑来影响基因的去转录化表达。通常,DNA 序列上面存在的胞嘧啶的甲基化常在 CpG 岛存在的地方高发。许多实验证实,胞嘧啶也会在很多非 CpG 岛的区域被甲基化。孕妇在孕中和孕晚期超过 50% 低蛋白饮食,证实孕期的小鼠子代大脑血管紧张素转化酶 1(angiotensin converting enzyme-1,ACE-1)、血管紧张素 II(angiotensin,AT2)蛋白表达降低,且伴随 ACE-1 启动子 CpG 低甲基化[94]。因此,哺乳类动物实验证明,在生殖细胞发育时期进行营养干预,其基因组的甲基化模式将发生大规模的去甲基化,并且基因的再甲基化过程,可以发生基因组范围的重新编程(reprogramming),从而产生具有特殊发育潜能的细胞。

4.4.1.2 营养成分与组蛋白修饰

饮食营养成分作用于基因的方式除了参与 DNA 损伤和甲基化修复,还可通过组蛋白的共价修饰参与基因的表达[95]。组蛋白修饰(histone modifications)是指组蛋白的基础氨基末端尾部常在转录后或者翻译后发生修饰而突出于核小体,这些修饰能影响染色质的压缩松紧程度并参与调节基因的表达。组蛋白包括 H1、H2A、H2B、H3 和 H4,其中 H2A、H2B、H3 和 H4 组蛋白各两个分子形成一个八聚体,真核生物中 DNA 缠绕在此八聚体上形成核小体,在通过组蛋白 H1 把每个核小体连接到一起组成染色体。在 5 种组蛋白中,H1 的 N 端富含疏水氨基酸,C 端富含碱性氨基酸,H2A、H2B、H3 和 H4 都是 N 端富含碱性氨基酸(如精氨酸、赖氨酸),C 端富含疏水氨基酸(如缬氨酸、异亮氨酸);组蛋白中带有折叠基序的 C 端结构域与组蛋白分子间发生相互作用影响 DNA 的缠绕,而 N 端可以与其他调节蛋白和 DNA 作用,且富含赖氨酸,具有高度精细的可变区[96]。组蛋白 N 端尾部的 15~38 个氨基酸残基是翻译后修饰来保存表观遗传学信息,包括泛素化与去泛素化、乙酰化与去乙酰化、甲基化与去甲基化、磷酸化与去磷酸化和 ADP 核糖基化等。在组蛋白修饰调控表观遗传学的研究中研究得最多的是乙酰化。乙酰化是一种可逆的动态修饰过程,发生在组蛋白 H3 和 H4 的 Lys 位点。乙酰化主要受组蛋白乙酰基转移酶(HATs)和组蛋白去乙酰化酶(HDACs)的共同调控,这两种酶能够调控基因的转录,乙酰化促进转录而去乙酰化则抑制转录。同时,组蛋白的修饰可通过影响组蛋白与 DNA 双链的亲和性,进而改变染色质的疏松或凝结状态,或通过影响其他转录因子与结构基因启动子的亲和性来发挥调控作用。故而,组蛋白修饰构成了丰富的"组蛋白密码"参与基因表达的调控,有着类似DNA遗传密码的重要作用。

饮食成分及其日常摄入量均参与调节基因表达和疾病易感性,这些调控都可能与组蛋白的共价修饰有关[97]。例如,糖分摄取过量容易导致体内肥胖,而葡萄糖诱导下的线虫脂肪沉积所引起的表观遗传主要受线虫体内组蛋白甲基化以及乙酰化修饰的影响;丁酸盐作为一种食物纤维成分在肠道菌丛作用水解下产生的短链脂肪酸盐,其摄取量和溃疡性结肠炎甚至结肠癌的发生具有密切的关系。在酵母和哺乳动物细胞中已经证实了丁酸盐对组蛋白H14乙酰化的抑制作用,组蛋白的低乙酰化参与丁酸盐引起的消化系统相关功能细胞的凋亡因子bcl家族蛋白的表达下调。组蛋白脱乙酰酶(histone deacetylase,HDAC)负责从组蛋白中除去乙酰基,从而影响组蛋白分子与DNA编码的基因表达能力[98]。然而,除了它们的主要作用是组蛋白的修饰以外,HDAC还从包括转录因子在内的其他蛋白质范围内的赖氨酸残基中除去乙酰基。因此,它们对细胞过程的影响比单独的组蛋白修饰更复杂和影响深远。组蛋白去乙酰化酶抑制剂(histone deacetylase inhibitor,HDACI),简称HDAC抑制剂,是一种透过抑制身体内组蛋白脱乙酰酶功能的药物类别,有干扰与组蛋白去乙酰化酶的功能,并广泛用作精神病和神经病的治疗学中,其中与异常HDAC功能相关的一些障碍,例如阿尔茨海默病和慢性结肠炎。最近的研究结果表明,饮食成为HDAC抑制剂天然供体,已在药理学上被证明具有与HDAC抑制剂相似的调节作用,并且可能不会产生不良反应。已有临床实验表明,在炎症性肠道疾病中,特殊的食物成分可能对调节特异性表观遗传改变以减少炎症并最终降低结肠癌的风险非常重要。已经发现有很多食物具有HDAC抑制剂功能,这些目前已经确定的饮食因素可以通过已知存在的广泛的组蛋白修饰在调节基因表达中具有重要的动态作用[99,100]。通过这种营养干预而产生的基因调控与生物体的适当功能复杂地相关,从而与其整体健康状况有关。因此,更好地了解这些组蛋白修饰和营养因素的关联机制,以及作用于这些机制的各种内在和外在因素如何影响基因调控,对人类健康至关重要。

4.4.1.3 营养成分与非编码RNA调控

除了经典的染色质重塑、组蛋白修饰、DNA甲基化外,特异性的非编码RNA(non-coding RNAs)也是参与基因表达水平变化遗传的关键因子[101]。非编码RNA的原始定义是无法作为转录因子编码蛋白质的RNA片段,但是它们仍然含有遗传信息也具备可以调控基因的表达。研究结果表明,真核生物中有大约500 000个非编码RNA,而在已完成测序的人类基因组中仅有不足1.5%的RNA会编码蛋白质,其余RNA片段大多为非编码RNA。非编码RNA按照其功能的不同可以分为看家型非编码RNA(housekeeping non-coding RNA)和调控型非编码RNA(regulatory non-coding RNA)。基础结构性的RNA包括核糖体RNA、小型核RNA、小核仁RNA;调控性的RNA包括

microRNA、siRNA、lncRNA 等[102]。调控型的非编码 RNA 通过 RNA 转录及基因转录后等通过不同的信号通路调控基因的表达。近年来越来越多研究结果表明,非编码RNA 在表观遗传学的调控中也扮演着重要的角色,能在基因组水平及染色体水平对基因表达进行调控,并决定细胞分化的命运。但营养因素影响非编码 RNA 在表观遗传学上的机制尚不明确。线虫(*C. elegans*)具有特殊的 RNA 干扰(RNA interference)机制,利用双链 RNA(double-strand RNA,dsRNA)沉默相关靶基因可以在表观遗传学的控制下持续沉默 80 多代。因此,线虫可作为环境因素影响表观遗传学的动物模型来研究非编码 RNA 调控基因表达的机制。2014 年发表的《细胞》(*Cell*)杂志上,来自以色列特拉维夫大学(Tel Aviv University)生命科学学院的研究团队以线虫为研究模式动物,揭示饥饿调控 RNA 和基因表达变化,并得以遗传的关键机制,同时证实这种改变会在世代间稳定延续[103]。饥饿诱发的发育停滞,导致了至少连续三代遗传的小 RNA 的激活。如图 4-7 所示,这些短链的非编码 RNA 可以靶向具有营养作用的基因并进行跨代遗传,这表明营养调控的表观遗传生物学效应比以前认为的更加复杂。第一代线虫培养过程中的饥饿诱导可以导致基因表达特别剧烈的变化:超过 27% 的蛋白质编码基因

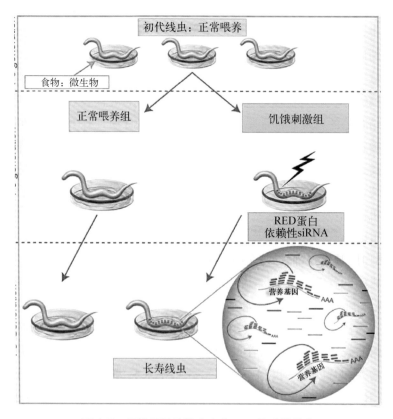

图 4-7 饥饿诱导的线虫中小 RNA 的跨代遗传

(图片来自参考文献[103])

的表达被改变,超过在整个幼虫发育过程中差异表达的基因的数量。与此同时,第一代线虫在生长停滞期和恢复期的也受 RNA 干扰的影响,通常表现在胰岛素合成途径基因的 siRNA 抑制。因为线虫在饥饿诱导期间,其体内用于"阻断"RNA 剪切的蛋白(DICER)的表达量降低,降低对其他 microRNA 的处理能力。饥饿诱导模式导致内源性 microRNA 沉默了的线虫体内基因的表达,这种基因沉默现象可以通过 microRNA 的作用而持续多代。这些小 RNA 独立于 DNA,由 RNA 依赖的 RNA 聚合酶(RNA-dependent RNA polymerases,RdRPs)扩增。实验表明,饥饿诱导的转化效应可以在饥饿期间或之后持续进行,转录的发生使得 RdRPs 酶不断地结合 RDE-4 蛋白和 HRDE-1 蛋白依赖性的小 RNA 的产生或消耗。而这些改变的小 RNA 的靶标蛋白多参与营养的代谢。这些可遗传的内源性小 RNA 可以起源于体细胞组织,并通过进入生殖细胞(精子或卵细胞),复制并传递遗传信息。而且,这种遗传会被放大,所以这种表观遗传变化不会随着世代的延续而慢慢消退。

目前已知的由营养摄入而导致的基因变化对人体的影响也可能会持续数年以上。流行病学研究和人类饥荒的证据表明,饥饿可严重影响这些营养缺失人群的后代的健康。例如在 1944—1945 年的荷兰在第二次世界大战受到德国占领的期间发生严重饥荒,许多荷兰人一天摄取的热量不到 1 000 kal[81,104]。在战争结束后,那些战后婴儿潮出生的小孩目前约 60~69 岁,而医疗与健康保险记录显示这个世代发生的糖尿病、心血管疾病和肥胖等问题明显高于其他世代。后续研究证实,这与胰岛素生长因子-2(insulin-like growth factor 2,IGF2)有关,IGF2 表达的表观遗传印记可以调节胎儿生长和胎儿大小的母体和父亲表观遗传信息[105]。当这种调整失误时,慢性病的易感风险就会增加。营养影响的表观遗传学的最新进展表明,作为甲基代谢的一部分的营养物质可以显著影响表观遗传学。IGF2 的甲基化水平较低与营养失调影响表观遗传学以及后续重塑基因的遗传性,这种基于表观遗传学修饰的基因改变存在不同的调控机制。动物实验也证明,雄鼠低蛋白饮食可以改变子鼠 DNA 甲基化模式,从而影响子代胆固醇、脂质的代谢。在发育的关键时期,膳食甲基摄入(胆碱、甲硫氨酸和叶酸)可以改变 DNA 和组蛋白甲基化,从而导致基因表达的终生变化。

许多人类的综合征可能是由缺陷性表观遗传调控引起的,因此营养在早期生活中的影响可以导致成年人的健康状况改变[106]。流行病学统计数据发现,表观遗传学修饰在生物体发育进程中具有重要意义,而营养缺乏或过量可以通过改变人体内遗传信息,并进一步影响发育和某些疾病的易感性。微量营养元素、酒精、重金属处理的药品食品等许多饮食因素均可通过 DNA 甲基化、组蛋白修饰和利用特异性分子(如 RNA)传递遗传信息等模式来影响生物体的表型。因此,深入研究饮食和营养因素引起的表观遗传信息的改变,可为环境因素相关不良健康效应提供生物学基础;表观遗传学中的关键基因也可以作为治疗和预防因营养因素造成的慢性病防治的分子靶点。

4.4.2　精准营养结合表观遗传学理论的慢性病防治

个体对营养摄入的反应来自代谢、环境、社会和遗传因素的相互作用，因此通过对个体基因组的分析可以将反应者与无应答者区分开来，并且将其与膳食干预和治疗相区分[107]。个性化的精准营养取决于遗传背景以及生物和文化差异，包括食物不耐受、饮食偏好和过敏。营养导致的代谢失衡与心血管疾病[108]、肠道系统和罕见单基因遗传病等疾病息息相关，现代精准营养学开始关注微量和宏量营养分子在营养代谢过程中的作用[109]，并进行相应的饮食干预来有效地预防疾病发生。因此精准营养作为精准医学的重要分支，可以根据不同个体或特和表型的相关性获得的信息来建立系统化的干预-效应反应评估体系，用于对慢性病的预防和控制。由于不同个体对于同一种外源性的营养素或者化合物的敏感性往往表现出不同，从而导致了相同基因或信号通路在不同个体中的差异性表达[110]，而这种改变的调控机制与环境后修饰的表观遗传学有关。值得关注的是，与突变或缺失等基因结构性变异不同，表观遗传突变的特性是不改变DNA一级结构，就像包括饮食在内的各种环境因素均可通过逆转启动子甲基化，使得特定环境下沉默的基因重新表达[111]。靶向营养干预可以通过表观遗传修饰永久性地调控基因表达。这也使得精准营养可以利用表观遗传理论发展出一条有希望的治疗途径。

过去由于人群营养状况记录缺乏或者干预太迟等原因，也有许多研究未能证实这种效果。特殊慢性病的膳食和营养干预研究，必须根据不同特殊人群的疾病构成模式和基因表达情况，通过补充特殊基因相关营养素或靶向干预来继续加以探讨。人类基因组的测序和随后增加的关于人类遗传变异的知识有助于出现个性化营养。个人对生活方式干预措施的反应不同，特别是调节饮食习惯的因素，影响饮食成分吸收、代谢和利用的遗传变异。因此，具有特定基因型的个体的饮食建议应该比一般饮食建议更有效预防慢性病[112]。遗传科学，尤其是表观基因组学和表观遗传学的进步正在提出许多关于精确营养可以通过降低营养相关疾病的风险和流行率为公共卫生新兴问题提供解决方案的问题。根据人群范围和流行病学因素，许多功能性食品正在被开发以及投入到临床实践中。个性化的精准营养可以被认为是发生在三个层面[113]：① 根据年龄，性别和社会决定因素对人口群体的一般准则的特殊人群营养（如孕妇、婴幼儿和手术患者等）；② 增加关于该人目前营养状况，例如人体测量学，生物化学和代谢分析，身体活动等的表型信息的个体化营养；③ 基于慢性病（如肥胖、心血管疾病和代谢疾病等）中常见或罕见基因变异的基因型导向营养。精准医疗下的精准饮食干预必须基于从营养基因组学和表观遗传学研究中获得的知识的坚实基础。

心血管疾病作为慢性病的最重要病类，在国内外都严重威胁着人类健康。目前，流行病学研究结果表明，高同型半胱氨酸引起的血症也是心脑血管疾病的诱因，在脑卒中及其并发症的发生过程起到不可或缺的作用[114]。心血管疾病可以受多种饮食和营养因素的影响,如体内的叶酸缺乏与人体的血脂异常相关等。例如,目前已知的血浆同型半胱氨酸,其水平升高与心血管疾病发病的主要机制包括：① 内皮功能障碍;② 脂质过氧化和低密度脂蛋白的氧化;③ 血管平滑肌细胞增殖。同型半胱氨酸(Hcy)代谢通路中的亚甲基四氢叶酸还原酶(MTHFR)、甲硫氨酸合成酶(MTR)和甲硫氨酸合成还原酶(MTRR)基因多态性在调节叶酸和血脂水平中起着重要作用[115]。这一代谢途径受阻会出现同型半胱氨酸浓度升高,即高同型半胱氨酸血症。在同型半胱氨酸转换成甲硫氨酸的过程中叶酸、维生素 B_6、维生素 B_{12} 起着关键的调解酶作用。其中,叶酸水平被认为是其最主要的调节因素,与同型半胱氨酸浓度相关性最大。此外,基因多态性伴随着叶酸缺乏症能够显著增加高三酰甘油血症的患病率,同时 *MTHFR* C677T 和 *MTHFR* A1298C 与叶酸的交互作用显著增加低水平的高密度脂蛋白血症的发病率[116]。然而,除了正常营养干预,亚甲基四氢叶酸还原酶基因多态性干扰叶酸的水平受到遗传因素的影响,其中最主要的是亚基上的 677 位点上的 CC、CT 和 TT 三种基因型。许多临床研究证实如果病患的 677TT 基因型携带者内的血浆叶酸浓度比 677CC 或 677CT 基因型携带者更低。也有研究指出,677TT 基因型可以作为心血管疾病的一个风险基因。此外,甲硫氨酸合成酶基因多态性,例如在基因的 2756 位点上的中的 G 等位基因也是与叶酸缺乏相关的一个风险基因。因此,对于携带这些已经检测风险基因的人群的叶酸水平进行监测,也可以适当补充叶酸用来弥补缺乏的并发症[117]。临床实验表明,带有同型半胱氨酸代谢通路的关键调节酶突变基因的人群有更高的血脂异常发生率。因此,对那些携带风险基因的血脂异常人群可以采取补充叶酸的策略来调节血脂水平。探索这些基因多态性和叶酸缺乏症与高同型半胱氨酸血症之间的相关性,并关注它们之间的交互作用将会对今后的个体化医疗有一定的指导性作用[118]。

孕期妇女作为营养需求特殊人群和妊娠代谢类疾病易感人群,其相关营养素例如维生素 B_{12}、叶酸、蛋氨酸等营养素缺乏,蛋白限制性饮食或高脂饮食引起的子代 DNA 甲基化模式改变,与子代神经管畸形、成年后胰岛素抵抗、高血压等许多疾病敏感性增加有关[119]。在人类中常见的甲基代谢基因中存在多个单核苷酸多态性,表观遗传标记大多会由于甲基代谢的基因变化而改变。研究结果表明,缺乏叶酸和蛋氨酸的孕期妇女的后代成年后患高血压、冠状动脉粥样硬化、精神分裂症等疾病的发病率显著增高。叶酸和胆碱代谢基因中的 SNP 增加人类对胆碱的饮食需求。妊娠期间胆碱、甲硫氨酸和甲基叶酸高的母体饮食导致对胎儿具有永久性影响的胎儿基因表达的表观遗传学变化。动物实验证明,哺乳期怀孕母鼠饮食低胆固醇和甲硫氨酸减少甲基化 CpG 岛的基因可以显著控制胎儿的发育。在哺乳动物晚期怀孕期间母体饮食中胆碱补充或胆碱缺乏与成年后大脑内海马体(hippocampus)功能有关[120],这种影响甚至可能是不可逆的。同时,妊娠晚期饮食中的胆碱缺乏抑制细胞生长周期(cell cycle)相关基因的甲基化减少,从而诱导这些基因表达并引起胎儿海马体内细胞增殖减少和凋亡增加。如在母鼠妊娠初期,通过饮食干预给予更多的胆碱($\approx 4 \times$饮食浓度),可以显著增加后代海马体相关细胞的增殖。因此,在怀孕期间的胆碱补充通过改变表观遗传标记导致脑结构和功能的终生变化。然而,在临床实验中,我们发现一部分人群在喂食胆碱干预饮食时会发生脂肪肝以及肝脏和肌肉损伤。胆碱通过由磷脂酰乙醇胺 N-甲基转移酶(phosphatidylethanolamine N-methyltransferase,PEMT)进行酶催化合成,而雌激素导致PEMT mRNA 表达和酶活性显著上调。故而对 PEMT 基因表达量低的人群,胆碱的补充需要经过更严谨的设计和定量。剥夺胆碱后,大量器官发育功能产生障碍。作为常见的 5,10-亚甲基四氢叶酸脱氢酶-1958A(MTHFD1;rs2236225)基因等位基因携带者的孕期妇女,在低胆碱饮食中发生胆碱缺乏症的非载体可能性非常高。研究人群中63%至少有一个等位基因用于该 SNP。由甲基四氢叶酸环化水解酶和亚甲基四氢叶酸脱氢酶介导的两个反应可以将 10-甲酰四氢叶酸转化成 5,10-亚甲基四氢叶酸。尽管5-甲基四氢叶酸积累的过程和在人体的形成是不可逆的,但是 5,10-亚甲基四氢叶酸和10-甲酰四氢叶酸的平衡可以相互转化。这意味着 5,10-亚甲基四氢叶酸通过生化作用,指向同型半胱氨酸重新甲基化。因此,表观遗传学导致的生理生活多态性可能影响5,10-亚甲基四氢叶酸和 10-甲酰四氢叶酸之间微妙平衡的通量,影响 5-甲基四氢叶酸对同型半胱氨酸再甲基化的可利用性,增加对胆碱作为甲基供体的需求。

　　除了孕期妇女、慢性病患者等营养缺失常见人群,术后恢复期患者也是精准营养作为靶向干预的目标人群。例如,术后患者的高代谢症状和多功能器官衰竭综合征(multiple organ failure syndrome,MOFS)的发生与手术创口和败血症有关,从而导致了病患营养不良和免疫系统衰竭[121]。最新的精准营养学研究发现,营养反应可以通过肠内和肠外两种营养途径改善人体免疫功能,减缓术后人群的器官衰竭症状[122]。在术后营养干预的临床观察下,设置手术后标准营养的肠内饮食方案作为对照组;同时在对照组营养方案的基础上,设置精氨酸及鲱鱼油的精准营养添加组。分别对无器官衰竭的术后患者和免疫功能下降的重症患者进行饮食干预。临床结果表明,在两组临床患者平均热量摄入量相似的情况下,精氨酸添加组的患者的平均氮摄入量和氮平均都显著低于标准饮食组。同时,在营养干预持续性败血症综合征患者的肠内营养 7~10 天后,氨基酸添加组的患者免疫淋巴细胞的体外培养发生明显的增殖,并且其体内 3-甲基组氨酸代谢有显著降低[123]。因此,精氨酸和精制鲱鱼油均具有引起免疫刺激的特性,成为利用精准营养靶向的改善疾病诱导的免疫功能衰竭的潜在研究对象,对术后慢性病起了预防作用。

　　个体病患与特殊慢性病群体之间基因表达情况、代谢能力和对营养和膳食干预的反应都不相同。从而,精准营养旨在对应多样性影响营养需求。营养补充也减缓慢性病向癌症进展的可能,研究证明在食物中发现的一些天然生物活性化合物可以通过靶向表观遗传机制的不同元素来调节基因表达。故而,精细营养中的天然化合物通过直接或间接调节人体内基因,由此来控制表观遗传机制的改变逐渐成为慢性病防治的关键环节之一。

4.5 小结

总之,多种组学技术结合相应的大数据分析研究结果不仅对于揭示相关营养素在调控机体和细胞内相关信号表达、活化和传导及相关生理功能和机制方面具有较强的指导作用,而且通过相关组学系统分析营养素对机体的影响,对于指导个体精准化营养干预、提高干预效果具有重要的实际应用价值,也为今后基于数据驱动的慢性病的干预和预防提供了可能。

参考文献

[1] Koochakpoor G, Daneshpour M S, Mirmiran P, et al. The effect of interaction between Melanocortin-4 receptor polymorphism and dietary factors on the risk of metabolic syndrome[J]. Nutr Metab (Lond), 2016, 13: 35.

[2] Azizi F, Ghanbarian A, Momenan A A, et al. Prevention of non-communicable disease in a population in nutrition transition: Tehran Lipid and Glucose Study phase Ⅱ [J]. Trials, 2009, 10: 5.

[3] Ferguson L R, De Caterina R, Gorman U, et al. Guide and Position of the International Society of Nutrigenetics/Nutrigenomics on Personalised Nutrition: Part 1 — Fields of Precision Nutrition [J]. J Nutrigenet Nutrigenomics, 2016, 9(1): 12-27.

[4] de Toro-Martín J, Arsenault B J, Després J P, et al. Precision nutrition: a review of personalized nutritional approaches for the prevention and management of metabolic syndrome[J]. Nutrients, 2017, 9(8): E913.

[5] Scalbert A, Brennan L, Manach C, et al. The food metabolome: a window over dietary exposure [J]. Am J Clin Nutr, 2014, 99(6): 1286-1308.

[6] Marin-Valencia I, Yang C, Mashimo T, et al. Analysis of tumor metabolism reveals mitochondrial glucose oxidation in genetically diverse human glioblastomas in the mouse brain in vivo[J]. Cell Metab, 2012, 15(6): 827-837.

[7] Mashimo T, Pichumani K, Vemireddy V, et al. Acetate is a bioenergetic substrate for human glioblastoma and brain metastases[J]. Cell, 2014, 159(7): 1603-1614.

[8] Pichumani K, Mashimo T, Baek H M, et al. Conditions for (13)C NMR Detection of 2-Hydroxyglutarate in Tissue Extracts from isocitrate dehydrogenase-mutated gliomas[J]. Anal Biochem, 2015, 481: 4-6.

[9] Wishart D S, Jewison T, Guo A C, et al. HMDB 3.0 — The Human Metabolome Database in 2013[J]. Nucleic Acids Res, 2013, 41(Database issue): D801-D807.

[10] Sajed T, Marcu A, Ramirez M, et al. ECMDB 2.0: A richer resource for understanding the

biochemistry of E. coli[J]. Nucleic Acids Res，2016，44 (Database issue)：D495-D501.

[11] Ramirez-Gaona M，Marcu A，Pon A，et al. YMDB 2. 0：a significantly expanded version of the yeast metabolome database[J]. Nucleic Acids Res，2017，45(Database issue)：D440-D445.

[12] Playdon M C，Moore S C，Derkach A，et al. Identifying biomarkers of dietary patterns by using metabolomics[J]. Am J Clin Nutr，2017，105(2)：450-465.

[13] Garcia-Perez I，Posma J M，Gibson R，et al. Objective assessment of dietary patterns by use of metabolic phenotyping：a randomised，controlled，crossover trial[J]. Lancet Diabetes Endocrinol. 2017，5(3)：184-195.

[14] Rådjursöga M，Karlsson G B，Lindqvist H M，et al. Metabolic profiles from two different breakfast meals characterized by (1) H NMR-based metabolomics[J]. Food Chem，2017，231：267-274.

[15] O'Gorman A，Gibbons H，Brennan L. Metabolomics in the identification of biomarkers of dietary intake[J]. Comput Struct Biotechnol J，2013，4：e201301004.

[16] Lenz E M，Bright J，Wilson I D，et al. Metabonomics，dietary influences and cultural differences：a ^{1}H NMR-based study of urine samples obtained from healthy British and Swedish subjects[J]. J Pharm Biomed Anal，2004，36(4)：841-849.

[17] Andersen M B，Kristensen M，Manach C，et al. Discovery and validation of urinary exposure markers for different plant foods by untargeted metabolomics[J]. Anal Bioanal Chem，2014，406 (7)：1829-1844.

[18] Sébédio J L. Metabolomics，nutrition，and potential biomarkers of food quality，intake，and health status[J]. Adv Food Nutr Res，2017，82：83-116.

[19] Messina M. Soy and health update：evaluation of the clinical and epidemiologic literature[J]. Nutrients，2016，8(12)：E754. .

[20] Martin F P，Rezzi S，Peré-Trepat E，et al. Metabolic effects of dark chocolate consumption on energy，gut microbiota，and stress-related metabolism in free-living subjects[J]. J Proteome Res，2009，8(12)：5568-5579.

[21] Trabado S，Al-Salameh A，Croixmarie V，et al. The human plasma-metabolome：Reference values in 800 French healthy volunteers：impact of cholesterol，gender and age[J]. PLoS One，2017，12(3)：e0173615.

[22] Noguchi Y，Sakai R，Kimura T. Metabolomics and its potential for assessment of adequacy and safety of amino acid intake[J]. J Nutr，2003，133(6 Suppl 1)：2097S-2100S.

[23] Bakker G C，van Erk M J，Pellis L，et al. An antiinflammatory dietary mix modulates inflammation and oxidative and metabolic stress in overweight men：a nutrigenomics approach[J]. Am J Clin Nutr，2010，91(4)：1044-1059.

[24] Riedl A，Gieger C，Hauner H，et al. Metabotyping and its application in targeted nutrition：an overview[J]. Br J Nutr，2017，117(12)：1631-1644.

[25] Connaughton R M，Mcmorrow A M，Healy M L，et al. An anti-inflammatory nutritional intervention selectively improves insulin sensitivity in overweight and obese adolescents wherein baseline metabotype predicts response[J]. Proc Nutr Soc，2014，73(OCE2)：E84.

[26] Estruch R，Ros E，Salas-Salvadó J，et al. Primary prevention of cardiovascular disease with a Mediterranean diet[J]. N Engl J Med，2013，368(14)：1279-1290.

[27] Yusuf S，Hawken S，Ounpuu S，et al. Effect of potentially modifiable risk factors associated with myocardial infarction in 52 countries (the INTERHEART study)：case-control study[J]. Lancet，

2004，364(9438)：937-952.

[28] Phillips C M. Nutrigenetics and metabolic disease：current status and implications for personalised nutrition.[J]. Nutrients，2013，5(1)：32-57.

[29] Legg R L，Tolman J R，Lovinger C T，et al. Diets high in selenium and isoflavones decrease androgen-regulated gene expression in healthy rat dorsolateral prostate[J]. Reprod Biol Endocrin，2008，6：57.

[30] van Erk M J，Blom W A M，van Ommen B，et al. High-protein and high-carbohydrate breakfasts differentially change the transcriptome of human blood cells[J]. Am J Clin Nutr，2006，84(5)：1233-1241.

[31] Garcia-Bailo B，Toguri C，Eny K M，et al. Genetic variation in taste and its influence on food selection[J]. OMICS. 2009，13(1)：69-80.

[32] Thorisson G A，Stein L D. The SNP Consortium website：past，present and future[J]. Nucleic Acids Res，2003，31(1)：124-127.

[33] Abrams S A，Griffin I J，Hawthorne K M，et al. Vitamin D receptor Fok1 polymorphisms affect calcium absorption，kinetics，and bone mineralization rates during puberty[J]. J Bone Miner Res，2005，20(6)：945-953.

[34] Perry G H，Dominy N J，Claw K G，et al. Diet and the evolution of human amylase gene copy number variation[J]. Nat Genet，2007，39(10)：1256-1260.

[35] Ordovas J M，Corella D. Nutritional genomics[J]. Annu Rev Genomics Hum Genet，2004，5：71-118.

[36] de Graaf A A，Freidig A P，De Roos B，et al. Nutritional systems biology modeling：from molecular mechanisms to physiology[J]. PLoS Comput Biol，2009，5(11)：e1000554.

[37] Pettersson E，Lundeberg J，Ahmadian A. Generations of sequencing technologies[J]. Genomics，2009，93(2)：105-111.

[38] Ciacci C，Iovino P，Amoruso D，et al. Grown-up coeliac children：the effects of only a few years on a gluten-free diet in childhood[J]. Aliment Pharmacol Ther，2005，21(4)：421-429

[39] Romanos J，Van Diemen C C，Nolte IM，et al. Analysis of HLA and non-HLA alleles can identify individuals at high risk for celiac disease[J]. Gastroenterology，2009，137(3)：834-840.

[40] Arkadianos I，Valdes A M，Marinos E，et al. Improved weight management using genetic information to personalize a calorie controlled diet[J]. Nutr J，2007，6：29.

[41] Oster T，Pillot T. Docosahexaenoic acid and synaptic protection in Alzheimer's disease mice[J]. Biochim Biophys Acta，2010，1801(8)：791-798.

[42] Suchy J，Chan A，Shea T B. Dietary supplementation with a combination of alpha-lipoic acid，acetyl-L-carnitine，glycerophosphocoline，docosahexaenoic acid，and phosphatidylserine reduces oxidative damage to murine brain and improves cognitive performance[J]. Nutr Res，2009，29(1)：70-74.

[43] Doll R，Peto R. The causes of cancer：quantitative estimates of avoidable risks of cancer in the United States today[J]. J Natl Cancer Inst，1981，66(6)：1191-1308.

[44] Thompson R. Preventing cancer：the role of food，nutrition and physical activity[J]. J Fam Health Care，2010，20(3)：100-102.

[45] Simopoulos A P. Nutrigenetics/Nutrigenomics[J]. Annu Rev Public Health，2010，31：53-68.

[46] Moy K A，Yuan J M，Chung F L，et al. Isothiocyanates，glutathione S-transferase M1 and T1 polymorphisms and gastric cancer risk：A prospective study of men in Shanghai，China[J]. Int J

Cancer, 2009, 125(11): 2652-2659.

[47] Kury S, Buecher B, Robiou-du-Pont S, et al. Combinations of cytochrome p450 gene polymorphisms enhancing the risk for sporadic colorectal cancer related to red meat consumption [J]. Cancer Epidemiol Biomarkers Prev, 2007, 16(7): 1460-1467.

[48] Ng P C, Murray S S, Levy S, et al. An agenda for personalized medicine[J]. Nature, 2009, 461 (7265): 724-726.

[49] Sangkuhl K, Berlin D S, Altman R B, et al. PharmGKB: Understanding the effects of individual genetic variants[J]. Drug Metab Rev, 2008, 40(4): 539-551.

[50] Wu G D, Compher C, Chen E Z, et al. Comparative metabolomics in vegans and omnivores reveal constraints on diet-dependent gut microbiota metabolite production[J]. Gut, 2016, 65(1): 63-72.

[51] Vétizou M, Pitt J M, Daillère R, et al. Anticancer immunotherapy by CTLA-4 blockade relies on the gut microbiota[J]. Science, 2015, 350(6264): 1079-1084.

[52] Sivan A, Corrales L, Hubert N, et al. Commensal Bifidobacterium promotes antitumor immunity and facilitates anti-PD-L1 efficacy[J]. Science, 2015, 350(6264): 1084-1089.

[53] Snyder A, Pamer E, Wolchok J. Immunotherapy. Could microbial therapy boost cancer immunotherapy[J]. Science, 2015, 350(6264): 1031-1032.

[54] Norman J M, Handley S A, Baldridge M T, et al. Disease-specific alterations in the enteric virome in inflammatory bowel disease[J]. Cell, 2015, 160(3): 447-460.

[55] Hehemann J H, Correc G, Barbeyron T, et al. Transfer of carbohydrate-active enzymes from marine bacteria to Japanese gut microbiota[J]. Nature, 2010, 464(7290): 908-912.

[56] Torre L A, Bray F, Siegel R L, et al. Global cancer statistics, 2012[J]. CA Cancer J Clin, 2015, 65(2): 87-108.

[57] Zheng Z, Zhong W, Liu L, et al. Bioinformatics approaches for human gut microbiome research [J]. Infect Dis Transl Med, 2016, 2(2): 69-79.

[58] Belkaid Y, Hand T W. Role of the microbiota in immunity and inflammation[J]. Cell 2014, 157 (1): 121-141.

[59] Anthony S J, Epstein J H, Murray K A, et al. A strategy to estimate unknown viral diversity in mammals[J]. MBio, 2013, 4(5): e00598-e00613.

[60] Singh N, Gurav A, Sivaprakasam S, et al. Activation of Gpr109a, receptor for niacin and the commensal metabolite butyrate, suppresses colonic inflammation and carcinogenesis [J]. Immunity, 2014, 40(1): 128-139.

[61] Rubinstein M R, Wang X, Liu W, et al. Fusobacterium nucleatum promotes colorectal carcinogenesis by modulating E-cadherin/β-catenin signaling via its FadA adhesin[J]. Cell Host Microbe, 2013, 14(2): 195-206.

[62] Kostic A D, Chun E, Robertson L, et al. Fusobacterium nucleatum potentiates intestinal tumorigenesis and modulates the tumor-immune microenvironment[J]. Cell Host Microbe, 2013, 14(2): 207-215.

[63] Amar J, Serino M, Lange C, et al. Involvement of tissue bacteria in the onset of diabetes in humans: evidence for a concept[J]. Diabetologia, 2011, 54(12): 3055-3061.

[64] Amar J, Chabo C, Waget A, et al. Intestinal mucosal adherence and translocation of commensal bacteria at the early onset of type 2 diabetes: molecular mechanisms and probiotic treatment[J]. EMBO Mol Med, 2011, 3(9): 559-572.

[65] Lepage P, Hasler R, Spehlmann M E, et al. Twin study indicates loss of interaction between

microbiota and mucosa of patients with ulcerative colitis[J]. Gastroenterology, 2011, 141(1): 227-236.

[66] Steed H, Macfarlane G T, Blackett K L, et al. Clinical trial: the microbiological and immunological effects of synbiotic consumption — a randomized double-blind placebo-controlled study in active Crohn's disease[J]. Aliment Pharmacol Ther, 2010, 32(7): 872-883.

[67] Ferlay J, Shin H R, Bray F, et al. Estimates of worldwide burden of cancer in 2008: GLOBOCAN 2008[J]. Int J Cancer, 2010, 127(12): 2893-2917.

[68] Zlobec I, Bihl M P, Schwarb H, et al. Clinicopathological and protein characterization of BRAF- and K-RAS-mutated colorectal cancer and implications for prognosis[J]. Int J Cancer, 2010, 127(2): 367-380.

[69] Balamurugan R, Rajendiran E, George S, et al. Real-time polymerase chain reaction quantification of specific butyrate-producing bacteria, Desulfovibrio and Enterococcus faecalis in the feces of patients with colorectal cancer[J]. J Gastroenterol Hepatol, 2008, 23(8 Pt1): 1298-1303.

[70] Lilly D M, Stillwell R H. Probiotics: growth-promoting factors produced by microorganisms[J]. Science, 1965, 147(3659): 747-748.

[71] Fuller R. Probiotics in man and animals[J]. J Appl Bacteriol, 1989, 66(5): 365-378.

[72] McCarthy J, O'Mahony L, O'Callaghan L, et al. Double blind, placebo controlled trial of two probiotic strains in interleukin 10 knockout mice and mechanistic link with cytokine balance[J]. Gut, 2003, 52(7): 975-980.

[73] Alakomi H L, Skyttä E, Saarela M, et al. Lactic acid permeabilizes gram-negative bacteria by disrupting the outer membrane[J]. Appl Environ Microbiol, 2000, 66(5): 2001-2005.

[74] Alvarez-Olmos M I, Oberhelman R A. Probiotic agents and infectious diseases: a modern perspective on a traditional therapy[J]. Clin Infect Dis, 2001, 32(11): 1567-1576.

[75] Mack D R, Ahrne S, Hyde L, et al. Extracellular MUC3 mucin secretion follows adherence of Lactobacillus strains to intestinal epithelial cells in vitro[J]. Gut, 2003, 52(6): 827-833.

[76] Resta-Lenert S, Barrett K E. Live probiotics protect intestinal epithelial cells from the effects of infection with enteroinvasive Escherichia coli (EIEC)[J]. Gut, 2003, 52(7): 988-997.

[77] Meydani S N, Ha W K. Immunologic effects of yogurt[J]. Am J Clin Nutr, 2000, 71(4): 861-872.

[78] Kamao M, Tsugawa N, Nakagawa K, et al. Absorption of calcium, magnesium, phosphorus, iron and zinc in growing male rats fed diets containing either phytate-free soybean protein or soybean protein isolate or casein[J]. J Nutr Sci Vitaminol (Tokyo). 2000, 46(1): 34-41.

[79] Scholz-Ahrens K E, Ade P, Marten B, et al. Prebiotics, probiotics, and synbiotics affect mineral absorption, bone mineral content, and bone structure[J]. J Nutr, 2007, 137(3 Suppl 2): 838S-846S.

[80] Pearson B L, Ehninger D. Impact of paternal nutrition on epigenetic patterns[J]. Epigenomics, 2018, 10(2): 115-117.

[81] Holland M L, Lowe R, Caton P W, et al. Early-life nutrition modulates the epigenetic state of specific rDNA genetic variants in mice[J]. Science, 2016, 353(6298): 495-498.

[82] Burdge G C, Hanson M A, Slater-Jefferies J L, et al. Epigenetic regulation of transcription: a mechanism for inducing variations in phenotype (fetal programming) by differences in nutrition during early life[J]. Br J Nutr, 2007, 97(6): 1036-1046.

[83] Zeisel S H. Epigenetic mechanisms for nutrition determinants of later health outcomes[J]. Am J

Clin Nutr, 2009, 89(5): 1488S-1493S.

[84] Weinhold B. Epigenetics: the science of change[J]. Environ Health Perspect, 2006, 114(3): A160-A167.

[85] Waterland R A, Jirtle R L. Early nutrition, epigenetic changes at transposons and imprinted genes, and enhanced susceptibility to adult chronic diseases[J]. Nutrition, 2004, 20(1): 63-68.

[86] Li C C, Maloney C A, Cropley J E, et al. Epigenetic programming by maternal nutrition: shaping future generations[J]. Epigenomics, 2010, 2(4): 539-549.

[87] Jaenisch R, Bird A. Epigenetic regulation of gene expression: how the genome integrates intrinsic and environmental signals[J]. Nat Genet, 2003, 33(Suppl): 245-254.

[88] Jiménez-Chillarón J C, Díaz R, Martínez D, et al. The role of nutrition on epigenetic modifications and their implications on health[J]. Biochimie, 2012, 94(11): 2242-2263.

[89] Yam K Y, Naninck E F, Schmidt M V, et al. Early-life adversity programs emotional functions and the neuroendocrine stress system: the contribution of nutrition, metabolic hormones and epigenetic mechanisms[J]. Stress, 2015, 18(3): 328-342.

[90] Canani R B, Costanzo M D, Leone L, et al. Epigenetic mechanisms elicited by nutrition in early life[J]. Nutr Res Rev, 2011, 24(2): 198-205.

[91] Attig L, Gabory A, Junien C. Early nutrition and epigenetic programming: chasing shadows[J]. Curr Opin Clin Nutr Metab Care, 2010, 13(3): 284-293.

[92] Hanson C, Thoene M, Wagner J, et al. Parenteral nutrition additive shortages: the short-term, long-term and potential epigenetic implications in premature and hospitalized infants[J]. Nutrients, 2012, 4(12): 1977-1988.

[93] Verma M. Cancer control and prevention by nutrition and epigenetic approaches[J]. Antioxid Redox Signal, 2012, 17(2): 355-364.

[94] Shankar S, Kumar D, Srivastava R K. Epigenetic modifications by dietary phytochemicals: implications for personalized nutrition[J]. Pharmacol Ther, 2013, 138(1): 1-17.

[95] Paparo L, di Costanzo M, di Scala C, et al. The influence of early life nutrition on epigenetic regulatory mechanisms of the immune system[J]. Nutrients, 2014, 6(11): 4706-4719.

[96] Lawrence M, Daujat S, Schneider R. Lateral Thinking: How Histone Modifications Regulate Gene Expression[J]. Trends Genet, 2016, 32(1): 42-56.

[97] Davis C D, Ross S A. Dietary Components Impact Histone Modifications and Cancer Risk[J]. Nutrition Reviews, 2008, 65(2): 88-94.

[98] Daniel M, Tollefsbol T O. Epigenetic linkage of aging, cancer and nutrition[J]. J Exp Biol, 2015, 218(Pt1): 59-70.

[99] Dunford A R, Sangster J M. Maternal and paternal periconceptional nutrition as an indicator of offspring metabolic syndrome risk in later life through epigenetic imprinting: A systematic review [J]. Diabetes Metab Syndr, 2017, 11(Suppl 2): S655-S662.

[100] Lillycrop K A, Burdge G C. The effect of nutrition during early life on the epigenetic regulation of transcription and implications for human diseases[J]. J Nutrigenet Nutrigenomics, 2011, 4(5): 248-260.

[101] Perge P, Nagy Z, Decmann A, et al. Potential relevance of microRNAs in inter-species epigenetic communication, and implications for disease pathogenesis[J]. RNA Biol, 2017, 14(4): 391-401.

[102] Garg S, Sharp P A. Gene Expression. Single-cell variability guided by microRNAs[J]. Science,

2016，352(6269)：1390-1391.

[103] Rechavi O，Houri-Ze'evi L，Anava S，et al. Starvation-induced transgenerational inheritance of small RNAs in C. elegans[J]. Cell，2014，158(2)：277-287..

[104] Burdge G C，Lillycrop K A，Jackson A A. Nutrition in early life，and risk of cancer and metabolic disease：alternative endings in an epigenetic tale[J]. Br J Nutr，2009，101(5)：619-630.

[105] Indrio F，Martini S，Francavilla R，et al. Epigenetic matters：the link between early nutrition，microbiome，and long-term health development[J]. Front Pediatr，2017，5：178.

[106] Chilton F H，Dutta R，Reynolds L M，et al. Precision nutrition and omega-3 polyunsaturated fatty acids：a case for personalized supplementation approaches for the prevention and management of human diseases[J]. Nutrients，2017，9(11). pii：E1165.

[107] Aguirre-Portolés C，Fernández L P，Ramírez de Molina A. Precision Nutrition for Targeting Lipid Metabolism in Colorectal Cancer[J]. Nutrients，2017，9(10). pii：E1076.

[108] Bhupathiraju S N，Hu F B. One (small) step towards precision nutrition by use of metabolomics [J]. Lancet Diabetes Endocrinol，2017，5(3)：154-155.

[109] O'Sullivan A，Henrick B，Dixon B，et al. 21st century toolkit for optimizing population health through precision nutrition[J]. Crit Rev Food Sci Nutr，2017，58(17)：3004-3015.

[110] Ramos-Lopez O，Milagro F I，Allayee H，et al. Guide for current nutrigenetic，nutrigenomic，and nutriepigenetic approaches for precision nutrition involving the prevention and management of chronic diseases associated with obesity[J]. J Nutrigenet Nutrigenomics，2017，10(1-2)：43-62.

[111] Simpson S J，Le Couteur D G，James D E，et al. The Geometric Framework for Nutrition as a tool in precision medicine[J]. Nutr Healthy Aging，2017，4(3)：217-226.

[112] Wang D D，Hu F B. Precision nutrition for prevention and management of type 2 diabetes[J]. Lancet Diabetes Endocrinol，2018，6(5)，416-426.

[113] Trabulsi J，Troiano R P，Subar A F，et al. Precision of the doubly labeled water method in a large-scale application：evaluation of a streamlined-dosing protocol in the Observing Protein and Energy Nutrition (OPEN) study[J]. Eur J Clin Nutr，2003，57(11)：1370-1377.

[114] Özdemir V，Kolker E. Precision Nutrition 4.0：A Big Data and Ethics Foresight Analysis — Convergence of Agrigenomics，Nutrigenomics，Nutriproteomics，and Nutrimetabolomics[J]. OMICS，2016，20(2)：69-75.

[115] Qin X，Li J，Cui Y，et al. MTHFR C677T and MTR A2756G polymorphisms and the homocysteine lowering efficacy of different doses of folic acid in hypertensive Chinese adults[J]. Nutr J，2012，11：2

[116] Kim Y. Folate and methylenetetrahydrofolate reductase polymorphisms：new nutritional and genetic risk factors for pancreatic cancer[J]. Clin Gastroenterol Hepatol，2005，3(8)：738-742.

[117] Linask K K，Huhta J C. Folate protection from congenital heart defects linked with canonical Wnt signaling and epigenetics[J]. Curr Opin Pediatr，2010，22(5)：561-566.

[118] Barua S，Kuizon S，Junaid M A. Folic acid supplementation in pregnancy and implications in health and disease[J]. J Biomed Sci，2014，21：77.

[119] Burdge G C，Lillycrop K A. Folic acid supplementation in pregnancy：are there devils in the detail [J]. Br J Nutr，2012，108(11)：1924-1930.

[120] Toffoli L V，Rodrigues G M，Oliveira J F，et al. Maternal exposure to fluoxetine during gestation and lactation affects the DNA methylation programming of rat's offspring：modulation

by folic acid supplementation[J]. Behav Brain Res，2014，265：142-147.

[121] Braga M，Ljungqvist O，Soeters P，et al. ESPEN Guidelines on Parenteral Nutrition：surgery [J]. Clin Nutr，2009，28(4)：378-386.

[122] Slater C，Morris L，Ellison J，et al. Nutrition in pregnancy following bariatric surgery[J]. Nutrients，2017，9(12)：E1338.

[123] Weimann A，Braga M，Carli F，et al. ESPEN guideline：Clinical nutrition in surgery[J]. Clin Nutr，2017，36(3)：623-650.

5

特殊人群精准营养需求

　　处于特殊生理状况的人群,如婴幼儿、儿童、孕妇、老年人等,机体对能量的需要以及营养素的消化吸收和代谢均不同,并受到心理和行为习惯的影响,是营养失衡的高发人群。针对上述不同生理状况的人群,在其生理特点的基础上,参考中国营养学会制定的《中国居民膳食指南(2016)》和《中国居民膳食营养素参考摄入量(2013版)》,阐述了特定人群的营养需要和膳食推荐。因此,在这个意义上,只实现了对特定人群的精准营养指导,并未实现个体的精准营养干预。复杂代谢性疾病包括糖尿病、代谢综合征、动脉粥样硬化、肿瘤等疾病因其病因复杂,其精准营养干预相对也比较复杂。本章节从糖尿病和肿瘤这两类常见的慢性病着手,阐述了它们与营养的关系,疾病状态下特殊的营养需要以及相关的营养治疗方案。罕见遗传代谢病是指营养代谢相关的基因变异造成代谢异常,从而产生疾病表征。一旦明确诊断,单基因遗传代谢病的精准营养干预能达到较好的防治效果。本章主要阐述常见的氨基酸代谢异常、碳水化合物代谢异常、脂肪酸代谢异常、有机酸代谢异常、尿素循环异常以及骨代谢异常等遗传代谢病及其精准营养需求和干预方案。

5.1　婴幼儿

　　婴幼儿是婴儿和幼儿的统称,一般0~1岁为婴儿,1~3岁为幼儿。此年龄阶段是一生中生长发育的关键时期,合理膳食、均衡营养不但为其体力与智力的发育打下良好的基础,还能预防或减少某些成年或老年阶段慢性病的发生[1]。

5.1.1　婴幼儿的生理特点

5.1.1.1　生长发育特点
婴幼儿的生长发育是机体各组织器官体积增加和功能成熟的过程,此过程受遗传与环境因素的共同作用,其中营养因素是十分重要的环境因素[2]。

　　婴儿期是人类生长发育的第一高峰期,尤其是出生后的前 6 个月,表现为体重、身长、头围与胸围的快速增长。6 个月内婴儿的体重平均每月增加 0.6 kg,6 个月至 1 岁婴儿的体重平均每月增加 0.5 kg,到出生后 5～6 个月时,体重可增至出生时的 2 倍,到 1 岁时增至出生时的 3 倍,可达 9～10 kg。身长是反映骨骼系统生长的指标,婴儿期身长平均增长 25 cm,在出生时约为 50 cm,一般每月增长 3～3.5 cm,到 4 个月时增长 10～12 cm,1 周岁时可达出生时的 1.5 倍左右(约为 75 cm)。头围反映脑及颅骨的发育状态,在出生时约为 34 cm,前半年增加 8～10 cm,后半年增加 2～4 cm,平均每月增加 1 cm,至 1 周岁时可达 46 cm,以后增长速度减缓,到成年人时为 56～58 cm。婴儿大脑在出生后一段时间内仍处于大脑的迅速发育期,前 6 个月脑细胞数目持续增加,至 6 月龄时脑重量增至出生时的 2 倍(600 g);后 6 个月脑部的发育以细胞体积增大及树突增多和延长为主,神经髓鞘形成并进一步发育,至 1 周岁时,脑重量达到 0.9～1 kg,接近成人脑重量的 2/3。因此需要充足均衡合理的营养(特别是优质蛋白)的支持,对热量、蛋白质及其他营养素的需求特别旺盛。胸围在出生时比头围要小 1～2 cm,但增长速度极快,到 1 周岁时与头围基本持平并逐渐超过头围。

　　幼儿期的身长和体重与 1 岁以内婴儿相比增长速度有所减慢。1～2 岁内全年身长增长约 10 cm;2 岁以后更慢,平均每年增长 5 cm 左右。1 岁以后直到学龄期,小儿体重每年平均增加 2 kg 左右。幼儿头颅的发育与其他部位相比,处于领先地位。头围每年增长约 1 cm,1～3 岁内头围全年增长 2 cm;以后直到 15 岁,仅增 4～5 cm,达到成人的头围。智力的发育较快,语言、思维能力增强。牙齿的发育可以反映骨骼的发育情况。1 岁时婴儿应出 6～8 颗乳牙;2 岁半时 20 颗乳牙应全部出齐。颅囟的变化反映了颅骨发育情况。一般 1 岁半的幼儿颅囟都应闭合。

5.1.1.2　消化特点

　　婴幼儿的消化系统处于发育阶段,胃容量小,消化器官稚嫩,各种消化酶活性有限,限制了食物的消化、吸收与利用。若喂养不当,易出现功能性紊乱、腹泻而导致营养素丢失,造成营养不良。新生儿的口腔黏膜娇嫩、血管丰富,容易受伤;出生后唾液腺分泌量有限;舌短而宽、齿槽发育较差,有利于压迫乳头并吞咽乳汁。与成人相比,婴幼儿的胃分泌功能明显不全,但完全可消化人乳。胃的排空时间因食物种类与性质的不同而异,母乳为 2～3 小时,水为 1～2 小时。肠消化液内有胰蛋白酶、脂肪酶和淀粉酶。从婴儿期开始,肠液即含有肽酶、乳糖酶、麦芽糖酶、蔗糖酶、脂肪酶等,加之胆汁的消化作用,使各种食物消化得更为完全。此外,婴儿的牙齿尚未出齐,消化与代谢功能尚不成熟,需要提供易消化的食品来满足其特殊的营养需要。

5.1.2 婴幼儿的营养需要

5.1.2.1 能量

婴幼儿的生长发育迅猛,代谢旺盛,特别是0～1岁是儿童生长发育特别是大脑发育的关键时期。能量则是保证婴幼儿生长发育最基本的物质基础。若长期能量摄入不足,可导致婴幼儿生长发育延缓或停滞;相反,摄入过多,则可导致婴幼儿体重超重或肥胖,可致成年代谢性疾病发生与发展。一般情况下,可通过婴幼儿的健康状况、是否出现饥饿及体重增长的情况来判断能量是否适宜。中国居民膳食营养素推荐供给量2013版的能量需要量的建议[3],能量的RNI为:0～6个月为0.38 MJ/(kg·d)或为90 kcal/(kg·d);6～12个月为0.33 MJ/(kg·d)或为80 kcal/(kg·d);1～2岁为3.77 MJ/d(男)或为900 kcal/d、3.35 MJ/d(女)或为800 kcal/d;2岁以上为4.60 MJ/d(男)或为1 100 kcal/d、4.18 MJ/d(女)或为1 000 kcal/d。

(1) 基础代谢:此部分的能量消耗约占总能量的60%左右,每日约为230 kJ/(kg·bw)[55 kcal/(kg·bw)],此后随着年龄的增长而逐渐减少。

(2) 食物特殊动力作用:婴儿期占总能量的7%～8%,幼儿期约为5%。

(3) 体力活动:1岁以内的婴儿活动较少,故此部分能量消耗亦较低,每日平均为62.8～82.7 kJ/kg·bw(15～20 kcal/kg·bw)。

(4) 生长发育:占总能量的25%～30%。与生长速度成正比,出生后的前几个月,占总能量的1/4～1/3,每增加1 g新组织需要能量18.4～23.8 kJ(4.4～5.7 kcal),到1周岁末需20.9～62.8 kJ(5～15 kcal),以后逐渐降低。如能量供给不足,可导致生长发育迟缓[4]。

(5) 排泄:为部分未经消化吸收的食物排出体外所丢失的能量,约占基础代谢的10%左右。

5.1.2.2 蛋白质

婴幼儿是处于生长发育的高峰时期,保证足量优质蛋白质则是维持机体蛋白质合成与更新所必需。当婴幼儿膳食蛋白质供给不足时,可表现出消化吸收障碍、生长发育迟缓或停滞、肝功能障碍、抵抗力下降、消瘦、腹泻、水肿与贫血等蛋白质营养不良。相反,高蛋白膳食同样对其生长发育不利,由于婴幼儿的消化器官和排泄器官发育尚未成熟,功能不健全,对食物的消化吸收能力及代谢废物的排泄能力仍较低,人乳被认为是理想的婴儿食品。在0～6月龄的纯母乳喂养阶段,母乳中蛋白质的含量为1.3 g/100 g,平均每日摄入780 g母乳计算,可以得到0～6月龄的婴儿蛋白质的AI为9 g/d,结合0～6月龄内婴儿体重,其婴儿蛋白质的AI为1.5 g/(kg·d),即可满足婴儿蛋白质的需要。《中国居民膳食营养素参考摄入量(2013版)》建议婴幼儿蛋白质的RNI为:0～0.5岁为9 g/d;0.5～1岁为20 g/d;1～2岁为25 g/d;2岁以上为25 g/d。

5.1.2.3　脂类

脂类是机体能量和必需脂肪酸的重要来源,也是机体的构成成分和能量储存形式。婴儿期生长发育迅速,充足的能量,特别是能量密度高的脂肪供给,是保证婴儿生长发育所必需。其中,n-3、n-6系列的多不饱和脂肪酸对婴幼儿神经髓鞘的形成、大脑及视网膜光感受器的发育与成熟具有重要的作用。二十二碳六烯酸(docosahexaenoic,DHA)是大脑和视网膜中一种具有重要结构功能的长链多不饱和脂肪酸,在婴儿视觉和神经发育中发挥重要作用。如果婴儿膳食中缺乏DHA可影响神经纤维和神经连接处突触的发育,导致注意力受损、认知障碍与视力异常,特别是早产儿和人工喂养儿。这是因为早产儿生长较快对DHA需要量相对大,但早产儿脑中的DHA含量低,且体内促使α-亚麻酸转变成DHA的去饱和酶活力亦较低,致使生理需要量明显大于补给量;人工喂养儿的食物来源主要是牛乳及其他代乳品,牛乳中的DHA含量较低,亦不能满足婴儿需要。《中国居民膳食营养素参考摄入量(2013版)》建议的婴幼儿膳食脂肪和脂肪酸参考摄入量为:0~6个月分别为总脂肪48% E(AI)、n-6多不饱和脂肪酸的花生四烯酸(ARA)为150 mg/d(AI)或亚油酸(LA)为7.3% E(AI)、n-3多不饱和脂肪酸的亚麻酸(ALA)为0.87% E(AI)或DHA为100 mg/d(AI);6~12个月分别为总脂肪40% E(AI)、n-6多不饱和脂肪酸的LA为6.0% E(AI)、n-3多不饱和脂肪酸的ALA为0.66% E(AI)或DHA为100 mg/d(AI);1岁以上为总脂肪35% E(AI)、n-6多不饱和脂肪酸的LA为4.0% E(AI)、n-3多不饱和脂肪酸的ALA为0.60% E(AI)或DHA为100 mg/d(AI)。

5.1.2.4　碳水化合物

碳水化合物是婴幼儿主要的能量供给,具有节约蛋白质、协助脂肪的氧化和抗生酮的作用。虽然早期添加适量的淀粉类食品可刺激唾液淀粉酶的分泌,但3个月以内的婴儿缺乏淀粉酶,故淀粉类食物应在3~4个月后添加,不应过早添加。婴幼儿食物中的碳水化合物过多,会在肠腔内过度发酵,刺激肠蠕动而引起腹泻,若同时伴有蛋白质摄入不足时,可出现虚胖或水肿等营养不良表现。此外,可养成婴幼儿爱吃甜食(蔗糖、糖果等)的习惯,增加龋齿的发生。婴儿碳水化合物供能占总能量的40%~50%,随着年龄的增长,该比例上升到50%~60%。《中国居民膳食营养素参考摄入量(2013版)》建议的婴幼儿碳水化合物参考摄入量为:0~6个月总碳水化合物的AI为65 g/d;6~12个月总碳水化合物的AI为80 g/d;1岁以上总碳水化合物的EAR为120 g/d;总碳水化合物的AMDR为50%~65% E。

5.1.2.5　矿物质

矿物质是婴幼儿生长发育必需的微量营养素,在机体构成和生理功能方面发挥着重要的作用。

(1) 钙:婴儿出生时体内钙的含量约占体重的0.8%,至成年阶段增至1.5%~

2.0%,说明在生长过程中需要储留大量的钙才能满足生长发育的需要。人乳中含钙量约为 30 mg/100 g,纯母乳喂养的婴儿一般不易出现钙的缺乏。《中国居民膳食营养素参考摄入量(2013 版)》建议婴幼儿钙的 EAR:1 岁以上为 500 mg/d。RNI:0~6 个月为 200 mg/d;6~12 个月为 250 mg/d;1 岁以上为 600 mg/d。UL:0~6 个月为 1 000 mg/d;6~12 个月为 1 500 mg/d;1 岁以上为 1 500 mg/d。

(2) 铁:正常新生儿有足够的铁储存,可满足出生后 4~6 个月的需要。国内外许多研究显示合适的铁营养状态是由包括生物性和社会性多种因素的交互作用决定,可受出生前、围生期、出生后等时期多种因素的影响,铁供应不足可以导致缺铁性贫血。缺铁性贫血(iron deficiency anemia,IDA)是常见的营养缺乏病,患病高峰年龄主要集中在 6 月龄至 2 岁的婴幼儿,特别是出生后 1 年内发生铁减少(iron depletion,ID)和 IDA 的比例更高。这是因为最初的 2 个月婴幼儿从粪便和皮肤丢失铁相比成人较多,一般小于 2 岁婴幼儿丢失铁约为 0.04 mg/(kg·d),2~8 岁 0.03 mg/(kg·d)。如有额外需要如生长发育、失血等,而母乳的含铁量亦不高(0.1 mg/100 g),必须要从食物中补充更多的铁以满足生理需要,否则易出现缺铁性贫血。因此,美国儿科学会的营养学会推荐,母乳或部分母乳喂养的足月儿于出生后 4 个月开始补充铁 1 mg/(kg·d)直至从富含铁的辅助食品中获取适量的铁,6~12 个月婴儿的铁摄入量应达 11 mg/d,1~3 岁幼儿达 7 mg/d。所有早产儿应摄入铁 2 mg/(kg·d)直至生后 12 月龄。中国营养学会推荐 0~6 个月龄足月婴儿的铁摄入量 0.3 mg/d(母乳中提供的元素铁),7~12 个月龄婴儿 10 mg/d。《早产/低出生体重儿喂养建议》[5]提出从出生后 4 周开始母乳喂养儿补充元素铁 2 mg/(kg·d),配方奶喂养的婴儿补充元素铁 1 mg/(kg·d),直至校正年龄 1 岁。《中国居民膳食营养素参考摄入量(2013 版)》建议的婴幼儿铁的 EAR:6~12 个月为 7 mg/d;1 岁以上为 6 mg/d。RNI:0~6 个月为 0.3 mg/d;6~12 个月为 10 mg/d;1 岁以上为 9 mg/d。UL:1 岁以上为 25 mg/d。

(3) 锌:锌对机体的免疫功能、激素调节、细胞分化、味觉的形成及酶的活性均有重要的影响。婴幼儿缺锌可表现为食欲不振、生长停滞、味觉异常或异食癖、认知行为改变等。正常新生儿有一定量的锌储存,但母乳中的锌含量相对较低(0.28 mg/100 g)。《中国居民膳食营养素参考摄入量(2013 版)》建议的婴幼儿锌的 EAR:6~12 个月为 2.8 mg/d;1 岁以上为 3.2 mg/d。RNI:0~6 个月为 2.0 mg/d;6~12 个月为 3.5 mg/d;1 岁以上为 4.0 mg/d。UL:1 岁以上为 8 mg/d。

5.1.2.6 维生素

维生素是人体必不可缺的物质,除个别维生素人体可合成外,大部分需从食物中获得。大量的研究证明:营养不良如维生素 A、维生素 E、维生素 C、维生素 B₆ 的缺乏可降低免疫力,易患呼吸道、消化道感染等感染性疾病。特别是维生素 A 对小儿体格发育尤其是体重的增长呈正相关。缺乏维生素 B₁、维生素 B₂、维生素 C 会引起食欲不振、腹泻、消瘦、生长发育迟滞等。可见几乎所有的维生素缺乏都会影响婴幼儿的生长发育，其中关系最为密切的有以下几种：

（1）维生素 A：维生素 A 是促进婴幼儿生长、增进健康的必需微量营养素，摄入不足可延缓婴幼儿体重的增长，并出现上皮组织角化、结膜干燥症、夜盲等症状；摄入过量也可引起中毒，表现为呕吐、昏睡、头痛、皮疹等症状。《中国居民膳食营养素参考摄入量（2013版）》建议的婴幼儿维生素 A 的 EAR：1 岁以上为 220 gRAE/d。RNI：0～6 个月为 300 gRAE/d(AI)；6～12 个月为 350 gRAE/d(AI)；1 岁以上为 310 gRAE/d。UL：0～6 个月为 6 000 gRAE/d；6～12 个月为 6 000 gRAE/d；1 岁以上为 7 000 gRAE/d。

（2）维生素 D：新生儿维生素 D 水平主要取决于母亲孕期的储备，如储备不足新生儿会有骨矿化不良、维生素 D 缺乏性佝偻病、生长发育迟缓的风险。中国婴幼儿佝偻病的患病率较高，因膳食中维生素 D 的含量偏低、地区性或季节性日照不足。婴幼儿应适宜补充维生素 D 并多晒太阳，但要避免长期过量摄入维生素 D。《中国居民膳食营养素参考摄入量（2013 版）》建议的婴幼儿维生素 D 的 EAR：1 岁以上为 8 g/d。RNI：0～6 个月为 10 g/d(AI)；6～12 个月为 10 g/d(AI)；1 岁以上为 10 g/d。UL：0～6 个月为 20 g/d；6～12 个月为 20 g/d；1 岁以上为 20 g/d。

（3）其他：B 族维生素中的硫胺素、核黄素与烟酸可促进婴幼儿的生长发育，且需要量随能量的增加而增高。人工喂养的婴幼儿还应注意维生素 E 和维生素 C 的补充，尤其是早产儿，更应注意补充维生素 E。《中国居民膳食营养素参考摄入量（2013 版）》建议婴幼儿的维生素 B_1 RNI：0～6 个月为 0.1 mg/d(AI)；6～12 个月为 0.3 mg/d；1 岁以上为 0.6 mg/d。EAR：1 岁以上为 0.5 mg/d。维生素 B_2 的 RNI：0～6 个月为 0.4 mg/d(AI)；6～12 个月为 0.5 mg/d；1 岁以上为 0.6 mg/d。EAR：1 岁以上为 0.5 mg/d。烟酸的 RNI：0～6 个月为 2 mgNE/d(AI)（男）、2 mgNE/d(AI)（女）；6～12 个月为 3 mgNE/d（男）、3 mgNE/d（女）；1 岁以上为 6 mgNE/d（男）、6 mgNE/d（女）。EAR：1 岁以上为 5 mgNE/d（男）、5 mgNE/d（女）。UL：1 岁以上为烟酸 10 mg/d、烟酰胺 100 mg/d。

5.1.3 婴幼儿的膳食指南

5.1.3.1 6 月龄内婴儿母乳喂养指南

0～6 月龄是人一生中生长发育的第一个高峰期，6 月龄内婴儿需要完成从宫内依赖母体营养到宫外依赖食物营养的过渡，来自母体的乳汁是完成这一过渡最好的食物，母乳可提供优质、全面、充足和结构适宜的营养素，满足婴儿生长发育的需要。因此，在基于目前已有的充分证据的基础上，参考世界卫生组织（WHO）、联合国儿童基金会（United Nations Children's Fund，UNICEF）和其他国际组织的相关建议，并结合中国 6 月龄内婴儿的喂养需求和可能出现的营养问题，提出 6 月龄内母乳婴儿喂养指南[6]。本指南适用于出生后 0～6 个月内的婴儿。

（1）产后尽早开奶，坚持新生儿第一口食物是母乳。婴儿出生后第一口食物应是母乳，初乳富含营养和免疫活性物质，有助于肠道功能发展，并提供免疫保护。因此，母亲分娩后应尽早开奶，一方面有利于预防婴儿过敏，并减轻新生儿黄疸、体质量下降和低血糖的发生；另一方面可让婴儿尽早反复吸吮乳头，也是确保纯母乳喂养成功的关键。

（2）坚持 6 月龄内婴儿的纯母乳喂养。母乳是婴儿最理想的天然食物，纯母乳喂养能完全满足小于 6 月龄婴儿所需要的全部液体、能量和营养素，同时母乳具有以下优点：① 有利于维护肠道微生态环境健康，降低感染性疾病和过敏发生的风险；② 有利于增加母子情感交流，使婴儿心理行为和情感健康发展；③ 有利于避免母体产后体质量滞留；降低母体乳腺癌、卵巢癌和 2 型糖尿病的风险；④ 喂养经济、安全又方便。故应坚持纯母乳喂养 6 个月。特殊情况需要在满 6 月龄前添加辅食的，应咨询医生或其他专业人员后谨慎做出决定。按需喂奶，两侧乳房交替喂养；每日喂奶 6～8 次或更多。坚持让婴儿直接吸吮母乳，尽可能不使用奶瓶间接喂哺人工挤出的母乳。

（3）顺应喂养，建立良好的生活规律。母乳喂养应遵循从按需的喂养模式到规律的喂养模式递进。婴儿饥饿是按需喂养的基础，饥饿引起哭闹时应及时喂哺，不要强求喂奶次数和时间，特别是 3 月龄以前的婴儿。婴儿生后 2～4 周就基本建立了自己的进食规律，喂养者应明确感知其进食规律的时间信息。一般每日喂奶的次数可能在 8 次以上，刚出生时应在 10 次以上。随着月龄增加，婴儿胃容量逐渐增加，单次摄入的乳量也随之增加，哺喂间隔则会相应延长，喂奶次数也随之减少，也就逐渐养成了规律的哺喂习惯。如果婴儿哭闹明显不符平日进食规律，应该首先排除非饥饿原因（胃肠不适等），应及时就医。

（4）生后数日开始补充维生素 D，不需补钙。母乳中维生素 D 含量低，喂养儿不能通过母乳获得足量的维生素 D。但纯母乳喂养能满足婴儿骨骼生长对钙的需求，不需额外补钙。在婴儿出生后 2 周左右，采用维生素 D 油剂或乳化水剂，每日补充维生素 D 10 μg（400 IU），可在母乳喂养前将滴剂定量滴入婴儿口中，然后再进行母乳喂养。对于每日口服补充维生素 D 有困难者，可每周或者每月口服一次相当剂量的维生素 D。配方奶喂养的婴儿通过合乎国家标准的配方食品能获得足量的维生素 D，不需要再额外补充。此外，母乳中维生素 K 的含量较低。新生儿（特别是剖宫产的新生儿）肠道菌群不能及时建立，无法合成足够的维生素 K；推荐母乳喂养儿从出生到 3 月龄，可每日口服维生素 K_1 25 μg，也可采用出生后口服维生素 K_1 2 mg，然后到 1 周和 1 个月时再分别口服 5 mg，共 3 次；也可由专业人员给新生儿每日肌内注射生素 K_1 1～5 mg，连续 3 d，可有效预防新生儿维生素 K 缺乏性出血症的发生。

（5）婴儿配方奶是不能纯母乳喂养时的无奈选择。任何婴儿配方奶都不能与母乳相媲美,只能作为母乳喂养失败后的选择,或母乳不足时对母乳的补充。以下情况,建议选用适合于 6 月龄内婴儿的配方奶喂养,但不宜直接用普通液态奶、成人奶粉、蛋白粉、豆奶粉等喂养 6 月龄内婴儿:① 婴儿患有半乳糖血症、苯丙酮尿症、严重母乳性高胆红素血症。② 母亲患有 HIV 和人类 T 淋巴细胞病毒感染、结核病、水痘-带状疱疹病毒、单纯疱疹病毒、巨细胞病毒、乙型肝炎和丙型肝炎病毒感染期间,以及滥用药物、大量饮用酒精饮料和吸烟、使用某些药物、癌症治疗和密切接触放射性物质。③ 经过专业人员指导和各种努力后,分泌乳汁仍不足者。

(6) 监测体格指标,保持健康生长。身长和体重是反映婴儿喂养和营养状况的直观指标。6 个月前婴儿每半月测量一次身长和体重,病后恢复期可增加测量次数。选用 WHO 的《儿童生长曲线》判断生长状况。但值得注意的是婴儿生长有其自身规律,过快、过慢生长都不利于儿童远期健康。婴儿生长存在个体差异,也有阶段性波动,不必相互攀比生长指标。出生体重正常婴儿的最佳生长模式是基本维持其出生时在群体中的分布水平,不宜追求参考值上限。此外,也可参考 WHO 2006 年生长标准数据,利用 Z 评分指标进行评价。

5.1.3.2 7~24 月龄婴幼儿的喂养指南

7~24 月龄婴幼儿处于 1 000 日机遇窗口期的第 3 阶段,适宜的营养和喂养不仅关系到近期的生长发育,也关系到长期的健康,但单一的母乳喂养已经不能完全满足其对能量以及营养素的需求,必须引入其他营养丰富的食物。在基于目前已有的证据和 WHO 等的相关建议的基础上,结合中国 7~24 月龄婴幼儿营养和喂养的需求以及可能出现的问题,提出 7~24 月龄婴幼儿的喂养指南[7]。本指南适应用满 6 月龄(出生 180 d 后)至 2 周岁内(24 月龄内)的婴幼儿。

(1) 继续母乳喂养,满 6 月龄起添加辅食。婴儿满 6 月龄后仍需继续母乳喂养,尽管可提供部分能量,优质蛋白质、钙等重要营养素,以及抗体、母乳低聚糖等各种免疫保护因子,但不能完全满足其生长发育所需的营养素,必须要逐渐引入各种食物——辅食(除母乳和/或配方奶以外的其他各种性状的食物,包括各种天然的固体、液体食物,以及商品化食物)。为了保证母乳喂养,建议刚开始添加辅食时,先母乳喂养至婴儿半饱时再喂辅食,然后再根据需要哺乳。辅食一定要富含能量以及蛋白质、铁、锌、钙、维生素 A 等各种营养素。婴儿满 6 月龄时是添加辅食的最佳时机,过早或过晚添加都不利于 7~24 月龄婴幼儿的健康。有特殊需要时须在医生指导下调整辅食添加时间。

(2) 从富含铁的泥糊状食物开始,逐步添加达到食物多样。7~12 月龄婴儿所需能量 1/3~1/2 来自辅食,13~24 月龄幼儿 1/2~2/3 的能量来自辅食,而婴幼儿来自辅食的铁更高达 99%。因而婴儿最先添加的辅食应该是富铁的高能量食物,在此基础上逐渐引入其他不同种类的食物以提供不同的营养素。此阶段多数婴儿的辅食喂养可单独作为一次完整进餐,随后过渡到辅食喂养与母乳喂养间隔的模式。每日母乳喂养 4~6 次,辅食喂养 2~3 次。不能母乳喂养或母乳不足时选择合适的较大婴儿配方奶作为补充。合理安排婴儿的作息时间,包括睡眠、进食和活动时间等,尽量将辅食喂养安排在与家人进食时间相近或相同,以便以后婴儿能与家人共同进餐。辅食添加原则:每次只添加一种新食物,由少到多、由稀到稠、由细到粗,循序渐进。即从一种富铁泥糊状食物开始,如强化铁的婴儿米粉、肉泥等,逐渐增加食物种类,逐渐过渡到半固体或固体食物,如烂面、肉末、碎菜、水果粒等。每引入一种新的食物应适应 2~3 天,密切观察是否出现呕吐、腹泻、皮疹等不良反应,适应一种食物后再添加其他新的食物。随母乳量减少,逐渐增加辅食量。

(3) 提倡顺应喂养,鼓励但不强迫进食。顺应喂养(responsive feeding)是在顺应养育(responsive parenting)模式框架下发展起来的婴幼儿喂养模式。顺应喂养要求:父母应负责准备安全、有营养的食物,并根据婴幼儿需要及时提供;父母应负责创造良好的进食环境;而具体吃什么、吃多少,则应由婴幼儿自主决定。在婴幼儿喂养过程中,父母应及时感知婴幼儿发出的饥饿或饱足的信号,充分尊重婴幼儿的意愿,耐心鼓励,培养进餐兴趣,但决不能强迫喂养。进餐时不看电视、玩玩具,每次进餐时间不超过 20 min。进餐时喂养者与婴幼儿应有充分的交流,不以食物作为奖励或惩罚。父母应保持自身良好的进食习惯,成为婴幼儿的榜样。一般 7~9 月龄婴儿每日辅食喂养 2 次,母乳喂养 4~6 次;10~12 月龄婴儿每日辅食喂养 2~3 次,母乳喂养 4 次;13~24 月龄幼儿每日辅食喂养 3 次,母乳喂养 3 次。

(4) 辅食不加调味品,尽量减少糖和盐的摄入。辅食应保持原味,不加盐、糖以及刺激性调味品,保持淡口味。婴幼儿辅食应单独制作。保持食物原味,不需要额外加糖、盐及各种调味。1 岁以后逐渐尝试淡口味的家庭膳食。

(5) 注重饮食卫生和进食安全。选择安全、优质、新鲜的食材。制作过程始终保持清洁卫生,生熟分开。不吃剩饭,妥善保存和处理剩余食物。生吃的水果和蔬菜必须用清洁水彻底洗净,而给予婴幼儿食用的水果和蔬菜应去掉外皮及内核和籽,以保证食用时的安全。饭前洗手,进食时应有成人看护,并注意进食环境安全。

(6) 定期监测体格指标,追求健康生长。体重、身长是反映婴幼儿营养状况的直观指标。适度、平稳生长是最佳的生长模式。每 3 个月 1 次定期监测身长、体重、头围等体格生长指标并评估 7~24 月龄婴幼儿的体格生长指标有助于判断其营养状况,并可根据体格生长指标的变化,及时调整营养和喂养。少数有特殊情况的婴幼儿,如早产/低出生体质量儿、患有先天性遗传性疾病,以及各种严重急慢性病的患儿,其生长曲线均有其各自的特殊性,应由专科医师予以评估和解释。对于这部分婴幼儿也应加强定期的生长监测。

5.1.4　小结与展望

婴幼儿出生后体格增长迅速，是各器官的发育尤其是脑发育的关键时期，需要良好的营养支持。生命早期营养供给量是否充足合理，不仅对婴幼儿的体力、智力发育有直接影响，而且对其成年后的远期健康与慢性病的发生也有着重要的影响[8]。此外，喂养方式和行为对婴幼儿营养及生长发育尤为重要。若能适时对喂养实践进行评估，监测儿童营养所采取措施的效果，不仅能直接激发生长发育潜能，且可建立良好膳食行为使其终身受益。但往往影响婴幼儿生长发育的因素众多，因此婴幼儿喂养实践的优劣及效用评价极为复杂，必须全面考虑影响喂养实践的各种因素。

婴幼儿喂养指数评分体系是一种评估儿童喂养实践与其营养结局关系的工具。国内外也有学者利用婴幼儿喂养指数与生长发育状况的关系来研究婴幼儿的喂养情况。通过多重对应分析的方法揭示了婴幼儿生长发育状况的一系列相关因素，并且给出了不同生长发育水平与其他各个因素水平的对应关系。其评价结果与婴幼儿生长发育具有较好的一致性，与年龄别体重和身高呈显著相关性，也可较为准确地反映婴幼儿铁、钙的营养状况。因此，通过对婴幼儿提供喂养指数评估，并进行合理的喂养指导，对儿童一生的发展具有非常重要的意义。

5.2　学龄前儿童

学龄前儿童（pre-school children）是指2周岁以后至未满6周岁的学龄前儿童，是饮食行为和生活方式形成的关键时期。与7～24月龄相比，学龄前儿童摄入的食物种类和膳食结构已开始接近成人；但与成人相比，学龄前儿童对各种营养素需要量较高，消化系统尚未完全成熟，咀嚼能力仍较差，因此其食物的加工烹调应与成人有一定的差异。除遵循幼儿膳食的基本原则外，食物的分量要增加，并要培养良好的饮食习惯。

5.2.1　学龄前儿童的生长发育特点

5.2.1.1　身高、体重

体格发育状况是衡量个体或群体儿童健康状况的常用方法，身高、体重是一个能够敏锐地反映婴幼儿营养、辅食添加、疾病等情况，作为临床监测个体或群体儿童形态发育及营养、健康状况的最重要指标之一。学龄前儿童的体重每年平均增加1～2 kg，生长迅速者可达3～4 kg；身高每年增长5～7 cm。

5.2.1.2　神经系统

3岁时神经系统的发育基本完成，但脑细胞的体积仍在增大，6岁大脑发育达到成人的90%。中枢神经系统的发育不均衡，神经纤维的髓鞘化仍在继续，神经冲动的传导速度明显快于婴幼儿期。但大脑皮层的兴奋与抑制过程发展仍不平衡,自主神经发育不完善。

5.2.1.3 消化系统

乳牙已出齐,咀嚼能力与消化功能逐渐增强,加之活动范围扩大,营养需要量仍相对高于成人,但胃容量较小,3 岁约 600 ml 左右;6 岁约 900 ml 左右,平均 650～850 ml,咀嚼能力仍较差,吸收能力强,消化能力较差,所以需选择容量小、营养丰富的食物,以免引起消化功能紊乱。

5.2.1.4 心理

学龄前儿童的自主性、好奇心、学习能力和模仿能力增强,但注意力易分散,不能专心进食。因此,要结合其心理特点培养良好的饮食习惯。

5.2.2 学龄前儿童的营养需要

学龄前儿童正处于生长发育的关键时期,营养均衡不仅有利于儿童身高和体重的增长,更对大脑的生长发育起着关键的作用[9],营养过剩及营养不良并存的现象是导致学龄前儿童健康的主要问题[10],同时学龄前儿童各年龄段的营养需要量差异较大。因此,应注意学龄前儿童能量的供给要适量,还应考虑各种营养素间的平衡。

5.2.2.1 能量

蛋白质、热量的摄入与儿童身高、体重密切相关,且男童热量摄入高于女童,蛋白质、热量摄入不足在一定程度上影响其生长发育。根据《中国居民膳食营养素参考摄入量(2013 版)》的能量需要量的建议[3],学龄前儿童能量的 RNI:3～4 岁为 5.23 MJ/d(男)或 1 250 kcal/d、5.02 MJ/d(女)或 1 200 kcal/d;4～5 岁为 5.44 MJ/d(男)或 1 300 kcal/d、5.23 MJ/d(女)或 1 250 kcal/d;5～6 岁为 5.86 MJ/d(男)或 1 400 kcal/d、5.44 MJ/d(女)或 1 300 kcal/d。

5.2.2.2 蛋白质

蛋白质可满足细胞及组织增长的需要,蛋白质营养不良不仅影响体格与智力的发育,也使免疫力低下,患病率增加,故学龄前儿童对蛋白质尤其是对必需氨基酸的种类与数量有一定的要求。学龄前儿童蛋白质的 RNI 为 20～25 g/d,蛋白质供能占总能量的 13%～15%,动物性蛋白质应占一半以上。《中国居民膳食营养素参考摄入量(2013 版)》建议的学龄前儿童蛋白质的 EAR:3～4 岁为 25 g/d(男)、25 g/d(女);4～5 岁为 25 g/d(男)、25 g/d(女);5～6 岁为 25 g/d(男)、25 g/d(女)。RNI:3～4 岁为 30 g/d(男)、30 g/d(女);4～5 岁为 30 g/d(男)、30 g/d(女);5～6 岁为 30 g/d(男)、30 g/d(女)。

5.2.2.3 脂肪

学龄前儿童的体格生长发育、脑发育与神经髓鞘的形成都需要脂肪尤其是必需脂肪酸的参与。学龄前儿童脂肪供能应占总能量的 30％～35％。应多选择鱼类等富含 n-3 长链多不饱和脂肪酸的水产品。《中国居民膳食营养素参考摄入量(2013 版)》建议的学龄前儿童膳食脂肪和脂肪酸参考摄入量：4～5 岁分别为总脂肪 20％～30％ E、饱和脂肪酸＜8％ E、n-6 多不饱和脂肪酸的 LA 为 4.0％ E(AI)、n-3 多不饱和脂肪酸的 ALA 为 0.60％ E(AI)。

5.2.2.4　碳水化合物

学龄前儿童所需的碳水化合物约为 15 g/(kg・bw)，占总能量的 50％～65％，但不宜食用过多的糖与甜食，应以谷类为主。此期间的粮谷类摄入量逐渐增多，成为能量的主要来源。《中国居民膳食营养素参考摄入量(2013 版)》建议的学龄前儿童碳水化合物参考摄入量：4～5 岁总碳水化合物的 EAR 为 120 g/d、总碳水化合物的 AMDR 为 50％～65％ E、糖的 AMDR 为＜10％ E 或 AMDR＜50 g/d。

5.2.2.5　微量营养素

微量营养素在体内含量相对较少，钙、铁、锌等重要的微量元素缺乏较为普遍，影响着学龄前儿童的生长发育、智力水平及免疫功能等。因此，必须保证其足量的摄入，满足其生理功能。

（1）钙：钙是人体骨骼及牙齿的重要组成成分，对保持神经、肌肉系统的兴奋性及传导神经冲动十分重要。奶及奶制品的钙含量丰富，吸收率高，是理想的钙来源，建议奶的摄入量为 300 ml/d，但不要超过 600 ml/d。《中国居民膳食营养素参考摄入量(2013 版)》建议的学龄前儿童钙的 EAR：4～5 岁 650 mg/d。RNI：4～5 岁 800 mg/d。UL：4～5 岁 2 000 mg/d。

（2）铁：由于学龄前儿童生长发育仍较快，而内源性铁较少，机体含铁量不足会影响血红蛋白及各种酶的生成，可致缺铁性贫血，必须从食物中补充铁。中国营养学会建议的学龄前儿童铁的 EAR：4～5 岁 7 mg/d。RNI：4～5 岁 10 mg/d。UL：4～5 岁 30 mg/d。

（3）锌：锌元素能促进味蕾细胞的发育，影响核酸和蛋白质的代谢。学龄前儿童缺锌表现为味觉下降、厌食、嗜睡、面色苍白，抵抗力差而易患各种感染病，严重时可出现生长迟缓。《中国居民膳食营养素参考摄入量(2013 版)》建议的学龄前儿童锌的 EAR：4～5 岁 4.6 mg/d。RNI：4～5 岁 5.5 mg/d。UL：4～5 岁 12 mg/d。

（4）碘：学龄前儿童是缺碘的敏感人群，为减少因缺碘而导致的发育障碍，《中国居民膳食营养素参考摄入量(2013 版)》建议学龄前儿童碘的 EAR：4～5 岁 65 g/d。RNI：4～5 岁 90 g/d。UL：4～5 岁 200 g/d。

（5）维生素 A、维生素 D：目前有相当比例的学龄前儿童的维生素 A、维生素 D 营养状况处于亚临床缺乏，尤其是农村和边远地区。维生素 A、维生素 D 对学龄前儿童的生长尤其是骨骼的生长有重要作用。《中国居民膳食营养素参考摄入量(2013 版)》建议的学龄前儿童维生素 A 的 EAR：4～5 岁 260 gRAE/d(儿)。RNI：4～5 岁 360 gRAE/

d(儿)。UL：4～5 岁 900 gRAE/d(儿)。《中国居民膳食营养素参考摄入量(2013 版)》建议的学龄前儿童维生素 D 的 EAR：4～5 岁 8 g/d。RNI：4～5 岁 10 g/d。UL：4～5 岁 30 g/d。

(6) B 族维生素：维生素 B_1、维生素 B_2 和烟酸在保证学龄前儿童能量代谢及促进生长发育方面有重要的作用。《中国居民膳食营养素参考摄入量(2013 版)》建议学龄前儿童的维生素 B_1 EAR：4～5 岁 0.6 mg/d。RNI：4～5 岁 0.8 mg/d。维生素 B_2 的 EAR：4～5 岁 0.6 mg/d。RNI：4～5 岁 0.7 mg/d。烟酸的 EAR：4～5 岁 7 mgNE/d(男)、6 mgNE/d(女)。RNI：4～5 岁 8 mgNE/d(男)、8 mgNE/d(女)。UL：4～5 岁烟酸 15 mg/d、烟酰胺 130 mg/d。

5.2.3 学龄前儿童的膳食指南

基于学龄前儿童生理和营养特点,学龄前儿童膳食指南[11]应在一般人群膳食指南基础上增加以下 5 条关键推荐。本指南适用于 2～6 周岁的学龄前儿童。

5.2.3.1 规律就餐,自主进食不挑食,培养良好的饮食习惯

学龄前儿童获得全面、足量的食物摄入和良好消化吸收的基础是平衡膳食和规律就餐。学龄前儿童每日应安排早、中、晚三次正餐,两正餐之间应间隔 4～5 h;可在此基础上至少有 2 次加餐,可分别安排在上、下午各 1 次,加餐与正餐间隔 1.5～2 h;如果晚餐时间尚早,也可在睡前 2 小时安排 1 次加餐。就餐时,让儿童自己使用筷、匙等工具定时定量进餐,每次正餐时间最好控制在 30 min 内;在就餐过程中,看护者可适时、正确地加以引导和纠正,以免形成挑食、偏食的不良习惯,以培养良好的饮食习惯。

5.2.3.2 每日饮奶,足量饮水,正确选择零食

学龄前儿童摄入充足的钙可增加骨密度,促进骨骼的生长发育。保证学龄前儿童钙摄入量达到适宜水平,建议其每日饮用 300～400 ml 奶或相对等量的奶制品。在充分考虑儿童新陈代谢及食物中所含水分的基础上,建议其每日饮水 600～800 ml,以白开水为主,少量多次饮用。零食是学龄前儿童中的重要内容。零食应尽可能与加餐相结合,且以不影响正餐为前提,宜选择新鲜、天然、易消化的食物,如乳制品、水果、蛋类及坚果类等营养密度高的食物等,不宜选用油炸、膨化类能量密度高的食品。对年龄较大的儿童,可引导儿童认识食品标签,学会辨识食品生产日期和保质期。

5.2.3.3 食物应合理烹调,易于消化,少调料、少油炸

加工烹调学龄前儿童食物时,尽可能保持食物的原有特性,让儿童体会不同种类食物的自然味道,以培养儿童清淡口味。为儿童烹调食物时,应控制食盐用量,还应少选含盐高的腌制食品或调味品。可选天然、新鲜香料(如葱、蒜、洋葱、柠檬、醋、香草等)和

新鲜蔬果汁(如番茄汁、南瓜汁、菠菜汁等)进行调味,不应过咸、油腻和辛辣,尽可能少用或不用味精或鸡精、色素、糖精等调味品。3岁以下幼儿的膳食应专门单独加工烹制,并选用适合的烹调方式和加工方法。

5.2.3.4 参与食物选择与制作,增进对食物的认知与喜爱

鼓励家长或幼儿园老师可带儿童去农田认识农作物、实践简单的植物的种植过程、定期观察植物的生长过程、介绍植物的生长方式、营养成分,达到了解食物的特性,增进对食物的喜爱。同时鼓励儿童参与家庭市场食物的选购,应季蔬果的辨识和家庭食物的制作过程,吸引其对各种食物的兴趣,并让其感受食物在烹饪过程中的乐趣和成就,并辅以食物的基本常识的科普,以此达到尊重和爱惜食物。

5.2.3.5 经常户外活动,保障健康生长

鼓励学龄前儿童多参加户外游戏与活动(室外玩耍、散步、爬楼梯及室内收拾玩具等),适量做较高强度的有氧运动(骑小自行车、快跑等)和伸展运动、肌肉强化运动(攀架、健身球等),鼓励多参加团体活动(跳舞、小型球类游戏等),每日应累计至少60 min;尽可能避免连续超过1 h的静止状态,且每日看视屏暴露[12]的累计时间不超过2 h(看电视、玩手机、电脑或电子游戏)。实现对学龄前儿童体能、智能及心理健康的提升,达到能量平衡,促进皮肤中维生素D的合成和对钙的吸收利用,对防止生命后期不良的健康结局(如肥胖、社会心理健康问题以及认知功能损伤等),保证学龄前儿童正常的生长发育,避免营养不良发生具有重要作用。

5.2.4 小结与展望

学龄前期是儿童生长发育的重要时期,是自主意识尝试新事物,发展认知能力和自我照顾能力的开始期,是养成良好进食习惯的关键时期,也是饮食行为问题的好发年龄段。一方面因营养不良所致的5岁以下儿童生长迟缓、消瘦、微量营养素摄入不足及超重或肥胖成为全球公共卫生的主要问题[13];另一方面儿童的不良饮食行为也影响着儿童体能、智能、心理健康及生命后期不良的健康结局。因此,我们需要积极建立在以儿科保健医护人员及营养师的指导下,以家庭为中心的饮食保健体系运行的机制下,同时关注静态行为对儿童睡眠、注意力、亲社会行为和外化性行为问题产生影响,正确发挥家庭环境因素,特别是抚养人相关饮食行为对儿童饮食行为的正向影响作用,达到培养儿童良好的饮食行为习惯,实施成人期疾病在儿童早期预防,以保证儿童生长的正常生长发育。

5.3 学龄儿童

学龄儿童(school children)是指从6岁到不满18岁的未成年人,可分为小学学龄儿

童和中学学龄儿童。小学学龄儿童一般指 6～12 岁进入小学阶段的儿童,是通常指的学龄儿童。中学学龄儿童一般指 13～18 岁进入中学阶段的青少年,此阶段正值青春期。学龄儿童是人一生中体格与智力发育的关键时期,承担着繁重的学习任务,生长发育又处于旺盛时期,营养状况直接影响其生长速度、性发育、学习能力和效率,对能量和营养素的需要量相对高于成年人,所以充足、全面的营养及体育锻炼是此期体格生长发育、增强体质、获取知识的基础。但也不能忽略能量过剩所致的超重或肥胖对其身体健康的影响[14]。这就需要根据其生长发育特点和营养的需求特点,来合理安排膳食,以达到满足其生长发育的需要。

5.3.1 学龄儿童的生长发育特点

学龄儿童体格仍维持稳步的增长,除生殖系统外的其他器官、系统,包括脑的形态发育已逐渐接近成人水平,独立活动能力逐步加强,体格生长发育速度加快,尤其是在青春期,身长、体重突发性增长是其重要特征,被称为第二个生长高峰。其中,女生的突增期开始于 10～12 岁,以脂肪沉积为主,男生在 12～15 岁,以肌肉及骨骼增长为主。在这一时期,体重每年增长 2～5 kg,个别的可达 8～10 kg;身高男生平均增长 7～9 cm,女生平均增长 5～7 cm,所增加的身高可占其成人身高的 12%～20%。除体格发育外,此期生殖系统迅速发育,第二性征逐渐明显,女孩出现月经、男孩出现遗精等现象。而且内脏功能也日益发育成熟,大脑的机能和心理的发育也进入高峰,思维活跃,记忆力加强,心理发育逐渐成熟,追求独立的愿望强烈,是人一生中最有活力的时期,也是避免出现不良生活方式的重要阶段。

5.3.2 学龄儿童的营养需要

基于学龄前儿童生理和营养特点,其基础代谢率高,活泼爱动,体力、脑力活动量大,故他们需要的能量(按每千克体重计)接近或超过成人。而且学龄儿童学习任务繁重,思维活跃、认识新事物多,学龄儿童对营养素与能量的需求随年龄的增长而渐增,后期随生长的加速而增加显著,尤其是能量、蛋白质、脂类、钙、锌和铁等,必须引起家长与学校的重视。

5.3.2.1 能量

学龄期儿童各年龄组能量的需要与生长速度成正比。生长发育中儿童青少年的能量处于正平衡状态。《中国居民膳食营养素参考摄入量(2013 版)》各年龄组能量推荐摄入量[3]如表 5-1、表 5-2 所示。生长发育期的学龄期儿童能量的来源比例分别为:碳水化合物 55%～65%,脂肪 25%～30%,蛋白质 12%～14%。供给的能量既要满足生长发育所需,又要防止过多造成超重与肥胖。

表 5-1　中国居民膳食儿童和青少年(男性)能量需要量

年龄 /岁	参考体重 /kg	轻体力活动水平 /(MJ/d)	/(kcal/d)	PAL TEE/ BEE[a]	中体力活动水平 /(MJ/d)	/(kcal/d)	PAL TEE/ BEE[a]	重体力活动水平 /(MJ/d)	/(kcal/d)	PAL TEE/ BEE[a]
7～	25.5	6.28	1 500	1.35	7.11	1 700	1.55	7.95	1 900	1.75
8～	28.5	6.90	1 650	1.40	7.74	1 850	1.60	8.79	2 100	1.80
9～	32.0	7.32	1 750	1.40	8.37	2 000	1.60	9.41	2 250	1.80
10～	35.5	7.53	1 800	1.45	8.58	2 050	1.65	9.62	2 300	1.85
11～	39.5	7.95	1 900	1.45	9.20	2 200	1.65	10.25	2 450	1.85
12～	44.0	8.58	2 050	1.45	9.62	2 300	1.65	10.88	2 600	1.85
13～	49.5	9.20	2 200	1.45	10.46	2 500	1.65	11.72	2 800	1.85
14～	54.0	9.62	2 300	1.45	10.88	2 600	1.65	12.13	2 900	1.85
15～	57.0	10.67	2 550	1.55	11.92	2 850	1.75	13.39	3 200	1.95
16～	59.0	10.88	2 600	1.55	12.13	2 900	1.75	13.60	3 250	1.95
17～	61.0	11.09	2 650	1.55	12.55	3 000	1.75	14.02	3 350	1.95

[a] 由 Henry 公式计算各年龄段的 BEE。7～9 岁: 0.093 7W+2.15;10～18 岁: 0.076 9W+2.43

(表中数据来自参考文献[3])

表 5-2　中国居民膳食儿童和青少年(女性)能量需要量

年龄 /岁	参考体重 /kg	轻体力活动水平 /(MJ/d)	/(kcal/d)	PAL TEE/ BEE[a]	中体力活动水平 /(MJ/d)	/(kcal/d)	PAL TEE/ BEE[a]	重体力活动水平 /(MJ/d)	/(kcal/d)	PAL TEE/ BEE[a]
7～	24.0	5.65	1 350	1.35	6.49	1 550	1.55	7.32	1 750	1.75
8～	26.5	6.07	1 450	1.40	7.11	1 700	1.60	7.95	1 900	1.80
9～	29.5	6.49	1 550	1.40	7.53	1 800	1.60	8.37	2 000	1.80
10～	34.0	6.90	1 650	1.45	7.95	1 900	1.65	9.00	2 150	1.85
11～	38.0	7.32	1 750	1.45	8.37	2 000	1.65	9.20	2 200	1.85
12～	42.5	7.53	1 800	1.45	8.58	2 050	1.65	9.62	2 300	1.85
13～	46.0	7.74	1 850	1.45	8.79	2 100	1.65	9.83	2 350	1.85
14～	48.5	7.95	1 900	1.45	9.00	2 150	1.65	10.04	2 400	1.85
15～	50.0	8.58	2 050	1.55	9.62	2 300	1.75	10.67	2 550	1.95
16～	51.0	8.58	2 050	1.55	9.83	2 350	1.75	10.88	2 600	1.95
17～	52.0	8.79	2 100	1.55	9.83	2 350	1.75	11.09	2 650	1.95

[a] 由 Henry 公式计算各年龄段的 BEE。7～9 岁: 0.093 7W+2.15;10～18 岁: 0.076 9W+2.43

(表中数据来自参考文献[3])

5.3.2.2 蛋白质

学龄期儿童肌肉、骨骼组织的发育迅速，学习任务繁重，因此，蛋白质需要量的增加尤为突出，此期一般体重增加 30 kg。蛋白质提供的能量应占膳食总能量的 12%～14%。动物性食物蛋白质含量丰富，且氨基酸构成模式较好，如肉类蛋白质含量为17%～20%，蛋类为 13%～15%，奶类约为 3%；植物性食物中大豆是优质蛋白质的来源，蛋白质含量高达 35%～40%，谷类含 5%～10%，但利用率较低。因此蛋白质供给的一半应为优质蛋白质。中国营养学会在《中国居民膳食营养素参考摄入量（2013 版）》建议的中国居民膳食蛋白质参考摄入量如表 5-3 所示。

表 5-3 中国居民膳食蛋白质参考摄入量（g/d）

人 群	男 性		女 性	
	EAR	RNI	EAR	RNI
7 岁～	30	40	30	40
8 岁～	30	40	30	40
9 岁～	40	45	40	45
10 岁～	40	50	40	50
11 岁～	50	60	45	55
14 岁～	60	75	50	60

（表中数据来自参考文献[3]）

5.3.2.3 脂类

青少年时期是处于生长发育的高峰期，能量的需要也达到高峰，因此，一般不过度限制他们膳食脂肪的摄入。但是在脂肪种类的选择上要注意选择含必需脂肪酸的植物油。脂肪摄入过多会增加成年后肥胖、心血管疾病发生的风险，脂肪提供的能量应占总能量的 25%～30%。儿童期脂肪适宜摄入量以占总能量的 25%～30%为宜。中国营养学会在《中国居民膳食营养素参考摄入量（2013 版）》建议的中国居民膳食脂肪和脂肪酸参考摄入量如表 5-4 所示。

5.3.2.4 碳水化合物

长期以来，碳水化合物一直是人类膳食中提供能量的主要来源，与蛋白质和脂肪相比，碳水化合物是更容易被机体利用的能量。学龄期儿童膳食中碳水化合物适宜摄入量以占总能量的 55%～65%为宜。保证适量碳水化合物的摄入，不仅可以避免脂肪的过度摄入，同时会增加膳食纤维及具有健康效用低聚糖的摄入量，对预防肥胖及心血管疾病都有重要意义，但要避免过多摄入低分子食用糖，尤其是含糖饮料，碳水化合物提供的能量应占总能量的 55%～65%。中国营养学会在《中国居民膳食营养素参考摄入量(2013 版)》建议的中国居民碳水化合物参考摄入量如表 5-5 所示。

表 5-4　中国居民膳食脂肪和脂肪酸参考摄入量

人　群	总脂肪 AMDR /%E	SFA U-AMDR /%E	n-6 PUFA		n-3 PUFA			
			LA AI/%E	AMDR /%E	ALA AI/%E	AMDR /%E	EPA+DHA	
							AI/mg	AMDR/g
0 岁～	48(AI)	—	7.3(ARA 150 mg)	—	0.87	—	100(DHA)	—
0.5 岁～	40(AI)	—	6.0	—	0.66	—	100(DHA)	—
1 岁～	35(AI)	—	4.0	—	0.60	—	100(DHA)	—
4 岁～	20～30	<8	4.0	—	0.60	—	—	—
7 岁～	20～30	<8	4.0	—	0.60	—	—	—
18 岁～	20～30	<10	4.0	2.5～9.0	0.60	0.5～2.0	—	0.25～2.0

注：%E 为占能量的百分比(表中数据来自参考文献[3])

表 5-5　中国居民膳食碳水化合物参考摄入量

人　群	总碳水化合物		糖[a]	
	EAR/(g/d)	AMDR/%E	AMDR/%E	AMDR/(g/d)
0 岁～	—	60 g(AI)	—	—
0.5 岁～	—	85 g(AI)	—	—
1 岁～	120	50～65	—	—
4 岁～	120	50～65	<10	<50
7 岁～	120	50～65	<10	<50
11 岁～	150	50～65	<10	<50
14 岁～	150	50～65	<10	<50
18 岁～	120	50～65	<10	<50

(表中数据来自参考文献[3])

5.3.2.5　微量营养素

(1) 钙：学龄期正值骨骼生长发育迅速的高峰期,每日需储存钙大约 200 mg,以满足其突增高峰的需要。奶和奶制品是钙的最好食物来源。中国营养学会建议的青少年膳食钙的摄入量如表 5-6 所示。

表 5-6　青少年膳食钙参考摄入量(mg/d)

人　群	EAR	RNI	UL
7 岁～	800	1 000	2 000
11 岁～	1 000	1 200	2 000
14 岁～	800	1 000	2 000

(表中数据来自参考文献[3])

(2) 铁：铁缺乏可导致学习效率下降,免疫力与抗感染能力降低。而且随着第二性征的发育,女生出现月经初潮,铁丢失增加,当铁供给不足时可引起缺铁性贫血,青春期贫血是学龄女童常见的疾病,值得特别关注。《中国居民膳食营养素参考摄入量(2013版)》建议的青少年膳食铁的摄入量如表 5-7 所示。

表 5-7　青少年膳食铁参考摄入量(mg/d)

人　群	EAR		RNI		UL
	男　性	女　性	男　性	女　性	
7 岁～	10		13		35
11 岁～	11	14	15	18	40
14 岁～	12	14	16	18	40

(表中数据来自参考文献[3])

(3) 锌：儿童缺锌的临床表现是食欲差,味觉迟钝甚至丧失,严重时可引起生长迟缓、性发育不良及免疫功能受损。《中国居民膳食营养素参考摄入量(2013 版)》建议的青少年膳食锌的摄入量如表 5-8 所示。

表 5-8　青少年膳食锌参考摄入量(mg/d)

人　群	EAR		RNI		UL
	男　性	女　性	男　性	女　性	
7 岁～	5.9		7.0		19
11 岁～	8.2	7.6	10.0	9.0	28
14 岁～	9.7	6.9	11.5	8.5	35
18 岁～	10.4	6.1	12.5	7.5	40

(表中数据来自参考文献[3])

（4）碘：碘缺乏在儿童期和青春期的主要表现为代偿性甲状腺肿，尤其是青春期甲状腺肿发病率较高，需特别预防。为预防缺碘应多食富含碘的海带、紫菜、海鱼等。此外，应坚持食用碘盐并注意碘盐的保存和烹调方法。学龄期儿童每日摄入碘量如超过800 g 就有可能造成过量，对健康带来危害。碘的 RNI 为 120～150 $\mu g/d$。《中国居民膳食营养素参考摄入量（2013 版）》建议的青少年膳食碘的摄入量如表 5-9 所示。

表 5-9　青少年膳食碘参考摄入量($\mu g/d$)

人　群	EAR	RNI	UL
7 岁～	65	90	300
11 岁～	75	110	400
14 岁～	85	120	500

（表中数据来自参考文献[3]）

（5）维生素 A：儿童维生素 A 缺乏的发生率远高于成人。青少年维生素 A 的 RNI 为 700～800 $\mu gRE/d$。《中国居民膳食营养素参考摄入量（2013 版）》建议的青少年膳食维生素 A 的摄入量如表 5-10 所示。

表 5-10　青少年膳食维生素 A 参考摄入量($\mu gRAE/d$)

人　群	EAR		RNI		UL[a]
	男　性	女　性	男　性	女　性	
7 岁～	360		500		1 500
11 岁～	480	450	670	630	2 100
14 岁～	590	450	820	630	2 700
18 岁～	560	480	800	700	3 000

[a] UL 不包括来自膳食维生素 A 原类胡萝卜素的 RAE
（表中数据来自参考文献[3]）

（6）B 族维生素：精加工谷类的普及使儿童维生素 B 族的缺乏成为目前较常见的营养问题。《中国居民膳食营养素参考摄入量（2013 版）》建议学龄前儿童的膳食 B 族维生素的摄入量如表 5-11 所示。

5.3.3　学龄儿童的膳食指南

《中国居民膳食指南 2016》对于学龄儿童，在一般人群膳食指南的基础上，有如下

表 5-11　中国居民膳食 B 族维生素参考摄入量

人　群	维生素 B₁ RNI/(mg/d)		维生素 B₂ RNI/(mg/d)		维生素 B₆		维生素 B₁₂ RNI/(μg/d)
	男	女	男	女	RNI/(mg/d)	UL/(mg/d)	
7 岁～	1.0		1.0		1.0	35	1.6
11 岁～	1.3	1.1	1.3	1.1	1.3	45	2.1
14 岁～	1.6	1.3	1.5	1.2	1.4	55	2.4

（表中数据来自参考文献[3]）

5 条推荐[14,15]。

1）认识食物，学习烹饪，提高营养科学素养

学龄期儿童是学习营养健康知识、建立正确的饮食态度和形成健康的饮食行为、提高营养健康素养的关键时期。学龄儿童应通过认识食物、学习烹饪，提高营养科普知识，帮助了解和认识食物对维护健康和预防疾病的作用。同时，家庭、学校和社会应共同开展饮食教育，教学龄期儿童学会自己选择食物、烹调美味可口食物及合理配餐的生活技能；培养健康饮食行为和习惯，传承中国优秀饮食文化和礼仪，提高营养健康素养。

2）三餐合理，规律进餐，培养健康饮食行为

学龄儿童消化系统容量和消化能力均有限，应相对固定一日三餐的时间。特别要注意学龄儿童每日必须吃早餐，且早餐提供的能量应占全天总能量的 25％～30％，包括谷类、禽畜肉蛋类、奶类或豆类及其制品和新鲜蔬菜水果等三类及以上食物，以保证其营养充足。午餐和晚餐要做到营养均衡、食量适宜，午餐占全天总能量的 30％～40％、晚餐占 30％～35％。同时注意：① 两正餐之间应间隔 4～5 h，加餐与正餐之间间隔1.5～2 h；② 加餐分量宜少，以免影响正餐进食量；③ 根据季节和饮食习惯更换和搭配食谱。要清淡饮食，少在外就餐，尽量选择含蔬菜、水果相对比较丰富的食品，少吃含能量、脂肪、食盐或添加糖分高的食品和饮料。

3）合理选择零食，足量喝水，不喝含糖饮料

合理选择零食，充足饮水，首选白开水。学龄期儿童的零食应尽可能与加餐相结合，以不影响正餐为前提，多选用营养密度高的食物如乳制品、水果、蛋类及坚果类等，不宜选用能量密度高的食品如油炸食品、膨化食品。中国营养学会建议的学龄儿童饮水量：7～10 岁 1.0 L/d；11～14 岁 1.3 L/d（男）、1.1 L/d（女）。总摄入量：7～10 岁1.8 L/d；11～14 岁 2.3 L/d（男）、2.0 L/d（女）。不喝或少喝含糖饮料，禁止饮酒。足量饮水可以促进学龄儿童健康新陈代谢，提高学习成绩。但经常大量饮用含糖饮料则会增加发生儿童龋齿和超重肥胖风险。

4) 不偏食节食,不暴饮暴食,保持适宜体重增长

学龄儿童营养应保持均衡,以控制体重的适宜增长。偏食、挑食和过度节食均会影响其对营养素的摄入,容易出现消瘦型营养不良、贫血和维生素的缺乏;过度节食容易导致神经性厌食症,严重者甚至威胁生命。均不利于其正常的生长和发育。对此类型儿童而言,在保证能量摄入充足的基础上,增加鱼、禽、蛋、瘦肉、豆制品等富含优质蛋白质食物的摄入,经常食用奶及奶制品,每日吃新鲜的蔬菜和水果,并纠正偏食挑食和过度节食等不健康饮食行为。暴饮暴食则会在短时间内会摄入过多的食物,不但增加消化系统的负担,而且可增加超重肥胖发生的风险,易增加成年期慢性病的危险。对此类型儿童而言,控制总能量摄入,减少高脂肪、高能量食物的摄入,合理安排三餐,避免零食和含糖饮料,逐步增加运动频率和运动强度,保证体重合理增长。并保持适宜的身体活动。

5) 保证每日至少活动 60 min,增加户外活动时间

保证每日活动 1 h,做到运动强度、形式以及部位的多样化。主要以有氧运动为主,每次最好 10 min 以上。每周至少进行 3 次高强度的身体活动,如长跑、游泳、打篮球等;3 次的抗阻力运动和增强骨质运动,如伏地挺身、仰卧起坐及引体向上等;合理安排有氧和无氧运动、关节柔韧性活动、躯干和四肢大肌肉群的抗阻力训练、身体平衡和协调性练习等。尽可能减少久坐少动和视屏时间,视屏时间每日不超过 2 h,越少越好,并保证充足的睡眠。

5.3.4 小结与展望

保证儿童身心健康的发展是学龄儿童教育的重要教育宗旨。营养是保证学龄期儿童身心健康的基础。尽管中国学龄儿童营养健康状况有了一定的改善,但营养不良与营养过剩依然并存,尤其是钙、铁、维生素 A 等微量营养素的摄入不足者占有一定比例,学生、家长、看护者及学校管理餐饮的技术人员等营养知识匮乏、健康素养较低、不吃早餐或早餐营养不充足、吃零食不合理、常喝含糖饮料等不健康的饮食行为常见,再加上学业的繁重、身体活动不足、静坐及视屏时间长、睡眠不足的现象也较为普遍。因此,我们在遵循儿童生长发育规律的基础上,根据学龄期儿童的营养需要,按照学龄期儿童的膳食指南,应合理安排儿童的饮食及培养良好的健康相关行为。同时,根据现阶段学龄期儿童的特定生长环境,在借鉴加拿大学龄儿童托管教育经验[16]的基础上,结合中国学校教育的特点,可在课程模式上进行探索性改革,如在传统课程(traditional curriculum)上,可由教师根据儿童兴趣提出主题,鼓励儿童共同参与;如在生成课程(emergent curriculum)上,力求教师或家长/看护者通过观察、探索培养儿童的自主能力。教师或家长/看护者也可利用真实的生活情境让儿童在厨房中学习烹饪,并指导他们对食物称重或将食物切成不同形状让儿童了解几何图形等,提高对食物的认识和营养科学素养。

在儿童的运动技能方面,教师或家长/看护者注重粗动作(gross motor)和精细动作(fine motor)的培养,并利用各种体育活动(单人跳绳、团体跳绳、抛接球等)锻炼儿童大肌肉;利用编织、木工等活动锻炼儿童的小肌肉,以达到儿童减轻疲劳、放松心情的目标,进而促进儿童的全面发展。

5.4 孕妇

妊娠期是生命早期 1000 天机遇窗口的起始阶段,该期间的膳食模式[17]是影响孕妇健康及其妊娠结局的重要因素,膳食结构不平衡或营养状况低下,不仅会引发孕妇自身疾病如摄入能量过多造成超重或肥胖、妊娠糖尿病、高血压等代谢性疾病,而一些微量元素的缺乏如铁的缺乏引起妊娠期贫血等;还会造成不良妊娠结局,如孕妇流产、胎儿功能障碍、巨大儿或由于叶酸缺乏导致新生儿先天性神经管畸形(neural tube defects,NTDs)等。其次,行为因素及其习惯也是影响孕妇健康的重要因素。如没有活动或久坐行为因素可导致肥胖及深静脉血栓。因此,基于中国现阶段孕妇营养的现状,需要综合考虑个体、遗传因素及行为因素等,对孕妇进行全方位的合理营养平衡膳食指导及行为方式的干预,以确保孕妇和胎儿的健康。

5.4.1 孕妇的生理特点

妊娠期间,为适应和满足胎体在宫内生长发育的需求,母体自身会发生一系列的生理性变化,主要表现在以下几个方面。

5.4.1.1 内分泌系统

(1)人绒毛膜促性腺激素(human chorionic gonadotropin,HCG):受精卵着床后 HCG 水平开始逐渐升高;在妊娠第 8~9 周时分泌达到顶峰,第 10 周后开始下降。HCG 的主要生理作用主要表现在两个方面:一是刺激母体的黄体酮分泌;二是防止母体对胎体的排斥反应。

(2)人绒毛膜生长素(human chorionic somatomammotropin,HCS):HCS 是胎盘产生的一种糖蛋白,在降低母体对葡萄糖的利用、促进脂肪分解、促进蛋白质和 DNA 的合成方面具有重要的生理作用。

(3)雌激素:胎盘分泌的雌激素主要包括雌酮、雌二醇和雌三醇。雌二醇刺激母体垂体生长激素细胞转化为催乳素细胞,有助于促进乳汁的分泌做准备。雌三醇可通过促进前列腺素产生促进子宫和胎盘之间的血流量增加,进而促进母体乳房发育。

(4)孕酮(progesterone):孕酮能松弛胃肠道平滑肌细胞,导致孕期胃肠功能的改变;孕酮也可促进子宫平滑肌的细胞松弛,利于胚胎在子宫内的着床;孕酮也可促进乳腺发育并在妊娠期可阻止乳汁的分泌。

5.4.1.2 循环系统血容量的改变

血容量从妊娠 6 周开始增加至妊娠 32～34 周时达到高峰,平均增加约 1 500 ml。相比妊娠前,血容量增加 35%～40%。其中,红细胞数量增加 15%～20%,血浆容积增加 45%～50%,且血浆容积的增加大于红细胞数量的增加,致使血液相对稀释,容易出现妊娠性生理性贫血。其次,由于血液稀释,血浆总蛋白从妊娠早期至妊娠晚期分别下降约至 70 g/L 和 60 g/L。

5.4.1.3 肾脏

相比妊娠前,肾血浆流量及肾小球滤过滤分别约增加 75% 和 50%。由于肾小球滤过率的增加,而肾小管的吸收能力又不能相应增高,可导致部分妊娠期妇女尿中的葡萄糖、氨基酸、水溶性维生素的排出量增加,如尿中叶酸的排出量可增加一倍,葡萄糖排出量可增加十倍以上,所以易在餐后 15 分钟可出现尿糖值增高。

5.4.1.4 消化系统

妊娠早期(6 周左右),孕酮分泌的增加可引起胃肠平滑肌张力下降,贲门括约肌松弛,消化液分泌量减少,胃排空时间延长,肠蠕动减弱等,易出现恶心、呕吐、食欲减退、便秘等妊娠反应。孕中晚期,孕妇可有胃肠胀气及便秘。妊娠期妇女受高水平雌激素的影响,牙龈肥厚,易患牙龈炎和牙龈出血。此外,由于胆囊排空时间延长,胆道平滑肌松弛,胆汁变黏稠、淤积,易诱发胆结石。

5.4.1.5 体重

体重增加是妊娠妇女最显著的变化之一。妊娠期小于 12 周时无明显变化,正常体重的妊娠妇女于 13 周后每周增加 350 g,孕中晚期增重较明显,但每周增加不超过周期增加,每月增加≤2 000 g,整个孕期体重增加 11.5～16 kg。若以体重指数(body mass index,BMI)作为指标,妊娠前的女性不同 BMI 状态下,在妊娠期适宜增加的体重也不同(见表 5-12)。

表 5-12 孕期适宜体重增长值及增长速率

孕前 BMI/(kg/m²)	总增重范围/kg	孕中晚期增重速率/(kg/w)
低体重(<18.5)	12.5～18	0.51(12.5～18.0)
正常体重(18.5～24.9)	11.5～16	0.42(0.35～0.50)
超重(25.0～29.9)	7～11.5	0.28(0.23～0.33)
肥胖(≥30.0)	5～9	0.22(0.17～0.27)

(表中数据来自参考文献[20])

5.4.2 孕妇的营养需要

妊娠期妇女的膳食应遵循食物组成的多样化和营养均衡,即每餐或每份饮食中,各种营养素之间的比例要合适,既要热量适宜,又要种类齐全。根据胎儿生长发育情况,各种营养素及热能需要均相应增加,特别要重视妊娠末期的营养补充。除保证孕妇和胎儿的营养外,还潜移默化地影响宝宝出生后对辅食的接受和膳食模式的建立。

5.4.2.1　能量

因孕妇早期的基础代谢率与正常成年女性相似,其所需要的能量基本与正常成年女性相同(正常轻体力活动的女性为 2 100 kcal/d)。但在妊娠中、末期的妇女,由于母体中胎儿的生长、母体组织的增长、脂肪及蛋白质的蓄积等明显增加,相应也对各种营养素和热能需要量急剧增加,其基础代谢率也比正常人增加 15%～20%。为了满足孕妇对能量的需要,即每日需要增加 300～450 kcal 的热能。世界卫生组织建议在妊娠的早期每日增加 150 kcal,中期以后每日增加 350 kcal。《中国居民膳食营养素参考摄入量(2013 版)》[3]建议孕中期能量的 RNI 分别为:PAL 人群 I 级、II 级、III 级 1.26 MJ/d 或为 300 kcal/d;孕晚期能量的 RNI 分别为:PAL 人群 I 级、II 级、III 级 1.88 MJ/d 或为 450 kcal/d。

5.4.2.2　蛋白质

孕妇必需摄入足够的蛋白质以满足自身及胎儿生长发育的需要。足月胎儿体内含蛋白质 400～800 g,妊娠全过程中,额外需要蛋白质约 2 500 g,这些蛋白质均需孕妇在妊娠期间不断从食物中获取,因此孕期注意补充蛋白质极为重要。世界卫生组织建议妊娠后半期每日增加 9 g 优质蛋白。《中国居民膳食营养素参考摄入量(2013 版)》建议孕中、晚期蛋白质的推荐摄入量分别在正常人群基础上分别增加 15 g 和 30 g。

5.4.2.3　脂肪

脂肪酸对人体的营养学意义已被肯定,其中亚油酸和 α-亚麻酸列为必需脂肪酸,它是人体内不能合成,但又必不可少的必需脂肪酸之一。亚油酸主要来自一些植物油,在体内可转化为花生四烯酸,后者参与细胞膜系统的脂蛋白的合成,并在神经细胞和神经系统的髓鞘磷酸酯的形成中起着重要的作用。因此,胎儿神经系统等发育需要提供一定量的亚油酸。妊娠期胎儿所需要的亚油酸完全靠母体膳食提供,出生后由母乳或新生儿食品供给。α-ALA 是合成 EPA 和 DHA 等脂肪酸的母体,具有促进胎儿的大脑发育的作用。由此可见,妊娠期孕妇增加含脂肪酸的膳食有利于胎儿的发育,尤其是神经系统的发育,也为优质的哺乳做好准备。《中国居民膳食营养素参考摄入量(2013 版)》建议孕期妇女膳食脂肪和脂肪酸参考摄入量:总脂肪为 20%～30% E、饱和脂肪酸为<10% E;n-6 多不饱和脂肪酸的 LA 为 4.0% E(AI)、n-6 多不饱和脂肪酸的 AMDR 为 2.5～9.0;n-3 多不饱和脂肪酸的 ALA 为 0.60% E(AI)、n-3 多不饱和脂肪酸的 AMDR 为 0.5～2.0、n-3 多不饱和脂肪酸的 EPA+DHA 为 250(DHA 200)AI/mg。

5.4.2.4　碳水化合物

碳水化合物是热能的主要来源。《中国居民膳食营养素参考摄入量(2013 版)》建议孕期妇女总碳水化合物的 EAR 为 130 g/d、总碳水化合物的 AMDR 为 50%～65% E、糖的 AMDR 为<10% E 或 AMDR<50 g/d。

5.4.2.5　维生素

母体中的维生素可经胎盘进入胎儿体内。脂溶性维生素储存于母体的肝脏,再从肝脏中释放,供给胎儿生长发育需要。如孕妇大量摄入维生素 A、D 及叶酸等,可使胎儿中毒。孕妇血中脂溶性维生素含量高于孕前,而胎儿中含量则低于母体血中浓度。水溶性维生素不能储存,必须及时供给。《中国居民膳食营养素参考摄入量(2013 版)》建议孕妇叶酸 EAR 增加 200 g 膳食叶酸当量(DFE)/d,孕妇叶酸 RNI 增加 200 g DFE/d,孕妇叶酸 UL 为 1 000 g DFE/d。

5.4.2.6　矿物质

钙、铁、锌等矿物质是母体和胎儿发育必不可少的成分,胚胎在孕育过程中缺乏此类营养因素会导致其生长发育受限,甚至发展成为流产、早产及死胎等严重后果[18]。对母体而言,妊娠期是母体负荷急剧增加的阶段,微量元素的缺乏可导致母体出现贫血、高血压、糖尿病及产后出血等不良妊娠并发症,危及孕妇及胎儿健康甚至生命。《中国居民膳食营养素参考摄入量(2013 版)》建议碘 EAR 增加 75 μg/d,孕妇碘 RNI 增加 110 μg/d。孕妇碘 UL 为 600 μg/d。孕中期铁 EAR 增加 4 mg/d、孕晚期铁 EAR 增加 7 mg/d,孕中期铁 RNI 增加 4 mg/d、孕晚期铁 RNI 增加 9 mg/d。

5.4.3　孕妇的膳食指南

孕期膳食营养的均衡及规范化补充营养物质可改善妊娠结局及新生儿状况,降低妊娠并发症的发生。孕期妇女膳食指南在一般人群膳食指南的基础上,根据妊娠期妇女对营养的需求,进行了相关的补充,形成了孕期妇女膳食指南[19]。

1) 补充叶酸,常吃含铁丰富的食物,选用碘盐

叶酸与先天性神经管缺陷(NTD)的关系多年来一直是研究热点。大量的研究结果显示,叶酸缺乏是导致 NTD 的主要原因,补充叶酸对 NTD 具有明显的预防作用。1992 年以来,近 40 个国家的政府或卫生组织建议妇女在围孕期增补叶酸,并已经开始或计划推广叶酸强化面粉。1991 年,美国疾病控制中心建议有 NTD 患儿生育史的妇女每日增补 4 mg 的叶酸,以预防 NTD 的再发。1998 年,美国健康与人类服务部公共卫生司建议:在叶酸膳食补充的基础上,所有育龄期妇女每日增补 0.4 mg 叶酸,最高不超过 1 mg/d,以降低 NTD 的初发率。中国也推行围产期妇女每日 0.4 mg 叶酸的补充方案。目前,中国育龄期妇女膳食指南指出:多摄入富含叶酸的食物或补充叶酸,妊娠的头四周是胎儿神经管分化和形成的重要时期,此期叶酸缺乏可增加胎儿发生神经管畸形及早产的危险。育龄妇女应从计划妊娠开始尽可能早地多摄取富含叶酸的动物肝脏、深绿色蔬菜及豆类。由于叶酸补充剂要比食物中的叶酸能更好地被机体吸收利用,

建议最迟应从孕前 3 个月开始每日补充叶酸 400 μg，并持续至整个孕期。叶酸除有助于预防胎儿神经管畸形外，也有利于降低妊娠高脂血症发生的危险。

铁的需求在不同的妊娠期有明显的变化，孕早期妇女由于月经的终止对铁的需求下降，但早期的血流动力学改变包括普遍的血管扩张、血浆容量增加、红细胞增加和 2,3-二磷酸甘油浓度增加均需要增加铁的需要量；从妊娠中期至妊娠晚期，由于孕母和胎儿对氧的需求增加、胎儿组织器官发育及对铁储备的需要，铁的需求量也持续增加。在 280 d 的妊娠期中基本的铁丢失一般为 250 mg，大约有 315 mg 的铁储备于胎儿和胎盘组织，而孕母血红蛋白浓度的扩增大约需要 500 mg 的铁，因此，整个妊娠期对铁的需求量约为 1 000 mg。再考虑到个体差异和 25% 的铁吸收效率，美国医学研究所（Institute of Medicine，IOM）推荐孕妇在妊娠中、晚期均口服补充铁剂 30 mg/d。《中国居民膳食营养素参考摄入量（2013 版）》建议妊娠中期铁 RNI 增加 4 mg/d、妊娠晚期铁 RNI 增加 9 mg/d、乳母铁 RNI 增加 4 mg/d。为了保证妊娠期对铁的需要量，可每日摄入绿叶蔬菜 200 g；每日增加 20~50 g 红肉，每周吃 1~2 次动物内脏或血液。但是要注意避免铁过量导致中毒以及对肝脏的损伤，此外过量铁还会增加患妊娠糖尿病的风险[20]。由此可见，合理的孕期营养保健可以显著的改善妊娠期贫血，有效地降低不良妊娠结局的发生率，对孕妇及胎儿的健康有明显的促进作用[21]。

适宜的碘摄入量对孕妇维持自身及胎儿体内的碘摄入平衡具有重要作用。妊娠期是特殊的生理时期，对碘的需求较普通人高，不仅要满足自身对碘的需求，还要输送给胎儿，碘的摄入不足可能会造成孕妇甲状腺功能减退、甲状腺功能亢进，即甲减、甲亢；还会造成甲状腺体积增大。目前，已有大量的研究证明碘的不足与过量都会对孕妇本身或者胎儿造成不良影响。Henrichs 及 Haddow 等研究发现，怀孕时甲状腺功能减退可影响胎儿神经发育[22,23]。Vermiglio 等比较母亲生活在轻、中度缺碘地区与碘充足的地区，其子代的注意力缺陷障碍（attention-deficit hyperactivity disorder，ADHD）发病率，随访十年发现，碘缺乏地区的孩子有 68.7% 被诊断为有多动症，而碘充足地区的孩子无多动症确诊病例出现。其中 63.6% 的 ADHD 患儿的母亲在妊娠早期有缺碘地区生活暴露史且患有低甲状腺素血症[24]。Velasco 等的结果也表明产前补碘组的孕妇子代的认知能力高于产后补碘组，妊娠 4~6 周补碘组的子代比妊娠 12~14 周补碘组的子代神经认知能力高，证实了 Vermiglio 等的研究结论[25]。

近年来碘过量越来越受到国际甲状腺学界的重视。2001 年由国际权威学术组织首次提出了尿碘大于 300 μg/L 即可判定为碘过量。研究结果表明碘过量可使甲状腺相关疾病发病率提高，其中以亚临床甲状腺功能减退为主[26-28]；长期碘过量可使甲减和亚甲减的患病危险性提高。妊娠期甲减发生的主要原因是由于慢性自身免疫性所引起的甲状腺炎[29]，其中亚临床甲状腺功能减退是妊娠期甲状腺功能障碍的最常见形式，中国在实施碘化盐之后，孕期 4 周时亚临床甲状腺功能减退患病率为 4.6%，8 周时为

6.2%,12 周为 4.7%,16 周为 4.5%,20 周时为 6.0%[30],可见亚临床甲状腺功能减退普遍存在。而甲减与不良的妊娠结局及新生儿不良结局存在相关性,如自发性流产,贫血,先兆子痫,妊娠期高血压,胎盘早剥、早产,胎儿低出生体重等。而亚临床甲减相关的并发症发生率相对低于甲减。

2007 年 WHO/UNICEF/ICCIDD 提出评判孕妇碘营养状态的标准:尿碘中位数<150 μg/L 为碘缺乏,150～249 μg/L 为适宜,250～499 μg/L 大于需要量,≥500 μg/L 为碘过量。《中国居民膳食营养素参考摄入量(2013 版)》建议:在整个妊娠期,孕妇碘 RNI 为 230 μg/d 叶酸,可耐受最高摄入量 UL 为 600 μg/d。且孕妇除摄入碘盐外,至少每周摄入一次含碘丰富的海产食品,如紫菜、海带、鱼、虾等。同时,孕妇应该有意识地在孕中、晚期增加碘的摄入,保证不同孕期对于碘的需求量不同,医院也可以综合影响个人的各种因素,为其制定个性化方案,进行个体化指导。

2) 孕吐严重者,可少量多餐,保证摄入含必要量碳水化合物的食物

怀孕早期应尽量多摄入富含碳水化合物的谷类或水果,保证每日至少摄入 130 g 碳水化合物,首选易消化的粮谷类食物;可提供 130 g 碳水化合物的常见食物:180 g 米或面食,550 g 薯类或鲜玉米;150 g 碳水化合物(约合谷类 200 g)。孕早期无明显早孕反应者,以清淡、适口的膳食能增进食欲,易于消化,并有利于降低怀孕早期的妊娠反应,使孕妇尽可能多的摄取食物,满足其对营养的需要。清淡适口的食物包括各种新鲜蔬菜和水果、大豆制品、鱼、禽、蛋以及各种谷类制品,并根据孕妇当时的喜好适宜地进行安排,以保持孕前平衡膳食;孕吐较明显或食欲不佳的孕妇不必过分强调平衡膳食;进食少或孕吐严重者需寻求医师帮助。怀孕早期反应较重的孕妇,不必像常人那样强调饮食的规律性,更不可强制进食,进食的餐次、数量、种类及时间应根据孕妇的食欲和反应的轻重及时进行调整,采取少食多餐的办法,保证进食量。为降低妊娠反应,可口服少量的 B 族维生素。随着孕吐的减轻,应逐步过渡到平衡膳食。因妊娠反应严重而完全不能进食的孕妇应及时就医,以避免因脂肪分解产生酮体对胎儿早期的脑发育产生不良影响。

3) 孕中晚期适量增加奶、鱼、禽、蛋、瘦肉的摄入

鱼、禽、蛋、瘦肉是优质蛋白质的良好来源,其中鱼类除了提供优质蛋白质外,还可提供 n-3 多不饱和脂肪酸(如 DHA),这对孕 20 周后胎儿的脑和视网膜功能的发育极为重要。蛋类尤其是蛋黄是卵磷脂、维生素 A 和维生素 B_2 的良好来源。孕中期开始,每每日至少摄入 250 ml 的牛奶或相当量的奶制品至总量达 500 ml,并补充 300 mg 的钙,或喝 400～500 ml 的低脂牛奶,已满足钙的需要;孕中期每日增加鱼、禽、蛋、瘦肉总计 50～100 g,孕晚期再增加 75 g 左右;鱼类作为动物性食物的首选,深海鱼类含有较多 n-3 多不饱和脂肪酸,其中的 DHA 对胎儿脑和视网膜功能发育有益,每周最好摄入 2～3 次。孕中期开始的血容量和血红蛋白的增加,孕妇成为缺铁性贫血的高危人群。此

外,基于胎儿铁储备的需要,宜从孕中期开始增加铁的摄入量,建议常摄入含铁丰富的食物,如动物血、肝脏、瘦肉等,必要时刻在医生的指导下补充小剂量的铁剂。同时注意摄入富含维生素 C 的蔬菜、水果,或在补充铁剂的同时补充维生素 C,以促进铁的吸收和利用。

4) 适量身体活动,维持孕期适宜增重

妊娠期妇女对微量营养素的需要增加往往大于能量需要的增加,而通过增加食物摄入量已满足微量营养素的需要极有可能引起体重过多增长,并因此会增加发生妊娠糖尿病和出生巨大儿的风险。因此,孕期应适时监测自身的体重,并根据体重增长的速率适当调节食物摄入量。一般情况下,孕早期体重变化不大,可每月测量 1 次,孕中、晚期应每周测量体重;体重增长不足者,可适当增加能量密度高的食物摄入;体重增长过多者,应在保证营养素供应的同时注意控制总能量的摄入;健康的孕妇每日应进行不少于 30 min 的中等强度身体活动。也应根据自身的体能每日进行不少于 30 min 的低强度身体活动,最好是 1~2 h 的户外活动,如散步、做体操等,因为适宜的身体活动有利于维持体重的适宜增长和自然分娩,户外活动还有助于改善维生素 D 的营养状况,以促进胎儿骨骼的发育和母体自身的骨骼健康。

5) 禁烟酒,愉快孕育新生命,积极准备母乳喂养

孕妇吸烟或经常被动吸烟,烟草中的尼古丁和烟雾中的氰化物、一氧化碳可能导致胎儿缺氧和营养不良、发育迟缓。孕妇饮酒,酒精可以通过胎盘进入胎儿血液,造成胎儿宫内发育不良、中枢神经系统发育异常、智力低下等,称为酒精中毒综合征。为了生育一个健康的婴儿,孕妇应继续戒烟、禁酒,并远离吸烟环境。浓茶、咖啡应尽量避免,刺激性食物也应尽量少吃。情绪波动时多与家人和朋友沟通、向专业人员咨询;适当进行户外活动和运动有助于释放压力,愉悦心情;孕中期以后应更换适合的乳罩,经常擦洗乳头。

5.4.4 小结与展望

妊娠期营养是影响胎儿生长发育的关键因素之一。胎儿在孕妇内发育良好是儿童健康的基础。因此,应特别重视孕妇的合理营养,特别是孕妇妊娠前及妊娠期的营养状态。《中国居民膳食营养素参考摄入量指南(2013 版)》指出,妊娠期对各种营养素的需要的显著增加均高于非妊娠期妇女,用以满足母体和胎儿生长和发育所需,同时避免妊娠期摄入的能量过度增加而引起妊娠妇女体重指数的增加,可以获得良好的妊娠过程和妊娠结局,而且对其远期健康及再次妊娠都是有益的[31]。同时,应针对妊娠期规范化补充微量元素及叶酸,增加适当的运动,达到改善妊娠结局及新生儿状况,降低妊娠并发症的发生。

由此可见,正确认识妊娠期营养补充,合理调整饮食结构、合理运动,以促进妊娠期

健康,保障母婴安全,是妊娠期健康指导的重要内容。妊娠期应进行营养与运动联合干预,即在医师指导合理膳食的基础上,排除运动禁忌证,按照运动形式、时间和强度个体化、循序渐进的原则进行适当运动,以消耗过度增加的能量,从而保证妊娠期适宜的体质量增长,减少巨大儿、妊娠期糖尿病、妊娠期高血压疾病等不良妊娠结局的发生风险[32]。同时应加强对妊娠期不同营养素及微量元素的摄入比例、同一营养素的结构搭配是否合理,以及针对超重、肥胖的女性中的孕妇其妊娠期糖尿病发病情况的膳食模式以及这些因素是否对孕妇和胎儿的影响,将是今后研究的课题之一。

5.5 老年人

进入老年期,人体的组织、器官的功能出现不同程度的衰退,如牙齿脱落、咀嚼吞咽功能下降、消化吸收能力减弱和瘦体组织量减少。慢性病、多种疾病的共同存在及多重用药的影响,加上生活及活动能力降低,使老年人容易出现早饱和食物摄入不足,从而发生营养不良、贫血、骨质疏松、体重异常和肌肉功能衰退等问题,也极大地增加了慢性病发生的风险,特别是随着年龄增加,劳动强度和活动量降低,老年人容易发生超重和肥胖。肥胖常伴发高脂血症、动脉粥样硬化、冠心病、糖尿病、胆结石及痛风等疾病平衡膳食、合理营养有助于延缓衰老、预防疾病。

5.5.1 老年人群的生理特点

5.5.1.1 生理指标变化

随着年龄增长,人体许多生理指标,如基础代谢率、心功能指数、标准肾小球滤过率、肺活量和每分钟最大换气量均逐渐减低,许多生理系统对于应激的适应能力,在衰老的过程中也显著下降。特别是老年人的基础代谢大约降低 20%,且合成和分解代谢失去平衡(合成代谢小于分解代谢),导致的细胞功能下降[33]。

5.5.1.2 人体组成成分变化

人体组成成分随着衰老而缓慢地改变,包括体脂显著增加和细胞群以及骨盐的减少。一般认为,老年人体内会逐步丢失蛋白质,一部分细胞死亡,而代之以结缔组织。有些细胞可以再生,有些如神经、肌肉组织的细胞将不再分裂。部分组织细胞缺氧,如动脉粥样硬化的发生以及由于辐射、污染物及病毒的作用等可导致细胞死亡。细胞衰老的一个重要理论是自由基(free radical)对细胞染色体的作用,故有人建议多摄入抗氧化剂,如胡萝卜素、维生素 E 及维生素 C 等抗衰老。也有人认为限食可预防细胞衰老。

5.5.1.3 消化系统功能减退

老年人味觉功能减退、味蕾减少,胃液分泌与消化酶活力降低,这些现象使老年人经常发生消化不良的症状。老年人患胃酸缺乏者占 24%～65%,且随老化加重胃酸分泌减少,可能与胃黏膜细胞破坏或释放的胃泌素分泌减少有关。研究结果表明,肠道黏膜的表面积及绒毛的高度也随衰老而减少减低,从而导致各种营养素吸收率减低。

5.5.1.4 运动功能变化

老年人因生理的关系活动量逐渐减少,再加上从工作岗位上退休以后接触人逐渐减少及多数老年人有心血管、关节炎等慢性病限制了活动量。因此,老年人因热能消耗减少及内分泌改变而使体重增加是普遍现象,而超重是公认的多种疾病的危险因素。适当增加老年人的活动,这样尽管增加总的摄入量,但不致增加体脂含量,因此比静态生活方式更能达到能量平衡。

5.5.1.5 脏器功能的减退

老年人的脑功能、心功能、肾功能、肺功能、肝功能和肠胃功能都随年龄增高而有不同程度的下降。老年人的脑细胞和肾细胞的数目都比青年人大大减少。估计从性成熟期起每日脑细胞减少几万个到十万个,从 30 岁起肾脏细胞每 10 年大约下降 10%,肾单位再生力下降,肾小球过滤率降低,糖耐量下降;肺细胞弹性下降,胃肠的消化液分泌下降,蠕动减少;眼、耳功能及整个机体的免疫能力亦皆随增龄而下降。60 岁以后,周围血液中的 T 细胞明显减少,70 岁以后未成熟的 T 细胞几乎绝迹。

5.5.1.6 其他

由于整个机体的代谢及免疫功能降低,为了保持代谢平衡,对调节代谢及增强抗病力的各种维生素的摄取应比普通成年人高。

5.5.2 老年人群的营养需要

5.5.2.1 能量

老年人随着体力的渐衰和活动量减少,热量消耗也随之降低,因此老年人的热量供给量亦相应地适当减少,一般 60～75 岁的老人热量需求比成人减少 10%;75～80 岁老人热量需求比成人需求减少 20% 左右,以控制在 1 700～2 400 kcal 左右为宜。老年人热量摄入过多容易发胖,肥胖不仅是高血压、心血管疾病和糖尿病的诱因,而且病死率也高。因此膳食应注意供给适当的热能,保持体重。

5.5.2.2 蛋白质

老年人蛋白质的摄入量一定要适量,既不能少,也不宜过多。过多的蛋白质,则会加重老年人消化和肾脏的负担,对健康不利。因此,老年人的蛋白质要求优质蛋白质的摄入量比例应占总蛋白质摄入量的 50% 左右。动物蛋白如牛肉和乳清蛋白增加机体肌肉蛋白质合成以及瘦体重的作用比酪蛋白或优质植物蛋白(大豆分离蛋白)更强。乳清蛋白富含亮氨酸和谷氨酰胺,亮氨酸促进骨骼肌蛋白合成最强;而谷氨酰胺可增加肌肉细胞体积,抑制蛋白分解。摄入亮氨酸比例较高的蛋白质,协同其他营养物质可逆转老年人肌肉质量和功能的下降。故应选食牛奶、蛋类、豆及豆制品、瘦肉、鱼、虾等。老年人摄入的蛋白质应按每日 1 g/kg 体重计,如体重 60 kg 的人,约摄入 60 g 蛋白质。老年人蛋白质摄入不足,则可导致肌肉质量和力量明显下降,四肢肌肉组织甚至内脏组织消耗使机体多系统功能衰退。欧洲肠外肠内营养学会推荐:健康老人每日蛋白质适宜摄入量为 1.0~1.2 g/kg;急慢性病老年患者 1.2~1.5 g/kg,其中优质蛋白质比例最好占一半。中国营养学会老年营养分会、中国营养学会临床营养分会、中华医学会肠外肠内营养学分会老年营养支持学组专家共识推荐:① 食物蛋白质能促进肌肉蛋白质的合成,有助于预防肌肉衰减综合征;② 老年人蛋白质的推荐摄入量应维持在 1.0~1.5 g/(kg·d),优质蛋白质比例最好能达到 50%,并均衡分配到一日三餐中;③ 富含亮氨酸等支链氨基酸的优质蛋白质,如乳清蛋白及其他动物蛋白,更有益于预防肌肉衰减综合征。

5.5.2.3 碳水化合物

碳水化合物是老年人热能的主要来源。一般情况下,碳水化合物在总热量中占的比例约为 60% 是适宜的,每日膳食中应供给 300~350 g(供给量可根据个体特点而做适当调整)。同时,老年人的膳食中应注意供给一定量的富含膳食纤维的食物,增加全谷物、蔬菜、菌藻类,可有效起到预防老年性便秘的作用。近年的研究还说明,膳食纤维尤其是可溶性纤维对血糖、血脂代谢及肠道的微生态都起着一定的调节作用,有利于非传染性疾病的预防。

5.5.2.4 脂肪

老年人胆汁分泌量减少和脂酶活性降低,从而影响其脂肪的代谢减慢,消化脂肪的能力下降。一方面适量的脂肪摄入可促进脂溶性维生素 A 和胡萝卜素的吸收;另一方面,过多的脂肪的摄入,增加慢性病的发生危险。长链多不饱和脂肪酸通过增加抗阻运动及与其他营养物质联合使用可延缓肌肉衰减综合征的发生。研究结果表明力量训练中补充鱼油能使老年人肌力和肌肉蛋白的合成能力显著提高,但单纯补充鱼油没有效果。故要尽量选用含不饱和脂肪酸较多的脂肪,而减少膳食中饱和脂肪酸和胆固醇的含量。中国推荐的老年人膳食脂肪的宏量营养素可接受范围(AMDR)与成人相同,为总能量摄入(E)的 20%~30%;老年人 n-3 多不饱和脂肪酸的适宜摄入量(AI)为 0.60% E;EPA+DHA 的 ADMR 定为 0.25~2.00 g/d。膳食中 EPA/DHA 主要来源于鱼类,特别是海鱼。专家共识推荐:① 对于肌肉量丢失和肌肉功能减弱的老年人,在控制总脂肪摄入量的前提下,应增加深海鱼油、海产品等富含 n-3 多不饱和脂肪酸的食物摄入。② 推荐 EPA+DHA 的 ADMR 为 0.25~2.00 g/d。

5.5.2.5 维生素

维生素的摄入应在老年人的膳食中占有极为重要的地位。大多数老年性疾病的发生与维生素摄入不足有关,特别是水溶性 B 族维生素和维生素 C,脂溶性维生素 D、维生素 E。其中维生素 E 是抗氧化维生素,在人体抗氧化功能中起着重要的作用。老年人抗氧化能力下降,使非传染性慢性病的危险增加,故从膳食中摄入足够量抗氧化营养素十分必要。应多选食新鲜绿叶蔬菜和各种水果,以及粗粮、鱼、豆类及牛奶。

队列研究结果显示,65 岁的老年人血清基线维生素 D 水平低,与其活动能力降低、握力和腿部力量下降、平衡能力降低等密切相关。血清 25-(OH)-D$<$50 ng/ml 与低瘦体重、低腿部力量存在明显正相关。血中 25-(OH)-D 浓度$<$75 nmol/L 者,3 年内发生骨折的风险增大。随机对照试验显示,补充维生素 D 400～800 IU/d 可有效改善老年人的四肢肌力、起立步行速度和肌肉力量,减少跌倒;一项荟萃分析显示,维生素 D 补充剂量达到 700～1 000 IU/d 可使老年人跌倒风险降低 19%,补充剂量低于 700 IU/d 或血清 25(OH)维生素 D 浓度低于 60 nmol/L 可能无法降低老年人摔倒风险。Holick 等研究结果表明,维生素 D_2 与维生素 D_3 补充对血清维生素 D 水平具有同样的影响。中国营养学会在《中国居民膳食营养素参考摄入量(2013 版)》建议老年人膳食维生素 D 参考摄入量 EAR:65～79 岁 8 g/d;80 岁以上 8 g/d。RNI:65～79 岁 15 g/d;80 岁以上 15 g/d。UL:65～79 岁 50 g/d;80 岁以上 50 g/d[3]。专家共识推荐:① 有必要检测所有肌肉衰减综合征老年人体内维生素 D 的水平,当老年人血清 25-(OH)-D 低于正常值范围时,应予补充。② 建议维生素 D 的补充剂量为 15～20 μg/d[(600～800 IU/d)];维生素 D_2 与维生素 D_3 可以替换使用。③ 增加户外活动有助于提高老年人血清维生素 D 水平,预防肌肉衰减综合征。④ 适当增加海鱼、动物肝脏和蛋黄等维生素 D 含量较高食物的摄入。

维生素 C 与某些氨基酸的合成有关,缺乏可能影响身体活动能力,包括非特异性的疲劳症状、肌无力,严重的可发展成贫血。研究显示 75 岁以上的老年妇女血中维生素 C 浓度与握力、单腿站立时间呈正相关。中国营养学会在《中国居民膳食营养素参考摄入量(2013 版)》建议老年人膳食维生素 C 参考摄入量 EAR:50～64 岁 85 mg/d。RNI:50～64 岁 100 mg/d。UL 为:65～79 岁 2 000 mg/d。PI-NCD 为:200 mg/d[3]。

血清维生素 E 浓度低与老年人虚弱、身体活动能力与肌肉力量的下降有关,血清维生素 E 浓度低于 25 μmol/L 的老年人 3 年内身体活动能力下降的风险增加 62%。中国营养学会在《中国居民膳食营养素参考摄入量(2013 版)》建议老年人膳食维生素 E 参考摄入量 AI:50～64 岁 14 mg α-TE/d。UL:50～64 岁 700 mg α-TE/d[3]。

老年人血清类胡萝卜素水平低与其握力、髋部与膝部肌肉力量下降存在明显关联。血清类胡萝卜素水平小于 1.4 μmol/L 或大于 2.2 μmol/L 的老年人,其 6 年内髋部肌肉衰减、膝部力量衰减、握力降低的风险增加。

5.5.2.6 矿物质

矿物质在人体内参与着重要的生理和生化功能。合理供给老年人身体需要的矿物质,对其健康长寿有着重要价值。老年人对钙的利用和储存能力降低,易发生钙的负平衡,长期持续性负钙平衡则是老年人骨质疏松发生的重要原因,女性则更为明显。除坚持适当的运动之外,多接受日光照射,经常保证食物钙的摄入量(600 mg/d),对预防骨质疏松甚为有益。牛奶含钙量丰富且易吸收,是老年人提供钙盐的较好食品。对于钠盐,老年人应适当限制,通常每日食盐摄入量以 5～6 g 为宜,不得超过 8 g。钾主要存在于细胞内液,老年人分解代谢常大于合成代谢,细胞内液减少,体钾含量常减少。所以应保证膳食中钾的供给量,每日供给 3～5 g 即可满足需要。瘦肉、豆类和蔬菜富含钾。血浆中硒浓度降低是老年人骨骼肌质量和强度下降的独立相关因素,膳食硒摄入量与老年人握力呈正相关。老年女性中虚弱者较非虚弱者的血浆硒浓度更低。队列研究中,老年女性的硒摄入量与 3 m 行走时间呈负相关。另外某些微量元素,如锌、铬对维持正常糖代谢有重要作用。中国营养学会在《中国居民膳食营养素参考摄入量(2013版)》建议老年人膳食硒参考摄入量 EAR:50～80 岁 50 g/d。RNI:50～80 岁 60 g/d。UL:50～80 岁 400 g/d[3]。专家共识推荐:① 鼓励增加深色蔬菜和水果以及豆类等富含抗氧化营养素食物的摄入,以减少肌肉有关的氧化应激损伤。② 适当补充含多种抗氧化营养素(维生素 C、维生素 E、类胡萝卜素、硒)的膳食补充剂。

5.5.3　中国老年人的膳食指南

《中国居民膳食指南 2016》对于中国的老年人,在一般人群膳食指南的基础上,有以下 4 条推荐[34]。

1) 少量多餐细软,预防营养缺乏

老年人膳食应合理设计,食物制作要细软。高龄老人、身体虚弱者以及体重明显下降的老人要少量多餐。进餐次数可采用三餐两点制或三点制。每次正餐占全天总能量的 20%～25%,每次加餐的能量占 5%～10%。有咀嚼吞咽困难的老年人可选择软食、半流质、糊状食物和介护食品,进食中要细嚼慢咽,液体食物应适当增稠,预防呛咳和误吸。摄入不足、体重过低消瘦虚弱的老年人和存在营养风险的老年人,要合理补充营养。

(1) 增加食物摄入量,增加营养丰富容易消化吸收的奶类、瘦肉、禽类、鱼虾和大豆制品。

(2) 增加 2～3 次间餐或零食,可选择能量和优质蛋白质较高并且自己喜欢吃的食物,如蛋糕、牛奶、酸奶、坚果等。

(3) 选用强化食品。

(4) 合理使用营养素补充剂,增加维生素矿物质摄入。

(5) 在医师和临床营养师的指导下,口服补充肠内营养或特殊医学用途食品。

2) 主动足量饮水,积极户外活动

水摄入不足会对机体健康产生严重的损害。老年人要主动少量多次饮水,每次50～100 ml。清晨一杯温开水,睡前 1～2 h 饮用 1 杯水。每日的饮水量应不少于

1 200 ml，以 1 500～1 700 ml 为宜。首选温热的白开水，也可选择淡茶水和包装饮用水。同时老年人应积极主动与人交流，多参与群体活动。可以适当参与食物的准备和烹饪，烹制自己喜爱的食物，享受家庭共同进餐的愉悦。对于孤寡、独居老年人，建议多结交朋友，去社区老年食堂、助餐点、托老所用餐，增进交流，增加食物摄入。中国营养学会老年营养分会推荐老年人应减少静坐、静卧，增加日常身体活动量，每日进行累计 40～60 min 中、高强度运动（如快走、慢跑），其中抗阻运动（如沙袋、举哑铃等）20～30 min，每周≥3 次，活动时应注意量力而行，动作舒缓，避免碰伤、跌倒等事件发生。

3）延缓肌肉衰减，维持适宜体重

肌少症作为一种老年综合征，其病因多种多样，其主要病因可分为原发性肌肉减少和继发性肌肉减少。原发性肌肉减少是指与年龄增长相关的肌肉减少；继发性肌肉减少包括活动减少相关（卧床、静态生活方式、零重力状态）、疾病相关（各器官衰竭、炎性疾病、恶性肿瘤、内分泌疾病）和营养相关（能量或蛋白质的摄入减少、营养吸收障碍、胃肠功能失调、药物性厌食）等的肌肉减少。

对于原发性肌肉减少的老年患者，要保证摄入蛋白质的量足以能够维持肌肉力量的需要，并尽可能维持营养均衡。欧洲肠外肠内营养学会推荐，健康老年人每日蛋白质适宜摄入量为 1.0～1.2 g/kg。

对已存在或可能发生营养不良或具有营养风险的老年人，在饮食的基础上，可采用肠内营养制剂进行口服营养补充（提供额外每餐 200 kcal），以增加其能量和蛋白质摄入，有助于减少肌肉丢失。同时增加维生素 D 的补充剂量（15～20 μg/d 或 600～800 IU/d）。对于卧床休息者需要增加有氧运动和抗阻力训练[35]。有氧运动（游泳、跑步和行走）能改善老年人活动耐量和心血管功能，但不会使肌肉肥大。抗阻力训练（如坐位抬腿、静力靠墙蹲、举哑铃、拉弹力带等）能有效改善肌肉力量和机体功能。以增加肌肉体积及力量为主，相比有氧运动会对肌肉减少症的防治起到积极的作用。BMI 低的老年人病死率和营养不良风险增加，生活质量下降。原则上建议老年人 BMI 最好不低于 20.0 kg/m²，最高不超过 26.9 kg/m²，另外尚需结合体脂和健康情况来综合判断。体重过低或过高对老年人的健康都不利，营养师需要给予个性化营养评价和指导，时常监测体重变化。如果体重在 30 d 内降低 5% 以上，或 6 个月内降低 10% 以上，则应该引起高度注意，及时到医院进行必要的检查。几个肌少症工作组关于肌少症的诊断切点如表 5-13 所示。

4）摄入充足食物，鼓励陪伴进餐

老年人每日应摄入 12 种及以上的食物。采用多种方法增加食欲和进食量，吃好三餐。早餐宜有 1～2 种以上主食、1 个鸡蛋、1 杯奶，另有蔬菜或水果。中餐、晚餐宜有 2 种以上主食，1～2 个荤菜、1～2 种蔬菜、1 个豆制品。饭菜应色香味美、温度适宜。食量小的老年人，餐前和餐时少喝汤水，少吃汤泡饭。鼓励陪伴进餐，可以适当参与食

表 5-13　几个肌少症工作组关于肌少症的诊断切点

项　　目	亚洲肌少症工作组	欧洲肌少症工作组	国际肌少症工作组
步速切点	0.8 m/s	0.8 m/s	1.0 m/s
握力切点	男性 26 kg,女性 18 kg	男性 30 kg,女性 20 kg	未提及
肌容量切点(四肢肌肉量除以身高的平方)	DXA 的诊断切点为男性低于 $7.0\ kg/m^2$,女性低于 $5.4\ kg/m^2$;BIA 则为男性低于 $7.0\ kg/m^2$,女性低于 $5.7\ kg/m^2$	DXA 的诊断切点为男性低于 $7.23\sim7.26\ kg/m^2$,女性低于 $5.50\sim5.67\ kg/m^2$	DXA 的诊断切点为男性低于 $7.23\ kg/m^2$,女性低于 $5.67\ kg/m^2$

(表中数据来自参考文献[35])

物的准备和烹饪,烹制自己喜爱的食物,享受家庭共同进餐的愉悦。鼓励细嚼慢咽,可通过牙齿细嚼磨碎食物,增加食物与唾液接触面积,促进消化吸收;可充分细嚼,促进唾液分泌,发挥唾液内溶菌酶的杀菌作用;可防止因咀嚼吞咽过快,使食物误入气管,造成呛咳或者吸入性肺炎甚至窒息;可帮助老年人味觉器官充分发挥作用,提高味觉感受,更好地品味食品;可锻炼咀嚼肌肉,并有助于刺激胃肠道消化液的分泌。

5.5.4　小结与展望

中国作为世界上最大的发展中国家,在全面建成小康社会的新时代背景下迎来了人口老龄化。据世界卫生组织预测,到 2050 年,中国将有 35% 的人口超过 60 岁,成为世界上老龄化最严重的国家。老龄人口增加是社会进步和发展的体现,同时也提出许多社会课题。老年人的健康问题就是越来越凸显的社会课题之一,其中,对老年人慢性病(chronic non-communicable disease,CNCD,简称慢性病)的预防已成为威胁人类健康的首要疾病和主要公共卫生问题之一[36]。主要以心血管疾病、糖尿病、慢性阻塞性肺疾病等为代表的一组疾病,且中国的患病率为全人群的 4.2 倍,人均患有 2~3 种疾病[37]。其中营养膳食因素及其生活方式为主要因素之一[38]。因此,按照老年人群膳食指南,均衡合理的营养及培养良好的生活习惯,可以增进老年人的健康,减少疾病,延长寿命。与此同时,还应该监控老人的各项身体指标,做到身体指标异常早发现早治疗。但传统社区服务模式致使供需双方不匹配;社区服务项目少、范围窄、精神慰藉缺失;社区服务监督和评价机制不完善及专业的居家养老服务人员短缺等问题,已经无法满足老年人对及时性、灵活性、多样性、便捷性养老服务的需求。"互联网+"与城市社区居家养老服务的融合将会为这些难题的解决提供新的工具和思路[39]。通过以"互联网+"与城市社区居家养老服务深度融合为切入点,将互联网、移动互联网、物联网、大数据以及云计算等新一代信息技术应用到社区居家养老服务模式上,使家庭和社区的养老服务资源得到充分整合，使老人的相关数据在不同养老服务供给主体间实时共享，促进"互联网＋社区居家养老"这种新型养老服务模式的形成。

5.6　糖尿病患者

精准医学是根据患者不同的基因型、代谢状态、生活方式及环境，为其制订最合理的治疗及预防方案。2015 年 1 月，时任美国总统奥巴马在国情咨文中提出了精准医学的概念，并宣布启动"精准医学计划"，其中提到两类最可能解决的疾病，一类是肿瘤，另一类就是糖尿病。

糖尿病(diabetes mellitus，DM)是一组由多病因引起的以慢性高血糖为特征的代谢性疾病，是由于胰岛素分泌和（或）作用缺陷所引起[40]。当人体血糖值介于正常与糖尿病血糖值之间时称为糖耐量受损（impaired glucose tolerance，IGT）和空腹血糖受损（impaired glucose tolerance，IFG），两者又统称为糖调节受损或糖尿病前期，具体的糖代谢状态分类见表 5-14。糖尿病可分为 1 型糖尿病（免疫介导性糖尿病）、2 型糖尿病、妊娠糖尿病和其他特殊类型糖尿病。

表 5-14　糖代谢状态分类(WHO 1999)

糖代谢分类	静脉血浆葡萄糖/(mmol/L)	
	空 腹 血 糖	糖负荷后 2 h 血糖
正常血糖	<6.1	<7.8
空腹血糖受损	≥6.1，<7.0	<7.8
糖耐量异常	<7.0	≥7.8，<11.1
糖尿病	≥7.0	≥11.1

(表中数据来自参考文献[41])

糖尿病患者长期碳水化合物、脂肪、蛋白质代谢紊乱可引起多系统损害，导致眼、肾、神经、心脏、血管等组织器官慢性进行性病变、功能减退及衰竭；病情严重或应激时可发生急性严重代谢紊乱，如糖尿病酮症酸中毒、高渗高血糖综合征。糖尿病及其急、慢性并发症的致残、致死率高，严重影响患者的身心健康，是当前威胁全球人类健康的最重要的慢性病之一。

国际糖尿病联合会（International Diabetes Federation，IDF）对 111 个国家的数据进行统计分析，2015 年全球糖尿病在 20～79 岁成人中的患病人数已达 4.15 亿，有 5 百万人死于与糖尿病相关的疾病，糖尿病的全球医疗花费高达 6 730 亿美元[42]。在中国糖尿病患病率的增长形势也异常严峻。2013年中国疾病预防控制中心慢性病中心与北京大学公共卫生学院完成的中国慢性病及其危险因素监测结果表明,中国18岁及以上人群糖尿病患病率为10.4%,男性高于女性(11.1%比9.6%),且各民族间存在较大差异,满族最高(15.0%),藏族最低(4.3%)。此外,肥胖和超重人群糖尿病患病率显著增加,其中,肥胖人群糖尿病患病率升高了2倍。

5.6.1　糖尿病与营养的关系

糖尿病与营养密切相关,两者之间的关系在糖尿病前期和发病过程中都有体现。

在发病早期大多数糖尿病患者呈现体型偏胖、营养过剩的状态,造成的原因主要包括:① 长期高脂肪膳食模式:横断面和前瞻性的流行病学调查都表明肥胖尤其是向心性(内脏性)肥胖是糖尿病的重要危险因素。饲以高脂膳食的大鼠易发生胰岛素抵抗,摄入高脂膳食的人可能会发生类似情况;② 体力活动不足:利用生物电阻抗的方法对糖尿病患者进行体成分分析发现,糖尿病患者大多存在下肢肌肉含量减低,缺乏锻炼可能间接促使糖尿病的发生,也可能独立发挥作用。研究发现与缺乏体力活动的人相比,坚持中等程度体力活动的人发生糖尿病的危险性明显降低,体育锻炼亦能减轻胰岛素抵抗。

伴随着疾病的发展,糖尿病患者开始出现三多一少,即多尿、多饮、多食、消瘦乏力的典型症状。出现以上症状的机制为胰岛素分泌不足或胰岛素抵抗引起血糖浓度升高,超过肾糖阈时,大量葡萄糖由肾脏排出,出现尿糖阳性。渗透性利尿引起多尿。大量水分由尿排出使机体失水口渴,继而多饮。大量能源物质(葡萄糖)自体内排出,造成体内可使用能量缺乏,患者常感到饥饿、思食。加上高血糖刺激胰岛素分泌亦可引起食欲亢进,患者表现为多食。糖尿病患者体内葡萄糖利用不良,只得动员肌肉和脂肪分解,机体呈负氮平衡,患者渐见消瘦,疲乏无力,体重减轻,儿童则因营养不良,导致生长发育受限[43]。

5.6.2　糖尿病的主要代谢改变

5.6.2.1　糖尿病的糖代谢变化

糖代谢异常是糖尿病的主要病理因素之一。糖尿病患者由于胰岛素分泌不足或胰岛素抵抗,肝脏中糖原分解增加,合成减少。脂肪组织和肌肉中葡萄糖利用减少,肌肉中磷酸果糖激酶和肝组织中L-型丙酮酸激酶合成减少,糖酵解减弱,肌糖原合成减少而分解增加。以上原因导致糖代谢异常。而相关糖代谢酶如α-葡萄糖苷酶(α-glucosidase),葡萄糖-6-磷酸酶(glucose-6-phosphatase,G-6-P),糖原磷酸化酶(glycogen phosphorylase,GP)和糖原合成酶激酶-3(glycogen synthase kinase-3,GSK-3)参与并调控了糖代谢过程,因此调节糖代谢酶活性对糖尿病的治疗有重要意义[44]。Zhang 等人应用¹H 核磁共振技术发现糖尿病小鼠尿样中的糖、丙氨酸、乳酸盐、乙醇、醋酸盐的水平与正常对照组比显著升高,同时也揭示了糖尿病小鼠中糖代谢、三羧酸循环及微生物代谢的相关途径,有助于进一步理解糖尿病发病机制[45,46]。

5.6.2.2 糖尿病的蛋白质代谢变化

胰岛素的主要生理功能是促进合成代谢,抑制分解代谢,它是体内唯一促进能源储备和降低血糖的激素。糖尿病患者由于胰岛素分泌不足,可导致蛋白质代谢合成受阻、蛋白质分解加速,所以幼年型糖尿病患者生长迟缓或停滞。长期的代谢紊乱可导致糖尿病并发症,出现酮症酸中毒,甚至昏迷和死亡。糖尿病患者蛋白质代谢变化具体如下[43,47]。

(1) 由于胰岛素不足,肝脏和肌肉中蛋白质合成减慢,分解代谢亢进,易发生负氮平衡。由于蛋白质代谢呈负氮平衡,使儿童生长发育受阻,患者消瘦,抵抗力降低,易感染,伤口不易愈合。严重者血中含氮代谢废物增多,尿中尿素氮和有机酸浓度增高,干扰水和酸碱平衡,加重脱水和酸中毒。

(2) 糖尿病患者由于糖代谢异常,能量供应不足均可动员蛋白质分解供能。糖原分解增加,糖异生作用增强,肝脏摄取血中成糖氨基酸(包括丙氨酸、甘氨酸、苏氨酸、丝氨酸和谷氨酸)转化成糖,使血糖进一步升高;成酮氨基酸(如亮氨酸、异亮氨酸、缬氨酸)脱氨生酮,使血酮升高。

(3) 糖尿病患者的多尿引发锌、镁、钠、钾等从尿中丢失增加,可出现低血锌和低血镁。锌是体内许多酶的辅基,可参与体内蛋白质合成和细胞的代谢过程、分裂、增殖,协助葡萄糖在细胞膜上的转运,并与胰岛素的合成与分泌有关。缺锌会引起胰岛素分泌减少,组织对胰岛素作用的抵抗性增强,从而对蛋白质代谢产生影响。

5.6.2.3 糖尿病的脂代谢变化

目前普遍认为,胰岛素抵抗是 2 型糖尿病的主要病因之一,而脂代谢异常所导致的脂肪异常分布、过度堆积则是胰岛素抵抗的主要因素。研究显示,血清中脂类代谢产物可用于早期诊断糖尿病,并且具有较好的敏感性和特异性[48]。Li 等人的研究显示,血浆中软脂酸、亚麻酸、羟基丁酸与糖尿病的发生密切相关[49]。Panduru 等人研究结果表明,尿肝型脂肪酸结合蛋白可以有效地预测糖尿病肾病的进展,并且是 1 型糖尿病患者脑卒中发生率和病死率的独立预测因子[50]。

5.6.3 糖尿病患者的营养治疗

糖尿病目前虽无法根治,但是合理的医学营养治疗(medical nutrition therapy, MNT)对糖尿病患者、糖尿病前期和高危人群的血糖控制、并发症的出现和生活质量可产生有益的影响。因此,MNT 是所有类型糖尿病治疗的基础,是糖尿病自然病程中任何阶段预防和控制所必不可少的措施。1971 年美国糖尿病学会(ADA)首次颁布了《糖尿病患者营养与饮食推荐原则》。2002 年 ADA 首次提出"基于循证的糖尿病营养供给量标准",并制定出证据分级标准,此后每 2 年更新一次。2006 年 ADA 强调,糖尿病患者应接受注册营养(医)师指导下的个性化营养治疗,以达到理想的治疗目标。2010 年 ADA 强调由于医学营养治疗 MNT 可节约医疗花费并改善糖尿病临床结局,相关保险公司或其他医疗保障应该支付 MNT 的费用。2013 年 ADA 的营养治疗推荐中提出没有一种固定的饮食模式适合所有糖尿病患者,而强调在循证基础上制订个体化营养治疗方案。2010 年,由国内糖尿病和临床营养领域的权威专家根据糖尿病医学营养治疗的循证医学证据以及科学研究进展,结合中国糖尿病的流行病学特点和营养现状,共同起草了首个糖尿病医学营养治疗指南。由于《制定循证指南的方法学》更新,2013 年中华医学会糖尿病学分会和中国医师协会营养医师专业委员会修订完成了《中国糖尿病医学营养治疗指南(2013)》,涉及糖尿病营养预防、治疗及并发症防治、肠外肠内营养支持技术等诸多领域。

所对于大部分人群直接按照糖尿病医学营养治疗指南进行营养干预是可以达到控制血糖的目的。但是,因为个体差异的存在,还有一部分人群无法从中获益,这也就提出了精准营养的需求。可以通过对血糖的监测来了解特定食物对于特定个体血糖的影响,完整收集信息后综合分析并给出个体化的饮食方案;或者利用营养遗传学和营养基因组学,更深入的研究探讨膳食与基因的相互作用。通过精准营养,将血糖、血脂、血压控制和保持在理想范围,防治各种糖尿病急、慢性并发症的发生,从而改善整体的健康状况。

5.6.3.1 能量

Hingle 等人对 143 204 名绝经女性进行了 12 年的随访,结果显示食用能量密度最高的那组比最低的那组罹患糖尿病的风险高出 24%[51]。能量控制对于糖尿病乃至预防糖尿病风险均至关重要。要求在满足营养需求的条件下,相应的控制能量摄入,以期达到良好的体重以及代谢控制,防止营养不良的发生。2014 年一项关于 2 型糖尿病预防的荟萃分析发现,对于超重和肥胖人群利用轻断食的方法可有效减重及预防 2 型糖尿病,但是为了防止低血糖的发生,除了需要监控血糖,还需要在断食日停用降糖药[52,53]。另外,需要重申的是轻断食的方法仅适用于超重和肥胖的人群,对于本身体重正常的患者,以期利用轻断食的方法达到控制血糖的目的,有可能适得其反。

对于不同的人群,能量摄入的标准也有所不同:

(1)成人。对于成年人能量的消耗主要包括基础能量代谢和日常工作消耗,所以只要在满足上述能量消耗的基础上,以能够达到或维持理想体重为标准。

(2)儿童青少年。此时期处于生长发育的特殊时期,能量消耗要高于成年人,所以能量的摄入以保持正常生长发育为标准。

(3)妊娠期糖尿病。此时期的女性由于孕育着新生命,能量摄入需要同时保证胎儿与母体的营养需求,所以能量摄入也应有所增加,不应为了控制血糖水平而过分控制能量的摄入,可适当选择一些低血糖指数的食物。

基础能量需要量的测定可以采用如下几种方法:

(1) 间接能量测定法。是最理想的基础能量需要量测定方法,一般可借助静态肺功能测试系统进行测定,并结合患者的活动强度、疾病应激状况确定每日能量需要量,然后根据患者的尿素氮水平,确定三大能源物质的比例。但间接能量测定法受仪器、环境等因素的限制,如果患者呼吸较弱,测定结果不稳定。

(2) 公式法。如 Harris-Benedict 公式等,这些公式考虑了患者身高、体重、年龄、性别等影响因素,通过多元回归的统计方法,建立了能量估计公式。

(3) 采用通用系数方法。这是最简便的方法,根据患者的身高、体重、性别、年龄、活动度、应激状况,选择不同的能量系数计算基本能量摄入推荐量。

5.6.3.2 蛋白质

糖尿病患者摄入的蛋白质量(占摄入总能量的 15%～20%)对于血糖反应、血脂和激素分泌很少有急性的影响,不会对胰岛素的需要量产生长期影响,它也仍和碳水化合物一样,作为胰岛素快速释放的刺激物质。此外,蛋白质并不能减缓碳水化合物的吸收,为治疗低血糖而增加蛋白质的摄入并不能减缓碳水化合物的吸收和防止后续的低血糖。因此蛋白质摄入量并不需要改变,除非是摄入过量蛋白质并包含大量饱和脂肪酸食物的人群,或蛋白质摄入低于日推荐量的人群,以及患有糖尿病肾病的人。

针对小样本糖尿病人群的短期研究结果表明,若饮食中蛋白质提供能量超过总能量的 20%,可能会改善血糖和胰岛素浓度,减少食欲,并提高饱腹感。然而,这样的饮食似乎难以遵循。增加蛋白质摄入量对于能量摄入的调节、饱腹感的调节和减肥的长期影响还没得到充分研究[54]。

不同人群糖尿病患者蛋白质应用原则具体如下:

(1) 妊娠糖尿病。推荐饮食蛋白质占总能量的 10%～20% 或按照 1.0～1.2 g/(kg·d)摄入。

(2) 儿童及青少年糖尿病。蛋白质占总能量 10%～20%。应适量选用动物性蛋白,保证优质蛋白占总量的 2/3。对婴幼儿来说,可以高达 1.5～2.0 g/(kg·d)。对于合并肾病者 0.6～0.8 g/(kg·d)或来源于蛋白质能量占总能量的 10%。

(3) 老年糖尿病。推荐饮食蛋白质占总能量的 10%～15%。糖尿病肾病患者每日蛋白质摄入量 0.6～0.8 g/(kg·d)为宜,其中优质蛋白质占 60%～70%。

5.6.3.3 脂肪

目前的证据不足以建议糖尿病患者理想的脂肪总摄入量,所以目标应该个体化,每日摄入的脂肪总量占总能量比不超过 30%,对于超重或肥胖的患者,脂肪摄入占总能量比还可进一步降低。糖尿病患者饮食中饱和脂肪、胆固醇和反式脂肪酸的建议摄入量与普通人群相同,饱和脂肪酸不超过总能量的 10%,尽量少食用或不食用反式脂肪酸。每日膳食胆固醇不超过 300 mg,对于高胆固醇血症的患者应进一步减低至 200 mg 以下。

对于糖尿病患者而言,脂肪的质量比脂肪的数量更重要,因此富含单不饱和脂肪酸的饮食方式或许更有利于控制血糖。研究显示,补充 n-3 多不饱和脂肪酸可以有效改善糖尿病患者的炎症反应。Jacobo-Cejudo 等对 54 名糖尿病患者进行随机对照试验,发现连续给予患者 24 周的富含 520 mg 的 DHA+EPA 浓缩鱼油,患者的腰围、血糖、糖化血红蛋白、瘦素水平均有所改善[55]。并且同时补充维生素 D 和 n-3 多不饱和脂肪酸也可有效改善妊娠期糖尿病患者的血糖和胰岛素水平[56]。而过氧化物酶体增殖物激活受体 γ2 基因 Pro12Ala 携带者对摄入不饱和脂肪酸的获益将超过非携带者[57]。指南建议糖尿病患者每周可吃 2~4 次鱼(尤其是 n-3 多不饱和脂肪酸含量丰富的鱼)或富含 n-3 多不饱和脂肪酸的植物油类(如葡萄籽油、坚果及某些绿叶蔬菜)[58]。

5.6.3.4 碳水化合物

2014 年 ADA 的糖尿病诊疗指南里面提出,对于所有糖尿病患者并没有一个理想的碳水化合物、蛋白质和脂肪的热量来源比例。低碳水化合物饮食有助于降低血糖,但可能对血脂代谢有不利影响。因此,建议糖尿病患者三大营养物质的比例基本与普通人群一致,纤维和全谷食物摄入量应该不少于一般人群,主要以控制总能量为主。但大多数糖尿病患者都伴有体重超标、饮食过多的问题,控制总能量会引起不适,因此,在进餐时优先食用大量蔬菜,然后食用主食增加饱腹感。

为保持身体健康,应建议患者优先从蔬菜、水果、全谷物、大豆和奶制品中摄入碳水化合物,而非其他碳水化合物来源,尤其是那些含有添加脂肪、糖类或钠的食品。食物的选择方面用低血糖负荷食物替代高血糖负荷食物。糖尿病患者和具有糖尿病风险的个体应限制或避免含糖饮料的摄入(任何甜味剂,包括高果糖玉米糖浆和蔗糖),以减少体重增加和心脏代谢风险谱的恶化[59]。

5.6.3.5 膳食纤维

膳食纤维有助于维持肠道健康,预防疾病发生。高膳食纤维食物具有能量密度低、脂肪含量低、体积较大的特点。进食膳食纤维含量丰富的食物有助于预防和治疗 2 型糖尿病。在一项横断面调查研究中,研究者发现高膳食纤维摄入与高密度脂蛋白水平呈正相关,与糖化血红蛋白、体重和腰围呈负相关[60]。在日本的一项随机对照试验中,连续给予受试者 8 周的富含膳食纤维的糙米饮食,结果显示富含膳食纤维的饮食可通过减少葡萄糖漂移,达到改善 2 型糖尿病患者的内皮功能的作用[61]。AlEssa 研究还显示,摄入较高的膳食纤维,并降低淀粉与膳食纤维的比例,可改善女性糖尿病患者的脂联素和糖化血红蛋白水平[62]。此外,连续 1 个月给予 20 g/d 的可溶性膳食纤维,虽然不能改善胰岛分泌功能,但是能显著改善空腹血糖、低密度脂蛋白水平和胰岛素抵抗指数[63]。而膳食纤维可能通过调节 *TCF7L2*、*NOTCH2*、*ZBED3* 基因的表达,从而发挥降低糖尿病发病率的作用[64]。所以对于 2 型糖尿病风险的个体和糖尿病患者,建议达到膳食纤维每日推荐摄入量,即推荐女性每日应摄入膳食纤维 25 g,男性每日应摄入 38 g(14 g 膳食纤维/1 000 kcal)。

5.6.3.6　无机盐

无机盐包括微量元素广泛存在于食品中,动物性食物中的含量更为丰富。但是对于大部分糖尿病患者而言,为了控制血脂的水平,往往极力控制脂肪的摄入,再加上糖尿病患者的代谢障碍,患者容易缺乏 B 族维生素、维生素 C、维生素 D 以及铬、锌、硒、镁、铁、锰等多种微量营养素。研究显示对 1 型和 2 型糖尿病患者补锌治疗后发现,脂质过氧化物减少,GSHPx 活性水平提高;镁缺乏可能加重胰岛素抵抗、糖耐量异常及高血压,但目前仅主张诊断明确的低镁血症患者须补充镁;钙缺乏可能对血糖产生不良影响,联合补充钙与维生素 D 可有助于改善糖代谢,提高胰岛素的敏感性;而铁和铜过量可能引发和加剧糖尿病及其并发症[65,66]。此外,需要强调的是无机盐和矿物质的长期安全性仍待验证。因此,患者应根据营养评估结果适量补充,不应过分的补充,以免过犹不及。

5.6.3.7　维生素

类触珠蛋白(haptoglobin,HP)可分为 *HP1-1*、*HP1-2* 和 *HP2-2* 3 种基因型。*HP2-2* 基因型的糖尿病患者更容易发生心血管并发症,其可能机制包括:HP-Hb 复合物影响高密度脂蛋白的功能;不同基因型 HP 因其结构不同,功能上存在差异;糖尿病患者有其自身生理病理特点,HP 的抗氧化能力被削弱。对于 *HP2-2* 基因型的糖尿病患者,适当补充抗氧化剂可预防心血管并发症的发生[67]。而维生素 E 或可作用于 *HP2-2*,从而使糖尿病患者的心血管并发症降低,但是证据等级较低[68]。此外,补充维生素 E 可以降低糖尿病视网膜病变患者血清中 MDA 水平,从而起到保护作用[69]。

维生素 B_1 及维生素 B_{12} 常用于糖尿病神经病变,尤其是痛性神经病变的治疗。Wāhlén 等人的研究显示,罹患糖尿病较长时间并且长期服用二甲双胍的患者与肥胖人群相比,两者血清中维生素 B_{12} 的水平并无统计学差异[65]。而 Raizada 等人的结果显示,在调整糖尿病病程时长后,长期使用二甲双胍的患者血清中维生素 B_{12} 水平较低。维生素 B_{12} 的水平可能与病程时间较长有关[70]。

Lucato 等[71]的荟萃分析结果显示,血清维生素 D 的水平与老年人 2 型糖尿病的发病呈负相关。目前主要认为与维生素 D 可以影响胰岛 β 细胞功能及胰岛素抵抗有关。此外,也有研究认为可能与维生素 D 相关基因有关,与 1 型糖尿病发病存在相关性的维生素 D 相关基因包括 *DHCR7*、*VDBP*、*VDR*、*CYP2R1* 以及 *CYP27B1*,但结果在不同人群中并不一致。在中国湖南汉族人群中,维生素 D 结合蛋白 rs4588 基因位点多态性与 1 型糖尿病的发病率及其临床特征未见显著性关联。rs4588 位点等位基因 A 与

HLA-DQ 单体型对 1 型糖尿病的发生具有交互作用[72]。研究显示,膳食补充维生素 D 可以改善绝经期女性的骨代谢[73]。Felício 等人的研究显示,对 1 型糖尿病患者补充维生素 D 可以提高血糖变异性,降低胰岛素的需求和低血糖发生的频率[74]。

但是,《中国糖尿病医学营养治疗指南》中提出,尚无明确的证据表明,对于本身无维生素缺乏的糖尿病患者大量补充维生素会产生代谢的益处。因为缺乏有效性和长期安全性的证据,不建议常规补充抗氧化剂如维生素 E、维生素 C 和胡萝卜素。补充复合维生素和微量元素制剂,有利于降低糖尿病患者发生感染的风险。

5.6.3.8　益生菌

Yao 等人的荟萃分析结果显示,益生菌可以改善 2 型糖尿病患者空腹血糖和糖化血红蛋白水平[75]。Taylor 等人的荟萃分析也提示,对妊娠期糖尿病患者给予 6～8 周的益生菌,可以改善患者的胰岛素抵抗,但是需要更长时间的高质量研究,以确定益生菌的安全性、最佳剂量和理想的益生菌成分,然后才能在患者中推荐使用[76]。虽然一些研究结果表明益生菌可能在糖尿病的预防和治疗中起到广泛的作用,然而根本的机制还不明确。Miraghajani 等人对 30 篇文章进行分析,认为其机制可能包括:① 益生菌对肠黏膜和肠道菌群的直接影响;② 减少炎症反应和免疫调节作用;③ 抗氧化作用;④ 内质网应激、葡萄糖稳态与胰岛素抵抗相关基因的表达[77]。

5.6.3.9　餐次

在我们以往的指南中都建议,少量多餐有助于血糖控制,并减少低血糖风险。但是 Belinova 等人的研究结果显示,将 2 型糖尿病患者分为两组,给予相同的低热量饮食方案,一组仅食用早餐和午餐(B2),另一组分成 6 餐食用(A6)。B2 组可以降低体重、肝脏脂肪含量、空腹血糖、C 肽和胰高血糖素,并增加口服葡萄糖胰岛素敏感性。B2 组空腹血浆饥饿素水平高于 A6 组,而饥饿素与减重是呈负相关。所以认为对于 2 型糖尿病患者,2 餐比 6 餐会更有益处。但是关于这个方面的研究较少,所以此观点有待考证[78,79]。

5.6.3.10　运动

运动也是预防糖尿病的一种生活方式干预的有效措施。Najafipour 等人经过 8 年的研究发现,实验组每周进行 3 次 90 min 的有氧运动,并且运动达到 50%～80%最大摄氧量。与对照组相比,长期运动训练组糖化血红蛋白明显降低,BMI 和最大摄氧量得到显著改善[80]。但由于基因的原因,每个个体对于某种特定运动的获益也往往有所区别,但胰岛素敏感性基本都会有所改善。而近年来在基因组学方面的研究越来越丰富,开具个体化运动处方在不远的将来有可能得以实现。中国 2 型糖尿病防治指南(2017 年版)[41]建议:成年 2 型糖尿病患者每周至少 150 min 中等强度有氧运动(B);成年 2 型糖尿病患者应增加日常身体活动,减少坐姿时间(B);血糖控制极差且伴有急性并发症或严重慢性并发症时,慎重运动治疗(B)。

5.6.4　小结与展望

虽然现在已有一些研究证明营养素可以对糖尿病患者产生积极的影响,但是长期安全性仍待验证,并且临床指导应用方面还是存在着一些欠缺,所以精准医学的发展还应继续努力,这也势必会对糖尿病的精细化诊断和个体化治疗产生巨大的促进作用。

5.7　肿瘤患者

肿瘤是指在各种致瘤因子影响下,机体局部组织细胞增生所形成的,多呈占位性块状突起的新生物。肿瘤可分为良性肿瘤和恶性肿瘤两大类。其中恶性肿瘤生长速度较快,会与人体正常细胞争夺营养物质,产生有害代谢产物,破坏人体正常器官组织结构,不及时进行有效治疗将会危及生命。恶性肿瘤带来的经济影响正在不断加剧。恶性肿瘤防治已成为中国的重要公共卫生问题。

目前的研究显示,高体重指数、水果和蔬菜摄入量低、缺乏运动、使用烟草以及饮酒是恶性肿瘤发生的五种主要行为和饮食危险因素。肿瘤患者的基础能量消耗往往高于非肿瘤患者,其蛋白质分解速度加快,脂肪消耗较多,葡萄糖酵解使得患者对糖代谢需求增加,同时伴有多种膳食营养素吸收和代谢调控紊乱过程,营养不良及恶病质都极易发生。中国抗癌协会肿瘤营养与支持治疗专业委员会《常见恶性肿瘤营养状况与临床结局相关性研究》发现:中国 67% 住院肿瘤患者存在中、重度营养不良。营养不良直接导致的死亡甚至高达 20%,已成为是恶性肿瘤患者死亡的主要原因。

另外,"肿瘤患者"常常包括不同治疗阶段的患者,包括新辅助治疗、根治性治疗、辅助治疗以及对不可治愈性疾病进行姑息治疗。因此,如何针对不同阶段的肿瘤患者实现精准的营养干预对于增加治疗效果、维持器官功能、减少副作用和并发症具有重要的临床意义。

5.7.1　肿瘤与营养的关系

5.7.1.1　脂肪

膳食脂肪主要由脂肪酸与甘油和其他醇类酯化构成。证据表明:脂肪水平摄入过高的膳食会增加患肺癌、乳腺癌、前列腺癌、结直肠癌的危险性,而动物性脂肪或饱和脂肪摄入高的膳食还可增加患直肠癌、子宫内膜癌等的危险性[81]。原因可能在于脂肪对不同类型肿瘤的作用机制不同,如高脂肪可利用影响体内雌激素和催乳激素间的平衡,而影响乳腺肿瘤和子宫内膜癌的生长[82];通过调节肝脏胆汁酸分泌,而影响结肠直肠癌危险性;通过对雄激素的调节而增加前列腺癌的危险性。脂肪促进或抑制肿瘤的作用机制是多方面的:主要有影响细胞基因表达[83],影响细胞膜的脂肪酸组成并因此改变细胞的生理功能[84],影响激素代谢,影响脂质过氧化及自由基形成,影响免疫系统的反应性[85]等。

5.7.1.2　叶酸

叶酸是水溶性维生素的一种,是水果和蔬菜中重要的营养成分之一,主要作为甲基的供体参与细胞内的甲基化反应和 DNA 的合成与修复。叶酸缺乏代谢障碍可能通过扰乱正常 DNA 甲基化和 DNA 合成过程而致癌。亚甲基四氢叶酸还原酶是催化叶酸生物转化形成甲基供体的关键酶。研究结果表明,中国人群亚甲基四氢叶酸还原酶基因的核苷酸位点 677(C-->T)和 1298(A-->C)的变异与食管鳞癌发病风险显著相关[86-88],然而国外的研究多数不支持这一观点,考虑可能与中国食管癌高发地区蔬菜水果摄入量过低导致体内叶酸不足有关。

5.7.1.3　维生素 D

在表达维生素 D 受体的肿瘤细胞中发现,$1,25-(OH)_2-D_3$ 可抑制细胞周期并刺激分化及凋亡。$1,25-(OH)_2-D_3$ 可抑制 TGF-β1/β2-诱导的 $SW-480$ 和 $HT-29$ 结肠癌细胞迁移与侵袭[89]。另外维生素 D 摄入不足可能是皮肤恶性黑色素瘤的危险因素之一。对 10 项前瞻性研究进行荟萃分析后发现,维生素 D 受体基因 $FokI$ 及 $BSMI$ 多态性也与皮肤恶性黑色素瘤的发病相关[90]。

5.7.1.4　维生素 E

目前流行病学研究已经提出了维生素 E 具有预防恶性肿瘤的作用。然而,一项硒和维生素 E 预防恶性肿瘤的试验研究发现,服用 α-生育酚的研究对象其前列腺癌发病率较高[91]。目前,建议摄入维生素 E 或摄入富含 γ-和 δ-生育酚的补充剂可预防恶性肿瘤,而补充高剂量的 α-生育酚则可能增加恶性肿瘤风险。

5.7.1.5　番茄红素

番茄红素是成熟番茄的主要色素,是一种不含氧的类胡萝卜素,研究认为具有一定的防癌效用。据报道,摄入番茄及其制品的量与降低的前列腺癌、乳腺癌和结肠癌发生危险性有关。这可能与番茄红素能抑制乳腺癌、子宫内膜癌及肺癌细胞的生长有关。尽管已有人提出了包括抗氧化活性在内的番茄红素发挥作用的几种机制,但其子机制尚未阐明。Dissmore 采用二维差异凝胶电泳技术和质谱技术对番茄红素抑制乳腺癌细胞增殖时蛋白质组的表达情况进行了研究,通过研究 $MCF-7$ 人乳腺癌细胞中蛋白质表达类型,阐明番茄红素抗乳腺癌细胞增殖作用的机制。研究中利用 MTT 法检测细胞增殖活性,用 $0\ \mu mol/L$、$2\ \mu mol/L$、$4\ \mu mol/L$、$6\ \mu mol/L$、$8\ \mu mol/L$、$10\ \mu mol/L$ 的番茄红素分别处理 $MCF-7$ 人乳腺癌细胞和 $MCF-10$ 人正常乳腺细胞,作用 12 h、24 h 和 36 h 后提取蛋白质,利用 DeCyder 软件分析凝胶图像,发现番茄红素对乳腺癌细胞的抑制作用呈剂量效应关系;番茄红素处理过的 $MCF-7$ 细胞中有一簇蛋白质受到调控,通过质谱鉴定为细胞角蛋白-19[92]。

5.7.2 肿瘤的主要代谢改变

肿瘤发生过程中,在瘤基因、抑瘤基因主导下,整个代谢网络发生重编程,营养组织在代谢网络中的流向和流量重新调整。肿瘤细胞一些基因结构与功能改变导致的以Warburg效应为主要特征的一系列代谢改变等常称为代谢重编程。这些代谢改变可便于肿瘤恶性增殖、侵袭转移和适应不利生存环境。

5.7.2.1 糖代谢

1924年德国生化学家Otto Warburg首次提出了癌细胞和正常成熟组织之间的新陈代谢差异:与正常组织相比,癌细胞能够以较快的速度吸收葡萄糖,但是只利用少部分的葡萄糖进行氧化磷酸化作用。这一过程称为有氧糖酵解或Warburg效应[93]。早期认为,Warburg效应产生的主要原因是肿瘤细胞的线粒体功能减弱导致的氧化磷酸化抑制,但后续的研究结果表明,这是为满足肿瘤细胞快速增值需求而主动发生的过程,即在这样的代谢模式下,线粒体的功能更趋向于脂肪酸和谷氨酰胺的氧化代谢,并且不再是进行糖的有氧氧化。葡萄糖转运蛋白1(glucosetransporter1,GLUT-1)是一种组织细胞进行跨膜转运葡萄糖的重要载体。GLUT1能够调控肿瘤细胞对葡萄糖的摄取,为糖酵解提供原料,促进ATP的生成,而糖酵解过程中的中间产物可以合成脂肪酸、核酸,并调节细胞代谢及生物合成,从而促进肿瘤的生长和转移等过程维持葡萄糖的基础代谢;同时GLUT1还在多种肿瘤中异常表达,因而可满足肿瘤细胞快速生长对能量的需求,对维持肿瘤细胞的生长、分化、转移及预后也发挥关键的调控作用[94]。2014年清华大学的颜宁教授团队利用生物大分子晶体学光束线站BL17U1解析出了GLUT1的三维晶体结构,为GLUT1在肿瘤能量代谢中的研究提供了更广阔的思路。该研究利用GLUT1的晶体结构可以将与癌症相关的突变氨基酸精确定位,这也为肿瘤的治疗提供了新的机遇[95]。

5.7.2.2 脂肪代谢

脂肪在营养代谢中发挥着极其重要的作用。脂肪和油类都是由脂肪酸构成,为身体提供能量来源。机体分解脂肪,并将其用于存储能源,阻断身体内部组织的热量流失和通过血液输送某些类型的维生素。脂类的重要作用除了与能量供应和储存密切相关外,还因它是膜的主要成分及信号分子。肿瘤细胞的脂代谢异常主要表现为脂代谢紊乱和循环中存在脂解活性因子,在肿瘤患者体内脂肪组织不断分解和释放脂肪,表现为血脂升高,而在肿瘤细胞内则表现出脂肪酸从头合成增强。

5.7.2.3 蛋白质和氨基酸代谢

随着肿瘤进展,蛋白质代谢紊乱主要表现为体内蛋白质周转加快,同时引起肝脏蛋白质合成增加和肌肉蛋白质分解加快,由氨基酸异生的葡萄糖增加。肿瘤细胞的糖酵解反应增加,导致糖酵解的中间产物大量用于合成代谢,而减少了其转变为乙酰辅酶A

和三羧酸循环。为了补偿这种代谢改变，保证正常的三羧酸循环和能量供给，很多肿瘤细胞中出现谷氨酰胺消耗和谷氨酰胺分解代谢增强。

肿瘤细胞通过激活糖酵解、谷氨酰胺代谢、逆向 Warburg 效应和截断的三羧酸循环等方式重组能量代谢，促进肿瘤细胞的生物合成。另外许多调控因素也可通过影响肿瘤细胞代谢的多个通路而发挥效应，肿瘤坏死因子 α、干扰素 γ、白介素 1 均被界定为介导厌食、脂肪消耗、去脂体重降低的细胞因子；脂肪动员因子通过提高腺苷环化酶活性使脂肪释放游离脂肪酸和甘油，快速消耗脂肪；蛋白质动员因子直接降解肌肉蛋白，选择性消耗去脂体重；白介素 6 可提高蛋白质降解，其水平升高与体重下降和脂肪消耗相关。

5.7.3　肿瘤患者的营养治疗

医学营养治疗是肿瘤综合治疗措施之一。临床营养师作为多学科小组的成员，可通过给予患者及家属规范的营养教育和干预指导，对患者的预后产生积极的影响，从而减少再入院和住院天数，提高生活质量等。

整个营养干预过程包括客观地评估营养、准确地诊断营养、科学地干预营养、全面地监测营养。因此，在其他治疗开始前，就应进行营养干预，并在整个治疗期间都持续进行完整的营养干预，以便提高疗效。

5.7.3.1　营养风险筛查及评定

为进行合理的营养治疗，首先需要正确评定肿瘤患者的营养状况，以确定患者具备营养治疗适应证；同时为了客观评价营养治疗的疗效，还需要在治疗过程中不断进行评价，以便及时调整治疗方案。

评定恶性肿瘤患者的营养状况，首先需要进行初步筛查，然后进行综合评定。

1）营养筛查

营养筛查的最终目标是发现已发生营养不良（营养不足）或存在营养风险的患者，尤其是发现存在营养风险但尚未出现营养不良的患者，建议在患者就诊或入院时完成。

营养筛查方法应简便、快捷，具有良好的特异性和高灵敏度，适用于不同医疗机构及不同专业人员如护士、医生、营养师、社会工作者和学生等使用。比较简单的方法包括评估患者营养摄入量、体重丢失情况、BMI。也可以采用目前常用的营养筛查工具，如营养风险筛查量表、营养不良通用筛查工具、营养不良筛查工具等。Shachar 等人的研究结果显示，去脂体重可以预测患者化疗后毒副反应，建议可以将人体成分分析作为入院后的常规检查[96]。

一些前瞻性队列研究结果显示，及早发现患者的营养问题并进行干预，不但可以提高患者的治疗效果，还可以减少经济投入。

2）营养评定

营养评定是通过对患者营养状态的多种指标进行综合评定，以期发现营养不良引起的并发症,估计营养需要量,制订营养治疗计划,评估营养治疗疗效等目的。目前常用的方法包括膳食摄入量评价、人体成分分析、身体活动评价和代谢模式评估。肿瘤患者人体成分分析结果显示,骨骼肌丢失(伴或不伴有脂肪丢失)是肿瘤患者营养不良的主要问题,可预测体力状况、术后并发症、化疗不良反应以及病死率[97,98]。此外,也可用一些简易的量表进行评估,如主观全面评定量表、患者主观整体评估(patient-generated subjective global assessment,PG-SGA)、微型营养评定量表等。PG-SGA 是针对肿瘤患者特异性的营养评估工具,已得到很多单位的广泛推广和应用。

5.7.3.2 营养干预

1)能量

肿瘤本身是一种消耗性疾病,大部分的患者因为长期的能量摄入不足导致慢性的营养不良,所以肿瘤患者应给予充足的能量。精准的能量评估应包括静息能量消耗(resting energy expenditure,REE)、体力活动、食物特殊动力效应。如无法进行精准评估,可以按照正常人的标准给予,一般为 25~30 kcal/(kg·d)。

在临床工作中 REE 可以采用能量代谢测定系统或 Harris-Benedict 公式计算,但是目前的一些研究结果显示,不同类型、不同阶段肿瘤患者的 REE 与正常人群相比存在差异。有研究发现某些肿瘤患者的 REE 有所增加。在进展期肿瘤患者中利用间接测热法测定 REE,发现大约 25% 患者较预期能量消耗增加 10%,25% 患者相较预期能量消耗降低了 10%[96]。因此实际工作中可能难以预测肿瘤患者能量消耗增高或减少的程度。

2)蛋白质与氨基酸

蛋白质摄入增加可促进肿瘤患者肌肉蛋白质的合成,因此认为肿瘤患者需提高蛋白质的摄入,推荐肿瘤患者蛋白质目标摄入量为 1.2~2.0 g/(kg·d)。考虑到氨基酸的利用率,氮热比应控制在 1∶100[90]。若患者合并肾功能损害障碍,蛋白质的摄入量不应超过 1 g/(kg·d)[99]。蛋白质的优质来源是鱼、家禽、瘦红肉、鸡蛋、低脂乳制品、坚果、坚果酱、干豆、豌豆、扁豆和大豆食品。此外在补充氨基酸的同时,也需补充支链氨基酸。从一项晚期腹腔腺癌患者的前瞻性、随机、交叉研究中,Tayek 和 Hunter 认为与标准氨基酸组方相比,富含支链氨基酸组方的全肠外营养支持可促进蛋白质和白蛋白的合成[100,101]。近来,Deutz 等也报道了一项随机临床研究的结果,给不伴有营养不良的晚期肿瘤患者口服补充富含亮氨酸和 n-3 脂肪酸的营养制剂,同时氨基酸的供给量高达 40 g 时(0.48 g/kg),相比于传统的每日供给 24 g 蛋白质的口服营养补充可显著增加肌肉蛋白质的合成率。然而尽管肿瘤患者谷氨酸胺分解代谢增强,但补充谷氨酸胺的作用尚不明确[102]。

3)脂肪

1971 年,Waterhouse 和 Kemperman 研究发现肿瘤患者能够有效动员和利用脂肪作为燃料源[103]。随后的研究发现在体重稳定和下降的肿瘤患者中，内源性脂肪被吸收后能够有效地动员和氧化。由于大多数的肿瘤患者存在胰岛素抵抗，所以建议在适当范围内可以增加脂肪的摄入量，提高脂糖比，不但可以降低血糖负荷，还可以增加饮食的能量密度。目前推荐脂肪摄入量一般不超过总能量的30%，在一些特殊疾病治疗中可达到45%。鉴于脂肪对心脏和胆固醇水平的影响，宜选择单不饱和脂肪酸和多不饱和脂肪酸，减少饱和脂肪酸和反式脂肪酸的摄入。

4）n-3多不饱和脂肪酸

研究显示，n-3多不饱和脂肪酸可以改善患者的食欲、摄入量、去脂体重和体重。n-3多不饱和脂肪酸可通过干扰炎性细胞因子的合成，对肿瘤患者的食欲下降发挥一定的治疗作用。动物研究发现n-3多不饱和脂肪酸能够延迟肿瘤引起的厌食的发生，逆转体重下降[104]。而非对照研究则显示单独使用鱼油或与其他营养补充剂联用，可减缓胰腺癌患者的体重下降[105]。

5）碳水化合物

碳水化合物是三大供能营养素之一，能够为身体活动和器官工作提供所需要的燃料。碳水化合物较好的食物来源为全谷物、淀粉类蔬菜等，并且还可为人体提供所需的维生素、矿物质、纤维和植物化合物。护士健康随访研究发现基于动物来源的低碳水化合物饮食，恶性肿瘤患者的病死率低[106]。也有研究发现低碳水化合物饮食不仅能限制体重的增长，而且能阻止恶性肿瘤的发展[107]。临床上，碳水化合物的摄入量与总能量的需求密切相关，肿瘤患者的碳水化合物需要量及所占非蛋白质能量比例也因状况不同而不同。

6）维生素和矿物质

人体需要一定量的维生素和矿物质来维持机体的正常运作。肿瘤患者对维生素和微量元素的需要量可参考《中国居民膳食营养素参考摄入量（2013）》中的推荐摄入量。另外肿瘤患者常出现维生素D缺乏[108]，而对肿瘤患者使用维生素D补充剂干预后，能使较低的维生素D水平得以正常，但能否改善预后仍需一定的研究。

7）水

人体所有细胞都需要水来维持正常功能。正常人每日水的摄入和排出处于动态平衡，每日维持在2 500 ml左右。如果摄入的水不足，或者因呕吐或腹泻而失去大量的水分，就会脱水（身体没有足够的水分），导致电解质紊乱，严重可危及生命。建议每日可摄入30～40 ml/kg的水。如果伴有呕吐或腹泻，则须额外补充。所有液体（汤、牛奶、甚至冰激凌和明胶）都应计入一天的水摄入量中。

8）运动

目前认为全身性的有氧运动已成为一种可以减轻肿瘤患者躯体和心理社会症状的治疗性干预措施。推荐肿瘤患者在可接受的范围内增加一些定期运动，用以提高肌肉量,促进机体功能和代谢。运动锻炼要坚持循序渐进原则,建议从小运动量开始,每日锻炼 5~10 min 即可,根据身体状况逐步达到每周锻炼(如散步)150 min。按照 WCRF/AICR(世界癌症研究基金会/美国癌症研究会)对普通人群提出的防癌建议,每日至少需要进行 30 min 中强度的身体活动(相当于快走)。随着身体耐受力增加,可逐渐增加活动时间和强度,每日进行 60 min 或以上的中强度或 30 min 或以上的高强度身体活动。一般认为,运动的最佳状态为全身微微出汗,并且以不感到疲惫为佳。

5.7.4 小结与展望

肿瘤的发生及进展都与营养密切相关,一方面营养素缺乏会诱导肿瘤的发生,另一方面肿瘤本身及治疗又会引起营养素代谢失衡或营养不良。尽管肿瘤患者的营养治疗已有规范化的制度及流程,但与肿瘤营养相关的临床研究仍处于探索阶段,结果还存在一定争议,未来肿瘤患者的精准营养需求仍需更多深入的基础研究支持,还需要相关更为严谨的研究进行验证。

5.8 罕见病患者

罕见病是指发病率极低的疾病,国内目前对罕见病没有明确的定义。国际上确认的罕见病有 7 000 余种,大概占人类疾病的 10%,约有 80% 的罕见病与遗传因素有关,由基因缺陷所致。遗传病(genetic disease)是人体遗传物质发生改变而导致的疾病的统称。OMIM 网站(https://omim.org/statistics/geneMap)统计数据显示(截至 2017 年 12 月)分子致病基础已经明确的遗传病有 6 000 余种,其中单基因遗传病(又称孟德尔遗传病)有 5 000 余种。在孟德尔遗传病中有一大类是遗传代谢病,又称先天代谢异常(inborn errors of metabolism,IEM)。IEM 是由于编码参与机体营养代谢所必需的酶、受体、载体的基因发生变异,导致这些物质的功能缺陷,使体内的各种生化物质在合成、代谢、转运和储存等方面出现异常所致,涉及氨基酸、碳水化合物、脂肪酸、有机酸、核酸、激素、微量元素、维生素和金属元素等各种营养物质代谢的紊乱。IEM 的种类繁多,但是发病率都很低,在几万分之一到几千万分之一,十分罕见,属于罕见遗传病,遗传方式有常染色体隐性遗传、常染色体显性遗传、X 连锁隐性遗传和 X 连锁显性遗传。

IEM 的分类方法有多种,目前多以受累的小分子代谢物进行分类,如:① 氨基酸代谢异常:苯丙酮尿症、四氢生物蝶呤缺乏症、枫糖尿病、同型半胱氨酸血症、酪氨酸血症、白化病、尿黑酸症等;② 碳水化合物代谢异常:半乳糖血症、先天性乳糖不耐受、遗传性果糖不耐受、糖原储积症等;③ 脂肪酸氧化障碍:原发性肉碱转运障碍、肉碱酰基肉碱移位酶缺乏症、肉碱棕榈酰转移酶缺乏症、短链酰基辅酶 A 脱氢酶缺乏症、中链酰基辅酶 A 脱氢酶缺乏症、极长链酰基辅酶 A 脱氢酶缺乏症等;④ 有机酸代谢异常:甲基丙二酸血症、丙酸血症、异戊酸血症、生物素酶缺乏症、丙二酸血症等;⑤ 尿素循环障碍:鸟氨酸氨甲酰转移酶缺乏症、精氨酸琥珀尿症、精氨酸血症、高鸟胺酸血症、瓜氨酸血症等;⑥ 核酸代谢异常:着色性干皮病、雌黄嘌呤鸟嘌呤磷酸核糖转移酶缺乏症;⑦ 金属元素代谢异常:肝豆状核变性、Menkes 病;⑧ 内分泌代谢异常:21-羟化酶缺乏症、11-羟化酶缺乏症,17-羟化酶缺乏症等;⑨ 其他:低磷性佝偻病、卟啉病、葡萄糖醛酸转移酶缺乏症等[109]。

IEM 的临床表现比较宽泛、轻重不一,复杂多样且缺乏特异性,患者多存在急性代谢性脑病、高血氨、代谢性酸中毒、低血糖、肝功能损害和特殊气味等临床表现。IEM 的发病时间和严重程度与储积的代谢产物的毒性和浓度密切相关,还受到饮食、环境、感染等因素影响。随 IEM 诊断、筛查和治疗技术的不断发展,越来越多的 IEM 可以获得有效治疗[110]。IEM 的总治疗原则是针对异常代谢进行调节,限制有关前体物质的摄入,减少相关有毒代谢物在体内的蓄积,补充缺乏的物质,排除体内多余的物质,并要保证患者能量、蛋白质、脂肪、维生素、矿物质等营养素的供给。

5.8.1 氨基酸代谢异常及精准营养需求

5.8.1.1 高苯丙氨酸血症

HPA 在中国的平均发病率为 8.5/10 万,是最常见的氨基酸遗传代谢病,包括苯丙氨酸羟化酶(phenylalanine hydroxylase,PAH)缺乏所致的苯丙酮尿症(phenylketonuria,PKU)(OMIM♯261600)和 PAH 的辅助因子——四氢生物蝶呤(tetrahydrobiopterin,BH4)的合成、代谢缺陷所致的 BH4 缺乏症(tetrahydrobioptein deficiency,BH4D)。由于 PAH 功能缺陷使得血苯丙氨酸(phenylalanine,Phe)增高,严重损害中枢神经系统的发育,患儿可出现智力发育落后、小头畸形、抽搐等表现,严重的可以导致死亡。1953年,德国的 Bickel 首次报道用低 Phe 饮食成功治疗 PKU 患者,PKU 成为第一种可以通过饮食控制治疗的遗传代谢病。目前随着新生儿筛查项目的深入和推广、诊疗技术的发展,HPA 已经成为遗传代谢病中饮食治疗控制的经典疾病。

2014 年,中华医学会儿科学分会内分泌遗传代谢学组和中华预防医学会出生缺陷预防与控制专业委员会新生儿筛查学组就 HPA 的诊断和治疗出台了《高苯丙氨酸血症的诊治共识》,简称《共识》[111],指出 PKU 和 BH4D 均为可治疗的遗传代谢病,饮食治疗是 PKU 的主要治疗方法,提倡早期、终生全程治疗,根据不同年龄段的儿童对营养素(蛋白质和能量)的不同需要量、血 Phe 耐受量的不同进行个体化的精准地营养干预。

由于 Phe 为人体生长和代谢所必需的一种氨基酸,低蛋白饮食可以导致营养不良,导致患儿出现贫血、腹泻、抵抗力下降甚至死亡等,天然食物中都含有一定量的 Phe,因此 PKU 的治疗要以"低 Phe 饮食治疗"为原则,根据推荐的摄入量和血 Phe 控制范围来精准计算营养素的供应,综合遗传代谢营养师国际组(GMDI)和东南亚地区新生儿筛查和遗传协作组（SERC）指南[112]和《共识》，推荐不同年龄 PKU 患者的 Phe、酪氨酸（tyrosine,Tyr）和蛋白摄入量整理后如表 5-15 所示，治疗后每 3～6 个月进行身高、体重及营养评价来不断调节营养配伍，做到营养的精准干预[113-115]。

表 5-15　不同年龄 PKU 患者的 Phe、Tyr 和蛋白的推荐摄入量

年　龄	Phe 耐受量 /(mg/d)	Tyr 耐受量 /(mg/d)	蛋白需要量 /[g/(kgbw·d)]	能量 /[kcal/(kgbw·d)]	血 Phe 控制范围 /(μmol/L)
0～3 月	130～430	1 100～1 300	2.5～3.0	95～145	120～240
3～6 月	135～400	1 400～2 100	2.0～3.0	95～145	120～240
6～9 月	145～370	2 500～3 000	2.0～2.5	80～135	120～240
9～12 月	135～330	2 500～3 000	2.0～2.5	80～135	120～240
1～4 岁	200～320	2 800～3 500	1.5～2.1	900～1 800	120～360
4～9 岁	200～1 100	4 000～6 000	23～27	1 300～2 300	120～360
9～13 岁	200～1 100	4 000～6 000	41～48	男：2 000～3 700 女：1 500～3 000	120～600
14～19 岁	200～1 100	4 000～6 000	男：62～73 女：55～64	男：2 100～3 900 女：1 200～3 000	120～600
19 岁以上	200～1 100	4 000～6 000	男：67～78 女：55～64	男：2 000～3 300 女：1 400～2 500	120～600
孕前期	265～770	6 000～7 600	≥70	2 000～3 500	120～360
孕中期	400～1 650	6 000～7 600	≥70	2 000～3 500	120～360
孕晚期	700～2 275	6 000～7 600	≥70	2 000～3 500	120～360
哺乳期	700～2 275	6 000～7 600	≥70	2 000～3 500	120～360

（1）新生儿及婴儿期：此期饮食喂养以乳类为主，诊断后应暂停母乳或者普通奶粉喂养，应该给予无 Phe 的特殊配方奶粉治疗，3～7 天后血 Phe 下降至控制范围（120～240 μmol/L）后，再逐渐增加天然乳类饮食，首选为母乳，其次为普通奶粉和低 Phe 辅食。

（2）幼儿及儿童期：此期患儿对特殊奶粉需求量相应减少，患儿饮食治疗的依从性会下降，营养的选择应避免 Phe 含量高的肉、乳酪、鱼、蛋、面粉、坚果和豆制品；应选择水果、蔬菜、大米、牛奶、土豆、奶油等含 Phe 低的食材，此期患儿的血 Phe 应控制在120～360 μmol/L。

（3）青少年及成年期：75%的这个时期患者依从性差，血 Phe 控制不理想者，仍然

会出现行为、精神的异常,因此需要制订相应的低 Phe 食谱计算营养供给,定期监测血 Phe 的浓度,一定要控制在理想水平:120～600 $\mu mol/L$。

(4) 母源 PKU:虽然女性 PKU 患者生育的患儿不是 PKU,但是女性患者在孕期血 Phe 的控制对胎儿十分重要,因为孕期血 Phe 浓度的增高,可以导致胎儿脑发育障碍、小头畸形、先天性心脏病等各种畸形。因此女性 PKU 患者孕期的营养干预对于预防出生缺陷和畸形儿的出生十分必要[115],GMDI 和 SERC 专门针对孕期的营养干预提出了指南,在整个孕期和哺乳期均需要进行精准营养干预见表 5-15,控制血 Phe 在120～360 $\mu mol/L$ 的理想水平。

(5) BH4D 及营养干预治疗:BH4D 包括 6-丙酮酰四氢蝶呤合成酶(6-pyruvoyl tetrohydropterin synthase,PTS)缺乏症(OMIM♯261640)、二氢蝶啶还原酶(dihydropteridine reductase,DHPR)缺乏症(OMIM♯261630)、鸟苷三磷酸环水解酶(GTP cyclohydrolase I,GCH)缺乏症(OMIM♯233910)、蝶呤-4α-二甲醇胺脱水酶(pterin-4-α-carbinolamine dehydratase 1,PCBD1)缺乏症(OMIM♯264070)和墨蝶呤还原酶(sepiapterin reductase,SPR)缺乏症(OMIM♯182125),其中以 PTS 缺乏症最为多见。对于 BH4 药物治疗效果不好的及 BH4D 中 DHPR 缺乏类型的患儿,也应采用低 Phe 特殊奶粉治疗或饮食治疗(营养精准干预的原则与 PKU 一致),目的是使血 Phe 的水平控制在(120～240 $\mu mol/L$)接近正常水平。

5.8.1.2 枫糖尿症

MSUD 是一种常染色体隐性遗传性的支链氨基酸代谢病,该病是由于支链酮酸脱氢酶复合体的缺陷导致支链氨基酸(亮氨酸、异亮氨酸、缬氨酸)代谢受阻,大量的支链氨基酸及其酮酸衍生物在体内大量地蓄积对脑组织产生毒性作用所致,因具有枫糖气味而得名。发病率在中国较低,内地为 1/13.1 万,台湾为 1/10 万。MSUD 的致病相关基因有:编码 E1α 的 *BCKDHA* 基因(OMIM♯608348),编码 E1β 的 *BCKDHB* 基因(OMIM♯248611)和编码 E2 的 *DBT* 基因(OMIM♯248610)。

75％的 MSUD 患儿因致病基因的变异的性质严重,导致酶活性小于 2％,临床表现较为经典,发病早,在新生儿筛查结果出来前即已发病,病情严重,发展迅速,多于 4～7 天出现哺乳困难、阵发性呕吐、厌食、嗜睡、惊厥、昏迷、低血糖等症状,出生 24 小时内尿液和汗液有特殊的枫糖浆味,如果不及时治疗,患儿常因严重的代谢紊乱而死亡。

MSUD 的一般治疗原则是降低血浆亮氨酸浓度,给予充足的必需氨基酸异亮氨酸和缬氨酸(维持在 400～600 $\mu mol/L$)保证生长所需,减少低张液体的摄入,供给足够的能量、给予不含支链氨基酸的必需和非必需氨基酸(2.5～3.5 g/kgbw・d)[116-118]。经典型 MSUD 的早期精准的营养干预治疗十分重要,最佳时期是出生后 7 天内,14 天后开始治疗的预后较差,常于数周内死于严重的代谢紊乱。GMDI 和 SERC 推荐的不同年龄段患者的每日营养摄入如表 5-16 所示[112]。

表 5-16 不同年龄 MSUD 患者的支链氨基酸、蛋白、能量和液体的推荐摄入量

年　龄	亮氨酸 mg/kgbw	异亮氨酸 mg/kgbw	缬氨酸 mg/kgbw	蛋白需要量 g/kgbw	能量 Kcal/kgbw	液体量 ml/kgbw
0～6 月	40～100	30～90	40～95	2.5～3.5	95～145	125～160
6～12 月	40～75	30～70	30～80	2.5～3.0	80～135	125～145
1～3 岁	40～70	20～70	30～70	1.5～2.5	80～130	115～135
4～8 岁	35～65	20～30	30～50	1.3～2.0	50～120	90～115
9～13 岁	30～60	20～30	25～40	1.2～1.8	40～90	70～90
14～18 岁	15～50	10～30	15～30	1.2～1.8	35～70	40～60
19 岁以上	15～50	10～30	15～30	1.1～1.7	35～45	40～50

对于急性期 MSUD 的治疗，通过透析使血亮氨酸水平下降至 $300\sim400\ \mu mol/L$ 以下，同时补充必需和非必需氨基酸，保证患儿的足够热量（平时能量摄入推荐量的 150%），脂肪摄入占总热量的 40%～50%，异亮氨酸和缬氨酸水平维持在 $200\sim400\ \mu mol/L$，液体量不超过 150 ml/kgbw，并监测血浆中的亮氨酸水平，5 岁以下建议控制在 $200\ \mu mol/L$ 以下，5 岁以上控制在 $300\ \mu mol/L$ 以下。并给予大剂量的维生素 B_1 治疗，每日口服剂量为 100～300 mg。

慢性期的 MSUD 治疗，首先要供给足够的热能和营养以满足患儿的生长发育所需，给予无支链氨基酸特殊奶粉喂养，必要时给予补充亮氨酸、异亮氨酸和缬氨酸以及其他必需氨基酸，控制血亮氨酸水平在 $100\sim300\ \mu mol/L$，维生素 B_1 治疗有效者，可长期每日口服 100～300 mg。

MSUD 孕妇的精准营养干预也十分必要，既要控制血浆亮氨酸的浓度，又要满足胎儿生长，严格控制代谢，避免由于亮氨酸过高引起胎儿的畸形，同时还要避免必需氨基酸的缺乏导致胎儿发育受限。整个孕期血浆亮氨酸的水平要维持在 $75\sim300\ \mu mol/L$ 范围，血浆异亮氨酸和缬氨酸水平在 $200\sim400\ \mu mol/L$，GMDI 和 SERC 对 MSUD 孕妇和哺乳期的营养蛋白等推荐摄入量如表 5-17 所示[112]。

表 5-17 女性 MSUD 患者孕期和哺乳期的蛋白营养推荐摄入量

时　　期	总蛋白/[g/(kgbw)]	完整蛋白/[g/(kgbw)]	无支链氨基酸的蛋白/[g/(kgbw)]
孕　前	1.0～1.2	0.6～0.8	0.4
孕早期	1.1	0.1	0.9
孕中期	1.5	0.4	1.1

（续表）

时　　期	总蛋白/[g/(kgbw)]	完整蛋白/[g/(kgbw)]	无支链氨基酸的蛋白/[g/(kgbw)]
孕晚期	1.1	0.4	0.8
哺乳期	1.1	0.4	0.8

5.8.1.3　酪氨酸血症

酪氨酸血症是由于酪氨酸分解代谢途径中酶的缺陷,导致血浆中酪氨酸增高引起肝、肾和周围神经病变的一种常染色体隐性遗传病,发病率报道为 1/100 000～1/120 000。最常见类型是酪氨酸 I 型(tyrosinemia type 1,HT-1,OMIM276700),其致病基因为定位在 15q25.1 的延胡索酰乙酰乙酸水解酶(fumarylacetoacetate hydrolase, *FAH*)基因。治疗的原则是减少酪氨酸的摄入和有毒代谢产物的堆积,治疗并发症。在减少酪氨酸的摄入和代谢物的堆积中饮食治疗十分重要,低酪氨酸和低苯丙氨酸饮食治疗可以降低酪氨酸的水平,但是仅能改善肾小管的功能,而且过度的限制蛋白饮食不利于儿童的生长发育,因此推荐的营养干预方案是:1 岁以下每日天然蛋白摄入量在 1 g/kgbw,2 岁以下每日蛋白总量为 3 g/kgbw,3～5 岁为 2.5 g/kgbw,10 岁以上为 2 g/kgbw,此外还应补充多种维生素和矿物质保证生长发育所需,定期复查血浆酪氨酸水平来调整饮食的结构[119,120]。

5.8.2　碳水化合物代谢异常及精准营养需求

5.8.2.1　半乳糖血症

半乳糖血症是由于半乳糖代谢相关的酶缺陷引起的半乳糖及其旁路代谢产物在体内蓄积的一种常染色体隐性遗传病。半乳糖血症在白种人中的发病率为 1/40 000～1/60 000,中国台湾省筛查结果显示约为 1/40 000。半乳糖血症有 3 种类型,其中最经典的是由于位于 9q13 的 *GALT* 基因突变导致的 GALT 缺乏型(OMIM♯230400)。

经典的 GALT 缺乏型表现为患儿常在围产期即发病,进食奶类后呕吐、拒食、体重增长缓慢或不增、嗜睡、腹泻和肌张力低等症状,随后出现黄疸、肝大、智力落后,如不及时治疗可以出现腹水、肝功能衰竭、出血等严重症状危及患儿生命。

半乳糖血症患儿的治疗要控制乳糖的摄入,由于婴幼儿的食物来源 90% 为奶制品,母乳(6%～8%)、牛奶(3%～4%)和配方奶(7%)中均含有乳糖,一旦确诊应立即停止摄入,改用不含乳糖的奶粉,减少半乳糖和旁路代谢产物的堆积,可以使疾病的症状得以改善。某些含有乳糖的水果、蔬菜,如西瓜、西红柿等也不应食用,改用豆浆、豆乳、米粉等,并辅以维生素、脂肪等营养必需物质。为预防继发性疾病,建议补充钙剂(750 mg/d),后期为 1 200 mg/d,并且补充维生素 D(1 000 IU/d)和维生素 K,减少骨质钙化不全的发生[121-124]。

5.8.2.2 糖原累积症Ⅰ型

GSD Ⅰ型是由于葡萄糖-6-磷酸酶系统缺陷所致的糖原代谢障碍性疾病,分为GSD Ⅰa(OMIM♯232200)和 GSD Ⅰb(OMIM♯232220)两个亚型,致病基因分别是位于 17q21 的 *G6PC* 基因和位于 11q23 的 *G6PT* 基因。GSD Ⅰ型在人群中的发病率为 1/100 000,是肝糖原累积病中最常见的类型。临床上主要表现为新生儿或婴儿早期的低血糖和乳酸中毒,伴有肝脏的肿大,生长落后等。

GSD Ⅰ型的治疗原则是维持血糖正常,预防低血糖的发生、控制低血糖所致的各种代谢紊乱,减少并发症。疾病早期进行饮食治疗可以有效地降低致死率和致残率,多数的患者可以通过饮食治疗维持血糖的正常水平。饮食治疗的原则是通过增加进餐的次数维持血糖的正常水平,改善高乳酸血症、高脂血症、高尿酸血症,降低并发症风险[125-127],要避免过度地控制糖摄入不足引起患儿生长缓慢,而糖补充过多则导致肝糖原的累积,出现肝大、肥胖和高脂血症,因此要监测血糖水平,制订个体化的精准饮食治疗方案。限制乳糖、半乳糖、果糖、蔗糖的摄入,婴儿期每 2~3 小时母乳或麦芽糊精按需喂养,到 9 个月以上改用 UCS(生玉米淀粉)代替麦芽糊精[125],婴儿期:1.6 g/kgbw,4~6 小时一次;学龄前期和学龄期:1.7~2.5 g/kgbw,4~6 小时一次;成人 1.7~2.5 g/kgbw,睡前一次。除了 UCS 治疗,为保证患儿生长发育的需要,要有精准的营养干预和最佳的膳食结构,推荐的构成为碳水化合物占能量供应的 60%~70%,蛋白质供能占 10%~15%,脂肪占 10%~15%,以不饱和脂肪酸为主,除此之外仍然需要补充适量的水果、补充维生素(维生素 D)、矿物质(钙、铁、锌)等保证生长所需。

5.8.2.3 其他几种类型的糖原累积症及营养干预

糖原累积症Ⅲ型(glycogen storage disease type Ⅲ,GSD Ⅲ)(OMIM♯232400)是由于糖原脱支酶缺陷引起,可以分为 a、b、c 和 d 四种亚类,其中 GSD Ⅲa 最为常见,累及肝脏和肌肉。GSD Ⅲ患儿临床表现与 GSD Ⅰ型类似,但症状要轻,通常表现为肝脏肿大和空腹低血糖等,并随着年龄的增长,肝脏和低血糖的症状慢慢缓解,但是肌无力和心肌的损伤逐渐加重。GSD Ⅲ的饮食治疗对于维持患儿的血糖正常十分重要,治疗原则是通过增加进餐次数、用生玉米淀粉治疗:治疗以高蛋白饮食[推荐摄入量为 3 g/(kgbw·d)]和频繁喂养(1 次/3~4 小时)来控制血糖在正常范围,蛋白质可以占总供能的 20%~25%,碳水化合物占 40%~50%。

糖原累积症Ⅵ型(GSD Ⅵ,OMIM♯232700)是由于肝糖原磷酸化酶(glycogen phosphorylase liver,*PYGL*)基因变异导致肝脏糖原磷酸化酶缺乏所致的常染色体隐性遗传的遗传代谢病。患儿症状相对较轻,婴儿期常有肝脏增大和生长发育落后,但是空腹低血糖的症状不明显。GSD Ⅵ治疗的原则是预防低血糖的发生和改善生长发育:少吃多餐,口服生玉米淀粉(1.5~2 g/kgbw)。

其他的一些糖原累积症,如 O 型(OMIM♯240600)和Ⅸ型(OMIM♯300798),饮食治疗与上面的类型类似,主要是控制血糖水平、预防空腹低血糖的发生,给予口服生玉米淀粉(1～2 g/kg)、频繁喂养、高蛋白饮食(占总热量的 20%～25%)。

5.8.3 脂肪酸氧化障碍及精准营养需求

脂肪酸 β 氧化障碍是由于脂肪酸进入线粒体进行 β 氧化代谢途径中的没有活性酶或者转运的蛋白功能缺陷,导致脂肪酸 β 氧化代谢发生障碍,引起的一系列的常染色体隐性遗传病。包括原发性肉碱缺乏症、肉碱棕榈酰转移酶Ⅰ缺乏症、肉碱棕榈酰转移酶Ⅱ缺乏症、肉碱酰基肉碱移位酶缺乏症、短链酰基辅酶 A 脱氢酶缺乏症、中链酰基辅酶 A 脱氢酶缺乏症、极长链酰基辅酶 A 脱氢酶缺乏症、长链 3-羟酰基辅酶 A 脱氢酶缺乏症和多种酰基辅酶 A 脱氢酶缺乏症等,饮食治疗即精准的营养干预对于脂肪酸 β 氧化障碍十分重要,营养干预的原则为避免空腹、高碳水化合物和低脂饮食[128],现以肉碱棕榈酰转移酶Ⅰ缺乏症为例进行阐述。

肉碱棕榈酰转移酶Ⅰ缺乏症(carnitine palmitoyltransferase Ⅰ deficiency,CPT Ⅰ)(OMIM♯255120)是由于肉碱棕榈酰转移酶Ⅰ缺乏导致中长链酰基辅酶 A 转运进入线粒体进行 β 氧化受阻引起的一种遗传代谢性疾病。以低酮性低血糖、肝脏肿大为主要表现,而心脏和骨骼肌受累较少。CPT Ⅰ患者通常在出生后数小时至 30 个月发病,以饥饿和感染为诱因,起病急,表现为呕吐、意识改变、惊厥发作、昏迷、肝脏肿大伴肝功能异常、凝血功能异常、高血氨、高血脂等,病死率极高。

治疗原则是减少诱因,避免饥饿、减少低血糖的发生,饮食治疗为减少脂肪动员的供能途径,低脂高碳水化合物的饮食。饮食治疗、精准的营养干预对于 CPT Ⅰ的治疗十分重要,要低脂高糖,碳水化合物占总供能的 70%,脂肪要低于总供能的 20%,蛋白质为 10%,如果患儿通过低脂的营养干预后病情稳定,可以供给必须脂肪酸。推荐多餐制,小于 3 个月的婴儿,每 3 h 喂养一次;6 个月的患儿 4 h 喂食一次;1～7 岁患儿,白天 4 h 喂养一次,夜间可延长至 8～10 h;避免低血糖的发生。要定期随访患儿的肝功能、评估孩子的生长发育和智能的发育的情况,调整患儿的营养干预方案。

5.8.4 有机酸代谢异常及精准营养需求

有机酸代谢病是临床最常见的一类遗传代谢病,主要是由于氨基酸、脂肪酸和糖代谢异常导致中间代谢产物有机酸增加,从而引起一系列病理生理改变和临床症状的遗传性疾病。临床上多表现为顽固性代谢性酸中毒、发作性呕吐、喂养困难、肌张力低下、惊厥和意识障碍等。

5.8.4.1 甲基丙二酸血症

甲基丙二酸血症(methylmalonic acidemia,MMA)是由于甲基丙二酰辅酶 A 变位酶缺陷[Mut(0)型,MIM♯251000]或其辅酶钴胺素(维生素 B_{12})代谢缺陷导致甲基丙二酸等代谢物异常蓄积引起的一种常染色体隐性遗传的有机酸代谢病。在中国,MMA是有机酸代谢病中的最常见类型。甲基丙二酸是异亮氨酸、苏氨酸、甲硫氨酸、缬氨酸、胆固醇和某些脂肪酸分解代谢途径中的甲基丙二酰辅酶 A 的产物,当基因发生变异导致酶的功能缺陷进而导致甲基丙二酰辅酶 A 代谢障碍、旁路代谢产物在体内蓄积产生毒性,引起肝、脑、肾脏、心脏等多脏器出现损伤。

MMA 的致病基因有 6 种,临床上 MMA 患儿的表现各异,主要以反复呕吐、嗜睡、惊厥、运动障碍、智力低下、酸中毒、酮尿、低血糖、呼吸困难、脑病及肌张力低下为主。重症的患儿可以在新生儿期数小时至 7 天内发病,甲基丙二酰辅酶 A 变位酶缺陷的患儿可在发热、感染、饥饿、疲劳等应激状态或者高蛋白饮食等因素诱发,出现急性代谢紊乱、脑损伤,早期病死率极高、预后不良。

MMA 的治疗原则为减少甲基丙二酸及其旁路代谢产物的生成和加速其清除。急性期的治疗以补液、纠正酸中毒及电解质紊乱为主,同时饮食的干预要限制蛋白质的摄入,减少氨基酸的代谢,供给充足的热量[129]。维生素 B_{12} 无效或部分有效的单纯型MMA 的长期治疗以饮食治疗为主,为保证必需氨基酸满足生长发育所需,给予一定量的天然蛋白摄入,6 个月以内为 1.2~1.8 g/(kgbw·d),6 个月~7 岁为 0.6~1.2 g/(kgbw·d),7~18 岁为 0.5~1.0 g/(kgbw·d),18 岁以上为 0.4~0.8 g/(kgbw·d)。为减少甲基丙二酸血症的生成要用不含异亮氨酸、缬氨酸、苏氨酸和甲硫氨酸的特殊奶粉或蛋白粉喂养,总蛋白的量在儿童为 30~40 g/d,成人为 50~65 g/d。对于维生素 B_{12} 有效的 MMA 用维生素 B_{12} 肌注,1.0~2.0 mg,1~2 次。

5.8.4.2 丙酸血症

丙酸血症(propionic acidemia,PA)是一种支链氨基酸和奇数链脂肪酸代谢异常的常染色体隐性遗传病,是由于丙酰 CoA 羧化酶活性缺乏导致体内丙酸及其代谢产物前体蓄积的一种常见的有机酸血症,临床上以反复发作的酮症酸中毒为特征,对神经系统和其他脏器造成损害。PA 可以分为新生儿起病型和迟发型,新生儿型通常于出生后数小时到 7 天内发病并进行性进展,有严重的高血氨,患儿表现出拒食、呕吐、肌无力、嗜睡、惊厥,如不及时治疗迅速出现昏迷、脑水肿、呼吸窘迫而危及生命。迟发型表现为发育迟缓、慢性呕吐、蛋白质不耐受等。

PA 新生儿型由于危及生命,一旦诊断要尽快治疗。新生儿期的急性失代偿的治疗应以补液、纠正电解质代谢紊乱为主、饮食治疗应给予精准的营养干预,要限制天然蛋白质的摄入,使用不产生丙酸前体的场外氨基酸、按照基础能量需求的 1.5 倍补充能量,给予不含异亮氨酸、苏氨酸、缬氨酸和蛋氨酸的特殊奶粉和蛋白粉进行喂养。静脉或口服氨基酸 250 mg/(kg·d),静滴或口服苯甲酸钠降低血氨。

PA 的长期治疗以精准的营养干预为主[130,131]:控制蛋白的饮食(包括全蛋白和天然蛋白），为保证患儿生长发育所需需要保证含异亮氨酸、缬氨酸等必需氨基酸的摄入，所以要供给一定量的天然蛋白，6个月以下的为 $0.91\sim1.52\,g/(kgbw\cdot d)$，6个月~8岁为 $0.57\sim1.2\,g/(kgbw\cdot d)$，9~18岁为 $0.51\sim0.85\,g/(kgbw\cdot d)$，18岁以上为 $0.48\sim0.8\,g/(kgbw\cdot d)$；但是为了控制丙氨酸的产生，要给予不含有异亮氨酸、苏氨酸、缬氨酸和蛋氨酸的特殊奶粉和蛋白粉进行喂养，补充左旋肉碱促进丙酰辅酶A的代谢。GMDI和SERC推荐的不同年龄段PA患者的每日蛋白和能量营养摄入[112]见表5-18。

表 5-18　丙酸血症患儿蛋白和能量的推荐摄入量

年　龄	天然蛋白/[g/(kgbw·d)]	总蛋白/[g/(kgbw·d)]	能量[kcal/(kgbw·d)]	
0~6月	0.91~1.52	1.52~1.82	M：72~109	F：72~108
6~12月	0.72~1.2	1.2~1.44	M：65~97	F：64~96
1~3岁	0.63~1.05	1.05~1.26	M：66~99	F：66~99
4~8岁	0.57~0.95	0.95~1.14	M：59~88	F：56~84
9~13岁	0.57~0.95	0.95~1.14	M：43~65	F：39~58
14~18岁	0.51~0.85	0.85~1.02	M：36~53	F：30~45
19岁~	0.48~0.8	0.8~0.96	可变化（根据体重、身高、年龄、体力活动水平计算）*	

M，男性；F，女性。* 计算公式，男性：估算的能量需求（EER）＝662－（9.53×年龄[y]）+体力活动水平（PA）×（15.91×体重[kg]＋539.6×身高[m]）；女性：EER＝354－（6.91×年龄[y]）＋PA×（9.36×体重[kg]＋726×身高[m]）（表中数据来自参考文献[132]）

5.8.5　尿素循环障碍及精准营养需求

尿素循环是机体各种代谢的途径中产生的氨合成尿素，有尿液排出体外的过程，其中主要是蛋白质氨基酸代谢产生的氨。当尿素循环中任何一种酶发生缺陷，导致活性降低或缺乏，使氨在体内蓄积引起血氨增高，而引发一系列的毒性表现：包括嗜睡、呼吸暂停、昏迷等，严重者可以致死。尿素循环障碍的治疗原则就是降低氨的产生，根据氨的产生原理，主要的措施就是控制蛋白质的摄入，由于蛋白质的摄入减少，为保证机体的供能，因此给予高能的饮食；其次是要增加氨的排除和代谢。由此可见精准的营养给予对于尿素循环障碍的治疗十分重要，以鸟氨酸氨甲酰转移酶缺乏症（ornithine transcarbamylase deficiency，OTCD）（OMIM♯311250）为例进行介绍。

OTCD是尿素循环障碍中的最常见类型，是由于鸟氨酸氨甲酰转移酶（ornithine transcarbamylase，*OTC*）基因缺陷导致的一种以高氨血症为主要表现的遗传代谢病，属于 X 连锁不完全现行遗传,平均发病率约为 7.1/10 万。OTCD 患者主要临床表现为血氨水平增高所致的一系列症状:男性杂合子常于新生儿期发病,起病急、易激惹、喂养困难、呼吸急促、痉挛发作,并迅速发展为昏迷、呼吸衰竭,不及时治疗会危及生命;部分患儿表现为迟发性,婴幼儿起病,症状相对较轻,肝大、反复发作的癫痫、生长发育障碍和异常行为等;儿童和成人发病常表现为各种行为异常、容易激怒和发作性呕吐等症状。

OTCD 没有特效的治疗方法,主要的治疗方法是饮食控制,减少蛋白质的摄入,降低血氨的产生,利用药物促进血氨的代谢[133-135]。急症患者要立即停止蛋白的摄入、48 h 内严禁食用蛋白,但是为保证能量的供给,可口服 10%~20% 的葡萄糖,或者静脉输入,如果引起血糖增高,可以使用胰岛素降低血糖,促进排便减少氨的产生,同时使用苯甲酸钠、精氨酸等氨药物;并纠正电解质的紊乱。对于长期的治疗来说,精准的营养干预十分重要:以低蛋白质 0.5~1.0 g/(kgbw·d)(保证生长发育所需的最低的蛋白量摄入)、高热量饮食治疗为原则,减少氨的产生。

5.8.6 骨代谢异常及精准营养需求

低磷性佝偻病(hypophosphatemic rickets,HR)是儿童常见的一种骨代谢异常的遗传病,由于基因的变异导致肾小管对磷酸盐的重吸收发生障碍,导致血磷降低、骨骼矿化异常。该病有多重类型:包括常染色体显性遗传(ADHR,OMIM♯193100)、常染色体隐性遗传病(ARHR,OMIM♯241520/OMIM♯613312)、X-连锁遗传(XLHR,OMIM♯307800)、伴高钙尿症的遗传性低磷性佝偻病(HHRH,OMIM♯241530),其中 XLHR 是最常见的遗传性佝偻病,发病率约为 1/20 000,临床表现为典型的佝偻病的骨骼异常、低磷血症、高碱性磷酸酶血症。

低磷性佝偻病的治疗主要是改善纠正患儿的骨软化和骨骼异常畸形,并防止高钙血症和高钙尿症,国际上治疗方案是补充磷酸盐混合制剂、活性维生素 D[136-138]。磷酸盐推荐给药剂量为 20~40 mg/(kgbw·d),分 2~3 次服用,磷酸盐的用量要根据血清磷和碱性磷酸酶达到正常水平来进行调整,但要避免引起继发性甲状旁腺功能亢进;活性维生素 D 治疗(骨化三醇)的推荐剂量为 20~30 ng/(kgbw·d),分 2~3 次服用,治疗过程要定期(3 个月)检测血清钙、磷、肌酐及尿钙/肌酐比等,减少维生素 D 中毒和骨钙化的发生。

5.8.7 小结与展望

罕见病又称为孤儿病,种类繁多,其中 80% 是遗传因素所致,因此罕见病患者面临诊断困难、缺乏治疗手段、孤儿药昂贵等困境。IEM 是遗传病的一大类疾病,种类也高达上千种,能治疗的 IEM 也十分有限。IEM 患者多起病急、发展迅速,如不能及时治疗,常常致残甚至危及生命。但是随着基因诊断技术的不断提高,新生儿筛查项目的不断推广和发展,孤儿药的研发以及各种治疗技术的不断进步,越来越多的罕见病可以获得治疗,疗效也越来越好。尤其对于 IEM 来说,安全有效的饮食疗法是很多 IEM 的首选疗法。越来越多的 IEM 纳入新生儿筛查可以做到早期诊断,及早进行饮食营养干预治疗:限制有关前体物质的摄入,减少有毒物蓄积,提供必要的能量、蛋白质、脂肪、维生素、矿物质等营养素供给,可以达到很好的治疗效果,避免或者减轻疾病的严重危害。

随着研究的进展和对罕见病的关注,今后的研究将聚焦于精准医学与罕见病的诊断、罕见病的注册登记研究和罕见病的临床诊治与孤儿药的研发等方面。随着精准医疗时代的不断发展,精准营养治疗也将越来越成为氨基酸、碳水化合物、有机酸、脂肪酸、尿素循环障碍等 IEM 患者治疗的首选疗法。

5.9　小结

本章节主要针对不同人群,包括特定生理状态的人群(婴幼儿、儿童、孕妇、老年人)、代谢性疾病患者(糖尿病患者和肿瘤患者)以及罕见病患者,阐述了其特殊的营养需要、膳食推荐以及营养治疗或干预方案。我们发现,现有的营养学研究对于实现特定人群的精准营养干预目标还是远远不够的。如对于特定生理状况的人群主要限于群体水平的膳食推荐;对于糖尿病患者和肿瘤患者,其个体与营养相关的遗传变异与疾病的关系还未完全阐明,还未形成行之有效的临床营养干预指南;对于罕见遗传代谢性疾病,早期诊断和尽早精准营养干预也面临一定的挑战。因此,需要营养、临床、社区等多方面的专家加强合作,为真正实现不同人群的精准营养干预而努力。

参考文献

[1] 中国营养学会. 中国居民膳食指南(2016)[M]. 北京:人民卫生出版社,2016.
[2] 孙长颢. 营养与食品卫生学[M]. 8 版. 北京:人民卫生出版社,2017.
[3] 中国营养学会. 中国居民膳食营养素参考摄入量(2013 版)[M]. 北京:科学出版社,2014.
[4] FAO/WHO/UNU. Human energy requirement. report of a joint FAO/WHO/UNU expert consultation. Rome:FAO[EB/OL]. 2004.
[5] 王丹华,刘喜红,丁宗一. 早产/低出生体重儿喂养建议[J]. 中国儿童保健杂志,2011,19(9):868-870.
[6] 中国营养学会膳食指南修订专家委员会妇幼人群指南修订专家工作组. 6 月龄内婴儿母乳喂养指南[J]. 临床儿科杂志,2016,34(4):287-291.
[7] 中国营养学会膳食指南修订专家委员会妇幼人群指南修订专家工作组. 7~24 月龄婴幼儿喂养指南[J]. 临床儿科杂志,2016,34(5):381-387.
[8] Aarestrup J,Gamborg M,Cook M B,et al. Childhood body mass index and the risk of prostate cancer in adult men[J]. Br J Cancer, 2014, 111(1):207-212.
[9] Nomura K,Okada K,Noujima Y,et al. A clinical study of attention-deficit/hyperactivity disorder in preschool children — prevalence and differential diagnoses[J]. Brain Dev,2014,36(9):

778-785.

[10] Shashaj B，Bedogni G，Graziani M P，et al. Origin of cardiovascular risk in overweight preschool children：a cohort study of cardiometabolic risk factors at the onset of obesity[J]. JAMA pediatrics. 2014,168(10)：917-924.

[11] 中国营养学会膳食指南修订专家委员会妇幼人群指南修订专家工作组.学龄前儿童膳食指南(2016)[J].临床儿科杂志,2017,35(2)：158-160.

[12] 曹慧,严双琴.生命早期电视暴露状况及其对儿童行为问题的影响[J].中华流行病学志,2015,36(1)：94-96.

[13] United Nations Childrens fund，World Health Organization，The World Bank[EB /OL]. UNICEF-WHO-World bank Join Child Malnutrition Estimates，WHO. 2015.

[14] 学龄儿童膳食指南修订委员会.学龄儿童膳食指南[J].中国学校卫生,2016,37(7)：961-963,967.

[15] 杜松明,马冠生.《中国学龄儿童膳食指南(2016)》及解读[J].营养学报,2017,39(1)：1-4.

[16] 何静,严仲连.加拿大学龄儿童托管教育的内容、特点及启示[J].外国中小学教育,2015,3：28-33.

[17] 刘德振,赵效国,王琰,等.孕前超重/肥胖孕妇膳食模式建立及其相关分析[J].新疆医科大学学报,2017,40(6)：823-827.

[18] 张玉花,张玉玲.孕期补充微量营养元素的特点及其与妊娠结局的关联分析[J].国外医学(医学地理分册),2016,37(2)：103-105.

[19] 中国营养学会膳食指南修订专家委员会,妇幼人群膳食指南修订专家工作组.孕期妇女膳食指南[J].临床儿科杂志,2016,34(11)：877-880.

[20] Fernandez-Cao J C，Aranda N，Ribot B，et al. Elevated iron status and risk of gestational diabetes mellitus：A systematic review and meta-analysis[J]. Matern Child Nutr，2017, 13(4)：p. e12400.

[21] 韩俊.孕期营养保健对妊娠期缺铁性贫血及母婴结局的改善作用[J].中国妇幼保健,2017,32(3)：487-488.

[22] Henrichs J，Bongers-Schokking J J，Schenk J J，et al. Maternal thyroid function during early pregnancy and cognitive functioning in early childhood：the generation R study[J]. J Clin Endocrinol Metab，2010，95(9)：4227-4234.

[23] Haddow J E，Palomaki G E，Allan W C，et al. Maternal thyroid deficiency during pregnancy and subsequent neuropsychological development of the child[J]. N Engl J Med，1999，341(8)：549-555.

[24] Vermiglio F，Lo Presti V P，Moleti M，et al. Attention deficit and hyperactivity disorders in the offspring of mothers exposed to mild-moderate iodine deficiency：a possible novel iodine deficiency disorder in developed countries[J]. J Clin Endocrinol Metab，2004，89(12)：6054-6060.

[25] Velasco I，Carreira M，Santiago P，et al. Effect of iodine prophylaxis during pregnancy on neurocognitive development of children during the first two years of life[J]. J Clin Endocrinol Metab，2009，94(9)：3234-3241.

[26] 桑仲娜,张淑芬,魏薇,等.过量碘摄入对孕妇甲状腺功能及妊娠结局的影响[J].营养学报,2011,33(5)：472-475.

[27] 赵仁成,刘丽香,申红梅,等.缺碘补碘地区与高水碘地区女性亚临床甲状腺疾病检出率的比较[J].吉林大学学报(医学版),2014,40(3)：668-674.

[28] 李鸿洁,薛会灵.高碘地区孕妇碘营养状况调查及其对新生儿甲状腺功能的影响[J].中国妇幼保健,2015,30(25)：4286-4288.

[29] De Groot L，Abalovich M，Alexander E K，et al. Management of thyroid dysfunction during pregnancy and postpartum：an Endocrine Society clinical practice guideline[J]. J Clin Endocrinol Metab，2012，97(8)：2543-2565.

[30] Teng W，Shan Z，Patil-Sisodia K，et al. Hypothyroidism in pregnancy[J]. Lancet Diabetes Endocrinol，2013，1(3)：228-237.

[31] 王晨,杨慧霞. 孕期运动在妊娠期糖尿病预防和管理中的作用[J].中华妇幼临床医学杂志(电子版),2014,10(5)：104-107.

[32] 李冰,王心,尚丽新. 妊娠期营养与运动[J].人民军医杂志,2016,59(3)：312-313,315.

[33] 蔺新英,李玉凤.老年人生理特点及膳食营养探讨[J].山东食品科技,1999,4：28-29.

[34] 中国营养学会膳食指南修订专家委员会老年膳食指南修订专家工作组.《中国老年人膳食指南(2016)》解读与实践应用[J].老年医学与保健,2017,23(2)：69-72.

[35] 孙建琴,张坚,常翠青,等.肌肉衰减综合征营养与运动干预中国专家共识(节录)[J].营养学报,2015,37(4)：320-324.

[36] 张庆华,黄菲菲,朱爱群,等.国内外慢性病健康素养的研究进展[J].中国全科医学杂志,2014,17(7)：814-817.

[37] 刘竟芳,陈哲,杨非柯,等.中国老年人慢性病现状及应对策略[J].中外医疗,2014,33(23)：194-195,198.

[38] 张蒙,李颂兵,陈茜.老年常见慢性病患者自我感受负担及其影响因素研究[J].中国护理管理,2017,17(1)：63-68.

[39] 睢党臣,彭庆超."互联网＋"背景下中国城市社区智慧居家养老服务模式的构建[J].新疆师范大学学报(哲学社会科学版),2018,39(3)：119-128.

[40] 葛均波,徐永健.内科学[M].北京：人民卫生出版社,2013.

[41] 中华医学会糖尿病学分会.中国 2 型糖尿病防治指南(2017 年版)[J].中华糖尿病杂志,2018,10(1)：4-67.

[42] Ogurtsova K，da Rocha Fernandes J D，Huang Y，et al. IDF Diabetes Atlas：Global estimates for the prevalence of diabetes for 2015 and 2040[J]. Diabetes Res Clin Pract，2017，128：40-50.

[43] 焦广宇,蒋卓勤.临床营养学[M].北京：人民卫生出版社,2007.

[44] 吉柳,汤新强,彭金咏.基于糖代谢酶调节作用的中药抗糖尿病研究进展[J].中国中药杂志,2012,37(23)：3519-3525.

[45] Lanza I R，Zhang S，Ward L E，et al. Quantitative metabolomics by H-NMR and LC-MS/MS confirms altered metabolic pathways in diabetes[J]. PLoS One，2010，5(5)：e10538.

[46] Zhang S，Nagana Gowda G A，Asiago V，et al. Correlative and quantitative ^{1}H NMR-based metabolomics reveals specific metabolic pathway disturbances in diabetic rats[J]. Anal Biochem，2008，383(1)：76-84.

[47] 石汉平,王昆华,李增宁.蛋白质临床应用[M].北京：人民卫生出版社,2015.

[48] Yang J，Xu G，Hong Q，et al. Discrimination of type 2 diabetic patients from healthy controls by using metabonomics method based on their serum fatty acid profiles[J]. J Chromatogr B Analyt Technol Biomed Life Sci，2004，813(1-2)：53-58.

[49] Li X，Xu Z，Lu X，et al. Comprehensive two-dimensional gas chromatography/time-of-flight mass spectrometry for metabonomics：Biomarker discovery for diabetes mellitus[J]. Anal Chim Acta，2009，633(2)：257-262.

[50] Panduru N M，Forsblom C，Saraheimo M，et al. Urinary liver-type fatty acid binding protein is an independent predictor of stroke and mortality in individuals with type 1 diabetes[J]. Diabetologia，

2017，60(9)：1782-1790.

[51] Hingle M D，Wertheim B C，Neuhouser M L，et al. Association between dietary energy density and incident type 2 diabetes in the women's health initiative[J]. J Acad Nutr Diet，2017，117(5)：778-785. e1.

[52] Barnosky A R，Hoddy K K，Unterman T G，et al. Intermittent fasting vs daily calorie restriction for type 2 diabetes prevention：a review of human findings[J]. T Transl Res，2014，164(4)：302-311.

[53] Carter S，Clifton P M，Keogh J B. Intermittent energy restriction in type 2 diabetes：A short discussion of medication management[J]. World J Diabetes，2016，7(20)：627-630.

[54] L. Kathleen Mahan，Sylvia Escott-Stump，Janice L. Raymond. Krause 营养诊疗学[M]. 13 版. 杜寿玢，陈伟，译. 北京：人民卫生出版社，2017.

[55] Jacobo-Cejudo M G，Valdes-Ramos R，Guadarrama-Lopez A L，et al. Effect of n-3 polyunsaturated fatty acid supplementation on metabolic and inflammatory biomarkers in type 2 diabetes mellitus patients[J]. Nutrients，2017，9(6)：573.

[56] Jamilian M，Samimi M，Ebrahimi F A，et al. The effects of vitamin D and omega-3 fatty acid co-supplementation on glycemic control and lipid concentrations in patients with gestational diabetes [J]. J Clin Lipidol，2017，11(2)：459-468.

[57] Gouda H N，Sagoo G S，Harding A H，et al. The association between the peroxisome proliferator-activated receptor-gamma2（PPARG2）Pro12Ala gene variant and type 2 diabetes mellitus：a HuGE review and meta-analysis[J]. Am J Epidemiol，2010，171(6)：645-655.

[58] 中华医学会糖尿病学分会，中国医师协会营养医师专业委员会. 中国糖尿病医学营养治疗指南（2013）[J]. 中国糖尿病杂志，2015，10(2)：73-88.

[59] American Diabetes Association. Nutrition guidelines for adults with diabetes[EB/OL]. 2014.

[60] Velazquez-Lopez L，Munoz-Torres A V，Garcia-Pena C，et al. Fiber in diet is associated with improvement of glycated hemoglobin and lipid profile in mexican patients with type 2 diabetes[J]. J Diabetes Res，2016，2016：2980406.

[61] Kondo K，Morino K，Nishio Y，et al. Fiber-rich diet with brown rice improves endothelial function in type 2 diabetes mellitus：A randomized controlled trial[J]. PLoS One. 2017，12(6)：e0179869.

[62] AlEssa H B，Ley S H，Rosner B. High fiber and low starch intakes are associated with circulating intermediate biomarkers of type 2 diabetes among women[J]. J Nutr，2016，146(2)：306-317.

[63] Chen C，Zeng Y，Xu J，et al. Therapeutic effects of soluble dietary fiber consumption on type 2 diabetes mellitus[J]. Exp Ther Med，2016，12(2)：1232-1242.

[64] Hindy G，Mollet I G，Rukh G，et al. Several type 2 diabetes-associated variants in genes annotated to WNT signaling interact with dietary fiber in relation to incidence of type 2 diabetes[J]. Genes Nutr，2016，11(1)：6.

[65] Wåhlén A，Haenni A，Johansson H E. Do we need to measure vitamin B12 and magnesium in morbidly obese patients with type 2 diabetes mellitus？[J]. Diabetes Metab Syndr Obes，2017，10：151-154.

[66] Eshak E S，Iso H，Maruyama K，et al. Associations between dietary intakes of iron, copper and zinc with risk of type 2 diabetes mellitus：A large population-based prospective cohort study[J]. Clin Nutr，2018，37(2)：667-674.

[67] 王平，刘红，李一石，等. 触珠蛋白基因型与糖尿病患者心血管并发症的关系[J]. 基础医学与临床，

2011,31(8):948-950.

[68] Hochberg I, Berinstein E M, Milman U, et al. Interaction between the haptoglobin genotype and vitamin E on cardiovascular disease in diabetes[J]. Curr Diab Rep, 2017, 17(6): 42.

[69] Chatziralli I P, Theodossiadis G, Dimitriadis P, et al. The effect of vitamin E on oxidative stress indicated by serum malondialdehyde in insulin-dependent type 2 diabetes mellitus patients with retinopathy[J]. Open Ophthalmol J, 2017, 11: 51-58.

[70] Raizada N, Jyotsna V P, Sreenivas V, et al. Serum vitamin B$_{12}$ levels in type 2 diabetes patients on metformin compared to those never on metformin: a cross-sectional study[J]. Indian J Endocrinol Metab, 2017, 21(3): 424-428.

[71] Lucato P, Solmi M, Maggi S, et al. Low vitamin D levels increase the risk of type 2 diabetes in older adults: A systematic review and meta-analysis[J]. Maturitas, 2017, 100: 8-15.

[72] 谢雨婷. 维生素D受体和维生物D结合蛋白基因多态性与1型糖尿病的关系[D]. 长沙: 中南大学, 2012.

[73] Ogata M, Iwasaki N, Ide R, et al. Role of vitamin D in energy and bone metabolism in postmenopausal women with type 2 diabetes mellitus: A 6-month follow-up evaluation[J]. J Diabetes Investig, 2018, 9(1): 211-222.

[74] Felício K M, de Souza A, Neto J F A, et al. Glycemic variability and insulin needs in patients with type 1 diabetes mellitus supplemented with vitamin D: A pilot study using continuous glucose monitoring system[J]. Curr Diabetes Rev, 2018, 14(4): 395-403.

[75] Yao K, Zeng L, He Q, et al. Effect of probiotics on glucose and lipid metabolism in type 2 diabetes mellitus: a meta-analysis of 12 randomized controlled trials[J]. Med Sci Monit, 2017, 23: 3044-3053.

[76] Taylor B L, Woodfall G E, Sheedy K E, et al. Effect of probiotics on metabolic outcomes in pregnant women with gestational diabetes: a systematic review and meta-analysis of randomized controlled trials[J]. Nutrients, 2017, 9(5): 461.

[77] Miraghajani M, Dehsoukhteh S S, Rafie N, et al. Potential mechanisms linking probiotics to diabetes: a narrative review of the literature[J]. Sao Paulo Med J, 2017, 135(2): 169-178.

[78] Kahleova H, Belinova L, Malinska H, et al. Eating two larger meals a day (breakfast and lunch) is more effective than six smaller meals in a reduced-energy regimen for patients with type 2 diabetes: a randomised crossover study[J]. Diabetologia, 2014, 57(8): 1552-1560.

[79] Belinova L, Kahleova H, Malinska H, et al. The effect of meal frequency in a reduced-energy regimen on the gastrointestinal and appetite hormones in patients with type 2 diabetes: A randomised crossover study[J]. PLoS One, 2017, 12(4): e0174820.

[80] Najafipour F, Mobasseri M, Yavari A, et al. Effect of regular exercise training on changes in HbA1c, BMI and VO2max among patients with type 2 diabetes mellitus: an 8-year trial[J]. BMJ Open Diabetes Res Care, 2017, 5(1): e000414.

[81] 郑稼琳, 滕越. 高脂肪膳食与癌症[J]. 中国食物与营养, 2005(5): 54-55.

[82] Potischman N, Swanson C A, Brinton L A, et al. Dietary associations in a case-control study of endometrial cancer[J]. Cancer Cause Control, 1993, 4(3): 239-250.

[83] Escrich E, Moral R, Grau L, et al. Molecular mechanisms of the effects of olive oil and other dietary lipids on cancer[J]. Mol Nutr Food Res, 2007, 51(10): 1279-1292.

[84] Schonberg S A, Lundemo A G, Fladvad T, et al. Closely related colon cancer cell lines display different sensitivity to polyunsaturated fatty acids, accumulate different lipid classes and

downregulate sterol regulatory element-binding protein 1[J]. Febs Journal, 2006, 273(12): 2749-2765.

[85] Stulnig T M. Immunomodulation by polyunsaturated fatty acids: mechanisms and effects[J]. Int Arch Allergy Imm, 2003, 132(4): 310-321.

[86] Song C, Xing D, Tan W, et al. Methylenetetrahydrofolate reductase polymorphisms increase risk of esophageal squamous cell carcinoma in a Chinese population[J]. Cancer Res, 2001, 61(8): 3272-3275.

[87] Wang Y, Guo W, He Y, et al. Association of MTHFR C677T and SHMT(1) C1420T with susceptibility to ESCC and GCA in a high incident region of Northern China[J]. Cancer Cause Control, 2007, 18(2): 143-152.

[88] Li D, Diao Y, Li H, et al. Association of the polymorphisms of MTHFR C677T, VDR C352T, and MPO G463A with risk for esophageal squamous cell dysplasia and carcinoma[J]. Arch Med Res, 2008, 39(6): 594-600.

[89] Chen S, Zhu J, Zuo S, et al. 1,25(OH)$_2$D$_3$ attenuates TGF-beta1/beta2-induced increased migration and invasion via inhibiting epithelial-mesenchymal transition in colon cancer cells[J]. Biochem Bioph Res Co, 2015, 468(1-2): 130-135.

[90] Gandini S, Raimondi S, Gnagnarella P, et al. Vitamin D and skin cancer: a meta-analysis[J]. Eur J Cancer, 2009, 45(4): 634-641.

[91] Klein E A, Thompson I M, Tangen C M, et al. Vitamin E and the risk of prostate cancer: the selenium and Vitamin E Cancer Prevention Trial (SELECT)[J]. JAMA, 2011, 306(14): 1549-1556.

[92] Tadiuppala P P, Andacht T, Kim H, et al. 2-Dimensional fluorescence difference gel analysis reveals lycopene alters phosphorylation of cytokeratin 19 in human breast cancer cells[C]. AACR, 2005: 726-727.

[93] Warburg O. On the origin of cancer cells[J]. Science, 1956, 123(3191): 309-314.

[94] 余苏云, 刘兆国, 贾琦, 等. 葡萄糖转运蛋白1与肿瘤能量代谢关系的研究进展[J]. 中国药理学通报, 2016, 32(7): 906-909.

[95] Deng D, Xu C, Sun P, et al. Crystal structure of the human glucose transporter GLUT1[J]. Nature, 2014, 510(7503): 121-125.

[96] Shachar S S, Deal A M, Weinberg M, et al. Body Composition as a Predictor of Toxicity in Patients Receiving Anthracycline and Taxane-Based Chemotherapy for Early-Stage Breast Cancer [J]. Clin Cancer Res, 2017, 23(14): 3537-3543.

[97] Baracos V, Kazemi-Bajestani S M. Clinical outcomes related to muscle mass in humans with cancer and catabolic illnesses[J]. Int J Biochem Cell B, 2013, 45(10): 2302-2308.

[98] Martin L, Birdsell L, Macdonald N, et al. Cancer cachexia in the age of obesity: skeletal muscle depletion is a powerful prognostic factor, independent of body mass index[J]. J Clin Oncol, 2013, 31(12): 1539-1547.

[99] Cano N J, Aparicio M, Brunori G, et al. ESPEN Guidelines on Parenteral Nutrition: adult renal failure[J]. Clinical Nutrition, 2009, 28(4): 401-414.

[100] Tayek J A, Bistrian B R, Hehir D J, et al. Improved protein kinetics and albumin synthesis by branched chain amino acid-enriched total parenteral nutrition in cancer cachexia. A prospective randomized crossover trial[J]. Cancer, 1986, 58(1): 147-157.

[101] Hunter D C, Weintraub M, Blackburn G L, et al. Branched chain amino acids as the protein

component of parenteral nutrition in cancer cachexia[J]. Brit J Surg, 1989, 76(2): 149-153.

[102] Deutz N E, Safar A, Schutzler S, et al. Muscle protein synthesis in cancer patients can be stimulated with a specially formulated medical food[J]. Clin Nutr, 2011, 30(6): 759-768.

[103] Waterhouse C, Kemperman J H. Carbohydrate metabolism in subjects with cancer[J]. Cancer Res, 1971, 31(9): 1273-1278.

[104] Ramos E J, Middleton F A, Laviano A, et al. Effects of omega-3 fatty acid supplementation on tumor-bearing rats[J]. J Am Coll Surg, 2004, 199(5): 716-723.

[105] Wigmore S J, Ross J A, Falconer J S, et al. The effect of polyunsaturated fatty acids on the progress of cachexia in patients with pancreatic cancer[J]. Nutrition, 1996, 12(1 Suppl): S27-S30.

[106] Ho V W, Leung K, Hsu A, et al. A low carbohydrate, high protein diet slows tumor growth and prevents cancer initiation[J]. Cancer Res, 2011, 71(13): 4484-4493.

[107] Fung T T, van Dam R M, Hankinson S E, et al. Low-carbohydrate diets and all-cause and cause-specific mortality: two cohort studies[J]. Ann Intern Med, 2010, 153(5): 289-298.

[108] Strohle A, Zanker K, Hahn A. Nutrition in oncology: the case of micronutrients (review)[J]. Oncol Rep, 2010, 24(4): 815-828.

[109] 顾学范. 临床遗传代谢病[M]. 北京: 人民卫生出版社, 2015.

[110] Acosta P B, Michals-Matalon K. Nutrition Management of Patients with Inherited Disorders of Aromatic Amino Acid Metabolism[M] // Acosta PB. Nutrition Management of patients with Inherited Metabolic Disorders. MA: Jones and Bartlett Publishers. 2010.

[111] 中华医学会儿科分会内分泌遗传代谢学组, 中华预防医学会出生缺陷预防与控制专业委员会新生儿筛查血族. 高苯丙氨酸血症的诊治共识[J]. 中华儿科杂志, 2014, 52: 420-425.

[112] https://southeastgenetics.org/ngp/guidelines.php. [EB/OL], 2014.

[113] Singh R H, Rohr F, Frazier D, et al. Recommendations for the nutrition management of phenylalanine hydroxylase deficiency[J]. Genet Med, 2014, 16(2): 121-131.

[114] Vockley J, Andersson H C, Antshel K M, et al. Phenylalanine hydroxylase deficiency: diagnosis and management guideline[J]. Genet Med, 2014, 16(2): 188-200.

[115] Prick B W, Hop W C, Duvekot J J. Maternal phenylketonuria and hyperphenylalaninemia in pregnancy: pregnancy complications and neonatal sequelae in untreated and treated pregnancies [J]. Am J Clin Nutr, 2012, 95(2): 374-382.

[116] Nyhan W L, Rice-Kelts M, Klein J, et al. Treatment of the acute crisis in maple syrup urine disease[J]. Arch Pediatr Adolesc Med, 1998, 152(6): 593-598.

[117] Frazier D M, Allgeier C, Homer C, et al. Nutrition management guideline for maple syrup urine disease: an evidence-and consensus-based approach[J]. Mol Genet Metab, 2014, 112(3): 210-217.

[118] Strauss K A, Wardley B, Robinson D, et al. Classical maple syrup urine disease and brain development: principles of management and formula design[J]. Mol Genet Metab, 2010, 99(4): 333-345.

[119] de Laet C, Dionisi-Vici C, Leonard J V, et al. Recommendations for the management of tyrosinaemia type 1[J]. Orphanet J Rare Dis, 2013, 8: 8.

[120] Chinsky J M, Singh R, Ficicioglu C, et al. Diagnosis and treatment of tyrosinemia type I: a US and Canadian consensus group review and recommendations[J]. Genet Med, 2017, 19(12). doi: 10.1038/gim. 2017, 101.

［121］Welling L，Bernstein L E，Berry G T，et al. International clinical guideline for the management of classical galactosemia：diagnosis，treatment，and follow-up［J］. J Inherit Metab Dis，2017，40 (2)：171-176.

［122］Zlatunich C O，Packman S. Galactosaemia：early treatment with an elemental formula［J］. J Inherit Metab Dis，2005，28(2)：163-168.

［123］Panis B，Vermeer C，van Kroonenburgh M，et al. Effect of calcium，vitamins K1 and D3 on bone in galactosemia［J］. Bone，2006，39(5)：1123-1129.

［124］Batey L A，Welt C K，Rohr F，et al. Skeletal health in adult patients with classic galactosemia ［J］. Osteoporos Int，2013，24(2)：501-509.

［125］Kishnani P S，Austin S L，Abdenur J E，et al. Diagnosis and management of glycogen storage disease type Ⅰ：a practice guideline of the American College of Medical Genetics and Genomics ［J］. Genet Med，2014，16(11)：e1.

［126］Weinstein D A，Wolfsdorf J I. Effect of continuous glucose therapy with uncooked cornstarch on the long-term clinical course of type 1 a glycogen storage disease［J］. Eur J Pediatr，2002，161 Suppl 1：S35-S39.

［127］Ross K M，Brown L M，Corrado M M，et al. Safety and efficacy of chronic extended release cornstarch therapy for glycogen storage disease type Ⅰ［J］. JIMD Rep，2016，26：85-90.

［128］BLau N，Duran M，Gibson K M，et al. Physician's guide tthe diagnosis，treatment，and follow-up of inherited metabolic diseases［M］. Heidelberg：Springer，2014.

［129］Hauser N S，Manoli I，Graf J C，et al. Variable dietary management of methylmalonic acidemia：metabolic and energetic correlations［J］. Am J Clin Nutr，2011，93(1)：47-56.

［130］Baumgartner M R，Horster F，Dionisi-Vici C，et al. Proposed guidelines for the diagnosis and management of methylmalonic and propionic acidemia［J］. Orphanet J Rare Dis，2014，9：130.

［131］Sutton V R，Chapman K A，Gropman A L，et al. Chronic management and health supervision of individuals with propionic acidemia［J］. Mol Genet Metab，2012，105(1)：26-33.

［132］DRI for Energy，Carbohydrate，Fiber，Fat，Fatty Acids，Cholesterol，Protein and Amino Acids (Macronutrients) Food and Nutrition Board Institute of Medicine［M］. Washington D. C：The National Academies Press，2005.

［133］Batshaw M L，MacArthur R B，Tuchman M. Alternative pathway therapy for urea cycle disorders：twenty years later［J］. J Pediatr，2001，138(1 Suppl)：S46-S54.

［134］Ben-Ari Z，Dalal A，Morry A，et al. Adult-onset ornithine transcarbamylase (OTC) deficiency unmasked by the Atkins' diet［J］. J Hepatol，2010，52(2)：292-295.

［135］Berry G T，Steiner R D. Long-term management of patients with urea cycle disorders［J］. J Pediatr，2001，138(1 Suppl)：S56-S60.

［136］Carpenter T O，Imel E A，Holm I A，et al. A clinician's guide to X-linked hypophosphatemia ［J］. J Bone Miner Res，2011，26(7)：1381-1388.

［137］Sabbagh Y，Tenenhouse H S，Econs M J，et al. The Online Metabolic and Molecular Bases of Inherited Disease (OMMBID)［M］. New York：McGraw-Hill，2014.

［138］Jehan F，Gaucher C，Nguyen T M，et al. Vitamin D receptor genotype in hypophosphatemic rickets as a predictor of growth and response to treatment［J］. J Clin Endocrinol Metab，2008，93 (12)：4672-4682.

附录　生物医学研究中涉及的科研伦理学和隐私问题

　　近半个世纪来,随着遗传学的发展,衍生出临床遗传学等多门学科,尤其是医学遗传学的成果已经逐步应用到疾病诊断与治疗、疾病风险评估、个人对药物的反应(例如药物筛选-药物优化)以及阐明生物医学研究结果等医学临床实践中。伴随着相关的医学实践和相关应用,生物医学研究中所涉及的伦理学关注也逐渐发展起来。生物医学伦理学是医学伦理学的一个分支,主要研究技术应用中的伦理道德问题,涉及基因组研究、知情同意、遗传检测及信息公布等方面。

　　生物医学伦理学的基本原则是 Belmont Report 在 1979 年提出的,目前此原则不仅成为所有个人和专业组织做出道德判断的标准,也成为医学遗传学实践的原则[1]。这些原则包括:A——自主,即专业人员只是提供相关的信息给患者知情选择并维持相关信息的机密性,尊重患者的自主性,保证患者自己做主、理性地选择提供的方案;B——有利,把有利于患者健康放在第一位并切实为患者及其家族成员谋福利,在遗传学服务中包括遗传学家建议先将测定结果透露给家族中具有风险的成员;C——无害,首先是不伤害,专业人员在服务过程中不使患者的身心或其他方面受到伤害,不进行非必要遗传学检测;D——正义,全社会的每一个人都具有平等、合理地享受卫生资源或享有公平分配的权利,以及平等获得遗传学检测的机会,但受限于地区发展和卫生资源分布的不平衡,这一点较不易实现。

　　人们对遗传性疾病的理解随着遗传学的发展而不断深入,因此,研究人员离不开研究对象(人群和患者)的参与。只要是与新药研究、新技术应用等以人为对象的活动,都需要或必须经过伦理学审查,偏重于无害和有利,这在之前的医学实践中已经存在。医学遗传学研究需要更严格的伦理学审核,主要是因为研究的对象和材料是人、家族和社会团体(社团),除了无害和有利,还关系到个人的隐私和尊严[2]。一项研究只有科学审核和伦理学审核都通过了才可以实施,两者并存且同样重要[3]。项目申请人除向伦理委员会提出伦理学审查申请、项目设计、实施路线外,还需要具体详细地说明以下每个环节,包括志愿者(参与人员)的募集、生物样本和个人及家族的信息采集、分析结果的公开发表研究报告或文章以及科研结果的转化(临床或商业的应用),同时,知情同意-告知书、问卷表等都要获得审批。只有调查核实并评定正确、妥当的项目方能付诸实施。伦理学委员会监督整个实施过程,一旦发现问题,可以随时纠正或终止项目的继续进展。

美国政府通过遗传信息的反歧视法案于 2008 年颁布并实行。该法案的实施使人们在接受遗传检测或参与遗传学研究时,不用担心因自身健康的差异而受到医疗保险或雇主的差别对待。利益分享和利益共享在公平基础上逐步得以发展,强调参与者所能享受到的权利[4]。研究参与者可以通过他们获得生物学材料或信息资料。此外,参与者应该因他们的配合、时间及精力的贡献、取材时的痛苦(避重就轻)而从研究结果中得到相应回报。所以,项目执行者需要对这些个人、家庭和社团做出承诺,研究结果出来后会得到充分告知以及成果应用时他们可以优先享用,并尽可能地投入治疗和健康干预。要对知情选择的自愿参加与利益诱惑的商业购买进行严格区分,他们不能从研究中获得直接的经济利益。20 世纪 90 年代遗传病定位克隆的研究和治疗发展到高峰,发达国家的科研团队与经济和科学发展相对滞后的地区和国家进行了国际合作,主要是因为后者有丰富的遗传资源(家族谱系)。获得这些资源离不开与这些国家和地区的科研工作者和医生的配合,因此,参与国提出了利益共享的要求,同时得到伦理学的支持。然而这种共享曾因为基因专利问题而受到阻碍。所以,在以伦理道德为基础的科研活动中,分享科研成果不但是公平的基石,也是参与者个体收益的公平杠杆。因而,生物医学研究中须注意以下科研伦理事项。

1) 公平原则

无论受试者的相关信息,如年龄、职务、性别、经济地位如何,都应受到平等的对待。卫生资源的分配应该考虑到罕见病和"营养相关罕见病","不应因罕见而被遗忘,不应因价格昂贵而被放弃"。

2) 利益共享,风险共担

被检者(委托方)有权在不受伤害的前提下,获得适宜的遗传学服务。营养相关罕见病诊断由于存在遗传异质性和个体差异性,其预判和最终结果之间变数较大,并非所有人都适用普遍适用性的诊断-分析,也会有个案存在;如不良结局是一种不幸,对被检者来说只是从中没有获利;被检者权利的扩大化,最终可能波及整个群体,因可由某种特殊保险,让被检方得到相应"补偿"。同时,"弱势群体说"不适宜用于检测方和被检测方。强势群体不是检测方,或者说更不是医生,被检测方或送检者才是弱势群体。同是公民,应享有平等权利。

3) 自主原则

(1) 适量的信息告知:精准营养诊断是一项特殊的医学项目,是针对特定或非特定病种,采用目前常规的方法进行的单一项目检测。精准营养具有高科技含量和高风险特征:首先是技术操作本身的医源性和其他因素的干扰;其次是检测-分析技术的局限性,有可能会导致最终结果与疾病本身状态不一致。

(2) 知情选择:生物医学研究中,要保障受试者的知情选择权。以产前检查为例,应告知受试者产前筛查的利益与风险(产前筛查的过程、技术的有限性和操作风险及不确定后果)。筛查只能确定风险的高低,不能做出诊断。应根据切割值确定妊娠是"高风险"或"低风险",高风险者要进行产前诊断,低风险者不给予产前诊断。这里要注意,"高"与"低"是相对于切割值的一个判断,"高"≠"是","低"≠"无"。方法学中所指的"假阴性""假阳性"是讲质量控制,不应理解为结果的"真""假"。不能因为产前诊断结果"胎儿不受累"而认为"白花了钱",不要因为"低风险"没有提供产前诊断而生下受累的婴儿就认为是"差错"或"事故"而要求赔偿。筛查很难做到"一个不能漏,一个也不能错",除非每个胎儿都要经过产前诊断,以"人人过关",但这不仅导致大多数人利益受损,而且由于卫生资源的限制,要做到这一点非常困难。

4) 无伤害原则

生物医学研究中,要保护受试者信息的私密性。应告知当事人或家庭与健康相关的所有信息(无害、自主权原则),使咨询人知晓,他们有责任提醒其血缘亲属可能有遗传风险性(无害原则)。患者的信息为患者所有,除非得到当事人允许,不可向当事人之外的第三方提供测定信息,包括检测委托本身信息和检测结果。应尊重患者的自主性,如果患者及家属并非想知道遗传信息(包括检测结果),就不要告诉他们,除非在儿童中查出可治疗的疾病。如果基因检测会揭示父权的问题,也不得透露。

5) 利益冲突

不应该支持任何有特殊目的或未以患者利益为主的行为,如推广尚未经过认证的技术、药物或方法。技术的应用要适度。有时采用新技术虽可提高检测的精度和准确率,但其费用会相对昂贵,可能增加服务对象经济负担,因此不要盲目采用新科技,更不能因追求经济利益而使用这些技术。生物医学研究中,采用技术应以满足疾病诊断为度,应充分考虑服务对象的经济负担,不能因图利而提供当前还未能合理解释其效果的基因检测项目,以免造成受试者的经济损失和心理的伤害。不得无根据地扩大使用检测方法,例如将诊断的芯片技术用于群体筛查。

参考文献

[1] 王赵琛. 医学情境下基因检测的伦理学探究[D]. 北京:北京协和医学院,2014.

[2] 赵承孝,杨泽. 科学伦理现状和医学遗传工作者的必备素质[J]. 中国老年保健医学,2013,11(6):124-126.

[3] 李晓洁,王蒲生. 大数据时代的知情同意[J]. 医学与哲学,2016,37(5A):9-12.

[4] Gallagher A. The ethics of reviewing[J]. Nurs Ethics, 2013, 20(7):735-736.

索　引